"博学而笃志，切问而近思"

《论语》

"正其谊不谋其利，明其道不计其功"

《春秋繁露》

复旦大学上海医学院人文医学核心课程系列教材

总主编 桂永浩

医学心理学

Medical Psychology

季建林 主 编

复旦大学出版社

复旦大学上海医学院人文医学核心课程系列教材
本书编委名单

主　编　季建林

编　者（按姓氏笔画排序）

王　渊（复旦大学附属中山医院）　　陆　茜（上海交通大学医学院附属精神卫
王　韬（同济大学附属东方医院）　　　　　　生中心）
古　练（上海交通大学医学院附　　陈　华（复旦大学附属中山医院）
　　　　属精神卫生中心）　　　　陈　珏（上海交通大学医学院附属精神卫
申　远（同济大学附属上海市第　　　　　　　生中心）
　　　　十人民医院）　　　　　　邵春红（复旦大学附属华山医院）
叶尘宇（复旦大学附属中山医院）　　季陈凤（上海交通大学医学院附属仁济医院）
朱大倩（复旦大学附属儿科医院）　　季建林（复旦大学附属中山医院）
刘文娟（复旦大学附属中山医院）　　赵介诚（上海交通大学医学院附属精神卫
苏　亮（复旦大学附属华山医院）　　　　　　生中心）
李园园（复旦大学附属中山医院）　　骆艳丽（上海交通大学医学院附属仁济医院）
李清伟（同济大学附属同济医院）　　高鸿云（复旦大学附属儿科医院）
吴文源（同济大学附属同济医院）　　黄　啸（复旦大学附属中山医院）
吴惠涓（海军军医大学附属长征　　　彭毅华（上海交通大学医学院附属精神卫
　　　　医院）　　　　　　　　　　　　　生中心）
张红霞（复旦大学附属中山医院）　　蔡亦蕴（复旦大学附属华山医院）

复旦大学上海医学院人文医学核心课程系列教材

编写委员会名单

F 总序
Foreword

2019 年是新中国成立 70 周年，新中国的卫生健康事业和医学教育事业也走过了 70 年的光辉历程，即将开启新的历史起点。在这新的发展时期，医学教育也应有新的内容和要求：站在适应中国特色卫生健康事业发展的高度，以更开阔的视野，紧紧围绕世界一流大学建设目标，培养满足"新时代"需要的卓越医学人才。

习近平总书记在全国高校思想政治工作会议上强调，要把思想政治工作贯穿教育教学的全过程。理想信念教育和价值观引领是培养有社会责任感的优秀医学人才的核心任务，而医学本身是一门充满了人文精神的科学。为此，复旦大学上海医学院以立德树人为根本，将人文医学教育和思想政治教育有机融合，发挥课程思政的育人功能，合力打造体现"全复旦、全进程、大医学"为特色的人文医学核心课程群，围绕健康中国国家战略，融合学校优质学科资源，贯穿整个医学教育全程，医教协同培养不仅会看病而且守初心、铸信念、重责任、强人文、有大爱的卓越医学人才。然而目前我校人文医学课程建设中教材建设相对落后，缺乏系统性，对全面提升人文医学的教育水平形成了一定的制约。因此，上海医学院决定进一步发挥复旦综合性大学的学科优势，编写一套人文医学核心课程系列教材，确保医学和人文内容的融合，并推动人文医学课程和临床医疗实践的结合，形成特色鲜明的"课程建设、实践基地、理论教材"三位一体的复旦上医人文医学教育新体系。

本套教材以"新时代"人才培养的教学需求为目标，利用复旦大学优质思政、人文、社科的学科资源，临床医学和基础医学的厚实专业基础，将人文思政教育与医学专业教育充分的融合编撰而成。包括《医学导论》《医学与历史》《医学伦理学》《医事法学》《医学心理学》《医学哲学》《医学人类学》《医患沟通临床实践》《医学社会学》等。内容涉及医学起源与发展史、传统医学与现代医学交互；介绍医学在实践中的政治、社会与文化属性，医学人类学在医学发展中的作用；医学生的职业素养和医患沟通的正确模式与技巧；心理评估与心理治疗的基本技能，以及运用心身关联理念诊治疾病的能力；医学进步所带来伦理道德与法律问题；医学哲学的思维融入实践问题以及如何用于分析和解决实践问题的能力培养。

本套书由从事基础医学、临床医学、公共卫生、生物学、历史学、法学、哲学、社会学等学科的研究和教学的专家参与编写，旨在充分体现人文医学精神和职业素养融合的培养目标，使之成为一套系统的、适合医学生及住院医师学习的完整的人文医学教材。但初次编写这样一套教材，难免有很多不足，希望同道和学习者在阅读后提出宝贵意见，以便日后进一步完善。

桂永浩

P序言
reface

　　该版教材是作为复旦大学"思政"课程建设和加强医学生"医学人文"教育的课程改革内容之一，在总结既往多年的医学心理学教学实践基础上，组织上海地区的专家重新修订出版。

　　21世纪的医学教育和实践需要与时俱进，需要关注和重视"大健康"，即国家近年来所提出的健康中国建设，以及联合国所倡导的《改变我们的世界：2030年可持续发展议程》。因为21世纪的今天，危害人类健康和寿命的主要疾病死亡谱发生了显著变化，更多的是与不良行为方式和生活习惯相关的慢性非传染性疾病和精神与行为障碍，需要医学生了解和掌握相关的心理学、行为学，以及心理卫生等方面的知识，学会运用"生物-心理-社会"整体医学观来诊治和服务患者。

　　世界卫生组织曾在21世纪初提出，21世纪的健康服务重点之一是"没有精神健康就没有健康"。习近平总书记曾在全国卫生工作会议上指出："要加大心理健康基础性研究，做好心理健康知识和心理疾病科普工作，规范发展心理治疗、心理咨询等心理健康服务。"因此，希望医学生通过该课程的学习和了解，在未来的临床实践中能够理论联系实际，为健康中国行动做出自己的贡献。

　　当然，本教材的编写因为参编人员较多，部分内容选编和组织难免存在诸多不足，希望在今后的教学实践中不断地修正和补充。衷心感谢参与本教材修订的各位编者，感谢上海医学院的领导和相关职能部门的指导，以及复旦大学出版社的支持。

编者

2020年5月

C目录
Contents

医学心理学(medical psychology)是医学和心理学相结合的交叉学科,它研究心理变量与健康或疾病变量之间的关系,研究解决医学领域中的有关健康和疾病的心理行为问题。目前,根据国家学科分类,医学心理学既被归类在基础医学,又属于应用心理学的分支之一。另外,它也是医学和人文科学的交叉学科之一,是"生物-心理-社会"整体医学模式的实践培训课程之一。在许多医学院校,因为从事医学心理学人员的专业背景不同,往往侧重点不完全相同,基本分为注重基础教学与科研型,以及侧重临床测量与咨询型。特别重要的是,近年来国家出台《健康中国行动(2019—2030 年)》,关注心身健康和改变不良生活方式,提高健康寿命,未来的健康工作者任重道远。

第一节 | 概述

一、医学心理学的概念和意义

目前,医学分为基础医学、临床医学、预防医学和康复医学四大领域。由于每个领域所研究的都是有关"人"的健康和疾病问题,都有研究心理因素作用规律的需要。所以,医学心理学研究范围比较广,几乎所有医学领域都有其研究的内容。概括起来,主要有以下几方面:①研究心理行为的生物学和社会学基础及其在健康和疾病中的意义;②研究心身相互作用的规律和机制;③研究心理行为因素在疾病发生、发展、诊断、治疗、康复及健康保持过程中的作用规律;④研究各种疾病过程中的心理行为变化及干预方法;⑤研究如何将心理行为科学知识和技术应用于医学各方面。

从上述所列的研究范围来看,医学心理学显然是涉及多学科知识的交叉学科;但如果从基础和应用的角度来看,医学心理学本身既是一门基础医学学科,也是一门临床应用学科。具体来讲,可以将医学心理学看成以下几个方面。

（一）交叉学科

医学心理学与许多现有的医学院校课程,包括基础医学、临床医学、预防医学和康复医学等课程有交叉联系。特别是与临床医学的内、外、妇、儿、耳鼻喉、眼、皮肤、神经和精神等各科也均有密切联系,存在着许多交叉的研究课题和应用领域。值得指出的是,近十几年来,医学心理学与我国临床医学的结合方面(这一直是薄弱环节)已取得了一些可喜的成绩,已有一批临床医学工作者先后加入了这一工作领域。相信随着新一代医学生的成长,将会有更多的医务工作者对这些交叉的科学领域感兴趣。

（二）基础学科

医学心理学揭示行为的生物学和社会学基础、心理活动及生物活动的相互作用,以及它们对健康和疾病的发生、发展、转归和预防的作用规律,寻求人类战胜疾病、保持健康的基本心理途径,为整个医学事业提出心身相关的辩证观点和科学方法。因而,医学心理学是医学生的一门基础理论课程。

（三）应用学科

医学心理学同时也是一门临床应用课程。作为应用课程,医学心理学将心理行为科学的系统知识,包括理论和技术,结合医学实践,应用到医学的各个领域,包括医院、疗养院、康复中心、防疫机构、健康服务中心、企事业单位和学校的保健部门,以及某些特殊群体机构等。目前,在我国各大医院已逐步开展的医学心理学咨询门诊,则是为重点解决日益增多的心身问题而专设的医学心理学应用场所。尤其是近年来,国家提出的"健康中国"建设,强调全民健康离不开心理健康,关注心理卫生和精神健康是未来的发展重点之一,需要所有的医务工作者懂得一定的心理健康保健知识,服务于大众。

二、医学心理学的历史、发展与现状

"医学心理学"一词由德国人鲁道夫·赫尔曼·洛采(Rudolf Hermann Lotze)最早提出。1852 年,他撰写了一本名为《医学心理学》的著作。但将心理学引入科学的应首推威廉·冯特(William Wundt)。1879 年,他创立了世界上第 1 个心理学实验室,开始了对心理现象的客观实验研究。随后,他的学生赖特纳·韦特默(Lightner Witmer)在美国创立了第 1 个临床心理门诊,成为"临床心理学"的奠基人。后来,由于斯坦利·霍尔(Granville Stanley Hall)和詹姆斯·麦基思·卡特尔(James Mckeen Cattell)等人的工作、心理测验,加上西格蒙德·弗洛伊德(Sigmund Freud)的心理分析在美国获得了迅速发展,美国于 1908 年成立了世界上第 1 个心理卫生协会。20 世纪 50 年代以后,医学心理学作为一门新兴学科初步形成。

（一）国外医学心理学发展简况

1930 年,美国成立了心身医学会,并创办了《心身医学》杂志。该杂志自 1939 年至今,为医学心理学的发展做出了很大的贡献。此外,由约翰·布罗德斯·华生(John

Broadus Watson)创立并由伯尔赫斯·弗雷德里克·斯金纳(Burrhus Frederic Skinner)发展的行为主义心理学派通过对外显行为的实验研究,促成了之后许多关于外部奖励和惩罚对人类行为影响的重要发现,成为行为治疗的重要理论起点。

20世纪50年代以后,心理学界的人本主义理论崛起,成为"第3次浪潮"。卡尔·兰塞姆·罗杰斯(Carl Ransom Rogers)的"来访者中心治疗"后改为"以人为中心治疗"(personal center therapy),对医学心理学的发展影响很大。随后出现的认知心理学发展成为认知科学,也使医学心理学的研究和应用领域不断扩大。

1976年,在美国耶鲁大学举行的一次由著名行为学家和生物医学家共同参加的行为医学会议上提出了行为医学的定义;1978年创刊《行为医学》杂志;同年还出现了另一门新的学科——健康心理学。在这一时期,从事医学心理学工作的人越来越多,各项基础研究工作取得了很大发展,并形成许多既独立而又相互联系的理论体系,共同推动学科纵向深入发展。在实际应用方面也有许多成果,现在不少国家的综合性医院里有临床心理学家参加工作。医学心理学的发展不仅从理论上丰富了医学和心理学的基础知识,而且直接为人类防治疾病做出了贡献。

目前,许多国家在医学院校开设医学心理学相应的课程。一些西方国家,如美国、加拿大等,自20世纪70年代以来十分重视医学教育中有关社会科学和人文科学的教育,多数院校将与医学心理学有关的各类心理、行为学课程列为必修课,教学时数达几十至上百个小时不等,并占相当大比重的学分。有的国家还规定,医学生应持有医学心理学学分才准予毕业。

(二)国内医学心理学简况

20世纪80年代初,在卫生部的督促和支持下,通过举办医学心理学师资培训班,全国许多医学院校开始逐步开设医学心理学课程,并逐渐建立教研组织。各院校纷纷尝试编写医学心理学讲义和教材,逐渐形成各种不同风格的教材体系,卫生部也于1987年将医学心理学纳入医学生必修课程。中国心理学会在1979年成立了医学心理学专业委员会;1985年,经过有关人士的积极努力,成立了中国心理卫生协会。国内多种学术刊物,包括几家心理学杂志、医学与哲学杂志,以及各基础和临床医学杂志,不断刊登有关医学心理学的论文。1987年,《中国心理卫生杂志》创刊;1992年,《中国行为医学科学》杂志创刊;1993年,《中国临床心理学杂志》创刊。这些情况都表明,国内医学心理学科研工作的局面也已初步打开。

值得指出的是,目前参与我国医学心理学工作的成员,本身大多来自相关的各学科领域,包括精神病学、心理学、神经科学、临床医学和社会科学等,这符合医学心理学作为交叉学科的性质。由于医学心理学的内容具有广泛的交叉性,参与本学科工作的人员结构具有多样性,目前国内各地的医学心理学工作也形成了多个方向和多种特色:有的偏重理论,有的偏重应用;有的偏重临床,有的偏重社区,有的偏重实验室;有的偏重学科和教材建设,有的偏重论文撰写;有的偏重测验技术的引进和应用,有的偏重临床基地的建立等。

三、医学心理学的学科特点

医学心理学面向整个医学,为促进人的整体健康、提高医疗质量及增强人的社会适应能力提供医学心理学的观点、方法和技术服务。其学科特点主要有以下几个。

(一) 研究疾病发生、发展和变化过程中心理因素的作用规律

由于人是生物、心理、社会多层次整合而成的巨大开放系统,不但物理、化学和生物因素可以致病,心理社会应激、不良的行为模式及恶劣的社会条件也可以致病。在多种疾病中,均可以见到生物学因素与心理社会因素的相互作用。这种对人的整体观点、开放系统观点和疾病的多因观点有助于拓宽临床医学的视野,克服"见病不见人"的局限性。

(二) 研究心理因素和生理、生化变化的相互关系

由于人是心身统一的整体,人的心理和生理紧密关联,不可分割。各种应激信息,包括心理社会应激,都能通过自主神经、内分泌和免疫等中介,引起一系列生理生化变化,伴随一定程度的情绪反应。情绪反应是应激强度的标志,受到人的认知评价、人格特征及应对方式等因素的制约。长期的负性情绪预示着心身障碍发生的可能性增加。

(三) 研究人格特征或行为模式在疾病发生和康复中的意义

由于应激和易患素质的相互作用已成为许多疾病的发病机制,易患素质也是医学心理学关注的研究焦点。易患素质具有生理和心理两方面特征,基因对某些疾病的易患倾向有很大的影响,但早年的生活事件、药物和环境因素对大脑的综合作用,当前的生活处境、人际关系、习得的认知评价模式及应对方式等个体心理特征对易患倾向也有重要意义。很多疾病的发生要综合考虑基因、心理和生理发育、行为学习及环境等因素。现在已揭示 A 型行为与心脑血管病关系密切,C 型行为与癌症关系密切。这方面的研究将为人的疾病预防和治疗揭示一条全新途径。

(四) 研究运用心理学原理调节人的心理与生理功能,为防病治病、养生保健服务

由于人的大脑具有自我调节的能力,运用积极的认知和行为的学习操练,大脑可以对人的生理功能发挥良好的影响。放松训练、催眠暗示、心理治疗、医学气功和生物反馈等都是通过改善人的心理状态,调动人脑的自我调节机制,促进疾病好转,改善社会适应能力,提高生命质量。

四、医学心理学的分支

医学心理学研究范围广、涉及科目多,研究者往往各有其侧重点。学者们对医学心理学分支的理解也不尽一致,但至少需包括变态心理学(abnormal psychology)、临床心理学(clinical psychology)、健康心理学(health psychology)和康复心理学(rehabilitation psychology)等内容。具体而言,可以涉及以下若干分支。

(一) 变态心理学

又称病理心理学(pathological psychology),是医学心理学基础科目之一。它从心理学的角度来研究异常心理,包括精神病行为的规律,研究精神疾患和病态心理发生的原因和机制,对更深刻地了解正常的心理活动也颇有裨益。

(二) 临床心理学

主要研究和直接解决心理学临床问题,包括心理评估、心理诊断和心理治疗,以及咨询、会谈等具体工作。l984 年,美国临床心理学家萨库兹(D. P. Saccuzzo)和卡普兰(R. M. Kaplan)对临床心理学下的定义是:它侧重研究人类和人类问题,目的在于调整和解决人类的心理问题、改变和改善他们的行为方式,以及最大限度地发挥人的潜能。临床心理学在美国是最大的心理学分支,从事这项工作的人很多,又称心理医师(psychologists),其工作遍布学校、医院、机关、商业、法律、政府和军事等部门。由于临床心理学涉及心理学知识和技术在防治疾病中的应用问题,一般将其看作医学心理学最大的临床分支学科。

(三) 健康心理学

主要任务是研究和促进人们的心理健康,包括采取适当的措施来培养健全的人格,提高对环境的适应能力;消除各种不良影响,预防精神方面的各种疾病和问题的发生;提高和改进一般医疗服务的质量;改善和增强学习和工作的效能等。总之,以促进人的身心健康为目的。它是美国新建立的一门心理学分支学科,可以将其理解为将心理学的专业知识应用于预防医学。而心理健康(mental health)亦称心理卫生,有 2 层含义:①指一种心理健康状态,个体处于这种状态时,不仅自我感觉良好,而且与社会的关系和谐;②指维持心理健康的原则和措施。

(四) 康复心理学

又称缺陷心理学(defect psychology),是以躯体有某种缺陷(如盲、聋、哑、肢体残疾或大脑发育障碍等)的儿童或成人出现的心理问题为研究对象的一门学科。通过行为补偿和心理训练,使有缺陷者提高其适应能力,尽可能自理生活,从事力所能及的活动,并解决好社会适应和家庭生活等问题。

(五) 心理诊断

心理诊断(psychodiagnosis)包括心理测验,主要借助于各种心理测验方法,对认知过程、智能状况和人格特征等变化,做出合乎客观实际的判定和评价。它不仅可作为一种辅助手段应用于临床,还可测量各个领域中个人的智能、能力倾向及性格等各方面的差别,为分级培训和选拔人员提供参考。

(六) 神经心理学

神经心理学(neuro-psychology)研究大脑与心理活动的具体关系,如心理活动的大脑机制问题。它可分为实验神经心理学和临床神经心理学。神经心理学为医学心理学提供了许多基础理论知识,其任务是应用心理学方法为诊断大脑功能的改变提供客观依据,这对于判定局灶性病变有重要价值。

（七）生理心理学

生理心理学(physiological psychology)研究心理现象的生理机制,主要内容包括神经系统的结构和功能,内分泌系统的作用,本能、动机、情绪、睡眠、学习和记忆等心理和行为活动的生理机制等。英国汤普森(R. F. Thompson)提出,生理心理学是理解行为和经验的生物学规律的科学,也可以叫作心理生物学(psychobiology)。由于心理的脑机制也是一种生理机制,因而在一些神经心理学和生理心理学专著里,内容上有不少重叠之处。生理心理学的部分知识构成医学心理学的基础知识,两者存在内容上的部分交叉。但一般认为生理心理学是独立于医学心理学的一门心理学分支学科。

（八）咨询心理学

咨询心理学(counseling psychology)对正常人处理婚姻、家庭、教育、职业及生活习惯等方面的心理问题进行帮助,也对心身疾病、神经症和恢复期精神病患者及其亲属就疾病的诊断、护理和康复问题进行指导。临床心理学和咨询心理学的工作有许多共同之处,主要区别是后者更倾向于解决个人的烦恼和职业咨询。

五、医学心理学在医学中的应用

简单来说,医学心理学在医学中的应用就是关注"心"与"身"的相互作用与影响,即国外所提出的心身医学(psychosomatic medicine)和行为医学(behavioral medicine)的概念。因为人的生理和心理互相关联,不可分割。

（一）心身医学

20世纪30年代诞生了心身医学,主要研究心理社会因素和生物学因素在疾病和健康时的相互关系,坚持整体观和疾病的多因论,突出研究心理应激、应对、中介机制、生活事件、对疾病的易患性(人格特征、行为模式)和社会支持的作用等。然而,直至20世纪80年代,仍有不少学者将心身医学归类于以精神分析理论为依据,病因学上强调潜意识早期经验,治疗上强调过去童年期创伤经历的早期心身医学范畴。实际上,目前心身医学的概念已延伸、扩大,称为心理生理医学(psycho-physiological medicine),它研究心身疾病的发生、发病机制、诊断、治疗和预防,研究生理、心理和社会因素相互作用机制及其对人类健康和疾病的影响。简而言之,心身医学是研究心理社会因素在致病和治病过程中的作用。心身医学的概念在日本和德国等国家比较盛行,近年来在国内也被广泛接受。它是医学心理学的相关学科,是现代医学领域一个迅速发展的学科。

（二）行为医学

20世纪70年代诞生的行为医学是现代医学的又一个令人注目的发展。由于社会的进步、公共卫生服务的改善,以及疫苗、抗感染药物的不断出现,感染性疾病发病率逐渐下降,而冠心病、癌症、脑卒中、糖尿病和外伤等成为现代人类健康的主要威胁。研究发现,这些疾病同人们的生活方式有很大关系,如高胆固醇饮食与动脉粥样硬化,吸烟与肺癌,饮酒与交通事故、暴力行为等均呈正相关,而这些行为都是可以矫正的。行为医学就是综合行为科学和生物医学科学的知识与技术,将其应用于疾病的预防、诊断、治疗和康复。

根据广义的行为概念,行为医学研究内容显然近似甚至超过医学心理学的范围,故两者是相似学科。但实际上,国外许多行为医学专著将重点放在相对狭义的范围内,主要是行为治疗方法应用于医学临床,以及对常见的不良行为如烟瘾、酒瘾、多食肥胖或 A 型行为的研究。从这一角度,行为医学也是医学心理学的相关学科。行为医学的概念在美国等西方国家盛行,在国内,近几十年来也已被逐渐采用。例如,中华医学会在 20 世纪 90 年代初,先后成立了心身医学和行为医学分会。

根据世界卫生组织的相关研究显示,20 余年来,非传染性疾病所致死亡人数占比高达 71%,在中国,则已高达 89%。最常见的为心脑血管疾病、癌症、呼吸系统疾病和糖尿病等。而这些疾病的发生、发展和预后与下述风险因素密切相关:行为方式(有害饮酒、缺乏运动、吸烟和不良饮食习惯等)、代谢问题(肥胖、高血压、高血糖和高血脂等),以及环境空气污染等。因此,行为医学在防治慢性疾病、提高全民健康水平中具有举足轻重的作用。

第二节 | 医学模式转变

一、影响健康和疾病的因素

由于时代不同,人类的疾病谱也在不断地发生变化。在新中国成立以前,营养不良、传染病和寄生虫病是危害人民健康的主要原因。新中国成立以后,这方面的情况发生了巨大的变化。我国已控制了烈性传染病,某些寄生虫病也基本被消灭,人群中最常见的病死原因已从过去的传染病转变为心脑血管疾病和肿瘤等,而这些疾病被认为与心理社会因素有密切关系。

事实上,从 20 世纪三四十年代起,心理应激与疾病的关系就开始受到重视。人是向着社会和自然界开放的一个机体系统,自然或社会环境可以通过"心""身"两方面对机体产生影响,引起机体的某系统、器官,甚至细胞及分子水平的变化。无数事实证明,心理社会因素可对躯体健康产生有利或有害的影响。所以,心理社会因素也像其他因素一样,成为致病的重要原因。

在发达国家综合性医院的门诊患者中,纯属躯体性疾病患者约占 1/3,神经症和心身疾病患者约各占 1/3。1983 年,上海对综合医院的门诊患者调查发现,1 108 例中,心身疾病患者为 368 例,占 33.2%。世界卫生组织 15 个合作中心调查发现,综合医院就诊患者中,心理障碍患者占就诊患者总数的 24%。由此可见,与心理社会因素有关的患者数占门诊患者总数的近 60%。另一方面,在现代化建设过程中,由于讲究速度与效益,人们的紧张心理也可能随之增多,故心身疾病的发病率可能还会大幅度增高。应该预见到这种趋势,并采取相应的对策。

二、医学模式的转变

所谓医学模式,是指医学的一种主导思想,它是某一时代的各种医学思想的集中反映,包括疾病观、健康观等。医学模式影响着医学工作者的思维及行为方式,使他们带有一定倾向性、习惯性的风格和特征,从而也影响着医学工作的结果。现代医学的发展主要存在 2 种医学模式,即生物医学模式和"生物-心理-社会"医学模式。

(一) 西方医学与生物医学模式

传统的西方医学习惯将人看成生物学上的人,强调器官与疾病,忽视人作为社会成员的一面。在实际工作中,重视躯体因素而不重视心理和社会因素;在科学研究中,较多地着眼于躯体的生物活动过程,注重细胞、分子和基因等水平的"微观"病理改变,很少注意行为和心理过程,忽视人文、社会和经济等"宏观"环境对健康的作用。换句话说,将人体看成一台机器,疾病被看成机器的故障,医师的工作则是对机器进行维修。这种医学模式,被称为生物医学模式。简而言之,强调"看病和治病"。

(二) "生物-心理-社会"医学模式

恩格尔(G. L. Engel)于 1977 年在《科学》杂志上发表的"需要一种新的医学模式——对生物医学的挑战"一文,首次提出了"生物-心理-社会"医学模式,并对此做了强有力的分析和说明。与传统的生物医学模式不同,"生物-心理-社会"医学模式是一种系统论和整体观的医学模式,要求医学把人看成一个多层次的、完整的连续体,也就是在健康和疾病问题上,要同时考虑生物、心理、行为,以及社会各种因素的综合作用。文中批评生物医学模式的局限性是"既包括还原论,即最终从简单的基本原理中推导出复杂现象的哲学观点;又包括心身二元论,即把精神同身体分开的学说"。因此,生物医学模式需要向综合的"生物-心理-社会"医学模式转变。这种新的模式并不否定疾病的生物学方面,但为了对疾病决定因素的全面理解,为患者提供真正合理的治疗和卫生保健服务,应进行综合的、整体的考虑。简而言之,强调看病"人"和治病"人"。

实际上,从 20 世纪 50 年代起,世界医学的潮流逐步转向"生物-心理-社会"医学模式。早在 1946 年,世界卫生组织曾对人类的健康下了定义:"健康不仅仅是指没有疾病和虚弱,而应包括躯体、心理和社会适应的良好状态。"因此,医疗保健不仅要保证躯体健康,还要促进精神愉快和社会功能完好。医学与心理学、社会学的关系受到越来越多的关注,我国医学心理学的迅速兴起,也正是反映了这种趋势。自 20 世纪 80 年代起,卫生部就规定医学心理学为医学院校学生的必修课程。在国外,已普遍开设以心理、行为为研究对象的行为科学学科。2005 年,世界卫生组织提出了"没有精神健康就没有健康"的口号。总之,培养 21 世纪的医学生和医务工作者树立全面、整体的医学观是非常必要的,是新世纪发展的需求和必然。

三、医学模式的转变对医疗卫生服务的影响

著名哲学家柏拉图(Plato)曾指出:"既然医治眼睛不能不涉及头部,医治头部不能不涉及躯体,那么要医治身体也不能不涉及心灵。"因为疾病不是一个抽象的概念,也不是病理室中的一个标本,而是发生在活生生的人身上的一种过程。人并不单单是各种内脏器官的总和,而是具有"心""身"两方面功能的活的完整系统。因此,"生物-心理-社会"医学模式的提出,要求医师从多方面去了解患者,才能对他们做出合乎实际的诊断和处理。另外,社会文化可以影响患者的疾病行为,因此,不同地区的文化风俗也可以对疾病的表现形式发挥一定的作用。由于疾病行为取决于患者对其症状的感受、评价和反应方式,故只有真正了解患者的全面情况,才能做出正确的处理。

近年来,医患矛盾比较突出,其中缘由非常复杂,但从医学角度而言,与忽略整体医学观、忽略医患沟通、过分强调生物医学模式,以及追求利益最大化等有关。事实上,良好的医患关系是医疗质量的基础,本身有治疗作用。医患关系是一种人际关系,人际关系的好坏可以直接影响到人与人之间的交流结果。假如患者不提供正确、全面的病史,或者不配合治疗和门诊随访,那么再高的医疗水平也难以发挥作用。

"生物-心理-社会"医学模式的提出,强调了心理与情绪活动对健康的影响,即多数疾病与心理因素都有密切联系。因此,在治疗和护理上应用心理学的方法就显得十分重要。事实表明,保持愉快和乐观的情绪,就会有良好的抗病能力。只有获得了这方面的知识,才可以更加自觉地按照科学的规律搞好心理治疗和护理,从而根据患者的心理特点,因势利导地做好工作。

第三节　研究原则和研究方法

一、医学心理学研究的困难与原则

医学心理学研究的困难在于:①概念和变量难以精确地界定,人们对概念的理解不一,研究的范围和内容就不同,结论常不可靠;②心理现象主观随意性大,尤其是被试者

的内心体验、认知与情感,不像生理、生化测量指标那样准确;③医学心理学研究涉及因素多,包括生物、心理和社会因素。

因此,医学心理学的研究必须遵循:①客观性原则,避免主观臆测;②全面性原则,避免片面性,因为心理现象是相当复杂的;③个体化原则,强调每个人都是独立的、独特的;④整合或综合原则,心理的活动不是孤立或单独存在的,是有一定的生物学基础的,且是与环境相互作用的结果之一;⑤发展性原则,人类对自身心理活动规律和现象的认识是不断进步和完善的,已有的认识会随着时代的发展和科技的进步而不断地被修订,同时,个体的心理也会随时代的发展而有所变化。

二、研究分类

依据不同的原则,可以将研究方法做不同的分类。通常依据研究方向分为回顾性(retrospective)研究和前瞻性(prospective)研究。

(一) 回顾性研究

指向过去,如病例对照研究。先确定患有某种心理障碍的为研究组,另外建立一个无此种心理障碍的为对照组,然后追溯 2 组在历史上的某种特定因素,比较 2 组间的差异。例如,为了检验早期丧失与抑郁症是否存在联系,选取一组抑郁症患者为研究样本,非抑郁症患者为对照组,追溯 2 组早期丧失与分离历史。抑郁症组有 25% 的患者有明确的丧失和分离史,而非抑郁症组中只有 5%～10% 的人有。从而揭示:早年丧亲者或有其他重大丧失、分离史者成年后,发生抑郁的风险性增加。生活事件与心身疾病关系的研究大多数也是回顾性的。回顾性研究受到记忆限制,有时不能获得过去的可靠资料,因此,不如前瞻性研究可信。

(二) 前瞻性研究

指向未来,在研究人类某种心理特征或行为问题时设置 2 组样本,然后定期会谈和检查,以比较 2 组发生有关疾病或心理障碍的概率。例如,根据有无 A 型行为模式设置两大样本,对 2 组人群同时观察一定时期后,比较 2 组人群冠心病的发生率(研究开始时 2 组均为无冠心病患者)。这种研究比较准确可靠,但研究时间长,可能有研究对象和对照的缺失,而且样本量大,人力、物力花费也大,故困难也多。

当然,在研究年龄和疾病问题时,还有横断法(transeverse method)和纵向法(longitudinal method)。前者是在同一时间研究不同年龄的样本,如果样本典型,可以反映当时总体的状况。后者是对同一群人在不同年龄阶段的长期追踪观察,也是一种前瞻性研究。

三、主要研究方法

根据变量是否控制、控制变量的多少,以及研究的目的、内容,医学心理学的研究方法主要有下述 3 类。

(一) 实验研究

用于检验假设和判断干预措施的效果。其主要特点是对自变量进行控制并分配,同时对有关的干扰因素,即对所研究的因变量有影响的其他变量,进行适当的控制。实验研究要遵守随机、对照、双盲或盲性评定的原则。在医学心理学研究中,量表使用要注意其信度、效度、适用的对象、评定方法与评分的意义,防止误用。动物实验同样要遵守假设检验的各种原则,但其结果用于人时,务必十分小心。

(二) 相关性研究

研究 2 个自然发生的变量间关系。注意相关性研究只表明 2 个变量间是否相关,并不表明因果关系。研究结果用相关系数 r 来表示:$0<r\leqslant1$,为正相关;$-1\leqslant r<0$,为负相关;r 的绝对值越接近 1,由一个变量预测另一个变量的准确性越高。

(三) 自然观察

心理现象十分复杂,并不容易纯化和简化,实验情境是人为控制的,并非自然的真实情境。有关人格、情绪、欲望和意志等实验研究很困难,难以控制众多的无关变量。自然观察却能反映真实的心理生活,而且观察、测量方法也常在实验研究中应用。自然观察有以下几种方式。

1. 个案法 个案资料可由患者自己提供,也可由其他相关人员如家属、同事、朋友和领导等提供。个案法要求依照患者的心理发展史,有系统地做传记式的记录。就个案内容的重点,各家观点不一,但均要求记录准确、描写细致、文字精练,尽量避免使用专业术语。传统的个案研究是回顾性的,其实个案研究也可用于前瞻性研究,如华生通过对 11 个月的小男孩的个案研究,探索恐惧症的习得过程。

2. 心理调查与测验 主要采用问卷、量表、会谈和测验等方法搜集内省和自我报告的资料,但这类资料的真实性和可靠性必须十分谨慎地对待。问卷、量表和测验要通过反复研究,证实其效度、信度良好时才能用作观察研究的工具。对资料的解释要注意其合理性,不可轻易做出因果性推论。

3. 心理生理测量 由于心理与生理的紧密联系,为了发现和确定心理因素与心身疾病的关系,可以进行心理生理测量,这种测量也可用于实验研究。主要有:①各种难度和类型的操作试验;②经典的条件反射方法;③电视、影片(紧张的、松弛的)试验以观察躯体指标的变化;④睡眠研究和梦境的探索;⑤催眠状态下的变化;⑥小组活动时的互相作用;⑦利用日常生活中自发的应激反应,通过遥控生理仪记录其变化情况;⑧感觉剥夺条件下的各种变化。

在观察、记录和评价受试者生理和心理方面的情况时,由于心理状态常受到受试者和检查者主观因素的影响,所以配备多名旁观者,以及应用视听记录仪等是十分必要的。可不告诉旁观者相关情况,以便增加对受试者进行评价的客观性。还可让受试者本人填写有关量表,作为核对的依据。

第四节 | 医学心理学主要理论学派简介

一、精神分析或心理动力学派

1895 年,奥地利维也纳神经内科医师弗洛伊德发表"癔症的研究",认为催眠可使潜意识中的记忆和被压抑的情绪得以疏泄、净化,从而使症状消失。这一事件标志着精神分析学的诞生。

弗洛伊德相信,心理障碍产生的原因是潜意识的矛盾冲突,其根源来自精神活动的内部。他认为,意识不过是人的整个心理中的一小部分,就如同一座漂浮的冰山,意识只是水面以上的小部分,而水面以下的大部分则是潜意识。他假定一个人的人格由本我(id)、自我(ego)和超我(super-ego)3 个部分组成。

本我或称"伊底",是建立人格的基础,终身保持着幼儿时期的特点。它的活动方式遵守"快乐原则",或者说是避苦趋乐。通过反射活动和愿望满足(形成意象)以消除人的紧张心理,使本能需要获得满足。它不与外部世界发生联系,不能辨别现实与幻想,也不具有任何价值、伦理和道德因素。它是非理性、易冲动的,但可以为自我所控制和调节。自我是人格的执行部分,它统辖着本我与超我,并且为了整个人格的利益与外部世界交往。它遵循"现实原则",通过思考、理智形成行动计划,以获取个体需要的东西。根据现实情况,约束本我的冲动,暂缓实现快乐原则。但快乐原则并不是被废弃了,因为现实原则最终还是引向快乐。自我在很大程度上是与外部环境相互作用的产物,它能区分幻想与现实,并从经验的学习、训练和教育中不断发展。超我是人格中体现道德准则的部分,它发源于自我,是儿童吸收了父母的是非观念和善恶标准而形成的。符合父母的道德观念,受到父母的奖励,就形成了儿童的"自我理想";和父母的善恶观念一致,通过父母惩罚在儿童心灵中扎下根,就形成了儿童的"良心"。自我理想和良心组成了一个人的超我。超我遵循"至善原则",是父母(也包括教师、长辈或其他社会成员)的价值观念和社会理想在儿童人格中的重视。它依靠奖惩迫使儿童履行其道德准则,使人感到欣喜、自豪、内疚和自卑。超我也不能区分主观与客观,一个道德高尚的人,如果有不好的念头,即使永远不会变成行动,也会受到超我的惩罚,因而时时感到良心不安。

弗洛伊德的精神分析认为,一个精神健全的人,其自我在精明地履行职责,和谐协调居于主导地位。如果由于种种原因,自我未能充分发展,它对本我的欲求所采取的防卫措施软弱无力,以致超我所反对的欲望有可能成为破坏性的冲动行为。而自我对本我、超我或外界做过度的退让和屈从,则人的失调状态就不可避免。弗洛伊德认为患者过去生活经历中的痛苦或性创伤,常为文明社会所不容或禁止,即使现在重新回忆起这些经历,也会激发强烈的情绪体验。这些痛苦被一种强大的力量排除于意识之外,称为压抑。但这些被压抑的情感和愿望并未消失,而是活跃于潜意识中,常以象征的方式出现于睡梦、自由联想和非理性的行为或症状中。要使心理障碍好转,则必须使患者对症状的意义和来源、对潜意识的矛盾有所察觉和领悟。弗洛伊德采用自由联想技术,鼓励患者自由诉说心中想到的任何观念,通过这种方式促使患者重新回忆起过去遭受精神创伤的情景,重新体验当时的情感,使被压抑在潜意识中的思想、情感、幻想得到疏泄,并对它进行分析,患者便能获得痊愈。克服潜意识的阻抗需要花费很长时间,医师采用被动角色,但对患者的自由联想、阻抗、防卫和移情关系给予解释。每周治疗 3~5 d,患者要有长期坚持治疗的动机、良好的智力和充足的经济条件。

弗洛伊德的精神分析经后续发展形成精神动力学心理治疗,治疗时程有所缩短,次数亦减少。卡伦·丹尼尔森·霍妮(Karen Danielsen Horney)、哈利·斯塔克·沙利文(Harry Stack Sullivan)和卡尔·古斯塔夫·荣格(Carl Gustav Jung)等人对弗洛伊德的理论虽然有许多修正和补充,但都承认潜意识的动力过程对人的行为的重要性。

不容否认,从历史上看,精神分析对现代心理治疗做出了划时代的贡献。精神分析强调医患关系的治疗意义,重视童年期经历对人格发展的影响及自由联想技术的应用,至今仍有重要的理论和应用价值。不同的心理治疗学派都曾从精神分析中得益。但是,精神分析理论尽管五光十色、复杂奇妙,其主要论点却始终未能得到科学验证。"把人的一切行为都看成由生物学本能决定的"这一看法,在哲学上陷入了还原论的立场,不符合客观事实。精神分析的治疗期长达 4~6 年,其疗效很难研究和确证。1952 年,英国心理学家艾森克(H. J. Eysenck)在检查了 24 份研究报告之后认为,没有证据支持精神分析有效。当然,艾森克的这个意见也有偏颇之处,因此引起了很多争议。另外一个有重大影响的是,精神疾病与健康联合委员会(Joint Committee of Mental Iillness and Health, JCMIH)于 1961 年发表的一份为期 5 年的研究报告,对长程精神分析进行了尖锐的批评。此后,精神分析和精神动力性心理治疗的优势逐渐下降。

二、心理生理学学派

在研究人的健康和疾病时,需要阐明心理和生理的关系,这就形成了心理生理学。早期研究以沃尔特·布拉德福德·坎农(Walter Bradford Cannon)为著名。1925 年,他首先采用"应激"一词,提出个体处于寒冷、缺氧、失血等应激情况下,会产生"战斗"或"逃避"反应。他还发展了克劳德·伯纳德(Claude Bernard)的"内环境恒定"的概念,提出"内稳态"(homeostasis)。他认为各种因素,包括心理社会因素,都能导致人的内稳态失调,影响人的整体功能,为人的整体概念提供了生理基础。

1930 年后,汉斯·塞里(Hans Selye)提出了应激适应理论,认为应激是机体对向它提出的各种要求做出的非特异性反应。他描述了全身性适应综合征(general adaptation syndrome，GAS)，包括 3 期，即警戒、抵抗和衰竭 3 个阶段。引起应激反应的各种因素则称为应激源(stressor)。应激理论被认为是 20 世纪医学领域的重大进展,它为阐明现代人类的许多疾病,尤其是心身疾病的发生奠定了理论基础。

1950 年后,沃尔夫(H. G. Wolff)对心理和生理的相关性进行了卓越的研究,他在纽约大学进行了 30 多年的临床和实验研究,通过胃瘘观察人的情绪对胃的运动、胃张力及胃液分泌等方面的影响。研究发现,人在情绪愉快时,胃黏膜血管充盈,胃液分泌增加;在愤怒、仇恨时,胃黏膜充血,胃液分泌和胃的运动大大增强;在抑郁时,胃运动和胃液分泌受到抑制。由于实验设计周密,结果可以重复,他成为心理生理研究的一代楷模。沃尔夫后来进一步研究了心理社会因素对健康和疾病的影响,对心身医学的发展做出了积极贡献。

三、行为学派

行为学派的理论基础是广义的学习理论。伊万·彼德罗维奇·巴甫洛夫(Ivan Petrovich Pavlov)的经典条件反射和斯金纳的操作条件反射是其主要理论支柱。华生、爱德华·李·桑代克(Edward Lee Thorndike)和克拉克·赫尔(Clark Hull)等人均为此做出了重要贡献。他们以动物实验和对人类行为的观察为依据,认为人类的各种行为,包括适应性行为和非适应性行为,都是学习得来的。适应不良行为来源于错误的学习、不适当的联系或学习能力的缺乏,可以通过重新学习或训练进行矫正。行为治疗学者强调行为的原因在于环境刺激而不是精神内部的矛盾,着重治疗当前的行为症状,要求采用客观的观察方法。

行为模式在很大程度上忽略对心灵的研究,它将研究范围局限在可以观察到的人类行为上。心理动力学模式或精神分析认为仅仅是症状和"冰山"顶部的东西,在行为模式看来却恰好是最值得研究的内容。行为模式提倡者,尤其是行为主义者,并不注重人内心无休止的冲突、戏剧性变化、迷梦和深藏的秘密,而是将人视为与其他动物没有多大区别的生物,认为人也以与动物相似的方式对刺激做出反应,这就是刺激-反应(stimulus-response，S－R)模式。因此,他们主张应该像研究动物那样研究人。华生写道:"我们在当时(1912 年)就像在现在一样,相信人是一种动物,与其他动物的唯一区别在于他所表现出来的行为类型。"他甚至宣布:"给我一个婴儿和我需要培养他成长的世界,我能使他匍匐、行走和攀登,使他用双手建造石块或木头等建筑物。我可以让他成为盗贼、歹徒及吸毒成瘾的人。向着任一方向塑造一个人的可能性几乎是无穷无尽的。"斯金纳也认为,人可被视为"巨大的白鼠"。他说:"我所能观察到的老鼠的行为与人的行为之间的唯一区别(除了在复杂程度上的巨大区别之外)在于言语、行为方面。"

行为模式在临床应用的实例,早期有华生和罗莎莉·雷纳(Rosalie Rayner)对 11 个月的小艾伯特(Albert)进行动物恐怖的条件反射实验。1958 年,约瑟夫·沃尔普

(Joseph Wolpe)报道的"系统性脱敏法"(systematic desensitization)，是行为模式临床应用的一个重要标志，促进了对焦虑的暴露方法的研究。另一重要的应用当推斯金纳的行为矫正程序，叫作"塑造作用"(shaping)。在塑造作用中，实验者首先观察受试者的全部操作行为。然后，通过奖励某些反应，不理睬其他反应，从而创造出一种几乎全新的行为模式。斯金纳将行为之后接着一个特殊事件使该行为重现频度增加的过程，称为强化(reinforcement)。行为之后紧跟着奖励而使该行为重现频度增加者，为正强化(positive reinforcement)；行为之后原先厌恶事件(如焦虑)撤除而使该行为重现频度增加者，为负强化(negative reinforcement)。其后又发展了许多行为技术(详见"认知行为治疗"章节)。

行为治疗是直接由治疗医师引导的、强调治疗针对靶行为(target behavior)的一种心理治疗方法，其治疗期很短，能对治疗效果进行系统、客观的评定。由于行为治疗模式强调客观研究，疗效较肯定，因而在临床上的应用日趋广泛。但是，人的行为是无比复杂的，不能简单地把人看成"巨大的白鼠"。虽然条件反射确实是学习的一种形式，然而把人的一切行为都看成是对刺激的被动条件反射，显然也不符合事实，理论上同样陷入了机械论和还原论的泥潭。

四、人本主义学派

人本主义(humanism)以亚伯拉罕·马斯洛(Abraham H. Maslow)和罗杰斯为主要代表。马斯洛认为，行为主义把人看成是环境的牺牲品，机械地、简单地把 S-R 模式过程作为对人的行为的主要解释，甚至把心理活动整个地降低到化学和物理的层次上去。而在弗洛伊德看来，潜意识的冲动和本能是强有力的、无法控制和矫正的。由于行为主义和精神分析都强调人类本性中恶劣的动物性，导致了对人性的悲观主义。而人本主义反对从精神障碍患者和老鼠的研究中建立人格理论，因为这样会忽略人格的积极方面。它主张从健康、创造性的人群研究中提出人格理论，认为"每个人都有向着健康的积极意志，向着成长的冲动，或向着人的潜能自我实现的冲动"。人本主义强调人的成长和发展，而不仅仅注重缺陷。它重视人的独特性，寻找价值和意义的重要性，认为人有选择的自由。

马斯洛认为，低层次的需要得到相当满足之后，高一级的需要就会出现，正是这些需要左右着人类的行为。这些需要受到挫折，会造成心理障碍；得到满足，无论从心理上还是从生理上，都会使人变得健康。

由此可见，人本主义认为心理障碍的原因是个人成长受到阻抑，是缺乏能力认识并满足自己的需要。错误的学习、非适应性的心理防卫机制和不良的环境都可能使人无视或压抑基本需要，导致个人成长受阻。

人本主义的治疗模式在于，鼓励患者接受自我，尝试利用个体的潜能。包括：①创造一个宽松的、无威胁性的环境，有利于患者采取开放的态度审视自己；②设身处地地理解患者独特的世界观；③鼓励患者完全地接纳自我和树立自信，在此基础上做出行动的选择。罗杰斯的来访者中心疗法(client centered therapy)是这类治疗中最著名的。

五、认知学派

近50多年来，行为学派的观点出现了一些改变。行为治疗家阿诺德·阿伦·拉扎勒斯(Arnold Allan Lazarus)反对行为治疗中的机械倾向，认为不应忽视"内隐行为"——思维在治疗中的重要性。在治疗方法上主张"广谱的行为治疗"，他称之为"多道治疗"(multi-modal therapy)，将认知成分整合到治疗技术中，为认知方法的发展和应用开辟了道路。阿尔伯特·班杜拉(Albert Bandura)提出的社会学习理论(social learning theory)，吸引了人们对认知因素越来越多的注意。由于认知结构不同，人们倾向于以不同的方式接受、评价内外信息，形成不同的信念或信念系统，以致对相同的刺激常常有不同的情感和行为反应。这样就形成了一个新的理论模式，即认知模式。研究的焦点也从环境刺激移到个体的认知上来。

认知模式的历史可追溯到20世纪初。阿尔弗雷德·阿德勒(Alfred Adler)认为心理障碍是个体生活模式发生错误的结果，其核心是对社会兴趣的缺乏。自卑情结是心理障碍的根源，心理治疗就是帮助患者认识和理解他们的错误信念。到了20世纪50年代，阿尔伯特·艾利斯(Albert Ellis)提出理性情绪疗法(rational emotive therapy RET)，认为情绪和行为障碍是由非理性信念、绝对性思考和错误评价造成的，治疗应着重于认知矫正，教会患者理性思维方式。20世纪70年代出现了2个重要进展，其一是唐纳德·赫伯特·梅琴鲍姆(Donald Herbert Meichenbaum)的自我指导训练(self-instructional training)。他认为，一旦患者改变了自己的内部对话，其行为亦将随之改变。治疗方法就是将患者的适应不良性想法或想象，改变为重复的、适应性的自我对话。由于这一治疗模式与操作原理协调，激起了行为学者的兴趣。另一个更为成熟的认知疗法模式由阿伦·特姆金·贝克(Aaron Temkin Beck)提出。其基本理论是：认知过程是行为和情感的中介，情感和行为障碍与适应不良的认知有关。找出这些认知曲解，提供"学习"和训练方法以矫正其认知方式，就能使心理障碍好转。贝克创造了一套改变认知的治疗技术，最初在抑郁症的治疗中取得了成功，目前仍在不断发展中。

很显然，由于人的心理和行为的复杂性，产生多种理论和心理治疗方法并不奇怪。这些理论从不同的侧面揭示了心理和行为的规律，但都不是完美无缺的。近年来出现了一种"整合"趋势，即将各种类型的方法以不同形式结合起来应用，被称为"折中模式"。但"折中"一词的原义是指在2种对立的意见中采取中间的立场。在学术界，此词声誉不佳，所以已有学者建议改称为"整合"。整合的实际含义是将人看作一个"生物-心理-社会"的开放系统，患者的行为多由变量间相互作用决定，主张对患者干预时采取相应的、多层次的整体干预，每种干预都和其他层次的干预关联而发挥其最大作用。这种趋势正逐渐形成医学心理学理论发展的主流。

（季建林）

延伸阅读

关于《健康中国行动（2019—2030 年）》

（一）《健康中国行动（2019—2030 年）》的主要特点

《健康中国行动（2019—2030 年）》聚焦于当前人民群众面临的主要健康问题和影响因素，从政府、社会和个人（家庭）3 个层面协同推进，通过普及健康知识、参与健康行动及提供健康服务，实现促进全民健康的目标。具体有以下 4 个特点。①在定位上，从以"疾病"为中心向以"健康"为中心转变。聚焦每个人关心、关注的生活行为方式、生产生活环境和医疗卫生服务问题，针对每个人在不同生命周期所面临的突出健康问题，做出系统、细致的安排和建议。②在策略上，从注重"治已病"向注重"治未病"转变。注重根据不同人群的特点，有针对性地做好健康促进和教育，努力使个人通过文件能够了解必备的核心健康知识与信息，能够掌握并获取有关知识与信息的渠道与方式，让健康知识、行为和技能成为全民普遍具备的素质和能力，形成自主自律的健康生活方式，推动把"每个人是自己健康第一责任人"的理念落到实处。努力使群众不得病、少得病，提高生活质量。③在主体上，从依靠卫生健康系统向社会整体联动转变。坚持"大卫生、大健康"理念，从供给侧和需求侧两端发力。《健康中国行动（2019—2030 年）》中的每个行动均按照序言，行动目标，个人，以及家庭、社会、政府 3 个方面职责的顺序展开，集中说明"为什么要做""做成什么样""怎么做"，特别是"各方如何一起做"等问题。每项任务举措务求具体、明确，责任清晰，强化部门协作，调动全社会的积极性和创造性，实现政府牵头负责、社会积极参与、个人体现健康责任的工作模式。把健康中国"共建共享"的基本路径落到实处，是"把健康融入所有政策"的具体实践。④在文风上，努力从文件向社会倡议转变。《健康中国行动（2019—2030 年）》以社会公众为主要阅读对象，在充分吸收已有专项文件、规范和指南等的基础上，把专业术语转化成通俗易懂的语言，将科学性与普及性有机结合，努力做好健康科普，让老百姓能看得懂、记得住、做得到。

（二）《健康中国行动（2019—2030 年）》的主要内容

《健康中国行动（2019—2030 年）》细化落实了 15 项专项行动，提出了每项行动的目标、指标、具体任务及职责分工。《健康中国行动组织实施和考核方案》是国务院《关于实施健康中国行动的意见》和《健康中国行动（2019—2030 年）》实施的有效保障。《关于实施健康中国行动的意见》分为 4 个部分。第 1 部分为行动背景,提出实施健康中国行动的重要性和必要性。第 2 部分为总体要求,提出实施健康中国行动的指导思想和基本原则,明确到 2022、2030 年的阶段性目标。第 3 部分为主要任务,从 3 个方面出发,组织实施 15 项重大行动:①全方位干预健康影响因素,针对影响健康的行为、生活方式及环境等因素,实施健康知识普及、合理膳食、全民健身、控烟、心理和环境 6 项健康促进行动;②维护全生命周期健康,针对妇幼、中小学生、劳动者及老年人等重点人群特点,实施 4 项健康促进行动;③防控重大疾病,针对心脑血管疾病、癌症、慢性呼吸系统疾病和糖尿病 4 类重大慢性病,以及传染病和地方病的预防控制,实施 5 项防治(防控)行动。第 4 部分为做好组织实施,包括加强组织领导、动员各方广泛参与、健全支撑体系和注重宣传引导等。明确在国家层面成立国务院领导牵头的"健康中国行动推进委员会",负责制定、印发《健康中国行动(2019—2030 年)》,细化 15 项行动的目标、指标、任务和职责分工,并组织实施。

摘自国家发改委规划发展与信息化司:关于健康中国行动有关文件的政策解读(2019-07-12)

(季建林)

参考文献

［1］ 马辛,赵旭东. 医学心理学［M］. 3 版. 北京:人民卫生出版社,2015.

［2］ 白波,杨志寅. 行为医学［M］. 2 版. 北京:高等教育出版社,2018.

［3］ 李占江. 临床心理学［M］. 北京:人民卫生出版社,2014.

［4］ 季建林,叶尘宇. 情绪、行为与健康:行为医学不变的主题［J］. 中华行为医学与脑科学杂志,
2019,28(7):577－579.

［5］ Beinart H,Kennedy P,Llewelyn S. Clinical psychology in practice［M］. West Sussex:
Blackwell,2009.

［6］ Hall J,Llewelyn S. What is clinical psychology［M］. Oxford:OUP,2006.

［7］ Zhou M G,Wang H D,Zeng X Y,et al. Mortality,morbidity,and risk factors in China and
its provinces,1990－2017:a systematic analysis for the Global Burden of Disease Study 2017
［J］. Lancet,2019,394(10204):1145－1158.

第一节 心理发展的概念

发展指的是个体从受孕到死亡这个过程中系统的延续和变化。"成熟"和"学习"是导致发展变化的2个重要过程。"成熟"是指个体按遗传基因中预先设定的生物程序发展。人类的成熟有一个大致相同的时间表,大脑也因成熟而发生一系列的变化,从而影响人类心理的发展变化。这些心理变化包括日渐增长的注意能力、解决问题的能力、对他人思想或情感的理解能力等。因此,人类心理发展具有一定相似性的原因之一就是拥有共同的"种系遗传性"。"学习"是另一个推动发展的关键过程。我们大多数的能力和习惯都是通过观察生活中的重要人士或与他们交往获得的,或者通过自己的经历来学习,并练习用新的方式去感觉、思考和行动,使我们的情感、思想和行为产生了相对持久的变化。

心理发展具有以下特点。

(1) 发展是一个持续和渐变的过程,变化始终存在。

(2) 发展是获得与丧失的动态平衡,是多维度、多方向的一个整体的过程。在发展的同时,也经历着丧失。生理发展、认知发展和社会心理发展并不是孤立的,都在一定程度上依赖其他方面的变化。

(3) 生物因素和文化因素对发展的影响始终存在,并贯穿生命全过程。

(4) 发展涉及个体资源分配的变化。在人生发展的不同阶段,人们因不同的目标,如童年需要成长、老年需要适应丧失等,用不同方式来投入时间、精力、金钱和社会支持等资源。

(5) 发展具有可塑性。可塑性是指为适应积极或消极的生活经历而改变的能力。尽管发展被描述为一个持续的、积累的过程,并且过去的事情对将来有重要影响,但发展心理学发现,如果个体生活的重大方面发生变化的话,发展的过程也可能发生突变。

(6) 发展受历史和文化背景的影响。每种文化、亚文化和每个社会阶层都会向自己的下一代传递特定的信仰、价值观、风俗和技能,这种文化的社会化内容对个体的特性和能力有很大的影响。发展也受社会变化的影响,如历史事件、科技创新、社会原因等。因此,不能机械地假定从某个样本中观察到的发展模式能精准地适用于所有文化、社会阶层或人种。

西方的发展心理学主要包括:精神分析理论、学习理论、认知发展理论、习性学理论、信息加工理论、社会文化观理论和生态系统理论。这些理论的不同点在其根本立场上:①发展主要是由天性还是由教养决定的;②人的发展是积极的还是消极的;③发展是量的连续变化过程还是一系列不同质的非连续变化过程。

精神分析观点来自弗洛伊德的精神分析理论,它认为人类受必须加以控制的先天性本能和攻击本能的驱动。人类的大多数行为反映了他们压抑的潜意识动机。弗洛伊德提出了性心理发展的5个阶段,其中包括本我、自我和超我这3种人格成分的出现和整合。埃里克森(E. H. Erikson)的心理社会理论修正和扩展了弗洛伊德的理论,它不强调性本能,而更多地强调人类发展的社会文化决定因素。它认为人的发展要经过8个发展阶段的社会文化冲突,个体是通过解决这些冲突而发展的。

学习理论起源于华生,认为婴儿生来是一个"白板",由于学习才养成了行为习惯。斯金纳扩展了华生的理论,认为发展反映了操作条件作用,儿童是消极地受伴随行为出现的强化和惩罚塑造的。相反,班杜拉的认知社会学习理论认为儿童是积极的信息加工者,通过观察和学习,他们能够很快形成新的习惯。

让·皮亚杰(Jean Piaget)的认知发展理论认为儿童是一个积极的探索者,他们通过同化和顺应建构认知图式,帮助他们解决不平衡,并使他们适应环境。认知发展从低级阶段走向高级阶段。

进化论观点也可称为习性论,认为人生来就有许多经过自然选择、能促进生存的适应性特性。

信息加工论认为心理是一个信息输入、加工、转换和输出的复杂的符号操作系统,认知发展是连续的、非阶段性的。

利维·维果斯基(Lev Vygotsky)的社会文化观理论认为儿童积极地加工他人提供的、用以指导其学习和思维的信息,儿童从与能力较强的个体的交往中逐渐获得新的能力。其强调教养,但认为成熟也影响着儿童的学习。

布朗芬布伦纳(U. Bronfenbrenner)的生态系统理论把发展视为不断变化的人与环境互动的产物。生态环境由微系统、中间系统、外层系统和宏系统之间的交互作用组成。每个系统又受历时系统的影响,即个体和其他环境随时间的变化而改变。

在中国古代儿童心理学思想史上,孔子是最早认识遗传、环境和教育对儿童心理发展的作用的。他充分肯定绝大多数儿童的生理基础是差不多的。"性相近也,习相远也","性"即是儿童的先天素质,"习"则是后天环境、教育对儿童习染影响的结果。他还肯定遗传的作用,并把人的遗传素质视为气质,分作"上智""中""下愚"3种。荀子也认为儿童的先天素质相近,其个性差异主要是由环境、教育所造成的。因此,他说"干、越、夷、貉之子,生而同声,长而异俗,教使之然也""学莫便乎近其人"。

但我国真正意义上的心理发展研究起步于 20 世纪 20 年代,陈鹤琴、艾伟、陆志伟等为我国儿童心理科学的发展做出了卓越贡献。中华人民共和国成立后,发展心理学取得了一些进展。20 世纪 60 年代是第 1 个繁荣时期,这一时期出现了许多有关儿童早期、学龄期及青少年时期的研究,涉及生理和心理过程。在理论上,探讨遗传、环境、教育在儿童心理发展中的作用,儿童心理的动力问题、年龄的稳定性与可变性问题等。1962 年,出版了中华人民共和国成立后第 1 本《发展心理学》教材。20 世纪 80 年代,开始了心理研究的第 2 个繁荣时期。在此期间,大量吸收国外先进科技,并结合我国具体的情况展开研究,在理论、实践研究上都有较大的进步。同时开展心理测量工作,制订或修订了一些标准化的心理测量量表,提供了更好地进行研究的科学手段和方法。

第二节 | 心理健康概述

心理健康指的是一种内外协调良好的心理功能状态。广义的心理健康标准是指一种高效而满意的、持续的心理状态;狭义的心理健康标准是指人的基本心理活动的过程与内容完整协调一致,即认知、情感、意志、行为和人格的完整和协调。从生理角度来说,心理健康有利于保存与延长生理学寿命;从个人发展角度来说,心理健康能促进个体创造最有价值的生活,适应和改造环境,使个人身心潜能得到最大的发挥。

心理健康是动态和相对的,是一种状态,更是一个过程,个人的心理健康状态是处于不断变化中的。一个心理健康的人并非各方面都合乎标准,偶尔出现的不健康状态并不意味着被考察者心理就一定不健康。《荀子·修身篇》中提及:"治气养心之术:血气刚强,则柔之以调和;勇胆猛戾,则辅之以道顺;狭隘褊小,则廓之以广大。"可见不良的心理状态是可以通过努力改变的,即使罹患心理疾病,也可以通过专业人士的帮助和自身的努力从疾病中恢复,继续促进并达到心理健康状态。

心理健康是主、客观的结合。心理健康首先是一种主观感受,目前心理学界常用主观幸福来衡量个人的心理健康水平。但从客观评价方面来说,心理测试结果也能在一定程度上表明心理健康的程度。因此,心理健康标准和促进原则的制订,需要考虑主、客观的结合。

对心理健康与否的判定受社会环境、文化风俗、宗教信仰、意识形态和民族特点等的影响,很难制订一套为世界各国、各民族、各地区永久适用的心理健康标准。中西方人的人生观、人性观和心理观都不同,用西方人公认的心理健康标准来衡量中国人,难免会有偏差。因此,在制订心理健康标准和促进原则时,应该充分考虑文化背景。

对心理健康的研究主要经历了消极心理健康、积极心理健康和完全心理健康 3 个取向阶段。早期,受"健康就是没有疾病"的健康观的影响,研究者认为"心理健康就是心理疾病的消除"。后来,由于研究者对心理健康中精神病理学的过多关注,逐渐对此产生了质疑:一个人即使没有任何行为问题或情绪紊乱,仍可能是一个没有目的的躯壳,这样的人至多是消极的心理健康。因此,基于精神病理学的心理健康称为"消极心理健康",此阶段又称"病理学取向"(pathogenic approach)阶段。

积极心理健康阶段,也称为"有益健康取向"(beneficial health approach)阶段。积极心理健康被视为人格和社会环境的良性互动状态。《简明不列颠百科全书》也将心理健康定义为:个体心理在本身及环境条件许可范围内所能达到的最佳功能状态。在此阶段,"幸福感"被当作积极心理健康的指标。

完全心理健康阶段,也称为"完全状态取向"(whole state approach)阶段。该阶段的心理健康不仅仅是心理疾病的缺失,也不仅仅是拥有高水平的主观幸福感,而是两者结合的完全状态,包括心理疾病的缺失和高主观幸福感的存在。

第三节　儿童青少年的心理发展与心理健康

儿童青少年期的心理健康是一生心理健康的基础,一个国家的心理健康状况是以儿童青少年所达到的心理健康程度而言的。从人格的角度来说,儿童青少年期的心身健康和发展,亦对今后人格健全具有至关重要的意义。因为人格是在儿童青少年期奠定的,儿童青少年期所经历的事物,有可能直接表现于其心理行动中,对今后的生活产生深远的影响。而儿童青少年由于缺乏认知、抵御和调节能力低下,无论好的或不好的事,在此阶段对其产生的作用都要远远大于其他年龄段。因此,加强儿童青少年心理卫生工作,应是社会共同关心的问题。

儿童青少年心理健康培养是指按照儿童青少年心理发展的规律及特征,在先天基础、教育和环境等因素的作用下,通过教育、训练,包括医疗在内的众多措施,培养儿童青少年健康的心理、良好的个性,以及较强的适应能力。

一、婴幼儿期的心理健康

(一) 婴幼儿期的心理发展

婴幼儿期是指 0～3 岁的时期。这个时期又可分为 0～1 岁、1～3 岁 2 个阶段,也就是有的研究者所称的婴儿期和幼儿期。

婴幼儿期是身心发展变化最大的时期,特别是出生后的第 1 年,婴儿身长和体重的增长是一生中最快的。1 年内婴儿身长增长 25 cm,体重增加 7 000 g 左右。新生儿脑重约 390 g,2.5～3 岁时,可增加到 900～1 011 g,约为成人脑重的 2/3。

婴幼儿从吃奶过渡到断奶,从躺卧到站立到能做一些简单模仿的游戏,身体的功能发生了巨大变化。这对婴幼儿广泛接触和认识事物、促进其心理发展十分有利。

1. 动作的发展　婴儿动作的发展始于新生儿的无条件反射活动和继而发展起来的条件反射活动。婴儿动作的发展遵循一定的规律性:从整体向分化发展;从不随意动作向随意动作发展。遵循:①"头尾原则",从头到脚的发展;②"近远原则",发展的方向从身体的中心向周边部位转移;③"大小原则",从大的活动向特殊活动发展,从大肌肉动作向精细动作发展。

2. 感觉的发展　包括以下几个方面。①视觉的发展,婴儿出生后24～96 h就能察觉到移动的光;出生5 d后就具有辨别颜色的能力;3～4个月对颜色的辨别能力接近成熟水平。通过罗伯特·范兹(Robert Fantz)的研究发现,婴儿对鲜艳的色彩、运动中的物体、物体轮廓线密集的地方或黑白对比处、正常人脸、曲线或同心圆等特别注意。②听觉的发展,婴儿刚出生几个小时就对声音有粗略的定位,能将头转向声源的地方;4个月左右,声源定位趋于精确。③触觉和痛觉的发展,胎儿8个月时,身体各部位可有明显的触觉反应;新生儿就能感知痛觉。④味觉和嗅觉的发展,新生儿对甜、酸、苦、咸已具备了辨别能力,其中对甜味感觉最为明显;嗅觉功能在出生后24 h就有;出生1周后能够辨别不同的气味,并表现出对母亲体味的偏爱。

3. 知觉的发展　开始产生最初步的空间知觉和时间知觉。如3个月的婴儿已有分辨简单形状的能力;6个月的婴儿就已经具有深度知觉;3岁左右能辨别上下。由于时间没有相应的感受器官,所以要想真正掌握还不可能,甚至会发生错误。

4. 语言的发展　个体出生后的第1年是语言准备阶段,12个月时,可以有意识地叫妈妈或其他主要接近的人。12～18个月为语言初期,主要是理解语言,能说单词或双词句。18～36个月开始进入积极的语言活动阶段,是语言表达的关键期,能运用语言与他人交流,可以说简单、完整的句子,但以对话式的语言为主。

5. 注意力的发展　1岁前,婴儿的注意属于被动注意,第2年起能够较长时间地集中注意于某一事物,特别是他感兴趣的事物。由于语言的作用,出现了主动注意的萌芽。

6. 记忆的发展　婴儿的记忆以无意识记忆为主,有意识记忆开始萌芽。1岁以后,婴儿的记忆范围扩大,他们不仅能再认几个星期前的事物,而且有了再现的认识。到3岁时,能再现几个星期前出现的事物。

7. 思维和想象的发展　婴儿期的思维的主要特点是直觉行动性,即只有在对物体的直接感知、直接活动中才能进行思维。当脱离了当前的物体,停止了直接活动,便无法进行思维,因而无法把握事物的本质。在婴儿期,想象还处于萌芽状态,内容简单、贫乏。

8. 意志的发展　2岁以后,婴儿开始能在自己的言语调节下有目的地行动或抑制某些行动,产生意志的萌芽,但不能在较长时间内控制自己,行动有明显的冲动性。

9. 自我意识的发展　1岁以后的婴儿开始认识到自己的存在。2～3岁时能在关于自己的表象的基础上,通过言语交际掌握代词"我的"和"我"。这标志着自我意识的出现,开始把自己从客体转变为主体来认识。

（二）促进婴幼儿心理健康

生命从受精卵和胚胎开始。因此,促进婴幼儿期的心理健康需要从胎儿期开始。从实质上讲,就是关注母亲怀孕期间的心理卫生,包括乐观、稳定的情绪和全面、合理的营养。

1. 婴儿出生后 1~12 个月婴儿期的注意事项

（1）要保证合理的、生长发育所需的营养。母乳是最合理的营养来源,营养丰富、温度适宜、容易被消化吸收,并能提高婴儿的免疫力。适时添加辅食有利于婴儿的成长。

（2）重视婴儿的情感需求。母婴关系是婴儿最初的人际关系,婴儿有强烈的依恋需要,故母亲要敏感识别并回应婴儿的情感需求,多与婴儿进行体肤接触,以增加婴儿安全、舒适、愉快的感受,建立安全的依恋关系。

（3）正确给予感官和动作训练。这对促进婴儿生理功能的迅速提高和心理活动的健康发展非常重要。给婴儿的眼、耳、鼻、舌及皮肤等以适宜的感觉刺激,给婴儿提供变幻着的色彩及图片、悦耳的音乐、柔和的语言和温情的拥抱等,都能促进婴儿的心理健康发展。婴儿动作发展的顺序是口、头、四肢、躯干,按序进行动作训练不仅有利于大脑的发展,对小脑的发展也很有益,可使其动作更协调、更灵巧。

（4）注意断乳带来的心身反应。断乳不当对婴儿是一个打击,会造成心理上的挫折。美国儿科学会推荐至少在婴儿满 1 周岁后进行断乳。当母乳不再作为婴儿主食时,宜逐步减少哺乳次数直至断乳。不要突然强行断乳,也不要选择在梅雨、严寒、酷暑季节断乳,以免出现肠胃道疾病。

2. 1~3 岁幼儿期的注意事项

（1）口头言语训练。幼儿期言语中枢已发育成熟,3 岁左右的儿童已基本掌握母语的全部发音。因此,要鼓励儿童多说话,父母要创造口头语言交流的机会,不要催促和过于纠正孩子的发音,以免伤害幼儿表达的愿望。

（2）动作技能训练。提供便于运动的穿着及适当的空间,以训练幼儿的运动技能。对心理发展具有重要意义的动作是手的抓握和独立行走,所以要选用搭积木、装拆变动玩具等活动训练手的抓握功能,并让他们参加走、跑、跳和攀等运动。

（3）重视智力开发。这一时期的幼儿已有了求知欲、好奇感,父母要耐心、适当地回答他们的问题,并给予通俗易懂和形象性的解释。游戏是智力开发的重要形式,父母要注重形象思维的培养。

（4）培养良好的习惯。包括：①饮食习惯,主要指定时定量用餐、独立用餐、不偏食及安静用餐等；②睡眠习惯,睡眠要有规律,定时睡眠,入睡无须依赖父母或其他先决条件,不在床上玩耍、游戏；③合理、科学地训练大小便控制与排泄等卫生习惯,大小便的控制和神经发育成熟度相关,通常在 2~3 岁进行训练,并要注意尊重个体差异,对幼儿进行大小便训练时要耐心、和蔼,不能操之过急。

二、学龄前期心理健康

3~6岁是儿童进入正式学校学习前的一个时期,称学龄前期。在这个阶段,儿童身体各部分比例接近成人,大脑皮质各叶相继成熟,大脑重量到6~7岁时就能达到1 280 g。神经纤维继续增长,分支增多。皮质抑制功能迅速发展,第二信号系统得到进一步发展。他们喜欢游戏、活动,心理发展有了质的飞跃。他们的各种心理过程带有明显的具体形象性和不随意性,抽象概括性和随意性刚开始发展,开始形成最初的个性。

（一）学龄前期心理发展

1. 游戏的发展　游戏是儿童特殊的社会生活方式,他们通过游戏来模仿、学习各种社会角色,学习社会交往;通过游戏认识事物,表达情感。学龄前期的游戏具有象征性,即象征性地使用替代物进行假装游戏。通过这种特殊形式实现人参与自然和社会活动的愿望。他们可以通过游戏来学习社会角色的社会职责,掌握各种行为准则。

2. 感知觉的发展　主要表现在视觉、听觉和触觉的迅速发展和完善上。比较复杂的空间知觉和时间知觉也开始萌芽,能分辨上下、前后等空间方位,对以自身为中心的左右也能辨别,但对抽象方位的掌握仍不够。时间知觉水平较低,使用时间标尺的能力较低。

3. 语言发展　学龄前期是口头语言发展的关键期。掌握词汇的数量不断增加、内容不断丰富,词的范围不断扩大,积极性词汇不断增加,并逐步掌握了语法结构。言语表达能力得到提高,从外部语言逐步向内部语言过渡。

4. 注意的发展　被动注意高度发展,注意的范围扩大、稳定性增高,可较长时间地将注意力集中在感兴趣的事物上,同时主动注意也逐步形成。

5. 记忆的发展　无意识记忆为主,有意识记忆得到迅速发展;机械记忆为主,意义记忆开始得到发展;形象记忆为主,词的记忆开始发展。最突出的记忆特点是直观形象性,将记忆作为专门的、有目的的活动还有困难。

6. 思维和想象的发展　思维的主要特点是具体形象思维,他们的思维活动主要凭借事物具体的形象或表象,还不善于从认识事物的本质属性上进行分析、比较、概括、判断和推理,具有不清晰、不确切、缺乏连续性和易变性等特点。后期逻辑思维开始出现,如5岁幼儿按类别进行概括的能力开始迅速发展,但水平仍较低。学龄前期想象的主要特点是带有很大的复制性和模仿性,想象中的有意性和创造性初步开始发展。

7. 情感的发展　学龄前期的情感发展表现出如下特点:容易冲动、情感不稳定、易变化、情感外露,以及控制能力较差等。到后期,开始能有意识地控制自己的情感。高级的社会情感,如道德感、美感和理智感开始发展。

8. 意志的发展　意志品质的发展水平很低,只是初步的。但学龄前期的各种意志品质有了明显的表现,初步掌握自己的心理活动,对自己的欲望有了克制能力,能制止某些不合理行为的出现。

9. 个性的发展　学龄前期是个性形成的时期,不同的人初步形成不同的兴趣和爱好,并有比较稳定的对人、对物和对己的态度,有比较明显的心理倾向。他们不善于进行独立的自我评价,道德认识带有具体形象性和局限性,但有一定的认识倾向。道德行为缺乏独立的、主动的动机。道德判断往往只注意行为的效果,而看不到行为的动机。

(二) 促进学龄前期心理健康

1. 开展丰富多彩的游戏活动　学龄前期儿童的娱乐、学习、社会交往和对周围环境的认识等多是通过游戏活动进行的。按实物用途模仿成人动作;通过探索认识事物的功能和事物间的关系,学习社会角色的社会职责,掌握各种行为准则。

2. 训练和培养语言能力　学龄前期是儿童口头语言发展的关键期,也是人生获得语言的一个非常重要的时期。可以经常给儿童讲故事、读绘本,通过提问引导儿童进行表达和交流。在此期间要鼓励他们大胆想象,用更多的词汇来表达意思。

3. 培养形象思维并重视抽象思维　学龄前期儿童思维的主要特点是具体形象思维。由于他们的经验开始增长,词汇量急剧增加,言语理解和表达能力及与人交往能力等迅速发展起来,儿童的思维由直接行动思维转化为具体形象思维。他们的抽象思维也已获得初步发展,主要表现在提问类型的变化和概念形成的特点上。如从"是什么"变成"为什么"。

4. 重视儿童个性和社会性的发展　学龄前期儿童的自我意识得到进一步发展,主要表现在自我评价能力的发展上。他们的自主欲求也逐步提高,第 1 反抗期也在此期间表现出来。这个阶段是发展中的正常现象,所以父母不要过于严厉,以免因不可能反抗而使儿童自主的欲望受到抑制;也不能过于溺爱,以免剥夺了儿童自我发展的机会。

5. 培养良好的习惯和独立性　鼓励儿童去做力所能及的事,如自己穿衣、系鞋带等简单劳动;逐步养成与父母分床睡觉的习惯;培养儿童的社交能力,父母要指导人际交往的方式,并创造条件让他们参与人际交往,鼓励他们在陌生场合、陌生人面前表现自我。

三、学龄期心理健康

学龄期是指 6~7 岁到 11~12 岁的年龄阶段。身高和体重都比幼儿期增长缓慢,但是身体变得更结实。脑的重量继续逐步增长,并接近成人水平。脑的任何一叶都迅速生长,内抑制和分化抑制显著发展,但兴奋性仍较强烈。

(一) 学龄期心理发展

主要表现在认知能力和社会性发展方面。在认知方面,其主要特征是思维的具体运算性,是从形象思维向逻辑思维过渡。社会性发展主要表现在逐渐摆脱对父母的依赖,增加与伙伴的联系,并在与同伴的交往中,促进社会化的发展。

1. 记忆的发展　有意记忆逐渐占主导地位,对机械识记的依赖性逐步减少,对意义记忆的运用逐渐增加。具体形象记忆占主导地位,抽象记忆迅速发展。已具有对所要记忆的材料进行组织加工的能力,并能初步运用记忆策略。

2. 思维和想象的发展　从以具体形象思维为主要形式逐步向以抽象思维为主要形式过渡。但在小学低年级,他们的逻辑推理需要具体形象作为支柱,甚至要借助直观来理解抽象思维。一般认为 10 岁左右是形象思维向逻辑思维过渡的转折期。思维的自觉性、独立性和灵活性等与想象的随意性都迅速增长,想象内容也日益丰富。

3. 认知的发展　认知活动由不随意性和不自觉性向随意性和自觉性发展。与幼儿期相比,入学后儿童的读、写、算过程对其心理活动的自觉性发展产生很大的影响。知觉的随意性和整合性都不断提高。随意注意和对抽象材料的注意开始发展,但对直观材料的注意仍起重要作用。

4. 情感的发展　儿童情感的内容不断扩大和丰富,高级的社会情感也在不断增加,并具有一定的稳定性。

5. 社会交往的发展　学龄期的社会交往主要是指儿童与同龄伙伴的交往,是儿童社会性发展非常重要的途径,可分为 3 个阶段。①依从性集合关系期:小学低年级儿童在进入小学这个新环境的初期阶段,许多儿童会有一种陌生感和不安全感,为了适应这个过程,依从作为权威的教师就成为这个时期的特征。②平行性集合关系期:小学 3~4 年级的儿童通过学习生活、各种集体组织的交流,开始按照接近关系、外在因素相似性,以及个人需求的雷同性等组成团体,出现了与伙伴协同的社会交往趋势。③整合性集合关系期:小学 5~6 年级的儿童与父母及老师的依从关系下降,而与伙伴的交往倾向明显增强,关注自己在同伴中的威信和地位,更重视同伴对自己的评价。

(二)促进学龄期心理健康

1. 做好从幼儿园到小学的适应工作　目的是减少孩子从幼儿园进入小学后的适应性困难。主要包括作息习惯、行为习惯和学习习惯的准备。家长应避免过多地将小学知识提前灌输和对学校生活的负面描述,要让孩子把入学视为一件愉快的事,而不是一种负担。

2. 组织游戏活动　儿童大脑的内抑制过程已得到很大的发展,但这时候抑制过程相对较弱,兴奋过程仍占优势,所以比较容易兴奋、激动和喧闹。宜短时组织游戏活动,使其通过游戏了解人际的各种关系。由于儿童的游戏幼稚,所以要得到成人指导才能发挥积极作用。

3. 鼓励儿童与同龄伙伴交往　伙伴交往是儿童社会性发展非常重要的途径,对他们的人格(包括道德)发展具有不可忽视的作用。可以帮助他们学会理解他人的观点和立场,遵守社会规则,处理协同和竞争的矛盾,参与社会交往。

4. 培养良好的学习习惯　儿童期的学习态度和习惯,会对今后的学习方式和态度带来明显的影响。因此,在此阶段要培养他们专心听讲、踊跃发言、按时完成作业的习惯与能力。由于儿童期意义记忆已逐渐占主导地位,思维向逻辑思维过渡。因此,也应注意培养他们迅速地默读及有表情地诵读课文的能力、初步的观察能力和写作能力。

5. 帮助培养兴趣爱好 儿童期孩子兴趣广泛,家长和学校应因势利导,帮助他们培养爱好,拓展思维,增强自信。低年级儿童主要培养符合形象思维特点的学习方式,高年级学生应增加逻辑思维形式的学习。但不能把这种学习视为一种负担,而是素质培养的一种形式。

6. 纠正不良行为 儿童期不良行为主要有撒谎、逃学和偷窃。这些问题如果不能被及时解决,今后可能会给孩子带来社会适应困难和人格障碍。要找到并解决产生问题的原因,对"问题儿童"不能采用打骂、批评等方式,更多的应该是动之以情,并相信和鼓励他们能够在教师和家长的帮助下得到自我解决。

四、青少年期心理健康

青少年期的年龄范围是 11～12 岁到 14～15 岁,正值孩子小学毕业、进入初中的阶段。这个时期,其生理出现急剧的变化:生长加速,同时出现乳房发育、体毛产生、变声等第二性征,以及月经和遗精现象。女孩进入青春期的年龄一般比男孩早 2 年。心理特征随着生理的变化也出现变化。

(一) 青少年期心理发展

1. 思维的发展 思维发展水平属于形式运算阶段,具有抽象逻辑性。其主要特点是思维活动不再受思维内容的限制,可以依据假设进行逻辑推理,能运用形式运算解决如组织、包含、比例、排除、概率及因素分析等逻辑课题。

2. 出现"第二反抗期" 他们的成人感逐步建立,有强烈的独立感,对人、对己、对事物有自己的评价标准。不再对周围的权威人物进行崇拜,而逐渐转化为对主观权威的意向。极力想争取在社会关系中获得独立的地位,不希望大人对自己有过多的干涉。与父母的交流逐渐减少,并有冲突的现象。重视与同龄伙伴的交往,并愿意相互交流。

3. 情感的发展 情绪容易激动和多变,常为某些小事而出现振奋、激动和发怒等现象,短暂的能量爆发超过成人。但情绪总的发展趋势是由外露逐步转向内隐,脸部的表情也带有文饰的性质。

4. 兴趣广泛而易变 少年期对许多事物都有强烈的兴趣,一些人属于"波动发展型",即对某一事物不能保持长时间的兴趣,常更换兴趣对象;一些人属于"多角变化型",即同时对多方面的事物感兴趣,但只是浅尝辄止,比较肤浅。在兴趣增加的同时,容易出现许多幻想,对自己的职业、前途有各种不同的设想版本。

5. 性心理发展 随着性生理的发展,孩子会对性功能等产生兴趣和好奇。异性之间在一定时间,先出现"反感"期而有回避现象,后表现出对异性有爱慕的感觉,并有交往过密的现象发生。一些人尝试恋爱、自慰等行为。

（二）促进青少年期心理健康

1. 健康人际交往　青少年期人际交往的特点是追求互相忠诚、信赖,保守秘密,不计较结果。最常见的交往形式是具有相似条件的青少年之间的等同式交往。这容易形成小群体,可能有恶作剧的行为发生。这就需要指导他们与人交往不要局限于小群体内,而应有与人为善和扶弱助强的交友道德。提倡公开竞争和友好竞争,不要嫉妒和欺负别人;既有独立性,又不能孤独;既要关心他人,又不能干涉他人;要善意赞扬他人,也要敢于坦率,直言不同意见等。

2. 消除心理代沟　随着自我意识的进一步发展,青少年与父母可能会产生心理上的差异和距离,由此引起种种心理问题,如隔阂、抱怨、猜忌和苦闷等。父母首先要尊重子女,在教育方式上与时俱进,平等相待,不宠爱、不溺爱,不将他们作为自己情绪的发泄对象。子女更应尊重和体谅父母,与父母交流,得到父母的支持和理解。

3. 正确处理青少年期面临的矛盾

（1）自我矛盾:一方面,进入青春期的少年继续接纳外部世界的标准来评价、约束自己,通过有意、无意地模仿文学作品中的人物、亲友或明星来塑造自己,期待自己的言行被社会认同。另一方面,他们更关心自己的内心世界和体内变化,出现审视、评价和塑造客观世界的主观自我。自我矛盾常表现为:主观自我对自己要求过高,客观自我却不能达到这个高度;主观自我以为自己已成人化,客观自我发现别人仍视自己为未成年人;主观自我要建立自身认同,客观自我却必须得到社会认同等。如果不能解决好自我矛盾,不能顺利转入统一,必然会带来心理障碍。

（2）生物、心理、社会之间的矛盾:生理的成熟使少年朝气蓬勃,并有生育的能力。但是他们的心理尚未成熟,自我分裂,认知和意志还不能很好地调控激情,冲动行为之后还不能妥善处理后事。我们要帮助他们避免出现"越轨"行为、自伤行为、逆反行为、性过失及其他不良行为。同时,随着生活水平、儿童健康保健水平的提高,青少年生理发育提前。相反,经济发展使家庭对青少年的保护期延长,青少年心理成熟和社会适应力下降。因此,我们要为他们创造条件,使他们更好地适应这种矛盾和变化。

（3）社会对少年认知态度的矛盾:社会往往不承认少年现在的作用,只是指定他们是未来的主人,尽管他们的某些知识比以前的同龄人多得多;社会抱怨他们不成熟,但不创造或不给予能让他经历风雨的机会;社会赞赏他们敢想敢为,但要求他们不能越规则做事,使他们常常无法体会到独立。因此,社会在对他们寄予厚望的同时,不能过于压制少年们的某些正当要求,并且要提供一种适宜的社会环境,促进其心理发展。

第四节 | 老年人的心理发展与心理健康

世界卫生组织对老年人的定义为生理年龄≥65岁的人,我国老年期一般指60岁以上的年龄阶段。我国于1999年进入老龄化,年龄≥60岁的人口百分比呈逐渐上升趋势,2012年占我国总人口的14.3%,预计至2033年将达到25.4%。目前,我国是世界上老年人人口最多、老龄化速度最快的国家。进入老年期后,人体的各组织和器官的结构、功能都逐渐出现了种种退行性衰老现象,如感知觉减退、记忆力下降、智力结构改变,以及人格特征改变等。这些生理上的变化及社会角色等的改变也会影响老年人的心理状态。因此,老年期心理特点有其独特性。

一、老年期的心理特征

(一) 感知觉减退

进入老年期,人的各种感知觉都开始出现退行性变化。其中对人的认识活动影响最大的视觉和听觉衰退最明显,包括视觉敏锐度下降、视觉注意力减退、暗适应时间变长、对视觉信息的加工速度下降,以及听力减退、语音理解力下降、辨音能力下降等。这会影响老人与外界信息的沟通交流。其次是味觉、嗅觉,以及皮肤的冷、热、触、痛觉也日趋迟钝。

(二) 记忆减退

随着年龄增长,有意记忆和意义记忆保持较好,而无意记忆及机械记忆能力逐渐下降;远期记忆的保存效果好,对往事的回忆准确而生动,近期记忆的保存效果较差;短时记忆较难转换为长时记忆。但总的来说,老年人的记忆能力下降。其原因一方面包括记忆加工速度变慢,工作记忆容量变小,存在提取困难;另一方面是老年人较少使用记忆策略,如意义联系法、分类法、联系实际法和想象法等。

(三) 智力减退

20世纪60年代,卡特尔把智力区分为流体智力(fluid intelligence)和晶体智力(crystallized intelligence)两大类。流体智力是指在信息加工和问题解决过程中所表现出的能力,如知觉速度、机械记忆和识别图形关系等,随着神经系统的成熟而提高,衰退而减弱,相对不受教育和文化的影响。晶体智力是指通过掌握社会经验而获得的智力,如词汇、概念、言语理解,以及常识等以记忆储存的信息为基础的能力,取决于后天学习。晶体智力在人的一生中都在发展,只是在后期发展速度逐渐减缓。一般认为,老年人的晶体智力易保持,而流体智力却下降。

(四) 人格改变

因受到心理、生物及社会因素的多重影响,正常老化过程常伴有人格特征的改变,大体趋势如下。

1. 不安全感   到了老年，人的身体各系统和器官逐渐发生器质性和功能性变化，经常发生各种疾病，给晚年生活造成诸多不便。所以老年人常担心自己的健康，严重者甚至表现为疑病和对死亡的恐惧。同时，不安全感还来自对经济保障的担忧，主要表现在生活保障和疾病的医疗与护理的费用上。

2. 孤独感   在面临离开职场、人际往来减少、社会角色的巨大转变后，约有 1/3 的老年人会产生孤独感。老年人渴望并追求天伦之乐，良好的家庭关系是他们的精神寄托，子女沟通的减少、朋友的病故和老年丧偶等都会进一步加重老年人的孤独寂寞感。

3. 适应性差、刻板并趋于保守   老年人心理防御与适应的能力减退，一旦遭遇生活事件，便不易重建内环境的稳定，不容易适应新环境和新情境，较依恋已有的习惯，较少主动地体验和接受新的生活方式。在解决问题时，常较谨慎，不愿做冒险的事，常求安全，担心失败。老年人更注重自己的经验，有自己的处世模式，并希望子女接受及传承。

4. 回忆往事   老年人的心理世界逐渐表现出由自主转向被动，由朝向外部世界转为内部世界。容易回忆往事，遇事也容易联想到往事。越是高龄，这种回忆往事的趋势越明显。

二、老年期的心理发展

目前存在 2 种截然不同的老年心理发展观。

(一) 老年丧失期观

传统观点认为老年期的心理变化只有衰退，没有发展，将老年期视为包括心身健康、经济基础、社会角色和生活价值在内的一生获得的丧失时期，认为老年期的心理发展是单向的、不可逆转的。人体作为有机体，其心理活动的总趋势是随着生理的衰老而衰退。该观点肯定了个体心理发展变化的基本规律，但过分强调了生物机体衰老和年龄因素对心理变化的影响。

(二) 毕生发展观

20 世纪 60 年代，保尔·巴尔特斯(Paul B. Baltes)提出了毕生发展观。该观点一反传统观念中悲观消极的基调，提出了一系列心理发展的新观点。它强调人到成年以后，心理发展仍在继续，用积极乐观的新视角给传统老年丧失期观点带来了巨大冲击。

其基本观点如下：①心理发展贯穿人的一生，发展不仅存在于儿童和青少年期，成年和老年期也存在心理发展。②不同心理功能发展的方向、形式和速率各有不同。如感知觉最先发展成熟，也最早开始衰退。抽象逻辑思维发展较晚，随着年龄的增长而不断增强，衰退也较晚。发展并不局限于"增长""进步"，在各个阶段，心理发展都是由增长和衰退两方面结合而成的，两者对立统一。如学龄期儿童在学习语言、美术的时候就需要放弃学习其他技能的机会。老年期记忆可能减退，但不断提升的经验却能帮助个体更好地解决实际问题。③心理发展具有高度的可塑性。通过训练,老年人的认知功能能够获得一定限度内的改善,在某些方面能与未经训练的年轻人相当。④年龄不是决定心理发展的唯一要素。一个变化中的个体和一个变化着的世界共同决定个体的心理发展。个体心理发展受到年龄因素(包括与年龄密切相关的事件)、规范的社会因素(如自然灾害、战争、社会动荡和科技进步等时期出生的人共同经历的事件),以及非规范的个人因素(如婚姻状况、文化程度、经济情况、疾病和事故等具有个体独特性的事件)这 3 个因素共同影响。其中个人因素对个体的心理发展变化的影响强度随年龄的增长而提高,对老年期的影响强度最大,并对增加毕生发展的可塑性具有重要意义。

老年丧失期观点在肯定了老年期心理变化基本趋势的前提下,忽略了其中积极的、存在发展潜力的方面,未免过于悲观。应当承认,充分挖掘老年期心理发展的积极因素能在一定程度上延缓老年心理衰退,助长其发展。

三、老年期的心理健康

客观评估老年人的心理健康是维护和促进老年心理健康的基础和前提。我国《老年人心理健康评估指南(草案)》中提出:根据心理健康的概念和维度,对老年人心理健康进行评估需要考察以下 5 个方面。

(一) 认知效能

老年人保持基本的日常认知功能,如注意、学习、记忆和思维等,才能自理生活,完成日常任务,这是保证生活质量的重要环节。老年人还要能在学习新事物中发挥智力潜能,不断提高认知效能。

(二) 情绪体验

老年人一生经历不同的生活事件,情绪体验较深刻,情绪反应持续时间较长。老年人要有良好的情绪调适能力,才能使情绪稳定,保持积极的情绪状态。

(三) 自我认识

老年人要凭借自己丰富的阅历,不断认识自我,才能正确地了解和评价自己,有自知之明,具有完好的自我。

(四) 人际交往

老年人要有一定的交往能力,主动与他人联系,尤其要与家人沟通,理解他人,关爱和帮助他人。要参与社会、融入社会,获得社会支持,这是积极老龄化的重要环节。

(五) 适应能力

老年人要在与人和环境的相互作用中不断调适自己,积极应对自身老化带来的各种困难和面临的生活事件,保持良好的心态。有较强的心理承受能力,能耐受挫折,并尽快复原,恢复正常生活。

老年人维护心理健康,除了依靠自身的调节外,还需要社会采取积极有效的措施。

例如,为老年人提供心理咨询服务,指导他们进行有效的心理适应和调节。家人和周围朋友也要注意及时发现老年人的情绪变化,帮助老年人维持身心健康,不断提高老年人的生活质量。

｜第五节｜ 女性的心理发展与心理健康

要了解女性的心理发展(认知、社会心理和功能行为),重要的是要知道在人的发展理论中,女性的心理发展与男性有所不同。现代医学把女性的一生分为不同的时期,本章节就从在女性发展的不同阶段出现的相应的心理发展特点,以及临床心理健康方面进行阐述。

一、女性青春期心理发展和心理健康

青春期通常是指从青春期开始并延伸8～10年以上的这段时间,也就是11～21岁。通常这个时期被描述为"暴风雨"时期,说明了青春期压力和相应的身体变化。青春期通常分为青春期早期(11～13岁)、青春期中期(14～17岁)和青春期晚期(17～21岁)。尽管在此期间,身体发生的无论是生物学还是生理学的变化都非常大,但对于大多数人来讲,这种过渡都是顺利的,但女性会有自己的特点。例如,一个青春期女性对自己身体形象的感觉可能与她的体重挂钩。

(一) 心理社会发展

青春期阶段的心理关注与生理相关的变化,都是对未来的准备。青春期的传统发展任务是在成长之前发展自我认同感。随着为他们想成为的人及他们希望的生活方式努力奋斗,青少年会"尝试"各种角色。并且,同伴的角色在这个过程中变得至关重要,年轻人通常会对父母和其他成年人疏远。几乎所有的文化都认为,如果不能成功完成青春期的发展任务,就会限制个人以后作为成人发挥功能的能力。在这个时期,青少年行为与角色表现之间的相互作用可能会混淆他们的身份感。并且他们会发展形成自己的一套价值观和信念,以及对自己的形象化或认同感。与之相关的行为,如性行为、怀孕、生育和育儿,都是基于这些角色。

相比之下,女性在青少年发展阶段,更突出地强调与其他人的关系建立。目前的理论认为,健康身份发展的标志是发展与他人的联系感,其主要任务是参与相互关系的能力。这种相互关系是活跃和有效的,并且不会在关系中"迷失自己"。这种青少年发展模式,定义了一个女性的自我意识,即在婴儿期开始的关系过程中诞生的经验。从与护理人员的最初互动到成为管理者的过程,自我关系理论认为,女性已经社交化,越来越关心

关系的发展。

从最早的母女互动开始,这种关系性的自我意识是由女性参与逐步复杂的关系而形成的。其特点是相互认同,注意对方情绪之间的相互作用及关心关系的过程和活动。如果年轻女性的关系是压制性的或压抑性的,则心理发展会延迟。不幸的是,很多年轻女性往往都是这种情况。我们的主流文化不鼓励年轻女性在恋爱时表现出主动和自我,传统上鼓励依赖。女孩通常与她们的母亲密切相处,这种关系意味着与男孩相比,女孩更容易学习和欣赏同情和同理的重要性。这一发展可能会加强女孩成为人类经验方面的载体,包括情感和成长养育。同时,当女孩成长到青春期时,思维发生变化并伴有青少年的冒险行为,如性交后的怀孕。家庭成员的理解、情绪稳定的环境和积极的生活经历可有效促使其思想行为的成熟。

(二) 临床心理健康

青少年期的心理健康对她们今后的健康至关重要。因此,风险行为(如抑郁症或早期性行为)更可能受到与青少年期女性关系紧密的人(家人、同伴等)的影响。事实上,青少年的主要健康问题与他们的冒险行为有关。与男性不同的是,女性的这些行为往往与渴望保持关系的欲望相关,而不是渴望成人行为的欲望。青春期女性最可能发生怀孕、性传播疾病、逃学和自杀行为。这些风险行为可能与成长环境有关,也可能是抑郁症的表现。所以对于青少年的心理健康咨询,信任是任何治疗关系的关键组成部分。这一事实需要对照顾青少年的人强调,他们通常需要额外的时间来建立与青少年的信任关系。

舍温(Sherwin)建议在提供青春期女性医疗咨询时使用关系方法。这种方法考虑了青春期女性如何定义健康的全方位人际关系。例如,“告诉我,你的朋友或你与谁一起出去”及“你如何描述你自己与朋友的关系”是在医疗问诊期间可以向青少年询问的问题,以评估谁影响青少年,以及她如何看待自己与他人的关系。目标不是要将行为与其发生的关系环境隔离开来,而是要承认行为对健康的影响。这样可以更有效地减少风险行为,因为行为与其发生的环境问题能一起得到解决。这种关系模型可以随着女性在整个生命周期中对健康护理需求的进步而延伸。

二、女性成年早期心理发展和心理健康

从青春期后期(18 岁)到围绝经期(35~50 岁)开始,通常被称为“生殖年代”。传统上,成年后卫生保健的重点是促进健康和保持健康,生殖及相关问题也是其中的一项重要内容。

(一) 心理社会发展

埃里克森的发展模型指出了在成年早期发生的 2 次危机。首先是亲密与孤立的发展:与另一个人建立生活伙伴关系的过程。第 2 次危机是获得成长与停滞的能力。这里的“成长”是指对下一代的关注和培育。生产和养育子女可以实现这一目标。当这个人

不能生殖时，则出现"停滞"危机。

在成年期，女性的社会心理发展可能涉及多种因素，如责任、就业、形成持久的关系、照顾年迈的父母，以及决定是否成为父母。虽然这些因素都会影响女性的心理社会发展，但它们不能被理解为适用于所有女性，也不应该被孤立地评估。相反，每个女人与这些因素(她自己和其他人，她生活的社会背景及她的生活经历)之间的关系，都体现了她心理社会发展水平的能力。

(二)临床心理健康

从 18～35 岁，女性经历了许多过渡阶段。对于有怀孕风险的女性来说，是否决定怀孕是非常重要的，而且获得和接受有关怀孕选择的信息和教育至关重要。在此期间，许多生活方式相关的健康问题可能会变得明显。药物滥用、亲密伴侣暴力，以及与她生活有关的压力或护理都可能对女性的健康精神疾病产生负面影响。

三、女性中年期心理发展和心理健康

女性的中年期包括围绝经期(35～50 岁)到更年期(50～65 岁)。中年期实际上是一个转变，而不仅仅是人类生命周期的一个阶段。在此期间，许多女性都经历了一种认识，即认为她们的生活发生着变化。有些女性会追求目标和梦想，而这些目标和梦想可能会延缓，同时面临下一代更大的生活需求。如果他们是父母，那么他们要面临孩子成长的各种问题。有些人可能正处于育儿的积极阶段，因为越来越多的女性决定推迟生育。在生命周期的这个阶段，埃里克森将继续把发生与停滞的阶段确定为一个持续的过程。

(一)心理社会发展

中年期是一个充满活力的发展时期，发生了许多复杂的变化。在这段时间内，女性经常会遇到一种被称为"绝经期热情"的新能量——追求新兴趣，获得新技能，并与朋友和家人享受更多时间。相反，也有学者认为，中年期对女性来说可能是一个风险时期，正是由于她们在关系中的嵌入性、相互依存的方向性，成就了服从能力和竞争成功能力的冲突性。女性通过体验这些关系的特点来度过中年期。

(二)临床心理健康

一个常见的误解是，当女性到达中年期时，她们会失去对性的兴趣。一些研究表明，这一时期女性的雌激素可能减少。此外，年龄歧视和年龄偏见在东方社会中普遍存在。所以女性在这个阶段，情绪的变化和不稳定、与青春期子女的冲突、缺乏自信，以及对配偶关系的怀疑等，都是常见的心理问题。作为临床医师，重要的是在整个女性的生命周期中为其提供心理支持性护理，而不是假设女性的健康问题与她的年龄完全相关。

四、老年女性心理发展和心理健康

老年妇女是指已经完成更年期的妇女。我国老年人的人口构成主要是女性。许多妇女会出现健康问题,主要是与老龄化相关的医疗保健问题,因为老年妇女的数量明显超过老年男性。

(一) 心理社会发展

研究表明,年龄较大的女性往往是照顾男性配偶或伴侣的老人,而且许多人最终独自生活(因为她们比男性伴侣活得长),但她们仍然保持与其他家庭成员的联系。当伴侣或配偶都是女性时,没有关于看护者问题的研究。认知能力涉及一系列能力,包括动机、短期和长期记忆、智力、学习能力,以及促进或阻碍认知功能的许多因素。很难将认知功能的变化明确地归因于衰老,因为很少有研究将相同的对象随着时间的推移做重复测量。理论表明,随着年龄的增长,我们开始脱离社会,并且根据我们的终身模式,对喜欢和不喜欢做出调整。但是,没有足够的研究来支持这些假设。

(二) 临床心理健康

老年妇女的健康问题非常严重。老年人通常被认为是消耗大量医疗时间和金钱的弱势人群。年龄歧视,即以年龄为基础的个人刻板印象和歧视,在这个阶段更为普遍。老年妇女不仅要与年龄歧视做斗争,还要与性别歧视做斗争。年纪较大的男士可能会被视为具有吸引力,但年长的女性往往不得已与年老抵抗。由此产生的抑郁和焦虑情绪、子女的独立和伴侣的丧失带来的情绪波动、自我照顾能力的减退等都是常见的心理健康问题。为了促进老年妇女的健康和保健,临床医师必须了解她们的健康状况,评估风险,并提供与她们的年龄和能力相称的饮食和锻炼方法来改善她们的健康状况。

(高鸿云　朱大倩　李园园　王　渊　蔡亦蕴)

延伸阅读

小 A,男,18 个月,因"不会叫人,不搭理人"由父母带到儿童心理门诊就诊。该男孩目前不会叫人,有要求时用动作表示,对叫名字没有反应。平时较易哭闹,但看 iPad 时能安静独处,睡眠易惊醒。

母亲怀孕 1 次、分娩 1 次(G1P1),孕期无异常。男孩足月顺产,出生后母乳喂养 2 周,因母亲乳腺炎改为人工喂养。目前饮食仍以牛奶为主,16 个月独立行走。父母均系外地来沪人员,本地无亲友。母亲产假后一直不上班,在家独自照料该男孩。父亲经常加班晚归,忙于工作。母子深居简出,父亲觉得妻子与生孩子前相比,情绪有了很大的变化:易怒,经常会因小事哭泣;话少,夫妻间交流少,拒绝性生活;对孩子的态度也很冷淡,除了必要的生活照料外,很少陪孩子说话和玩,更多的是把孩子放在 iPad 前让他自己看视频。父亲认为这是妻子第 1 次生育,并且要独自照料孩子,是太过忙碌导致的。因偶尔发现孩子与其他同龄儿童的差距而来就诊。

评估发现:小 A 在成长的各个维度(运动、语言、社交和认知等)上与同龄儿相比均在边缘水平,气质类型属于难养型儿童。但与人眼神接触好,有非言语社交互动,不符合孤独谱系障碍的诊断。母亲情绪低落,对养育孩子没有信心,存在消极想法,认为如果孩子不好,还不如和孩子一起死了好。小 A 的睡眠脑电图和脑磁共振检查阴性,身高、体重和营养评估处于边缘水平。

医师认为小 A 存在发育迟缓现象,可能与养育环境有关;母亲存在抑郁表现,建议母亲就诊成人精神科。同时建议改善养育环境,鼓励父亲增加对家庭的时间投入;加强对母亲的支持系统;强化对小 A 的能力训练,避免接触电子产品;调整孩子的饮食,使其逐步过渡到以正常饭食为主的饮食结构,并给出了具体的训练方案。

随访结果:母亲在精神科门诊被诊断为"产后抑郁症",并开始接受药物和心理治疗。外公、外婆来沪,帮助母亲一起承担训练和陪伴孩子的工作。父亲保证每周有与妻儿独处交流的时间。经过 3 个月的陪伴和训练,小 A 变得越来越活泼,与外公、外婆建立了强烈的依恋关系,并且开始学习说话。母亲经过治疗,情绪明显改善,对养育小 A 逐渐有了信心,能独自带小 A 来医院进行亲子游戏和交流。半年后的复评显示,小 A 在各个维度的发育上都达到了正常水平。

通过这个案例可以看到,由于产后抑郁,母亲无法为孩子提供恰当的养育环境。缺乏情感支持、没有人际互动、过多接触电子产品……在这些不良环境因素的影响下,小 A 的生长发育开始落后于同龄儿。由于小 A 为难养型气质特点,对养育者要求更高,也加重了母亲的养育负担和情绪抑郁程度。但当小 A 的生活中出现了更有力的养育者,环境也变得更加丰富有趣,没有器质性缺陷时,小 A 立即对这些改变做出响应,生长发育也迅速赶上正常水平。积极的治疗和支持有助于母亲改善情绪,并有能力学习育儿技巧,获得自信,更好地照料孩子,形成亲子共同成长的良性循环。

(高鸿云　朱大倩)

参考文献

［1］ 白波,杨志寅. 行为医学[M]. 2 版. 北京:高等教育出版社,2018.

［2］ 李占江. 临床心理学[M]. 北京:人民卫生出版社,2014.

［3］ 季建林. 老年抑郁障碍的诊治进展[J]. 实用老年医学杂志,2013,27(9):774 – 776.

［4］ 黛安娜·帕帕拉,萨莉·奥尔茨,露丝·费尔德曼. 发展心理学:从生命早期到青春期[M]. 李西营,译. 10 版. 北京:人民邮电出版社,2013.

［5］ Enns J, Holmqvist M, Wener P, et al. Mapping interventions that promote mental health in the general population: a scoping review of reviews [J]. Pre Med,2016,87:70 – 80.

［6］ Kline M A, Shamsudheen R, Broesch T. Variation is the universal: making cultural evolution work in developmental psychology [J]. Philos Trans R Soc Lond B Biol Sci, 2018, 373(1743):20170059.

［7］ Sherwin S. The politics of women's health: exploring agency and autonomy [M]. Philadelphia: Temple University Press,1998,19 – 47.

［8］ Weitz R. The politics of women's bodies: sexuality, appearance and behavior [M]. New York: Oxford University Press,1998.

第三章 普通心理学的基本理论

人类有丰富的心理现象，它们各司其职、协调一致，实现人的各种功能活动，包括心理功能、社会功能和生理功能。本章介绍普通心理学中与医学心理学关系较为密切的一些基本概念和理论，包括需要、动机、挫折、心理防御机制，以及攻击行为。其他没有介绍的理论并非不重要，而本章介绍的基本概念和理论也不是系统的、完整的，只是为了使学生更好地理解和学习医学心理学的其他章节，将其汇总在本章进行讨论。

第一节 心理需要

一、需要的概念

需要(needs)是个体对其生理和(或)心理不平衡的一种反映，表现为对某种目标的渴求和欲望。需要是反映有机体内部环境和(或)外部生活条件的某种要求，是反映客观需求的一种主观状态，即客观状态的信息必须通过神经传导至大脑皮质，产生主观反映，才能称之为需要。例如，婴儿5 h没吃奶，在他的大脑中有反应，进而会通过哭闹表达这种信息，这叫有需要产生；一名植物人或深度昏迷的患者，即使一两天不给他食物，也已不能在他大脑皮质反映出这种客观上的生理需求，我们说他没有产生需要。需要作为一种主观状态，有如下特点。

(1)指向性：需要总得指向一个特定的对象，没有特定的对象，需要即无从存在。

(2)周期性：有些需要及其满足具有周而复始的特点，典型的有饮食、睡眠等。

(3)社会历史性：这一点与人的所有心理现象的社会历史性特点是一样的，它是客观现实在人脑中的反映。不同历史时期的客观现实不同，其反映必不同。古人的需要比现代人的需要简单得多。随着社会历史的发展，人们的需要会变得越来越高，越来越复杂。

二、分类

心理学家对人类需要的分类一直有争议,目前比较能被接受的是按需要的起源、对象和层次来分。

(一)根据需要的起源

1. 自然性需要 亦称生理需要或本能需要,对为了保存个体、繁衍种族所必需的条件的需要。比如,衣、食、住、行和性等,一般具有周期性。需强调的是,虽然人和动物都具有这些自然性需要,但却有本质不同,人的本能需要亦受社会生活条件的制约。

2. 社会性需要 是在一定的社会成长过程中获得的,对能在社会中较好生存的条件的需要。如交往、劳动、亲近、爱、尊重和价值感等。

(二)根据需要的对象

可以分为物质需要、精神需要和社会性需要。需注意的是,曾经认为物质需要多与自然需要相对应,精神需要与社会性需要相对应,这是不全面的。很多对物质对象的需要实际上是为了满足社会性需要。比如,有的贪官敛财达百万、千万,这是物质的东西,但却为了满足社会性需求,如价值感、虚荣心等。

(三)根据需要的层次

马斯洛在他的需要层次理论中提出,人的需要可以划分为 5 个层次,即生理需要、安全需要、社会需要、尊重需要和自我实现需要(图 3 - 1)。

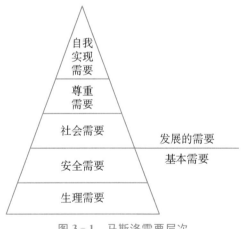

图 3 - 1 马斯洛需要层次

马斯洛认为人的需要是由低层次向高层次发展的。"高级需要"与"低级需要"之间存在心理上及作用上的差异,以下归纳高级需要的基本特征。

(1)高级需要是在种系进化上发展较迟的产物,越是高级的需要越为人类所特有。

(2)高级需要是较远的个体发育的产物,任何个体一出生仅显出生理的需要,在几个月之后,才会表现出与人亲近的迹象及有选择的喜爱感。

(3) 越是高级的需要,对于维持纯粹的生存也就越不迫切,其满足也就越能长久地推迟,并且这种需要也就越容易永远消失。人对安全需要比对尊重需要更偏执、更迫切。与食物、安全相比,尊重是一种非必需的奢侈。

(4) 生活在高级需要的水平上,意味着更大的生物效能。比如,更长的寿命,更少的疾病,更好的睡眠、胃口等。

(5) 从主观上讲,高级需要不像其他需要一样迫切,较不易被觉察,容易被搞错。能够辨清自己的需要,即知道自己真正想要什么,是一个重要的心理成就。

(6) 高级需要的满足能引起更合意的主观效果,即更深刻的幸福感、宁静感,以及内心生活的丰富感。

(7) 追求和满足高级需要,代表了一种普遍的健康趋势,一种脱离心理病态的趋势。

(8) 高级需要的满足有更高的前提条件。遗传占优势的需要必须在高级需要满足之前得到满足。

(9) 高级需要的实现要求有更好的外部条件,它要求人们彼此相爱,需要有相应的家庭、政治、经济和教育条件等。

(10) 2种需要都满足的人们通常认为高级需要比低级需要具有更大的价值。因此,他们比较容易适应禁欲生活,比较容易为了原则而抵挡危险,为了自我实现而放弃钱财和名誉。对这2种需要都熟悉的人,普遍认为自我尊重是比填满肚子更好、更有价值的乐观体验。

(11) 需要的层次越少,爱的趋同范围就越广。爱的趋同可释义为:2个或更多的人的需要融合为1个单一需要的优势层次。2个相爱笃深的人会不加区别地对待彼此的需要,对方的需要的确就是他自己的需要。

(12) 高级需要的追求与满足具有有益于公众和社会的效果。在一定程度上,需要越高级,自私就越少。

(13) 高级需要的满足比低级需要的满足更接近于自我实现。

(14) 高级需要的追求与满足导致更伟大、更坚强及更真实的个性。实际上,生活在自我实现层次的人既是最爱人类的,又是个人特质发展最充分的。

(15) 需要的层次越高,心理治疗就越容易、有效;在低的需要层次上,心理治疗几乎没有任何效果,如心理治疗不能止住饥饿。

(16) 低级需要比高级需要更部位化、更可触知,也更有限度。饥和渴的躯体感与爱相比要明显得多,并且我们只能够吃一定数量的食物,而爱的满足几乎是无限的。

当然马斯洛的需要层次理论有一定局限性,这些层次也并非必须逐级上升。中国古代就有"士可杀,不可辱""贫贱不能移,富贵不能淫,威武不能屈"的说法。但他的理论有助于我们更深入地了解人性,进而深入地探究疾病与健康的关系。

第二节 | 动机

动机(drive)指的是行为的原因。因此,广义上的动机就包括了全部心理学内容,因为心理学是研究人类行为的科学。但是行为的许多方面是成熟或学习的结果。因此,狭义的动机局限于发动行为、确定行为方向的那些因素。

一、动机的概念

动机是引起人类行为的直接动力,能够发动和维持个体行为。动机是在需要的基础上产生的。需要是动机的前提,但只有需要还不足以引发人类有目的的行为。只有在一定条件下,产生满足需要的动机,才会产生人类行为。人类的动机与需要一样,也是有不同种类、不同层次的,但其核心作用是满足需要,使机体与环境保持平衡。

动机与个体需要的程度有关,只有当某种需要发展为强烈的愿望并有实现这种愿望的客观可能性时,需要才能转化为动机。比如,一个人一天没吃东西,这种生理状况反映到大脑皮质,便会产生对食物的需要。如果恰好手头有食物或能弄到,他便会去吃饭。这时候饥饿便成了吃饭行为的动机,吃饭行为满足了饥饿时对食物的需要。

动机是在一定条件下才能产生的,可以把这种条件或刺激称为诱因。如果一个人走在荒漠中,食物早已吃尽,就不会产生吃饭的动机及行为了(或许可以画饼充饥),而是尽快逃离沙漠。诱因还可以分为正诱因和负诱因。正诱因使人趋向目标,负诱因则使人回避目标。

复杂活动通常不止有 1 种需要,而是同时与多种需要相联系。相应地,1 种行为活动可以同时为多种动机所推动。例如,学生的学习动机,常常就不是单一的。一类是比较广义的、概括的动机,如对祖国、父母等的责任感、义务感和自我价值感等。另一类是比较局部的、具体的动机,如单纯追求好成绩、为留校工作等。受世界观和理想支配的动机比较稳定而持久,使人的行动长久地坚持一致的方向。局部的动机则往往起着更直接的推动作用。

概括地说,动机有 3 种功能:引发人的活动、维持这一活动,以及引导这一活动向某一目标进行。

二、动机的分类

人有不同的需要、不同的目的。而动机又具有隐蔽性,不能直接观察,只能依据一个人所陈述的情境和表现去推测。因此,对动机的研究非常困难。对于动机的分类,不同派别有不同的分类方法。

（一）生理性动机和社会性动机

生理性动机由机体的生理需要产生，又叫驱力或内驱力。比如，吃饭、穿衣、休息和性欲等。以人类的社会文化需要为基础而产生的动机属于社会性动机。比如，教务的需要引起教务动机、成就的需求引起成就动机、权力的需求产生权利动机，以及人的兴趣爱好等。

（二）有意识的动机和无意识的动机

能意识到自己行为活动的动机，叫作有意识的动机；无法意识到或没有清楚地意识到的动机叫无意识动机。无意识动机在自我意识没有发展起来的婴幼儿身上存在，在某些成人身上也可能存在，一些习惯性思维往往是人们意识不到的。比如，把类似13的图形放在数字序列里，人们往往会认为是13；而在一段英语字母中，则更倾向于认为是B。

（三）内在动机和外在动机

人在外部环境影响下所产生的动机为外在动机，由个体内在需要引起的动机叫内在动机。为了获得奖励而认真学习的动机是外在动机，由于认识到学习的重要意义而努力学习的动机是内在动机。

（四）原始性动机和衍生性动机

在这里，详细介绍一下原始性动机和衍生性动机，亦有称为物质性动机和精神性动机。

1. 原始性动机　是指那些具有先天本能性的动机，如饥饿、渴、性、母性、瞌睡与好奇等。

（1）饥饿：如果人缺乏食物便会产生饥饿的感觉。当这种饥饿的感觉达到某种程度，人即出现紧张不安的现象，驱使人去寻求食物。这种求食行为，直至获得某种能充饥的食物之后，才能减退或消退，这就是求食的饥饿动机。把饥饿当作一种动机是因为它驱使人们产生求食、进食的行为。

（2）渴：水分对于维持人的生命是不可缺少的，它比食物更为重要。人体一般靠水分补充（饮水、进食）和水分排出（出汗、排尿）来维持人体内的水平衡。水分减少导致水失衡时，产生补充水分的需要，引起渴的动机。

体内水分缺少时会使血流量减少、血浓度增加及血压改变，进而影响周围细胞内的水分向外渗透，使其趋向干涸。位于下丘脑的特定细胞内有缺水的感受器，身体缺水，这些细胞变形，引起神经冲动，使人感到渴，导致饮水行为。因此，渴的需求和控制是下丘脑的功能。但有时，人们长期形成的生活习惯也会影响渴的产生和存在。比如，在进食的同时，常饮用汤、果汁等。

（3）性：性动机是机体成熟后对异性的需要和求偶行为产生的原因。它虽不是维持个体生命所必需的，但却是种族延续所不可缺少的。性动机的产生是由性激素的刺激而引起的，完全是由于生理变化而产生的。

性激素的分泌是在脑垂体的控制下进行的。如果给未成熟的机体切除脑垂体,性的发育便会停止;如果给性功能发育尚未成熟的机体注射脑垂体激素,结果出现性早熟现象。现实生活中也出现过儿童误食含有性激素的食物、药品导致性早熟的现象。

对于人类来说,原始性的性动机并不起主要的支配作用。人类的性动机、性行为更多地受经验和学习的影响,引起人类性欲的刺激因素是非常复杂的。

(4) 母性:是雌性个体生殖后代时表现出来的一种爱护幼体的动机,引发出哺乳、喂食、舔拭或抚摸幼体及保护幼体等行为。这种动机是人类母爱的基础。

母性动机与脑垂体分泌的催乳素有关。对于人类来说,母性行为除了生理因素外,婴儿的许多行为也可能促发母性行为的显示和发生。母子关系在人类中完全是社会性的,所以人类的育儿方式受到社会文化背景的影响。

(5) 瞌睡:睡眠需要出现时便使个体产生瞌睡的感觉,活动趋于停止,这是人基本的生理性需要。如果强行剥夺睡眠时间数天之久,将会影响工作效率和躯体健康,持续剥夺睡眠甚至会导致死亡。

(6) 好奇:是机体对新异刺激的朝向和探究反射,如动物探索新的环境、幼儿对新奇的事物表现兴奋等。这些反射性行为都不必通过学习获得。引起这些行为的动机,被称为好奇或探索动机。好奇是由外在的具有新奇和复杂特点的刺激引起的。

2. 衍生性动机　是指后天生活中习得的动机。这种动机与个体的生活环境有密切的联系。如恐惧、攻击、亲和、社会赞许、成就和安全等。

(1) 恐惧:引起恐惧的刺激物一出现,就会使个体产生逃避和回避的行为。恐惧动机不是先天的,而是在后天生活中学习得来的。初生的婴儿是没有恐惧表现的。

(2) 亲和:在人类的行为中还存在着对别人的关心、友谊、爱情、许可与接受、支持与合作等的需要。这些需要形成与人亲近的动机,这便是亲和动机。这种动机可以促发人类的各种社会性行为,如依赖、交友、家人团聚及加入社会团体等。它是通过社会学习而获得的。

(3) 攻击:攻击比较特殊,将在本章第五节专门讨论。

许多动机常常并不明显地表现出来,或者表现出来的行为与某种动机相反,这就给我们研究、了解一个人的动机增加了不少困难。因此,应采取仔细观察和深入交谈等多种方式去掌握一个人的动机。许多时候,在同一时间、空间内会存在2种或多种动机,决定人们行为并发挥实际作用的动机只是其中的主导动机,或称优势动机。如何择出主导动机,又涉及心理冲突的问题。

另外,需要注意的是,活动的动机和活动的目的是既相联系又有区别的概念。活动的目的是其行为活动所要达到的预期结果。在简单活动中,动机和目的常常表现出直接相符,如燃柴烤火取暖,既是活动动机,又是活动目的。但在许多情况下,特别是在比较复杂的活动中,动机和目的会表现出区别。例如,一个患儿由于气管被浓痰阻塞而处于危急的境地,医护人员为了抢救患儿,果断地用自己的嘴去吸出痰液。这里吸出气管中的浓痰是行动的直接目的,但这一目的本身并不具有推动作用。相反,患儿口腔和痰液的肮脏、腻人会使人望而却步。推动行动的动机是医护人员应该救死扶伤的高度责任感。在这类情形下,行动的目的是行动所要达到的结果,而行动的动机则反映着人为什么要去达到这一结果。

同样的动机可以体现在目的不同的行动中,教师授课、医师看病、工人做工的目的不同,可能动机却是相同的,或谋生,或报效祖国等。另外,即便是同一行动,尽管其目的是一样的,却可因其动机不同而具有不同的心理内容,也可因其不同动机而获得不同的社会评价。

行为的目的也可以不止 1 个,可以有若干个局部的或阶段性的具体目的。例如,学生修完大学课程有一个总的动机,但为了实现这个动机,他必须要分别达到一系列具体的活动目的,如完成作业、通过考试及撰写论文等。一般说来,动机是比目的更为内在、更为隐蔽、更为直接地推动人去行动的因素。

三、心理冲突

心理冲突(psychological conflict)是相反的或相互排斥的冲动、欲望或趋向同时出现时产生的一种矛盾的心理状态,它是引起挫折和心理应激的一个重要原因。比如,当一个人面对 2 个相互排斥的外界目标时,就会产生 2 种对立的动机。在此情况下,满足其一就会导致另一个受挫。心理学家尼尔·埃尔加·米勒(Neal Elgar Miller)将心理冲突分成三大基本类型。

(一) 趋-趋冲突

又称"双趋冲突"(approach-approach conflict),指在一个人的面前同时有 2 个或多个具有吸引力的目标,必须从中抉择 1 个时发生的心理冲突。例如,"鱼吾所欲也,熊掌亦吾所欲也,鱼和熊掌不可得兼"。当处于双趋冲突时,人类倾向于表现出这样的特点,即离某一目标越近(空间上、时间上),此目标的吸引力越大,一个人便越倾向于逼近(得到)它。双趋冲突对人心理的扰乱作用的大小,取决于这些目标对当事人的意义大小和做出选择所需的时间长短。哪个目标对当事人越有意义,选择所花的时间越多,对人的影响便越大。通常双趋冲突不难解决,只要稍稍增大其中一个目标的合意性质(如把它想象得更好些或赋予更多的意义),便会使人趋向这一目标,从而使冲突得以解除,最后"舍鱼而取熊掌者也"。

(二) 避-避冲突

又称"双避冲突"(avoidance-avoidance conflict),指一个人同时面临着 2 件不喜欢或令人讨厌的事物,要回避其一就必然遭遇另一件时产生的心理冲突。在这种情况下,一个人越接近不想要的东西,越能看到它的坏处,从而越怕得到它。双避冲突的解决方式类似于双趋冲突,与个人的价值取向有关。两害相权择其轻,如"丢卒保车""壮士断腕"

"舍生取义"。但与双趋冲突相比较而言,双避冲突对人的影响和危害更大一点,也较难解决。双避冲突的解决依赖于其他因素的出现,一旦有新的影响因素出现,双避冲突可以不复存在,或者变得不那么难以选择。

(三) 趋-避冲突

趋-避冲突(approach-avoidance conflict)指一个人对于同一目标采取矛盾的态度,即既向往又拒绝时,发生的心理冲突。趋-避冲突是最常见的心理冲突。因为在现实生活中,人总是有得必有失,即许多目标给人以利益,又要求人付出一定的代价。在这种情况下,当人远离目标时,容易看到目标的积极方面,而忽略或低估其消极方面,使人怀着信心逼近目标。可是随着目标的靠近,危险与代价越来越显而易见,从而使人望而生畏,避的反应倾向迅速增强。实际上会导致不少人半路退缩,放弃对目标的追求。

对于解决趋-避冲突可以尝试:①增加目标的吸引力或优点(如改变认识评价),从而使趋的倾向压倒避的倾向,或反之;②对与原目标类似的另一目标做出反应;③利用饮酒或服用某些药物的方法也可以降低或削弱避的倾向。值得注意的是,为了削弱回避的倾向而采取不恰当的方式也不可取。如饮酒、服药,在多数情况,尤其是需要长期坚持的情境下,是不健康的应对方式。有时,重新评估利弊后,放弃对目标的追求也未必是坏事。

更多时候,一个人必须在 2 个或 2 个以上的各有优缺点的事物或目标间抉择。此时产生的心理冲突不是单一的趋-避冲突,而是双重或多重趋-避冲突(double or multiple approach-avoidance conflict)。例如,手术、药物和放射治疗各有利弊,如果一个癌症患者只能从中选 1 种,便会陷入多重趋-避冲突之中。

现实生活中的心理冲突是十分复杂的,往往同时包含上述 3 类基本冲突。心理冲突若不能获得解决,会造成挫折、心理应激,乃至心身疾病。

| 第三节 | 挫折

挫折(frustration)是由于各种障碍而不能达到目的,趋向目标的进程受阻或被延搁时产生的情况。既然人的行为多数是有目的的,人的一生中有无数的目标却不可能全都实现,挫折也就不可避免。但是造成挫折的主、客观情境及在挫折下产生什么样的心理反应,个体差异很大。讨论这些问题有利于人们更好地面对挫折。

一、引起挫折的原因

引起不同挫折的原因不同。我们把可能造成挫折情境的原因分为环境因素、自身的局限性和心理冲突。

环境因素可分为自然环境因素和社会环境因素。如气候条件、交通状况等属于自然环境因素。而不良的人际关系，不适当的管理方式，模糊的工作、角色等可看成社会环境因素。这些因素都可能在某种条件下成为挫折的原因。

自身的局限性是说每个个体自身的条件在某些时候可能会成为其实现目标的一种障碍，主要指人的能力、年龄、性别、民族、文化、知识经验和个性等，尤其是人的能力。因为人的能力是有限的，总有力所不及之事。如果所订目标过高，超过了主、客观条件，势必造成挫折。性别也会成为实现目标的障碍。比如，在同等条件下，甚至是更优越的条件下，女性找工作可能会比男性的难度大。

最后还有心理冲突，若一个人在追求目标时的心理冲突尚未得到解决，陷入其中，无法全力以赴地追求目标，亦会造成挫折。这些引起挫折的原因可以同时存在，并且相互交织在一起。

二、挫折情境下的心理反应

在挫折情境下，人会出现各种心理反应。具体的反应形式有情绪反应、行为反应及自我防御反应。按反应对人最后应对效果的作用可以分为积极的心理反应、消极的心理反应。

首先，从具体反应形式的角度谈挫折情境下的心理反应。

（一）情绪反应

无论什么原因造成挫折，都会引起不同程度的情绪反应，常见的有愤怒、焦虑、恐惧、忧伤、沮丧、失望、无助和绝望等。

一般把由紧张、不安、忧虑、焦急和恐惧等组成的一种复合的情绪体验或情绪状态称为焦虑。焦虑的产生，大多是由于个人的动机行为受到了挫折。个体常以间接攻击，甚至冷漠、幻想等方式来应对挫折情境，但这只能疏泄部分因挫折而引起的痛苦情绪，其动机并不能获得满足，挫折情境对个体仍然存在威胁。因此，挫折是导致人们持续性焦虑的重要因素。

焦虑给人以痛苦的体验，使人对未来产生恐惧。因此，挫折常会使人失去信心，缺乏斗争的勇气。一个人经过多次失败之后，就会对未来产生一种莫名其妙的恐惧感。这种恐惧感在某些患者，如恐怖症患者中，往往表现得特别明显。此外，经过多次失败之后，有人会固守无效的应对方式而不做新的尝试，表现为消极、软弱、被动、无所适从和无能为力，形成"习得性失助"。

挫折也经常会诱发愤怒的情绪。不只是目标无法实现可以引发挫折感，有时候不完全的剥夺，或者期望和现实之间的差距会导致强烈的挫折感，这种感觉称为"相对剥夺"（relative deprivation）。这种相对剥夺感更容易导致愤怒的情绪。需要提醒的是，并非只有挫折感可以引发愤怒情绪，很多情况都可以导致愤怒，"对我和我的东西的有意冒犯"是最常见的情况。

(二) 行为反应

人在遇到挫折时会产生各种情绪反应,为了减缓其情绪反应,又出现了各种行为反应,如逃避、回避和攻击反应等。攻击反应是指蓄意损害别人(在身体和言语两方面)或破坏财产的行为。由于攻击行为比较特殊,可能导致极其破坏性的后果,将专门列出一节讨论。

(三) 自我防御反应

自我防御机制是精神分析理论中的重要组成部分。详见本章第四节。

第四节 心理防御反应

防御机制(defense mechanism)是弗洛伊德精神分析学说中的一个基本概念。在其人格理论中,人格被分成3个部分:本我、自我和超我,自我在本我、外界现实和超我间起中介作用。因此,自我经常处于以下3种压力和威胁之下:①来自本我的本能冲动要求直接的满足;②来自现实世界的要求和社会道德规范的约束;③来自超我的监督。为了保护自我,自我便形成了防御机制。由于这种心理防御是自我的功能,故又将防御机制称作"自我防御机制"(ego defense mechanism)。

一、防御机制的概念与分类

防御机制是人应对体内外各种紧张性刺激、维护内心稳定的心理手段,可理解为人们为了适应环境、应付心理压力或挫折而使用一种策略,并且大多数是在不知不觉中运用的。

至今,已有数十种防御机制被提出,这些机制可以按不同的标准加以分类。

(一) 按照对现实的歪曲程度

可将防御机制分成以下3类。

(1) 较大的现实歪曲的机制:否认、投射、隔离和曲解等。

(2) 中度现实歪曲的机制:压抑、倒退、转移、转换、反向形成和理想化、合理化等。

(3) 轻度现实歪曲的机制:补偿、升华和幽默等。

(二) 按照出现的先后顺序、与心理疾患间的联系程度

可将防御机制分为以下4类。

(1) 精神病性防御机制(psychotic defense mechanisms):亦称自恋的防御机制,在婴儿期即已被使用。正常成人虽有时采用,但多为暂时性应用。精神病性障碍患者常常极端地应用,包括否认、曲解和投射等。

（2）不成熟的防御机制（immature defence mechanisms）：出现于婴幼儿期，在成人中多见于较轻的精神病患者，包括倒退、幻想和内向投射机制。

（3）神经症性防御机制（neurotic defense mechanisms）：少儿期得到充分利用，在成人中则多见于抑郁障碍、焦虑障碍等患者。包括合理化、抵消、反向形成、隔离和转移等机制。

（4）成熟的防御机制（mature defense mechanisms）：是出现较晚的、成功的、有效的适应环境的方式，常被正常成年人运用，并容易被社会接受，包括升华、幽默和理智化等。

二、常见的防御机制

（一）否认

否认（denial）是一种比较简单而原始的防御机制，指一个人拒不承认现实的某些方面，以减轻焦虑和痛苦的心理机制。被否认的东西常是令自己过分难堪而不愿正视的事实，在心理上有威胁或会引起冲突的事物。使用否认机制的人不是简单地不承认事实，而会以为它根本不存在。"眼不见为净"或"鸵鸟政策"等说的也都是这个意思。例如，一些癌症患者在刚刚得到诊断时往往都会经历一个否认疾病的阶段。它可以暂时缓解患者的恐惧和悲哀，为他们提供时间以便逐渐适应严酷的事实，但是长时间的否认会影响疾病的及时治疗。精神正常的人会适时地利用否认机制；而精神病患者若完全失去自知力，拒不承认有病，则可看作是否认机制的极端应用。

（二）压抑

压抑（repression）是指自我迫使不可接受的或具有威胁性的思想、欲望、情感或冲动进入潜意识，使之脱离意识的过程，使人不主动去想，以保持情绪平稳。弗洛伊德认为，压抑是一种最基本的防御机制。发掘被患者压抑了的记忆材料，是精神分析治疗的重要步骤。大多数人都会忘掉自己的不愉快经历，这便是压抑的结果。癔症患者的心因性记忆缺失，也可看作是压抑机制所致。有很多影视作品便是据此进行创作的。如阿尔弗雷德·希区柯克（Alfred Hitchcock）的经典影片——《爱德华大夫》，便讲述了这样一个被压抑而不记得的事实，但外在表现出现了一定的神经症性症状。压抑又称"潜抑"，需要注意的是，它不同于"压制"（suppression），虽然表现的结果可能都是难以回忆某段经历或事情，但机制完全不同。压抑是一种潜意识机制，而压制则是有意地抑制，是个主动的过程。

（三）曲解

曲解（distortion）是将事实做歪曲的解释以符合自己内心需要的潜意识机制，是许多防御机制的共有成分，故被看作是一种原本的防御方法。采用这种机制的人不仅曲解事实，而且相信事实就是如曲解的那样。精神病患者的幻觉和妄想症状，可被看作是曲解机制的极端应用。

（四）倒退

倒退（regression）又称"退行"，指一个人由于不能适当地应对紧张的情境，其行为表现出早年人格发展不成熟阶段的某些特点。退行在日常生活中很常见。例如，一个人听到自己患重病的消息后表现出孩子似的行为；一位患者经手术死里逃生后，虽然身体已复原，但却想方设法留在医院里。一个人之所以放弃已习得的技能不用而恢复不成熟的应对方式，是由于不这样做会引起内心的痛苦和恐惧。退行机制主要是为了争取别人的同情、帮助等，在慢性病患者中更多见。成年癔症患者的"童样痴呆"，以及精神分裂症患者衰退时完全脱离现实、终日蜷缩而卧等，都可被看作是极端的倒退。

（五）固着

固着（fixation）是指一个人在性心理（psychosexual）发展过程中由于遭受挫折或创伤而停止于某一阶段。例如，婴儿期断奶过早可使一个人的人格发展停滞于口欲期，从而在幼儿期出现吮吸手指和咬指甲等不良行为。长大成人后则表现贪食、嗜饮、吸烟、好挖苦和讥笑人等"口欲性人格"特征。

（六）外向投射

外向投射（projection）是指将自己要不得或不喜欢的观念、冲动或品质夸张性地归于他人，以避免或减轻内心的不安与痛苦的心理机制。例如，一个对人经常怀有敌意的人会说别人都不友好。俗语"佛眼见佛，魔眼见魔"说的就是这个道理。精神病患者的妄想症状也可被看作是患者将自己对人的敌意攻击和冲动转而反投的表现。

（七）内向投射

内向投射（introjection）是与外向投射相反的机制，它将原来指向外界的本能冲动或情感转而指向自身，即把爱的、恨的对象与心理都无选择地指向自身。例如，一个患者甚至会把病因归咎于自己以前做过的一些事情上。

（八）认同

认同（identification）又称"自居作用"，指自我尝试与某一对象潜意识地视为等同，借以减轻焦虑。"东施效颦"便是一个典型的例子。此外，也有人可能会将迫害自己的人作为认同的对象。例如，第二次世界大战期间，被关在集中营中的某些犹太人也变得残酷无情，有人认为这是与法西斯分子认同所致。认同与内化（internalization）机制类似。

（九）幻想

这种防御机制是指通过幻想（fantasy）来满足在现实中不能实现的愿望，以摆脱现实对自我的威胁。例如，一位怀才不遇的青年想象自己遇到一位伯乐，将自己安排到向往已久的岗位上大展才能；一位在爱情上遭受挫折的少女幻想自己巧遇白马王子。幻想通常可以让人暂时减轻痛苦，但如果一个人沉溺于幻想，以致分不清现实和幻想的内容，则属于病态的表现。

（十）隔离

隔离（isolation）是将不愉快的或痛苦的情感与事情分开，并将前者排斥到意识之外的心理机制。也就是把容易引起痛苦的事情从意识中加以隔离,不让自己意识到,以免引起不愉快的情绪。在日常生活中,这种例子比比皆是。例如,家里人死了而不说死了,说"归天""仙逝"等;一个受迫害的人平静地述说受害经历,而忘掉了与之有关的痛苦体验;某些精神病患者对于亲人的死亡无动于衷,被看作隔离机制的极端情况。

（十一）转移

转移(displacement)又称"置换",是指将对某一对象的情感转向其他对象的潜意识机制。例如,一位患者将对医师的愤怒转向护士或医疗器械,以便"安全"地疏泄内心的紧张。在心理治疗中发生于医患间的"移情"现象和日常生活中迁怒于"替罪羊"的行为,都属于转移机制。弗洛伊德认为,由于基本的内驱力不变,而所指的对象可变,所以转移机制是处理攻击和性冲动的最令人满意的便捷方法。转移机制可以表现在各种心理疾患中,特别是强迫症,如洁癖,可能就是把对人的不接受转移到物上。

（十二）转换

转换(conversion)是将内心的冲突或情绪躯体化的潜意识机制。例如,一位心理冲突剧烈的患者出现心悸、气短和多汗等躯体症状。临床上,还可以有瘫痪、感觉缺失(失明、失聪)和心因性疼痛等躯体症状,但没有相应的器质性病变作为基础,而是由心理冲突转换而来,它可帮助患者摆脱自我的困境。

（十三）反向形成

反向形成(reaction formation)是指一个人采取或从事与自己潜意识的动机、情感和观念截然相反的过激的态度和活动。例如,某人其实很自卑,但在实际行动和言谈中却表现出过分自信。有人认为"此地无银三百两"的民间故事是这一机制的生动写照。借助这一"矫枉过正"式的防御机制,一个具有强烈虐待冲动的人可成为狂热的动物实验反对者;一个具有强烈性冲动的人则可表现为反对任何异性间的接触。

（十四）抵消

抵消(undoing)是以象征性的动作、语言和行为抵消已经发生了的不愉快的事情。例如,钱被偷了会说"破财免灾";过年时孩子打碎了碗,老年人往往会说"岁岁平安"。一些人做了错事或坏事后,为减轻内疚或罪过感,转而热衷于宗教活动或慈善事业。也有人将强迫症患者反复洗手的行为,看作是一种潜意识的抵消机制。

（十五）理想化

理想化(idealization)是指将个人所爱或所崇拜的人或事物完美化,而忽略其实际上存在的缺陷的心理机制。例如,歌迷、影迷及追星族的一些盲目崇拜,由于承认其缺陷会引起自己内心的不安,故将缺陷从意识中排斥出去或将缺陷也看作长处。

（十六）合理化

合理化(rationalization)又称"文饰作用",是一种最常见的防御机制,指给自己的行为或处境寻找能为自我和社会认可的解释的心理机制。合理化所要达到的潜意识目的是,避免受挫时变得失望和为自我所不接受的行为寻找借口。分为 2 种表现:①"酸葡萄机制",将自己不具备的或得不到的东西说成是自己不喜欢的或坏东西的防御机制；②"甜柠檬机制",把自己所拥有的一切都说成是好的。这种"知足者常乐"式的自慰方法可以帮助人接受难以接受的现实,但用得过度也会妨碍人对远大目标的追求。合理化本来是一种潜意识机制,但日常生活中经常可以见到一些人有意或自觉地为自己的行为或处境辩解,即"聊以自慰"的情况。

(十七) 补偿

补偿(compensation)是指一个人为了减轻由生理或心理上的缺陷而引起的痛苦和自卑感,不自觉地努力发展其他方面的才能。例如,一名身体有残疾的学生学习格外用功,成为全年级学习成绩最好的学生。这一机制如果用得恰当,不仅可弥补缺陷,而且会转化为巨大的动力。然而,如果过分应用、过度补偿,则会导致病态。

(十八) 理智化

理智化(intellectualization)指以抽象、理智的方式对待紧张的情境,借以将自己超然于情绪烦扰之外。这种机制对于经常与人的痛苦或死亡打交道的工作人员(如医务人员、殡葬工作者)发挥正常功能有积极意义。但如果一个人无论在何种情况下都无动于衷,变得麻木不仁,那就成病态了。

(十九) 幽默

幽默(humor)是指通过幽默的语言或行为来应付紧张的情境或间接表达潜意识欲望的防御机制。在我国春秋时代"晏子使楚"的故事中,晏子用幽默的语言不仅避免了自己受辱,而且维护了齐国的尊严。

(二十) 升华

升华(sublimation)是将本能欲望导向比较崇高的、为社会所赞许的方向的心理机制。例如,将攻击或毁灭的欲望加以升华,使自己成为一位出色的外科医师、消防队员或拳击运动员,既能使自己的欲望获得满足,又能有益于社会和他人。升华机制应该是人类适应环境过程中最有积极意义的防御机制。

三、注意事项

弗洛伊德的理论中有些主观臆测和具有神秘色彩的东西在防御机制理论中也有所体现,它是通过对人类行为的观察而推测出来的东西,不可能完全解释人类的复杂行为。它的应用多数是无意识的,但是在实际生活中,尤其是给人以安慰、劝解时,有很大一部分其实是在主动应用。自我防御是一种心理过程,可以调节个体的期望、需要、动机及情感等,维持个体内部欲望与外部现实之间的平衡。对人类来讲,防御机制既具有适应性的特征,又可以是病理性的表现。采用防御机制进行自我心理保护,是日常生活中常见的现象,但还要注意以下几个方面。

首先,所有的人都会应用防御机制。防御机制并没有特别的好坏之分,大多数机制是共用的。但是精神正常的人会更多地使用某些机制,而有精神疾病的人或未成熟的人可能会更多地或极端地应用另外的一些防御机制。

其次,精神正常的人一般不会极端地或长期单独地应用防御机制,而心理障碍者可能会只依赖某几种特定的防御机制,或毫无变通地只采用某一机制(如否认)处理各种不同的问题。适当地应用防御机制可以在某种程度上减轻或消除心理痛苦,给人一个缓冲的机会,为人们赢得时间以便适应外界的挑战。但是,人们在此时也只是借助于自欺或歪曲现实的方式看待眼前的问题,不能准确地考察现实并从根本上解决问题。

最后,防御机制的应用与一个人的人格有密切联系。一方面,一个人的人格特征决定了他能否依据所面临的问题或挑战灵活地采用防御机制;另一方面,防御机制的经常应用又会反过来影响人格。如果一个人不管遇到何种困难都尝试采用防御机制而不设法正面解决问题,那么就会对他的人格发展产生不利影响。防御机制的极端应用和发展会导致神经症性和精神病性症状。

挫折下所产生的各种具体的心理反应,对人长期应对挫折情境所产生的作用不同,有利的属于积极反应,否则被视为消极反应。在面对挫折情境时,一个人变得更努力,通过对挫折情境的仔细考察和分析,权衡利弊,寻找解决问题的办法;在主、客观条件不具备时,人能够灵活地调整自己的目标,暂时妥协或采取折中的办法;人也能够充分地利用过去积累的经验,争取社会支持或采用自我防御机制,借以恢复心理上的平衡,摆脱困境,等等,这些都是积极的反应。

例如,某高中生第 1 年高考失利,如果通过一定的隔离、升华机制,同时产生适度的焦虑使其达到最佳唤醒水平,从而有了最有效的复习,这样的情绪反应和行为反应是积极的。若自觉无所谓或过度紧张,出现固着、倒退,第 2 年不好好复习,再次考试失利,这样的情绪反应和行为反应即为消极的。

哪些情景会对人造成挫折? 一个人面对挫折情境时产生何种反应? 这都取决于环境的性质与特点,也取决于当事人的生活经历、经验、个性和有关知识等。对于个体来讲,挫折有很大的随意性。

第五节 | 攻击

在英语中,街上惹是生非、经常打架的小混混会被形容为具有攻击性的(aggressive)人,但一个积极工作、试图提高业绩的销售员也是有进取心的(aggressive),所幸的是在中文里并没有这样的混淆。心理学把攻击(aggression)定义为蓄意损害别人(在身体和言语两方面)或破坏财产的行为。

攻击可以分为 2 种不同的情况。当动物发怒时,会表现为典型的社会性攻击行为;

而捕食者潜行在猎物之后,表现的是静息攻击。社会性攻击和静息攻击行为分属不同的脑区。对于人类而言,攻击行为可以分为敌意性攻击和工具性攻击。敌意性攻击(hostile aggression)通常由愤怒引起,以伤害为目的。工具性攻击(instrumental aggression)只是把伤害作为达到其他目的的一种手段。绝大多数的恐怖袭击、战争等属于工具性攻击,而绝大多数的街头打架、斗殴及谋杀等属于敌意性攻击。

一、攻击的基本理论

心理学中关于攻击的理论目前有 3 个主要派别:生物学影响、社会学习理论和挫折-攻击论。

(一) 生物学影响

17 世纪,哲学家托马斯·霍布斯(Thomas Hobbes)认为,人生来就是竞争和敌对的,人只对个人的权力和超越他人感兴趣。我国古代思想家荀子认为,人生来的本性是恶的,人有"好利""嫉恶""好生色"等坏情欲。弗洛伊德继承了关于人性问题的这些悲观主义观点,认为人有一种向着自我毁灭和死亡的内驱力或本能。这种内驱力与追求快乐的内驱力相冲突,只有通过"外转"才能获得满足,其结果便是攻击他人。他进而又提出,人需要周期性地表达和毁灭敌意、冲动,正如对吃、喝和性的需求一样。

除了本能论之外,基因和生物化学因素也可以影响攻击性。尤其是酒精和雄激素。酒精可以降低人们自我知觉和考虑后果的能力,促使人们在心理上将攻击与酒精建立联系,进而增加暴力行为的可能。酒精也可以将他人模棱两可的行为解释为挑衅。同时,酒精还可以使人们的个性弱化,降低自我抑制能力。而雄激素可以促进对支配和攻击行为的阐释。同时,支配或攻击行为也会明显提高雄激素的水平。另外,某些脑区的异常也可以明显导致攻击性行为的增加。

(二) 社会学习理论

这个理论尝试阐明人是如何学会攻击行为的,以及什么样的社会条件会造成和维持人的攻击性。它认为人的攻击性不是生来就有的,而是于出生后通过环境的强化和模仿学会的。许多实验表明,通过观察他人的攻击行为,或攻击者的示范作用和替代性强化作用,孩子们的攻击倾向便会显著增强。因此,在日常生活中,来自家庭、文化和大众媒体的攻击性的示范会影响个体的攻击性。

(三) 挫折-攻击论

1939 年,约翰·多拉德(John Dollard)和杜布(Dood)等人编写了《挫折与攻击》一书,提出了这一理论。这个理论既受本能论的影响,又吸收了学习理论的某些观点,认为"挫折总会导致攻击""攻击总是挫折的结果"。虽然攻击是一种天生的反应,但只在特殊的情境下被诱发。不管何时,只要重要的需要(如食物、水、安全和成就等的需要)受到妨碍,所造成的挫折均会导致攻击反应。但事实上,并非所有的挫折都会导致攻击,而很多攻击行为产生之前并无明显的挫折。伯克维茨(L. Berkowitz)修正了这一理论。他认为,挫折产生了愤怒,而愤怒是攻击的一种情绪准备状态,要转换成为攻击行动还需要某些提示物或线索。这些提示物或线索是指与攻击行为或与致挫源有关的环境刺激物,就如同"拔掉瓶塞"。需要注意的是,挫折-攻击理论只是解释了敌意性的攻击,而非工具性的攻击。

在挫折情境下可能导致的攻击反应有 2 种情况。一种是把受挫折的原因归于外部,攻击的对象是使自己受挫的人或事,称外惩型的攻击;另一种情况是把受挫的原因归于内部,攻击的对象是自己,产生自责、自卑、自伤和自杀等行为,称内惩型的攻击。特殊情况下,由于无法确定使之受挫的对象,或者即使确定了,也不可能或不敢去实施攻击行为,便会产生转移的攻击,即找一个"替罪羊"作为安全的攻击对象。

可以看到,生物学理论不能解释为什么在某些情境(如挫折)下更易发生攻击。而有研究发现挫折并不总是导致攻击。还有大量研究表明,挫折在不同的人、不同的情境中可引起不同的反应,攻击不总是挫折的结果。由此可见,上述 3 种理论都不能单独解释人类的攻击行为,应当将它们综合起来。同人类的其他行为一样,攻击行为也是遗传和环境相互作用的结果。现在环境因素(如挫折的情境、环境所提供的奖赏和攻击模式)的作用已得到科学的证实,遗传因素的作用也得到了证实。如 XYY 综合征——一种染色体病,其患者具有性情凶暴、残忍和攻击的特点。由此可以推断,人类的攻击性具有遗传倾向,但一个人是否做出攻击反应,以及何时、何种情况下做出何种类型的攻击反应,则与环境因素有密切关系。

二、攻击的影响因素

攻击的影响因素包括以下几个方面。

(1) 厌恶事件:能诱发攻击的事件通常不仅包括挫折,还有一些令人厌恶的体验,比如疼痛、令人不适的炎热、受到攻击和过度拥挤等。

(2) 唤醒水平:很多厌恶刺激可以唤起人们的愤怒情绪,从而增加攻击的可能性。但其他形式的唤醒,如体育锻炼或性兴奋导致的唤醒,可以强化情绪,也可以增加攻击性。有理论认为唤醒状态引发何种情绪取决于个人对唤醒的解释和分类,但研究发现唤醒状态会强化所有的情绪。

(3) 攻击线索:如前所述,攻击线索可以起到"拔掉瓶塞"的所用,诱发攻击行为。枪支和刀具是最常见的攻击线索。

(4) 媒体的影响:尤其是暴力性电子游戏的影响,会明确地增加参与者的攻击性行为、攻击性思维和攻击性情绪。

(5) 群体影响:很多攻击行为是群体发生的,激怒个体的情境同样可能激怒群体,而通过分散责任和极化行为,群体情境能够增加攻击行为,甚至导致极端攻击的发生。

三、减少攻击行为

很多人相信宣泄能够有效地改善情绪,但关于宣泄假说的实验室检验却发现,也许什么都不做反而比"发泄怒火"更能有效地减少人们的攻击倾向,表达敌意会导致更多的敌意。从短期看,报复可以减少张力,甚至提供快乐;但从长远来看,却能激起个体更多的负性情绪。

当然,生闷气也不是好办法,因为这会让人心中总是愤愤不平,反复叨念。幸运的是,我们可以采取非攻击性的方法来表达感受。比如,把对"你"的指责转化为谈论"我"的感受,将"你干吗要把脏盘子放在那里"改变成"你把脏盘子放在那里让我觉得不舒服了"。我们可以用非攻击性的方式交流感受,坚持自己的利益,并且让对方做出积极的反应。

另外,通过消除引发攻击的因素来减少攻击也很重要。可以积极改善生活条件,在令人厌恶的刺激出现之前做好预防工作,如媒体和社会宣传、奖励和塑造非攻击行为等。

(叶尘宇)

延伸阅读

你是医院急诊室的一个小医师,本来翻班已经非常辛苦了,但最近一个女同事怀孕见红,回家保胎,你不得不重新排班顶替她的部分工作。你调整心态后认真投入工作。今天夜班,你喉咙痛,晚饭没来得及吃,连水也没喝一口,一直在抢救一个80多岁、有许多躯体疾病的、现在胃正大出血的、肝硬化的老太太患者。患者病危,你已经告知家属老太太可能随时死亡。经过积极抢救,老太太目前生命体征还比较平稳,在急诊留观已经多日。只有她的丈夫,一个差不多年纪的老爷爷陪同,帮助付费、取药和签字等。在你的记忆中,似乎从来没有其他人出现在老太太病床边。

这时,有一个50多岁的男子来看老太太。他自称是老太太的儿子,来找你询问病情。从谈吐、衣着来看,该男子似乎经济条件较好,并且受过一定的教育。他在询问过程中,言语虽然还算礼貌,但不停地质疑医院的治疗措施,不理会你的解释,颇有埋怨医院没有尽心尽力救治自己的母亲,导致母亲的病情丝毫没有好转反而病危之意。另外,该男子称,钱不是问题,只要对母亲有利,医院要尽一切办法救治母亲,并提出一些作为临床医师的你看来不切合实际的康复要求。

凌晨3点,你终于有时间去吃昨天12点以来的第1顿饭,老太太突然再次大出血。你马上放下筷子,积极参与抢救,但老太太仍不幸逝世。陪伴老太太的老爷爷比较平静,该男子却突然歇斯底里地用刻薄的言语指责你没有及时抢救,而是在悠哉悠哉地吃夜宵,从而导致其母亲死亡。你白大衣上沾染了不少血迹,又被男子责骂,十分气愤,态度较为粗暴地顶撞了几句。该男子情绪更加失控,大喊大叫,虽然没有动手,但说了很多伤害你的话,并且去医务处投诉你态度恶劣。老爷爷一直很平静,但在儿子大闹的时候并没有任何表示来阻止儿子的行为。

根据上面的故事,请展开自己合理的想象,用本章节的理论知识分析一下不同人物的需求、挫折、冲突和防御机制。

你:生理需求和自我实现需求冲突时,更多地选择了克服自己的生理需求而去实现自身价值。面对的冲突是趋-避冲突,趋的是为患者解除痛苦的自豪和自我价值的实现,避的是在此过程中的困难及误解。使用的防御机制包括:隔离、合理化,让自己在已经很疲劳的状态下仍然承担起额外的工作。而在你受到患者家属的言语攻击后,引发了愤怒的情绪反应,同样回应了男子,属于言语攻击。

男子:男子作为老太太的儿子,在老太太病重的时候因为各种原因并没有陪伴和出力,等他看到老太太时却已到了弥留之际。男子可能存在很多复杂的情绪反应,可能存在的防御机制包括转移(老太太过世后指责医务人员不尽力)和补偿(向医务人员表态钱不是问题,尽管用好的)。

老爷爷:从老爷爷尽心尽力陪伴妻子的行为中可以看出他十分爱自己的妻子。当妻子过世的时候,看上去十分平静,可能应用了隔离和否认的机制。

进一步思考:

(1) 事情过后,你将如何调整自己的情绪?

(2) 除了上述分析的之外,还有哪些内容可以分析?

(3) 根据上述故事排练情景剧,扮演者谈各自的体验,观摩者反馈观剧的感受。看看你自己的理解和感受与课文提供的答案及他人的理解和感受有什么样的差异,试着分析为何有这样的差异。

(叶尘宇)

参考文献

［1］白波,杨志寅. 行为医学[M]. 2版. 北京:高等教育出版社,2018.

［2］李占江. 临床心理学[M]. 北京:人民卫生出版社,2014.

［3］肖丹. 心理学基础[M]. 北京:人民卫生出版社,2008.

［4］张丽华,苗丽. 敌意解释偏向与攻击的关系[J]. 心理科学进展,2019,(12):1-12.

［5］季建林. 医学心理学[M]. 4版. 上海:复旦大学出版社,2005.

［6］彭聃龄. 普通心理学[M]. 4版. 北京:北京师范大学出版社,2012.

［7］颜刚威. 试论心理防御机制理论[J]. 黑河学刊,2017,06:48-50.

［8］戴维·迈尔斯. 社会心理学[M]. 侯玉波等,译. 11版. 北京:人民邮电出版社,2016.

［9］Chaya O. Humor as a defense mechanism during the holocaust. Interpretation,2015,69 (2):183-195.

［10］Ehrlich C. Fasbender U. Approach-avoidance conflict[M]. Hill V Z, Shackelford T K, Encyclopedia of personality and individual differences Berlin:Springer International Publishing,2018:1-7.

［11］James W, Kalat, Michelle N, et al. 情绪[M]. 周仁来等,译. 北京:中国轻工业出版社,2009.

［12］Ryan,Richard M.,Edward L. Deci. Self-determination theory:Basic psychological needs in motivation,development,and wellness. New York:Guilford Publications,2017.

| 第一节 | 情绪与健康

　　情绪(emotion)是人对客观事物是否符合自己的需要、愿望和观点而产生的态度体验。情绪是综合人的各种感觉、思想和行为的一种心理和生理状态,是对外界刺激所产生的心理反应,以及附带的生理反应,常与心情、气质、性格和性情有关。当客观事物与自己的需要、愿望和观点相符合时,便产生积极肯定的情绪,不相符时便产生消极否定的情绪。心理学中因需要的存在,每个人在日常生活工作中都会产生各种各样的情绪,各种情绪以心境、激情和应激等状态表现出来。其中不良情绪是指2种情形:①持久的消极情绪;②过于强烈的情绪反应。消极的心境、猛烈的激情和紧张的应激均可构成不良情绪,都容易致病,危害人的身心健康。情绪健康是心理健康的重要指标之一,正确认识自己的情绪,合理排解和宣泄不良情绪,对增进心理健康有重要的意义。

一、情绪的种类及其复杂性

　　由于情绪的复杂性,情绪有多种不同的分类方法。有学者将情绪分为基本情绪和复合情绪,常把快乐、愤怒、悲哀和恐惧列为情绪的基本形式,又叫原始情绪。复合情绪是由基本情绪的不同组合派生出来的,如由愤怒、厌恶和轻蔑组合起来的复合情绪可叫作敌意;由恐惧、内疚和痛苦组合起来的复合情绪可叫作焦虑等。研究者对情绪的固有特征从不同的方面进行度量,即情绪的变化有不同的维度。这种度量可以从情绪的动力性、激动度、强度,以及紧张度这几个方面来进行。而每种特征的变化都具有两极对立的特性。也就是说,每种特征都存在着2种对立的状态,即情绪的两极性。可见,根据情绪的两极性,对人体健康来说,满足需要的肯定情绪是积极的、增力的,能提高人的活动能力;不能满足需要的否定情绪是消极的、减力的,能降低人的活动能力。人在喜悦的时候觉得轻松、精神饱满,对周围发生的事件格外关心,表现出积极参与的倾向;在悲伤时觉得沉重，提不起精神，表现出对周围事物的冷漠和无心参与的倾向。临床心理学中，常把情绪分为消极情绪(negative affect)和积极情绪(positive affect)。

消极情绪和积极情绪也被称为不良情绪和良好情绪。情绪的复杂性也表现在消极情绪和积极情绪的对立关系及两者的混合情绪上。人类是否能同时感受到 2 种反复的情绪，曾经是情绪研究领域的重要争论。既往争论的焦点在于，积极情绪和消极情绪到底是一个情绪体验连续体的两极，还是 2 个独立的维度。罗素(Russell)提出的情绪环状模型就是代表两极观点的，认为人们在某一时刻只能体验到 1 种核心情绪，而积极情绪和消极情绪是同一维度的连续变量。但拉森(Larsen)等认为积极情绪与消极情绪可同时存在。神经心理学的研究为混合情绪体验的存在提供了来自生理学结构方面的证据。研究表明，积极情绪和消极情绪有着不同的脑机制，加工消极情绪的核心区域是杏仁核，而前脑皮质下前部的伏隔核在加工积极情绪时具有重要作用。近年来，越来越多的研究者不再将积极情绪和消极情绪视作绝对对立的关系，多数学者认为两者有独立存在的时刻，但在某些情境中也会产生混合情绪。

二、情绪的 ABC 理论

20 世纪 50 年代，艾利斯在美国创立了情绪的 ABC 理论，并基于此提出了 RET。在情绪的 ABC 理论中，A 是指诱发性事件(activating events)；B 是指个体在遇到诱发事件之后相应而生的信念(beliefs)，即对事件的看法、解释和评价；C 是指特定情景下，个体的情绪及行为的结果(consequences or concomitants)。通常人们认为，人的情绪、行为反应是直接由诱发性事件 A 引起的，即 A 引起了 C。然而，不同的人对同样的事会产生不同的情绪体验。研究也证实诱发事件只是引起情绪及行为反应的间接原因，人们对诱发事件所持的信念才是引起人的情绪及行为反应更直接的原因。也就是说，人的情绪不是由事件本身所引起，而是由经历事件的人对事件的解释和评价所引起的，这就是 ABC 理论的基本观点。人有生物学和社会学的倾向性，人们既具有理性思维，也具有非理性思维。因此，任何人都不可避免地具有或多或少的不合理思维与信念。艾利斯认为，正是由于人的不合理信念才使其产生情绪困扰。如果这些不合理的信念长久存在，就会引起情绪障碍。因此，树立合理信念，就有助于消除情绪困扰。

三、情绪与健康的关系

传统的临床心理学研究往往聚焦于消极情绪和心身疾病，如抑郁、焦虑情绪与身体健康的关系。华生等认为在消极事件发生后，消极情绪的产生是不可避免的。此时，个体如果在觉察和表达消极情绪方面出现问题，对消极情绪采取压抑或不接纳的态度，反而会导致消极情绪负面作用的持续。大量的研究也证实消极情绪会导致很多健康问题，尤其是如果消极情绪非常强烈或持续的时间很长,对健康造成的损害就更明显。

随着积极心理学的兴起,越来越多的研究者也开始关注积极情绪对健康的重要意义。有研究发现,积极情绪能提高机体免疫力,是个体免于疾病威胁的重要保护性因子。积极情绪是否有助于延长个体的生存时间目前仍有争论。虽然很多研究支持越快乐的人越长寿的观点,但也有研究发现过高的积极情绪可能给健康带来风险。可能的原因在于:过于乐观和快乐的个体,会倾向于低估潜在的健康风险,缺少对危险情境的预防措施,或者不遵守医疗建议,从而导致较差的健康水平。

研究表明,积极情绪和身体健康水平并不是简单的线性正相关,积极情绪和更好的健康水平,可能都是采取健康促进措施后的结果。近期研究发现,高水平的特质性积极情绪(trait positive affect)是健康的保护性因素,而高水平的状态性积极情绪(state positive affect)则可能不利于身体功能的恢复。在临床心理学实践中,保持积极、乐观的总体状态的同时,能够很好地觉察和接纳情绪体验的复杂性,可能最有利于身体健康。

维持情绪复杂性对心理健康也有重要意义。研究显示,情绪复杂性与心理健康有着密切联系,较低的情绪觉察能力是心理健康的风险因素。情绪复杂性高的个体有更好的共情能力,有助于自己更好地觉察他人的感受,从而选择对他人更合适的反应,进而使个体更容易适应环境。和情绪体验较为单一的个体相比,情绪复杂性高的人在积极事件发生时,不排除消极情绪的存在,以及在消极事件中能看到积极的情绪,其情绪的调节和恢复能力更好。

在临床心理学工作实践中也发现,情绪复杂性低的个体往往不能很好地觉察和理解自己的情绪体验。因此,在情绪调节策略上存在更多的问题,更容易出现暴食、酒精滥用和躯体化障碍。弗雷德里克森(Fredrickson)等人认为,情绪复杂性高的个体,能够在压力事件到来时,对积极情绪和消极情绪都有充分的觉察,在创伤性、应激性事件的恢复中有积极作用。研究还表明,消极情绪的升高和积极情绪的降低不利于患骨关节炎的老人功能恢复。

四、情绪对健康的影响

(一) 常见的情绪障碍种类

情绪障碍(emotional disorders)并不是一种具体的精神障碍诊断类型,而是研究者对以情绪异常为主要症状的多种精神障碍的统称,如创伤后应激障碍(posttraumatic stress disorder,PTSD)、抑郁障碍(depressive disorders)、双相障碍(bipolar disorders)、焦虑障碍(anxiety disorders)和强迫障碍(obsessive compulsive disorders)等。临床与咨询心理学研究尤其关注情绪障碍中的心理表象(mental imagery)。表4-1是常见的5种情绪障碍的心理表象特点。研究发现,心理表象在大多数情绪障碍症状的发生、维持及治疗中具有重要作用。

表 4-1　5 种常见情绪障碍的心理表象特点

比　较　点	PTSD	抑郁障碍	双相障碍	焦虑障碍	强迫障碍
侵入性表象(含闪回、闪前)	√	√	√	√	√
消极评价并回避与过去消极事件有关的侵入性表象	√	√	√		√
回忆情绪性事件时消极表象多于积极表象,并且缺乏积极表象		√	√	√	√
过度概化记忆(缺乏具体表象)	√	√	√		
未来表象受损		√	√	√	
表象加工能力受损	√	√	√	√	

(二) 情绪对心理健康和身体健康的影响

心理健康的人并非没有痛苦和烦恼,而是他们能适时地从痛苦和烦恼中解脱出来,积极地寻求改变不利现状的新途径。一般认为,心理健康的个人符合以下标准。①积极的自我观念。能愉悦自己、接受自己,也能为他人所悦纳;能体验到自己存在的价值;能面对和处理好日常生活中遇到的各种挑战。②恰当地认同他人。能接受他人,善于与他人相处;能认可别人的存在和重要性,即能认同别人而不依赖或强求别人;能体验自己在许多方面和大家都是相同的、相通的;能和别人分享爱和恨、乐与忧,以及对未来美好的憧憬,并且不会因此而失去自我,仍保持着自我的独立性。③面对和接受现实。能面对和接受现实,而不论其是好是坏或对自己有利还是不利。即使现实不符合自己的希望与信念,也能设身处地、实事求是地去面对和接受现实的考验。④智力正常。智力正常是人正常生活的最基本的心理条件,是心理健康的主要标准。智力是人的观察力、记忆力、想象力、思考力与操作能力的综合。⑤人格和谐、完整。人格和谐是指人的气质、能力、性格、理想、信念、动机、兴趣和人生观等各方面能平衡发展;人格完整即人的整体精神面貌能够完整、协调、和谐地表现出来。⑥能协调与控制情绪,心境良好。心理健康的人的愉快、乐观、开朗和满意等积极情绪状态总是占优势,虽然也会有悲、忧、愁、怒等消极的情绪体验,但一般不会长久。对于自己能得到的一切感到满意,心情总是开朗、乐观的。

由此可见,个人情绪与心理健康之间有着密切的联系。良好的情绪会使人的身体和心理更为开朗和健康,而不良的情绪则会使人心情郁闷,容易产生心身疾病。提高情商也有助于心理健康。1990 年,美国的 2 位心理学家彼得·沙洛维(Peter Salovey)和约翰·梅耶(Jone Mayer)最早提出情商的概念,即理智、明智和理性,主要是指信心、恒心、毅力、忍耐力、抗挫力和合作精神等一系列与人的素质有关的情绪的反映程度。情商高低可以通过一系列的能力表现出来。美国教授丹尼尔·戈尔曼(Daniel Goleman)把人的情商能力概括为五大能力:能够认识自身情绪的能力、妥善管理自己情绪的能力、自我激励的能力、能够认识他人情绪的能力,以及人际关系处理能力。平时注意锻炼和提高情商,有助于个体保持良好的情绪状态。平时注意训练情绪、分析情绪、评估情绪和调解情绪,防止情绪的大起大落,有利于保持情绪的稳定。

临床心理学研究发现,不良情绪不仅影响生理健康,导致多种疾病发生,长期负性情绪也影响疾病的治疗和康复,危害人的身体健康。长期处于不良情绪对健康的影响不仅表现为躯体疾病,如胃十二指肠溃疡、高血压病、冠心病、心绞痛、糖尿病和内分泌失调等,也容易导致自主神经功能紊乱,乃至发展为抑郁症及焦虑症等多种精神障碍。研究显示,在不同的情绪状态下,下丘脑、脑垂体、自主神经系统都会有一定的生化改变,并由此引起身体各器官功能的变化。不良情绪的应激反应可通过 3 种通路影响身体和精神健康。①下丘脑-交感神经-肾上腺髓质系统功能加强,释放大量儿茶酚胺,引起肾上腺素、去甲肾上腺素分泌增加,导致心率加快、血压升高、呼吸加快、外周血管收缩、皮肤和内脏血流减少。②下丘脑分泌促肾上腺皮质激素释放激素(corticotropin releasing hormone,CRH),作用于腺垂体,促进促肾上腺皮质激素(adreno-cortico-tropic-hormone,ACTH)的释放,从而促进肾上腺皮质分泌糖皮质激素和盐皮质激素,调节糖代谢、促进蛋白质分解、保钠排钾。③心理-神经-免疫机制:长期强烈的刺激会损害下丘脑,造成皮质激素分泌过多。大脑释放内啡肽,导致胸腺和淋巴组织退化或萎缩,抑制免疫系统功能,降低机体抗感染、变态反应和自身免疫的能力。综上所述,情绪状态可以通过下丘脑、脑垂体、自主神经系统的生化改变,最终导致人体各种组织、器官的生理变化,影响人的身体健康。

(三)积极情绪对心理健康和身体健康的影响

研究显示,积极、乐观的情绪有助于健康,而心理疾病的发生与人格的倾向性及情绪的稳定性明显相关。有研究发现,人格倾向为内向、情绪稳定性差的人发生心理疾病症状的比例较高。情绪稳定性差不仅直接影响了个体的自杀意念,而且会带动支持防御系统作为中间环节,直接或间接影响个体的自杀意念。虽然情绪有暂时性,但它通过稳定的人格特征和比较固定的应对方式及所能带动的支持、防御体系,起到了长期影响的作用。拥有积极的情绪和健康的人格,并建立良好的人际关系,可以降低生活事件的强度及频度。一件相同的事情,在积极情绪者看来根本就不成为负性事件,而在消极情绪者看来就具有非常大的负性影响。即使积极情绪者体验到了负性事件所带来的消极影响,他往往也可以调动更多的社会资源和支持来降低,甚至消除负性事件所产生的影响。

积极情绪还能够提高主观幸福感。大量的有关压力与应对的研究发现,积极情绪促进了以问题为中心的应对策略的运用,从而促进了压力的有效解决,缓解了消极情绪。而且积极情绪的反复体验,增加了个体的心理弹性,提高了社会关系的质量,增进了个体的主观幸福感。"情绪体验取样法"研究也表明,在日常生活中报告积极情绪或心境的个体相较于消极个体具有更高的心理弹性,更有活力,生活得更幸福。许多研究也表明,情绪的表达对健康有显著的促进功能,特别是把积极情绪的内容写下来。如运用积极情绪词汇记录比较温和的压力和创伤,有利于个体面对创伤和压力,使个体感受到更多的积极气氛和更少的抑郁心境。

积极的心理和情绪状态在保持生理健康上也有很大的意义。积极的情绪状态(如乐观)可以增加人的心理资源,使人相信结果会更好。对于患者来说,处于积极情绪也意味着有更好的治疗依从性,这极大地改善了患者的身心状况。泰勒(S. E. Taylor)等人发现,在 AIDS 患者中,那些对于自身抱有乐观情绪的人在康复锻炼中表现更好,而具有消极情绪的人的 AIDS 症状更早出现。患者在心脏移植手术后,拥有积极的期望预示着更佳的健康。乐观者在外科手术和其他疾病之后比悲观者恢复得更快。对于复发率很高的疾病,如果增加患者对日常生活积极方面的认识,则可以降低疾病的复发风险。积极情绪可能通过改变认知的方向而最终影响健康。

(四) 影响情绪与健康的生理学机制

首先,积极情绪可提高人的免疫系统功能、促进健康,这在关于主观幸福感及笑和幽默的研究中已得到证实。研究表明,主观幸福感体验较强的人比缺乏的人具有更为有效的免疫系统,更能确保人的身体健康。研究也表明,笑能增加人的积极情绪、促进免疫系统功能的改善。更重要的是,对于老人,这种改善是通过积极情绪的主观体验来调节的。这就表明,通过笑这种行为产生的积极情绪能促进健康。与笑相联系的幽默则更多地被视为是一种认知结构。分泌型免疫球蛋白 A(salivary immunoglobulin A, SIgA)是呼吸系统疾病的第 1 道防线。研究表明,经常使用幽默来应对压力的人,体内 SIgA 水平较高,自我报告积极情绪预示着 SIgA 水平的提高,因而 SIgA 可增强免疫功能。也有研究发现,与不具有积极情绪体验的、不幸福的人相比,具有积极情绪体验的、幸福的人的身体功能状况更好,其 65 岁以后的寿命时间几乎是不幸福的人的 2 倍。

其次,积极情绪对脑功能也有影响。正电子发射计算机断层显像(positron emission tomography, PET)发现,处于积极情绪中的个体,其左脑的脑电活动频繁,反之,则右脑的脑电活动频繁。国外进一步研究表明,早期受到虐待的儿童的脑电图异常率明显高于正常儿童,这种异常多发生在左脑半球的前脑和颞叶部位。如果儿童在童年大脑发育的关键时期受到虐待,严重的应激反应会对大脑的结构和功能留下无法消除的烙印,最可能的后果是影响大脑边缘系统,其中以左脑最为明显。功能性磁共振成像(functional magnetic resonance imaging, fMRI)发现,童年受虐的女性在成年后,其海马回比正常对照组小 16％,杏仁核小 8％。这些研究成果表明,情绪的表达受到中枢神经系统的控制。反过来情绪活动又在神经中枢的发展上留下了痕迹,不同强度和频率的情绪反应会对大脑产生不同程度的结构与功能的改变,最终通过人格的改变表现出来。

(五) 积极情绪对身心健康的预防作用

积极情绪不仅可以帮助缓解由消极情绪带来的障碍和疾病,促进患者的康复,并且对很多疾病的预防有着至关重要的作用。积极情绪有助于预防疾病和促进患者康复的机制在于:乐观、开朗的情绪可以使机体的抗病能力增强。研究发现,积极和消极的情绪可通过影响免疫系统分泌 SIgA 的水平,进而影响机体免疫力。积极的情绪状态可以使

SIgA 水平升高,相应地增强免疫系统的功能,而消极情绪则相反。在日常生活中也常发现,经常处于孤独、悲伤情绪中的人也往往比积极乐观的人更容易罹患疾病,这正是因为后者拥有良好情绪的保护。研究者观察了持续的心境状态对免疫系统的影响,并得到了相似的结论。大量的医学研究也证实了积极情绪对疾病的预防功能,坚强、乐观、自信和冷静地对待疾病,可以通过大脑对丘脑、胸腺的调节,影响体内自主神经和内分泌的功能,增强细胞免疫、体液免疫和体内其他功能,从而增强机体抵抗疾病的能力。在情绪与癌症的大量研究中都证明了积极情绪不仅能有效预防癌症的发生,而且对于癌症的治疗及降低复发率都有很明显的作用。

五、情绪健康的心理干预方法

积极情绪和消极情绪互相联系而又保持一定的独立性,对积极情绪和消极情绪的干预有助于更好地解释情绪和行为,也有助于从二维角度理解情绪障碍的产生。例如,可将抑郁视作消极情绪持续、密集的出现和积极情绪的缺失。正念训练和情绪聚焦等心理治疗手段能帮助个体提高情绪复杂性。这 2 种方法都将干预重点聚焦于来访者的情绪体验,强调提高情绪觉察能力的意义,从而帮助来访者更好地保持身心健康。

(一) 正念训练

正念训练(mindfulness training)是一种有意识地觉察内部心理体验的方法。正念训练是带有浓郁的东方哲学思想的干预技术,借鉴了佛教禅修中修炼心性的方法,注重每时每刻有意识地对注意进行自我调节。正念训练强调以事物的本来面目看待事物和接受事物,接纳包括痛苦感觉在内的所有情绪,追求开放的、接受的和不批判的态度。很多研究者认为正念训练可以有效地提高情绪觉察能力,帮助人们从对抗消极情绪的努力中解脱出来,使人们可以更加自在和宽容地对待自己和他人的情绪。

(二) 情绪聚焦疗法

情绪聚焦疗法(emotion-focused therapy,EFT)是一种将干预重点放在情绪觉察方面的体验式的心理治疗方法。EFT 的基本治疗理念是“到达”和“离开”。在进行 EFT 时,要让来访者认识到,情绪的觉察和接纳是改变的基础,一个人只有感受、接纳了自己的负面情绪,才有可能去消除和改变它。EFT 的治疗师就像是来访者的情绪教练,他们通过一系列聚焦于来访者情绪体验的技术,引发来访者的情绪唤起,并鼓励和帮助来访者用语言来描述和解释自己的感觉,使原本被压抑和未觉察的情绪体验进入意识层面,从而教会来访者觉察、理解和接受自己的情绪体验。EFT 理论认为,这种自下而上的情绪觉察及对情绪进行描述性表达的语义加工过程,会使来访者对自己情绪体验赋予意义,从而有助于产生更具适应性的新的情绪体验。

第二节 认知与健康

受传统生物医学模式影响，长久以来人们将有无躯体疾病视为判断健康与否的唯一标准。随着"生物-心理-社会"医学模式的出现和推动，人们逐渐意识到健康不等同于没有躯体疾病。现代健康观认为健康是整体、多元的，世界卫生组织认为健康包含了躯体、心理、道德和社会适应 4 个方面皆健全。本节主要探讨认知与精神心理健康的联系。

一、认知功能概述

（一）认知的概念

认知（cognition）从狭义上可以解释为认识或者知道，是一种与注意、记忆和执行平级的心智活动。临床医学领域采纳的是广义的认知概念，即人脑接受和评价外界输入的信息，构思解决问题的方法，预测结果，进而支配行为的全过程。简而言之，认知功能体现在人们获得及应用知识的方方面面。

（二）认知功能的组成

一般来说，认知功能包含以下组分。

1. 感觉　感觉（sensation）是指客观刺激作用于感觉器官，经过大脑的信息加工后所产生的对客观事物个别属性的反映。如气味、颜色、重量和温度等都属于事物的个别属性。感觉是最简单的心理现象，作为人们接受外界信息的第 1 步，为认知过程提供了原始材料。

感觉的特性包括以下几个方面。①感受性：不同的人对不同刺激的感受阈值不同。②适应性：当个体接受长期持续的刺激时，感官对刺激物的感受性会发生变化。如长期处于亮环境的个体瞬间进入暗环境后，需经过一段时间适应才能看清周围环境。③对比性：是指同一感受器接受不同刺激后，其感受性发生变化的现象。如吃过甜的食物后再吃酸的食物会觉得更酸。④发展性：是指不敏感的感觉在经过训练后能获得一定程度的提高。

2. 知觉　知觉（perception）是指感觉器官对事物不同属性的综合反映形成的整体印象。如人们接触圆的、红色的、具有苹果香味的水果时，它就会在人们脑中形成一个苹果的整体形象。认知心理学认为知觉是外界刺激与个体动机、需求和记忆交互作用的结果，错觉、幻觉均属于知觉障碍。

知觉的特性包括以下几个方面。①整体性：事物由许多客观属性构成，但人脑总会将事物作为统一的整体来认识。②选择性：1 000 个人眼中有 1 000 个哈姆雷特，同一幅画在不同人眼中会有不同的解读。这与事物的特点，以及个人根据自身兴趣、注意及需要选择性地对事物进行认识有关。③恒常性：外界条件发生改变时，人们对事物仍保持相对不变的知觉。如白天海面呈现蓝色，而到了夜晚海面呈现黑色，但人们依然保留海是蓝色的知觉体验。

3. 注意　注意(attention)是指能够专注于某种特定刺激，而排除无关刺激的能力。可分为以下几种类型。①持续注意(sustained attention)：指注意在相当长的时间内保持在某一刺激上。例如，在考试时需长时间集中注意去答题。②选择性注意(selective attention)：指在诸多刺激中仅对特定刺激加以关注，同时抑制其他无关刺激。例如，外科医师在做高难度手术时，注意力完全聚焦于手术本身而忽略周围其他刺激。③分配性注意(divided attention)：指个体在同一时间对 2 种或 2 种以上不同刺激加以关注，即同时对多项事物进行反应的能力。例如，母亲在做家务的同时照看自己的孩子。

注意与知觉、学习、记忆及执行功能密不可分，可以说是一切认知活动的基础。

4. 记忆　记忆(memory)包括识记、保持、再认和回忆等过程。记忆从识记开始，经过反复感知、思考将信息保存在脑中，即为保持。当曾经接受过的信息再次出现时能够识别，即为再认。能将曾经经历过的但此刻并未出现在眼前的事物在脑中重现的过程称为回忆。

在 1968 年阿特金森(R. C. Atkinson)和谢夫林(R. M. Shiffrin)提出的多重储存记忆模型中，记忆包含以下 3 个阶段。①感觉记忆(sensory memory)：是记忆最开始的阶段，可以包含来自环境的所有信息，是对感官刺激的短暂保持，至多持续几秒。如看电影时，银幕上出现的一幅幅画面在人脑中能成为连贯的影片，就是依靠视觉记忆。②短时记忆(short term memory，STM)：是指较短时间内储存少量信息的记忆系统，平均容量是 5～9 个数字，持续 15～30 s。事实上 STM 的功能不仅限于储存。1974 年，巴德利(A. D. Baddeley)和希契(G. J. Hitch)在 STM 的基础上提出了工作记忆(working memory)的概念，认为其在暂时储存信息的同时，还能完成部分复杂任务的信息处理，并暂时寄存解决当前问题所需的策略，是一个容量有限的、对信息进行暂时加工和储存的工作平台。部分被注意的感觉记忆经过编码加工后被传递至工作记忆，经进一步加工后进入能够长久保存的长时记忆。③长时记忆(long term memory，LTM)：包含大量信息，可维持几年，甚至几十年。

根据托尔文(E. Tulving)的多重记忆系统理论，可按意识是否参与记忆的提取过程，将 LTM 分为外显记忆(explicit memory)和内隐记忆(implicit memory)。其中外显记忆是指在意识的控制下，过去经验对当前作业产生的有意识影响。而内隐记忆是指在不需要意识的条件下，个体的过去经验对当前作业自动产生影响。外显记忆又可分为陈述性记忆(declarative memory)和程序性记忆(procedural memory)。陈述性记忆包括情景记忆(episodic memory)和语义记忆(semantic memory)，可以通过语言传授而获得。情景记忆指个体经历的有关某个时间、地点的特定环境的记忆。语义记忆指对一般知识和规律的记忆，不涉及时间、地点。程序性记忆是指关于如何做一件事的记忆，往往需要多次尝试才能逐渐获得。

5. 执行功能　执行功能(executive function，EF)指个体为实现某一目标，整合感觉输入和记忆以便完成任务的认知神经机制。EF 是一个多维度的过程，包含：①注意和抑制，专注于与任务相关的刺激，同时抑制无关信息；②任务管理，在加工复杂任务时能在不同任务间进行注意切换；③工作记忆，对信息进行暂时的加工和储存；④计划，规划目标行为的加工步骤；⑤监控，更新及检查工作记忆。

6. 社会认知　社会认知(social cognition)指个体对他人、群体及自己的知觉，是指导个体社会行为的高级认知过程，是人类在社会交往中必须具备的能力，是社会功能的认知基础。社会认知能力包括情绪认知及心理理论(theory of mind，ToM)等方面。情绪认知是指通过他人的面部表情或声音变化来识别其情绪的能力，最常用的评估方法是向被试者呈现不同的面部表情，要求被试者对表情进行辨别。ToM 是指对他人的想法、意图进行推测的能力。考察 ToM 常用的方式有失言觉察任务，即要求被试者根据给出的故事情节判断有没有人物说了不该说的话。

二、认知发展理论

发展心理学家皮亚杰认为认知能力并非与生俱来，而是个体后天在与环境的相互作用中不断重构发展而来的。每个人身处环境不同，但通常都按照以下顺序逐步完成各阶段的认知结构发展。皮亚杰构建的认知发展理论被认为是 20 世纪发展心理学领域中最重要的理论之一。

（一）认知发展阶段

1. 感知运动阶段(0～2岁)　该阶段的个体逐渐发展出对事物的主动探究，但其语言和表象尚未完全形成，仅能通过感觉和动作适应外部环境。在该阶段，个体获得了客体的永久性，即使事物不在眼前，依然能够认识到事物是持续存在的。

2. 前运算阶段(2～7岁)　个体在该阶段获得的感知和运动信息开始内化为表象。基于语言的发展，认知活动开始不局限于感知和动作。该阶段的个体缺乏守恒概念，如当一块蛋糕被切开后，就会觉得多了。其思维不具有可逆性，如知道"2＋3＝5"，却不知道"3＋2是多少"。同时，一切以自我为中心，只会站在自己的角度思考问题。

3. 具体运算阶段(7～11岁)　在该阶段，个体的思维获得了可逆性、脱自我中心性，有了守恒概念，能进行逻辑运算。思维运算必须有具体的事物支持，可以进行简单抽象思维，如几个人比胖瘦。这一阶段的个体必须看到人才可以比较出来。

4. 形式运算阶段(11～16岁)　该阶段的个体已经发展到抽象逻辑推理水平。思维不再依赖于具体事物，能够对抽象的假设命题进行逻辑分析和富有创造性的反应，能够理解符号的意义和隐喻。思维具有可逆性和灵活性。

（二）认知发展的影响因素

1. 成熟　指机体的成长，特别是神经系统和内分泌系统的成熟。皮亚杰认为成熟是基因与环境交互作用而形成的一种发展,单靠生理成熟无法保证智力的完全发展,来自环境的经验才能使认知充分发展。

2. 练习与习得经验　指个体在对物体施加动作的过程中练习和习得的经验。分为物理经验和数理逻辑经验2种。物理经验是关于客体本身的知识,是客体本来具有的特性的反映,是通过简单的抽象活动而获得的直接经验;而数理逻辑经验是主体自身动作协调的经验。

3. 社会性经验　指社会环境中人与人之间的相互作用和社会文化的传递。社会性经验传递的形式包括家庭亲子互动、学校教育和同伴讨论等。社会性经验传递可以帮助儿童由自我中心转向社会中心。同伴之间的认知差距,会在同伴讨论时造成认知冲突,促进认知结构重组。

4. 平衡化　个体在与环境相互作用过程中的自我调节,是个体对环境的能动适应,是心理发展的决定因素,促使认知结构从低级向高级发展。

三、认知功能与精神心理健康

既往认为认知功能异常仅出现在精神分裂症与器质性精神障碍中。随着测量技术的发展,研究者在抑郁症、焦虑症及强迫障碍等疾病中也都发现了认知失调的踪影。认知功能在疾病诊断中的地位正在不断提高。近年来,美国国立精神卫生研究所(National Institute of Mental Health,NIMH)推动的研究领域标准(Research Domain Criteria,RDoC)项目针对精神疾病提出了与以往症状学分类全然不同的诠释方法,倡导从基因组学、生理特征、影像学及认知科学等领域,多角度、全方位地描述疾病。

(一) 认知偏向与焦虑、抑郁

焦虑、抑郁是现代人常见的情绪问题。早期情绪认知理论认为,个体的情绪不由刺激性信息直接决定,而是取决于个体对这些客观信息的认知和加工。认知和加工贯穿于信息输入、储存和输出的全过程。在这整个信息加工过程中,个体或多或少会对信息进行选择性的区别对待,这就是认知偏向(cognitive bias)。而认知疗法可通过减少这些认知偏向,以达到治疗的目的。

许多研究发现焦虑、抑郁等情绪的产生与认知偏向有关,主要包括以下几个方面。①注意偏向(attentional bias):指个体在注意上选择性加工某些刺激,并且形成了一种固定的倾向。这种注意偏向部分是由图式的差异所引起的。贝克认为个体会优先关注并加工与其内部图式一致的外部刺激信息。比如,拥有抑郁相关图式的个体,在同时面对中性和负性刺激时,负性刺激会被优先关注并且放大。而拥有焦虑相关图式的个体则更倾向于加工威胁性信息。研究者主要用2种任务来研究注意偏向,即点探测任务(dot-probe task)和情绪性Stroop任务。以情绪性Stroop任务为例,在该任务中,通常向被试者呈现2类词语,这些词语带有不同的颜色。其中一类词语具有情绪性质,如愚蠢、死刑等,另一类则是无情感色彩的中性词,如生活、世界等。在词语随机出现的过程中,要求被试者尽可能快地说出词语的颜色。一般认为抑郁个体对于消极词语的反应时间更长,因为其对这类词语的注意时间比中性词长。②解释偏向(interpretive bias):在不同的情景中,不同的个体会有不同的解释。早在20世纪70年代,贝克就提出,相比于低焦虑个体,高焦虑个体更倾向于对中性事件做出消极解释。1983年,巴特勒(G. Butler)和马休斯(A. Mathews)给焦虑及抑郁个体呈现了一些具有歧义、模棱两可的场景,要求被试者做出解读,如"晚上躺在床上,突然听到楼下有声音"。正常人群更倾向于将其做中性解释,认为这是"楼下邻居发出的声音",而焦虑、抑郁的个体则更多地将其解释为"小偷发出的声音"。③记忆偏向(memory bias):记忆是人脑对外界信息进行编码、存储及提取的过程,同样也具有选择性。焦虑、抑郁个体更倾向于提取和识记负性信息。有研究者让抑郁个体和健康个体对情绪词进行自由回忆,结果发现抑郁个体更容易回忆负性情绪词,而健康个体则相反。在情绪面孔再认的研究中也有类似的结果,抑郁个体对悲伤面孔的再认度高于中性面孔,而对正性情绪面孔的再认度则低于中性面孔。

(二) 注意力与孤独症

在社会交往中,我们不仅需要留意其他人说什么,还需要注意一些能够反映心理状态的面部表情和身体语言。注意与社会交往之间的联系显而易见,但这样的联系在孤独症患者中受到了阻断。

多项研究发现,健康个体在人际交往中的注意点集中在他人的眼睛,以便理解他人的情感状态。而孤独症患者由于存在视觉注意分配策略的障碍,在日常与人交往的场合中,更多地注视人脸嘴巴附近的区域,而较少关注到眼睛,进而无法根据眼神判断他人的心理状态。这就造成了孤独症患者虽然身处的环境与健康个体相同,但所获取的信息却大相径庭。这是孤独症患者社会互动障碍,难以发展出正常社交技能的原因之一。

然而,孤独症患者对某些非社会性领域的特定刺激却可表现出兴趣。几乎每名孤独症患者都存在限制性兴趣,表现为对几种特定的物体极度感兴趣,并刻板地沉溺于对这几种物体展开活动。最为常见的限制性兴趣物体包括汽车、火车、飞机、电器和道路标志等。一般情况下,健康个体会自动注意到包括人的眼神、声音和动作等在内的社会性刺激,这是一种社会性倾向,而在孤独症患者中则不然。研究者发现在包含限制性兴趣刺激的社会场景中,孤独症患者表现出对社会性刺激的关注降低,而对限制性兴趣刺激的关注显著增高。对非社会性的限制性兴趣占据了孤独症患者过多的注意力,一定程度上阻碍了社交信息的有效输入,从另一方面造成了患者的社会适应不良。

(三) 社会认知与精神分裂症

社会认知是社会功能的认知基础,包括情绪认知及 ToM 等方面。以下 2 项研究分别从面孔情绪识别及失言觉察能力两方面对精神分裂症患者的社会认知功能进行介绍。

面孔情绪识别是一种通过面部表情,判断他人情绪并深入理解他人心理状态的能力。陈楚侨团队在一项研究中评估了 36 名平均病程 30 个月的精神分裂症患者,通过电脑测试评估其对面孔情绪的识别分类水平。在测试中,每张面孔图像都是"快乐-愤怒"这一情绪连续谱中的某个瞬间。为实现社会情境对被试者情绪识别的影响,被试者需要在接受提问时对面孔情绪进行识别、归类。这些问题可能是表扬、批评,或者仅仅是中性的疑问句。结果显示,精神分裂症患者在上述 3 种社会情境下,都更倾向于将模糊的情绪识别为快乐而非愤怒的情绪,提示精神分裂症患者在发病早期已表现出异常的面孔情绪识别。这从一定程度上解释了其与健康个体格格不入的互动模式。此外,该团队还发现精神分裂症患者未发病的兄弟姐妹在面孔情绪识别任务中表现出与患者非常相似的社会脑神经网络激活异常,只是其异常程度较患者稍轻,进一步提示了面孔情绪识别缺损可能是精神分裂症一个潜在的内表型。

近年来,越来越多的研究聚焦于精神分裂症的前驱期。前驱期与精神病发作的界限标准是自知力的保留程度,对精神症状的自知力在很大程度上受到社会认知的影响。国内张天宏等研究发现,精神病临床高危人群(即处于前驱期的人群)在失言故事识别、失言故事理解和无失言故事识别的得分均显著低于健康对照组人群。1 年随访中,转化为精神病性障碍患者的基线失言觉察能力明显差于未转化者,提示精神病临床高危人群ToM 受损严重的个体,其精神病的转化风险更高。精神病临床高危人群对他人心理活动状态的推测能力不足可能进一步加重其精神病性症状的程度。

> **案例**
>
> ### Baron-Cohen 版失言测试
>
> 李萍给她的朋友杨艳买了一个水晶花瓶作为结婚礼物。杨艳举行了一场盛大的婚礼并且收到了许多礼物。1 年后,李萍在杨艳家里吃晚饭,她不小心把一瓶酒碰倒了,掉在了水晶花瓶上,结果花瓶碎了。李萍说:"非常抱歉,我把这个花瓶砸碎了。"杨艳回答说:"没关系,反正我一点也不喜欢它,这是有人在我婚礼上送的。"
>
> 提问:请问故事中有没有人说了不该说的话? 如果有,那么是谁说了不该说的话? 为什么不应该说这些话? 你觉得她为什么说了这些话? 杨艳是否记得李萍送了她这个花瓶? 你认为李萍有什么感觉?

(四) 执行功能和注意力缺陷与多动障碍

注意缺陷与多动障碍(attention deficit hyperactivity disorder,ADHD)是最常见的儿童精神障碍之一,其核心症状为注意障碍、活动过度与行为冲动。1997 年,拉塞尔 A. 巴克利(Russell A. Barkley)等提出的抑制模型是目前影响最为深远的一种 ADHD 理论。他认为执行功能包括反应抑制、情感动机控制、工作记忆、语言内化和行为重组。而

ADHD 的核心缺陷是反应抑制缺陷,反应抑制功能异常导致了其他 4 个执行功能的继发缺陷。

反应抑制是执行功能的一部分,当大脑接收到外界环境变化的信息时,会产生必要的兴奋,同时也抑制不必要的兴奋,以便个体更好地适应环境。反应抑制包含认知过程早期阶段的认知抑制,以及认知过程晚期阶段的行为抑制。

认知抑制是对工作记忆中激活的认知内容或正在处理的认知过程的抑制。当信息进入工作记忆后,个体需要抑制无关信息的干扰,以使工作记忆更高效地运作,进而保证目标任务顺利完成。举个例子,在做阅读理解时,健康个体会就相关问题在文章中搜索答案,而 ADHD 患者却常会关注到一些与答题无关的信息。

行为抑制是指推迟做出反应或中断做出反应。巴克利认为,行为抑制涉及 3 个相互联系的不同过程:①抑制对一个事件初始的自发反应,做出一个新的反应;②停止一个正在进行的反应;③抑制与目标行为产生竞争的反应(即干扰控制)。巴克利认为 ADHD 患者在这 3 个行为抑制方面均存在缺陷。ADHD 患者的行为抑制缺陷导致其想到做某件事的时候往往会立刻去做。例如,不能克制自己不打断别人的谈话,经常表现得无法等待,无法延迟获得满足等。

第三节 | 行为与健康

随着社会的进步和发展,物质生活水平的不断提高,人们容易形成一些不利于健康的意识、习惯和行为,如不当的饮食、吸烟、吸毒、酗酒、过度网游,以及不端的性生活等。这些不健康的行为无时无刻不危害着人们的健康,影响着人们的工作、学习和生活。世界卫生组织经研究得出结论,当前能够影响人类健康和寿命的因素有以下 4 个方面:①生物学因素(指遗传和心理)占 15%;②环境因素(包括自然环境与社会环境)占 17%;③卫生服务因素占 8%;④个人行为与生活方式占 60%。这里所说的个人行为与生活方式是指人们受文化、民族、经济、社会、风俗、家庭和同辈影响而形成的生活习惯和行为,包含危害健康的行为与不良的生活方式。有很多现象和研究都表明,大多数急、慢性疾病,除了与个人遗传因素外,主要还与个人的生活习惯和行为密切相关。养成良好的行为习惯可以增进健康,使人更加积极向上,对社会做出更多的贡献。怎样让人们认识到自己行为对健康的影响,并改变不良的生活习惯和行为,提高生活质量,延年益寿,已经成为我们的一个课题。本节着重阐述的就是行为与健康的概念、健康行为的认知和影响因素,以及科学养成健康行为和习惯等。

一、概念

(一) 行为

行为是有机体在各种内外部刺激的影响下产生的活动,包括内在的生理和心理变化。在不同的范畴,行为的侧重面也不同:生理心理学主要从激素和神经的角度研究有机体行为的生理机制;认知心理学主要从信息加工的角度研究有机体行为的心理机制;社会心理学则从人际交互的角度研究有机体行为和群体行为的心理机制。根据产生的原因,行为可分为个体行为和群体行为;根据行为的功能,分为摄食行为、躲避行为、性行为和探究行为。

(二) 健康

健康是指一个人在身体、精神和社会等方面都处于良好的状态。躯体的健康包括两方面的内容:①主要脏器无疾病,身体形态发育良好,体形均匀,人体各系统具有良好的生理功能,有较强的身体活动能力和劳动能力,这是对健康最基本的要求;②对疾病的抵抗能力较强,能够适应环境变化、各种生理刺激,以及致病因素对身体的作用。传统的健康观是"无病即健康",现代人的健康观是"整体健康"。依据1978年《阿拉木图宣言》中关于健康的概念,健康应包含4个层次:生理健康、心理健康、道德健康和社会适应健康。健康行为亦应基于上述4个方面界定。因此,现代人的健康内容包括:躯体健康、心理健康、心灵健康、社会健康、智力健康、道德健康和环境健康等。

(三) 健康行为

健康行为是指人们为了增强体质、维持与促进身心健康和避免疾病而从事的各种活动。它是个体在躯体、心理、社会适应等方面均处于良好状态下的行为表现。1966年,卡塞尔(S. V. Kasl)和科布(S. Cobb)从疾病角度提出健康行为的经典3个分类:①预防性健康行为(preventive health behavior),涉及个体从事的自认为健康的,以预防或早期发现无症状疾病为目的的任何活动;②疾病行为(illness behavior),指那些自觉患病者从事的,以明确其健康状况和寻找合适治疗方法为目的的任何活动;③患者角色行为(sick-role behavior),指的是那些认为自己得了病的人所从事的以康复为目的的任何活动。

1984年,马塔拉佐(Metarazzo)按照行为是否有益,又将行为分为保护健康行为和损害健康行为。保护健康行为内容包括:①日常健康行为,合理营养、平衡膳食等;②戒除不良嗜好,不吸烟、不酗酒等;③避开有害环境行为;④预警行为,如事故发生后正确处置;⑤合理利用卫生服务资源,如求医行为等。损害健康行为则相反。

(四) 危害健康行为

指的是偏离个人、他人,乃至社会的健康期望,客观上不利于健康的一组行为。其主要特点为:①危害性,行为对个体、他人,乃至社会的健康有直接或间接的危害;②稳定性,行为非偶然发生,有一定强度的行为维持需保持相当的时间;③习得性,危害健康的行为都是个体在后天的生活经历中学会的。

危害健康的行为可以分为以下4类。①不良生活方式与习惯。生活方式一旦形成就有其动力定型,即行为者不必消耗很多的心智、体力,就会自然而然地去做的日常活动。不良生活方式则是一组习以为常的、对健康有害的行为习惯,包括能导致各种成年期慢性退行性病变的生活方式,如吸烟、酗酒、缺乏锻炼、高盐、高脂饮食,以及不良的进食习惯等。不良的生活方式与肥胖、心血管系统疾病、早衰和癌症等的发生关系密切。②致病行为模式。致病行为模式是导致特异性疾病发生的行为模式,国内外研究较多的是 A 型行为模式和 C 型行为模式。A 型行为模式是一种与冠心病密切相关的行为模式,其核心表现为不耐烦和敌意。有关研究表明,具有 A 型行为者冠心病的发生率、复发率和病死率均显著高于非 A 型行为者。C 型行为模式是一种与肿瘤发生有关的行为模式,其核心行为表现是情绪过分压抑和自我克制,爱生闷气。研究表明:C 型行为者宫颈癌、胃癌、结肠癌、肝癌、恶性黑色素瘤的发生率高出其他人 3 倍左右。③不良疾病行为。疾病行为指个体从感知到自身有病到疾病康复的全过程所表现出来的一系列行为。不良疾病行为可能发生在上述过程的任何阶段,常见的行为表现形式有:疑病、恐惧、讳疾忌医、不及时就诊、不遵从医嘱、迷信,以及自暴自弃等。④违反社会法律、道德的危害健康行为。吸毒、性乱等危害健康的行为属于此类行为。这些行为既直接危害行为者个人健康,又严重影响社会健康与正常的社会秩序。如吸毒可直接产生成瘾的行为,导致吸毒者身体的极度衰竭;静脉注射毒品,可能感染乙型肝炎和艾滋病;混乱的性行为可能导致意外怀孕,感染性病和艾滋病。

二、健康行为及其影响因素

(一) 健康行为的认知

不良行为、生活方式对健康的影响需要经过较长时间才能体现出来,使人们不易发现并理解不良生活方式与疾病的关系。很多时候,一种不良生活方式与多种疾病和健康问题有关,而一种疾病或健康问题又与不良生活方式中的多种因素有关,致使人们不易认清不良行为、生活方式的危害,加之行为的习惯性,改变起来难度较大。另一方面,不良生活方式广泛存在于人们的日常生活中,且具有这样或那样不良生活方式的人较多。当多种不良生活方式同时存在时,各因素之间能产生协同作用,互相加强。这种协同作用最终产生的危害,将大于每个因素单独作用之和。因此,需要十分重视行为生活方式对健康的影响,进而通过行为改善来提高人群健康水平。

人们要养成健康的生活习惯和行为,一定要懂得判定怎样才是健康的行为。健康行为从社会和医学角度来看,必须满足以下条件。①健康行为应概括人的身、心和社会方面均健康时的外在表现。比如,躯体健康的人,行为反应灵敏,活动精力充沛;心理健康的人,情绪活动有较强的自我控制力,思维言语符合理性,精神面貌正常;社会健康的人,其行为符合社会规范。②健康行为是不危害自己、他人,乃至整个社会的健康。③能及时、准确地感受外界条件的改变,正确调整自己的行为。人处于不断变化的自然、社会环境中,不同的情况下要以相应的行为对外界条件发生反应。

根据上述概念和含义,健康行为至少有以下几个基本特征:①有利性,行为表现对自身、他人和环境有益;②规律性,如起居有常,饮食有节;③合理性,行为表现可被自己、他人和社会所理解和接受;④行为强度在常态水平及有利的方向上,如语言表达行为、情绪行为和工作行为等;⑤行为同一性,表现在外在行为与内在思维动机协调一致,与所处的环境条件无冲突;⑥行为整体和谐性,个人行为具有的固有特征,与他人或环境发生冲突时,表现出容忍和适应。

一些常见的健康行为包括以下几种类型。

1. 健康的生活方式(healthy lifestyle)   是一种长时间的行为,如健康的膳食、有规律的体力活动、不吸烟及不酗酒等。美国学者布莱斯勒(Breslow)等依据对近 7 000 人为期 5 年半的研究,发现了 7 项与人们的期望寿命和良好健康显著相关的简单而基本的行为。它们是:每日正常而规律的三餐,避免吃零食;每天吃早餐;每周 2~3 次的适量运动;适当的睡眠(每晚 7~8 h);不吸烟;保持适当的体重;不饮酒或少饮酒。然而大多数人只能做到其中的一部分。

2. 健康相关行为(health-related behavior)   是指与疾病预防、增进健康,以及维护和恢复健康相关的行为。这类行为可以是自愿的,也可能是不自愿的;可以是直接以健康为目的的主动行为,也可以是遵守法律或规定的被动行为。

3. 自我保健行为(self-care behavior)   是指促进和维护自我健康而采取的行动。维护自身健康的行为,多指预防待定健康问题和疾病的自我治疗。

4. 卫生服务利用行为(healthy care utilization behavior)   它的范围包括从疾病预防、检查到住院的各个过程。比如,医疗机构的选择、接受服务的质量等,受多种因素影响,如经济、地域等。

5. 饮食行为(dietary behavior)   是指人们的饮食习惯和与食物消费相关的行为。它是维持生命的必需形式,在预防和管理慢性疾病中起重要的作用。饮食行为的改善过程中要注意,大多饮食行为的改善短时间内是不会出现明显改变的。改善饮食行为不仅要改善饮食数量,还要改进饮食的质量。要改善饮食还要具备一定的食物知识。

6. 成瘾性物质使用行为(substance-use behavior)   是指正当和不正当使用情绪调节物,如烟草、咖啡因、酒精、大麻和可卡因等,一旦滥用会引起很多个人健康问题,并产生很多社会问题。

7. 性行为(sexual behavior)   是指与性交、生殖和分娩等有关的行为。采取预防措施可以减少性传播疾病的蔓延和意外妊娠。

8. 冒险行为(reckless behavior)   是指让自己处于疾病、意外伤害,甚至威胁生命处境的行为。

（二）健康行为的影响因素

行为作为人类生理和心理活动的表现，具有一般规律的自然属性，又具有特殊规律的社会属性。

影响个体行为的因素也多种多样，可以归纳为以下几点：个体内部因素、物质环境因素、社会文化因素和公共政策因素等。从影响因素的作用来看，影响健康行为的因素则可分为：倾向因素、促成因素和强化因素。

1. 倾向因素　倾向因素（predisposing factors）先于行为，是产生某种行为的动机、愿望，或是诱发某行为的因素，包括学习对象的知识、态度、价值观和个人技巧等。①知识：是个人和群体行为改变的基础和先决条件。一般随着知识的增长和积累，需求和愿望也随之增大，并逐步渗透到信念、态度和价值观中去。可以认为知识是行为改变的必要条件，但不是充分条件。②信念：是指对某一现象或某一事物的存在确信无疑。信念通常来自父母及其他受尊敬的人。③态度：是指个体对人或对事物所持有的一种既有持久性又有一致性的，或者说是相对稳定的情感倾向，反映人们的爱憎。常以喜欢与不喜欢、积极与消极加以评价。④价值观：是指人们认为最重要的信念和标准。个人的价值观和行为的选择是紧密联系在一起的。但是自相冲突的价值观是相当普遍的。绝大多数人都希望健康而不愿意生病，希望长寿而不愿意短命。可是，有些人却不愿意为了保持健康而摈弃一时的欢乐和自我放纵，也不愿为预防疾病而忍受改变。因此，帮助人们解决健康价值观的冲突是健康教育的一项重要措施。

2. 促成因素　促成因素（enabling factors）是指促使某种行为动机或愿望得以实现的因素，即实现某行为所必需的技术和资源，包括保健设施、医务人员、诊所、医疗费用、交通工具和个人保健技术等。另外，政府的重视与支持、法律政策等也可归入该类。人群的健康行为与当地医疗服务、资源的可获得性和是否方便有很大的关系。因此，除了教育以外，还应把为人群提供、创建和改善卫生服务作为影响健康行为的必需条件。

3. 强化因素　强化因素（reinforcing factors）是使行为维持、发展或减弱的外界因素。例如，用奖励或惩罚使某种行为得以巩固或增强、淡化或消除。强化因素多指同事、父母、朋友，以及上司等亲密人员对健康所持的态度和采取的行为对个人健康观的影响。

倾向因素、促成因素和强化因素并不相互排斥，甚至相互交叉、相互作用。

三、科学养成健康行为和习惯

（一）人类的行为控制

人的行为具有多样性、适应性、动态性和可控性。人类控制自己行为的方法可以分为 2 个大的层面：一是自我控制；二是社会群体的控制。自我控制的主要目的是，使自己能与其他社会成员和谐相处。其方法称为"修养",包括自学、自省和自律等方面。而社会行为控制的主要目的,不但要使社会成员彼此之间能够和谐相处,还要使人类社会与自然环境之间也能和谐相处。对社会群体行为的控制又称为"统治"。其方法十分复杂,可以归纳为以下 4 个大的方面。①教育,教育是获得知识的主要方法和塑造灵魂的首要工作,也是控制社会行为、把握社会发展的根本办法。②律制,律制是社会群体为了适应生存环境的需要,而必须共同遵守的行为规范和准则。其内容包括典籍明定规则和非典籍明定规则两大部分。典籍明订规则就是指经过长久的积累所形成的自然规则已然得到认可,并订立成籍的规则(如各种行为规范等)。非典籍明订规则是指风俗、习惯、伦常、礼貌、道德、信义和"识做"等。③谋略,它是设谋者为了控制某些局部的社会群体行为而设计和有意布置的一种局部环境条件,其中包括虚假的信息和强制的手段。谋略是一种最普通、最常用的短期行为控制方法。④信仰控制,本文所讨论之"信仰"一词,并非专指文化、政治和宗教的信仰,而是泛指一种在社会中普遍存在的现象,即对某种文化思想、意识形态和价值观念,以及对某位领袖人物、某些特别事件(如战争)和某种特殊物体(如圣像),存在一种深信不疑、无限崇拜的现象。

(二) 健康行为的干预和改变

健康行为的养成,必须依据人类行为控制的特点,从生理心理学等各方面制订科学的方法来促成。

目前,应用较多的理论模式为:知信行模式、健康信念模式、计划行为理论、行为转变理论模式、合理行动理论,以及创新扩散理论等。

1. 知信行模式(knowledge attitude belief practice, KABP)   "知"为知识、学习,"信"为信念、态度,"行"为行为、行动。知识是基础,信念是动力,行为的产生和改变是目标。人们通过学习,获得相关的健康知识和技能;通过医学教育和自我学习等,逐步形成健康的信念和态度,从而促成健康行为的产生。

2. 健康信念模式(health belief model, HBM)   建立在需要和动机理论、认知理论和价值期望理论的基础上,关注人对健康的态度和信念,重视影响信念的内外因素。HBM 是第 1 个解释和预测健康行为的理论,由 3 位社会心理学家霍克鲍姆(G. Hochbaum)、罗森斯托克(I. Rosenstock)和科格斯(S. Kegels)于 1952 年提出。HBM 认为个体感知、积极采取行动、相信自己能采取推荐的行动是行为转变的重要因素。它被用于探索各种长期和短期健康行为问题,包括性危险行为与艾滋病的传播。此模式主要用于免疫接种行为、筛查行为、风险因素行为、患者的求医和医疗依从行为等方面。

3. 计划行为理论(theory of planned behavior, TPB)   是由阿耶兹(Ajzen)提出的,它是阿耶兹和菲什拜因(Fishbein)共同提出的理性行为理论(theory of reasoned action, TRA)的延伸。TPB 能够帮助我们理解人是如何改变自己的行为模式的。TPB 认为人的行为是经过深思熟虑的计划的结果。应用较广,如青少年饮酒行为、避孕套使用行为等。

4. 行为阶段转变理论模型(the transtheoretical model and stages of change, TTM)　也称为行为转变理论模式,是美国心理学教授詹姆斯·普罗察斯卡(James Prochaska)在1983年提出的。他认为人的行为变化是一个连续的、动态的、逐步推进的过程,在不同的行为阶段,每个改变行为的人都有不同的需要和动机,对目标行为会有不同的处理方式。它着眼于行为变化过程及对象需求,理论基础是社会心理学。TTM可分为5个不同的阶段,即没有准备阶段(precontemplation)、犹豫不决阶段(contemplation)、准备阶段(preparation)、行动阶段(action)和维持阶段(maintenance)。TTM适用于:控制烟草、酒精及成瘾性物质的滥用,慢性非传染性疾病人群的干预工作,艾滋病的预防等。以吸烟为例,①没有准备阶段:没有考虑要戒烟或在接下来的6个月不会考虑的时期。②犹豫不决阶段:考虑在未来6个月内倾向于戒烟的时期。③准备阶段:即将改变的时期,1个月内。确立目标,确定停止的时期,并且患者准备实施计划。④行动阶段:戒烟开始直到6个月。⑤维持阶段:持续戒烟至少6个月。

5. 合理行动理论(theory of reasoned action)　此理论认为人的行为是在主体意识支配下发生的,一系列的理由决定了行为动机。而人们所认为的合理性成为行为发生维持的主要原因。此理论广泛用于饮食行为、艾滋病预防行为、锻炼、吸烟和饮酒等方面。

6. 创新扩散理论(diffusion of innovations theory)　此理论描述了新思想、事物、技术与方法的传播过程,包括开始被接受、普遍认可,以及采纳,是一个创新事物被接受的模式,解释其发生的机制,并且预测新事物能否成功传播。它针对不同的创新和不同的目标人群采取适当的传播策略,主要应用于吸烟、饮酒、新药物使用、艾滋病的预防和计划生育等方面。

据统计,全球每年40%的死亡及1/3的健康寿命损失是由行为和生活方式的风险因素引起的。科学养成良好的健康行为和生活方式,已经成为人类生存和发展的重要因素。目前,健康行为的研究已在烟草控制、体育锻炼、肥胖干预、药物滥用、不安全性行为,以及免疫接种等很多方面得到应用,并在各个方面不断地推进和完善。

(苏　亮　王　渊　王　韬)

延伸阅读

(一) 行为与健康

故事背后的故事

看过大型纪实片《急诊室故事》吗?

故事一开始(第1季第1集),一辆救护车呼啸而来。一位50多岁的男性患者被推进了上海市第六人民医院(简称六院)的急诊抢救室,心跳、呼吸骤停。抢救室医护人员即刻投入了紧张的抢救中,心外按压-气管插管-开放静脉通路-肾上腺素静脉注射-室颤-除颤-再室颤-再除颤-心肺复苏成功-心电图检查-诊断明确-急性心肌梗死-急诊经皮冠状动脉腔内血管成形术(percutaneous transluminal coronary angioplasty,PTCA)-抢救成功-患者转危为安,整个抢救过程一气呵成。

事情过去了三年多,一位参加抢救的医师在外就餐,偶然看到一位熟悉的身影,这位不就是我们在第1季第1集抢救的患者吗?医师便上前询问,果然是那位患者。患者闻听是当时抢救他的医师,连连道谢,并讲起了自己的故事。他原来是一位从事餐饮业多年的老板,为了应酬,饮食不节制,又吸烟又喝酒,身体肥胖,并出现了胸闷、胸痛。他认为自己年轻,也没有足够重视,直到出现胸痛、晕厥,并有了"急诊室故事"。自重获新生以来,他戒了烟酒,节制了饮食,注重适当锻炼身体;听从医嘱,适时复诊就医,规则服药。现在,他虽然心脏装了支架,但是身体比发病前健康了,经过几次复查,心血管状况良好,又回到了自己的工作岗位。最后他感叹,以前一直没有感觉原来的生活方式有什么错误,也觉得喝点酒、抽点烟没有什么,直到生命出现了危险,才知道这些不良行为的危害性。幸好六院的医师给了他第2次生命,让他有了改正错误的机会,现在才深深体会到了当时的错误。他还说,他不仅要自己养成良好的生活习惯,保持健康行为,还要现身说法,让周围的人吸取他的教训,一起健康生活。

(二) 医患关系与沟通

老丁和王保安

看过纪实片《急诊室故事》的人都知道,六院急诊室有两位"网红",在多集故事中出现。一位是骨科医师老丁,还有一位是抢救室门口的王保安。

老丁是一位在骨科急诊工作了40多年的老医师,他的专长就是石膏固定。他在这个岗位上任劳任怨,兢兢业业,练就了一身"石膏功夫"。他最大的特点就是手不停、嘴也不停。不管哪个患者到他手上,他都会针对不同患者的病情、年龄、性别,甚至职业等情况,与患者沟通,有问必答,设身处地为患者着想。由于具有精湛的业务水平和和蔼可亲的态度,他得到了患者和家属的无比信任,建立了良好的医患关系。甚至连观看《急诊室故事》的观众都喜欢老丁医师,如果哪集老丁没有出现,就会有"怎么没有老丁医师""想看老丁医师"的弹幕跳出。

可爱的王保安的口头禅是"生命诚可贵",每当他在抢救室门口值班时,他都会严守他的岗位。他不仅了解抢救室的每位患者,还认识每位患者的家属。他曾经也是一位患者,他能深切地体会患者及患者家属的心情,和患者家属建立良好的彼此信任的关系。他在抢救室门口给患者家属关怀,也帮助医师做了很多病情的说明和解释工作。同时他也是一位敬业的保安,因为他的良好沟通,绝大多数家属都能很好地配合他的工作,为抢救室的封闭管理做出了很大的贡献。

（三）疾病诊治中的心理反应

手断了，怎么办

在纪实片《急诊室故事》第 1 季第 2 集中，骨科急诊来了一位患者。她是一位从外地到上海打工的中年女患者，在工作时右手不幸被机器搅伤，残肢被搅成几段，情况非常严重。患者开始就诊时，情绪还比较平静，她认为到了顶级医院就有顶级医师可以帮她再植断肢。但是当医师告诉她，这样的断肢是接不上的，患者顿时情绪崩溃，不等医师说完，立刻下跪，边哭边恳求医师。她怕医师不帮她，更怕失去自己的右手，以后再也没有办法谋生。此时六院的医师一边安慰患者情绪，一边针对患者的需求制订了断肢部分再植的手术方案，虽然成功的概率可能微乎其微。经过近 20 h 的手术，帮患者接上了部分断肢。患者也积极配合医师完成了手术。

在这个案例中，患者表现出急症患者典型的心理反应。急症患者起病急，他们开始时往往会对自己的病情抱有不切实际的幻想，当实际情况不能符合他们的预期时，便表现出情绪和行为上的强烈反应，如焦虑、恐惧、行为过激，以及对未来生活的不确定性感到惊恐等。患者此时既有安全的需求、生存的需求，也有被尊重的需求，他们希望得到医师的理解和支持。这时，作为医师，既要满足患者心理上的需求，又要考虑到患者的实际情况，制订最适合的治疗方案，让患者最大限度地得到最佳预后。当患者的需求得到满足时，他们便能很好地配合医师进行治疗。

（王 韬）

参考文献

［1］白波,杨志寅. 行为医学[M]. 2 版. 北京:高等教育出版社,2018.

［2］姚树桥,孙学礼. 医学心理学[M]. 5 版. 北京:人民卫生出版社,2008.

［3］Edwards J L, Crisp D A. Seeking help for psychological distress: Barriers for mental health professionals [J]. Australian J Psychol, 2017,69(69):218 - 225.

［4］Gazzaniga M S. Cognitive neuroscience [M]. 3rd ed. New York: W. W. Norton & Company, 2008.

［5］Golby J, Wood P. The effects of psychological skills training on mental toughness and psychological well-being of student-athletes [J]. Psychology, 2016,07(06):901 - 913.

［6］Goldstein E B. cognitive Psychology [M]. 3rd ed. Boston: Wadsworth Publishing, 2010.

［7］Herrman H, Saxena S, Moodie R. Promoting mental health: concepts, emerging evidence, practice [M]. World Health Organization, 2005.

［8］Russell J A. Core affect and the psychological construction of emotion [J]. Psychol Rev, 2003,110(1):145 - 172.

［9］Sadock B J, Sadock V A, Ruiz P. Kaplan and Sadock's comprehensive textbook of psychiatry [M]. 10th ed. Philadelphia: Wolterskluwer, 2017.

第 五 章　应激与应激相关的心理障碍

　　应激虽然只是一个不足百年的名词,但应激与应激反应在人类进化的历史长河中度过天地玄黄、宇宙洪荒的考验。在洪水、火山爆发、地震、战争、经济大萧条和人工智能时代(当然地球也经历了恐龙灭绝,一些地区生物种类的骤减),应激作为一种特殊的生理、心理机制,在人类的进化发展中,与我们维系健康和发生疾病之间有着千丝万缕的关系。应激推动生物体对环境的适应,维持、调节内稳态,维护人类的生存、繁衍和健康。应激也与各种疾病的发生、发展和转归密不可分,一直是医学、生理学、心理学和社会学等学科研究的热点。

第一节 | 应激的概念

　　在 20 世纪 20 年代之前,"stress"一词没有当代内涵,其衍生于拉丁语"*stringere*",原意是"痛苦"。应激一词的含义包括物理学上的应力(即反作用力),心理学上的压力、紧张、焦虑,生理学上的应激反应,以及词义上的逆境、困苦等。随着学者们对应激问题的关注、医学心理学对应激概念的解释及对应激问题的研究深入,应激的概念在不断发展。

　　应激一词最早由坎农使用,他首次对动物和人类应对危险的方式进行了科学描述。他发现其在遇到危险环境时,会触发一系列活动,使身体做好防御、挣扎,或准备奔跑到安全的环境,他将这种反应称为"战斗或逃跑反应",创造了"fight or flight"这个术语,并且扩展了伯纳德的"稳态"概念。他在 1932 年首次出版的著作《身体的智慧》中推广了他的理论。战斗或逃跑反应(也称为过度警觉,或急性应激反应)是一种感知及响应有害事件、攻击,或生存威胁的生理反应。当时生物学界和心理学界偶尔使用这个术语来指代精神紧张,或者可能导致疾病的有害环境因素。"压力会影响人们的身心健康"早已被公认。

　　塞里通过大量的观察和实验发现,不同的刺激源作用于机体,会导致一系列类似的、非特异性的生理变化。他将这些非特异性的改变称为"全身适应综合征"(general adaptation syndrome,GAS),并认为应激就是机体对紧张刺激物的一系列非特异性的适应反应。GAS 是机体通过下丘脑-垂体-肾上腺轴对有害刺激所做出的防御反应的普遍形式。他将 GAS 分为警戒(alarm)、阻抗(resistance)和衰竭(exhaustion)3 个阶段。

①警戒期:是机体为了应对有害环境刺激而唤起体内的整体防御能力,故也称动员阶段。②阻抗期:如果有害刺激持续存在,机体通过提高体内的结构和功能水平以增强对应激源的抵抗程度。③衰竭期:如果继续处于有害刺激之下或有害刺激过于严重,机体会丧失所获得的抵抗能力而转入衰竭阶段。塞里的应激学说对应激理论研究有重要作用(图5-1)。

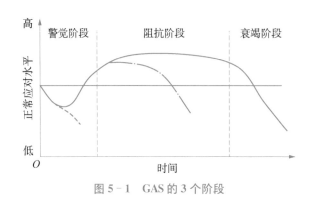

图5-1　GAS的3个阶段

在20世纪六七十年代,实验仪器与科学技术有很大的进展,研究脑与内分泌之间关系的神经内分泌学领域也急速扩大。于是有人对塞里关于非特异性反应的论述提出异议。美国国立卫生研究院(National Institutes of Health,NIH)的科特·戈德斯坦(Kurt Goldstein)指出,对任何需求的非特异反应的概念化是与进化论思想矛盾的。实际上应激反应具有一种"原始的特异性",它在对情境的进化性适应期间构成"处理"的意义,应激反应像所有处理一样进化并且依赖认知,如察觉应激源的意义、个体察觉应对的能力、遗传因素,以及学习的效应(条件化)等。

拉扎勒斯作为美国应激理论的现代代表人物之一,对情绪和适应做了大量的研究。关于应激反应的应对过程,他提出了认知评价的重要性,认为生活中的其他因素都是以认知评价为转移的。他认为情绪是人与环境相互作用的产物,在情绪活动中,人不仅反映环境中的刺激事件对自己的影响,同时可以调节自己对刺激的反应。情绪活动必须有认知活动的指导,这样人们才能了解环境中刺激事件的意义,选择适当的、有价值的行为反应。在情绪活动中,人们需要不断地评价刺激事件与自身的关系,主要有3个层次的评价:初评价、次评价和再评价。①初评价(primary appraisal)是指人确认刺激事件与自己是否有利害关系,以及这种关系的程度。只要人们处在清醒的状态下,这种评价随时随地都会发生,这是人生存适应的一个重要方面。②次评价(secondary appraisal)是指人对自己反应行为的调节和控制。它主要涉及人们能否控制刺激事件,以及控制的程度,也就是一种控制判断。在这种评价过程中,经验起着重要的作用。③再评价(reappraisal)是指人对自己的情绪和行为反应的有效性和适宜性的评价,实际上是一种反馈行为。

总而言之,应激是机体对各种刺激经过个体的认知评价后的反应,强调各种刺激作用下的反应,着重于反应过程,如战斗与逃避、GAS等;强调个体对刺激的评价,着重于个体的认知评价、个人经历、个性特征、应对方式及社会支持等。应激源是引起机体应激反应的刺激物,战争、自然灾害、离异和金融危机等。机体只对可能触发情绪唤起的需求才有应激反应,而不是对任何需求都有非特异性应激反应。情绪性唤醒是感到威胁或危害时引起的,即应激反应是由察觉到的威胁、危害或挑战所介导。对所有的需求并非只有一种非特异性应激反应。事实上,根据个体察觉到的刺激是威胁、有害事件、丧失或挑战,会有不同的反应发生。

近40多年来,随着应激理论研究的发展和深化,以及系统论和控制论在各学科的渗透,学术界逐渐接受心理应激实际上不是简单的因与果的关系,也不是刺激反应的过程,而是多因素相互作用的整合系统的理念。

如图5-2所示,应激是在应激源存在的条件下,通过对应激源的认知评价,在多因素的作用下,个体对应激源的反应。应激是由个体受应激源影响所产生的生理反应、情绪、行为和认知反应过程等多个成分共同构成的。

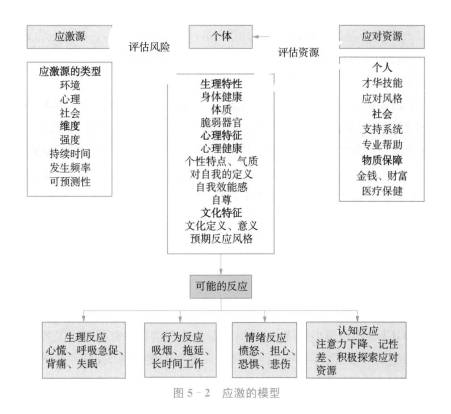

图5-2　应激的模型

一、急性应激

急性应激反应(acute stress reaction,ASR),也称急性应激障碍(acute stress

disorders，ASD)、心理休克，是一种心理状态，是对恐怖或创伤事件的反应，或是由目睹一场创伤事件而产生的。它能在个体内部引发强烈的情绪反应。急性应激是最常见的应激形式，以往称为急性心因性反应，是指由突然而来且异乎寻常的强烈的创伤事件所引起的一过性精神异常，具有典型的、清晰的发作和消退模式。ASR 一词最初是用来描述第一次和第二次世界大战期间士兵的症状，因此也被称为战斗应激反应。在 1994 年的《精神障碍诊断与统计手册》(第 4 版)(*Diagnostic and Statistical Manual of Mental Disorder IV，DSM-IV*)中，美国精神病学会(American Psychiatric Association，APA)正式纳入了 ASD 这个术语。在此之前，在第 1 个月的创伤中有症状的人被诊断为适应障碍。根据《精神障碍诊断与统计手册》(第 5 版)(*Diagnostic and Statistical Manual of Mental Disorder 5，DSM-5*)，ASR 指的是暴露于创伤性事件后 48 h 内的症状；ASD 的定义是 48 h 后的症状，直到事件过去 1 个月。ASD 以急剧、严重的创伤事件为直接原因，患者在受刺激后立即(1 h 之内)发病。ASD 的常见症状是麻木、情感分离、缄默，现实感丧失，人格解体，心因性遗忘，对经历的创伤事件和思想的重新体验、做梦、闪回，以及对事件的回避。在这段时间里，患者存在焦虑症状和至少 1 个基本功能的损害。症状至少持续 3 d，最多不超过 4 周，并发生于创伤事件之后的 4 周内。如果压力处理不当，ASR 可能发展为 PTSD。ASR 的特点是令人厌恶的事件的重现和回避，以及在最初暴露于创伤事件后的普遍高度警惕。

　　ASR 的发作与交感神经系统中的特定生理活动相关，直接和间接地使肾上腺和肾上腺髓质释放肾上腺素和去甲肾上腺素。这些儿茶酚胺类激素立即触发心率和呼吸加快、血管收缩等生理反应。神经感受器部位大量的儿茶酚胺有助于促进自发的或直觉的行为，这些行为通常与战斗或逃跑反应有关。ASD 与之前的 PTSD 有区别，如果症状持续 1 个月以上，就会发展成 PTSD。因此，ASD 可以被认为是 PTSD 的急性期。

二、慢性应激

　　按照持续时间长短，应激可以分为急性应激和慢性应激(chronic unpredictable stress，CUS)，CUS 作用虽小但持久，CUS 和紧张性生活事件有着密切关系。如工作压力、家庭慢性或持续的应激可能导致能力和适应水平的逐渐减低，很多疾病就是这样演变而来的。塞里在 1936 年发展了他的 GAS 理论，发现长期处于应激下的人也会经历下丘脑-垂体-肾上腺轴功能的逐渐耗损，继而发展成心脏病和高血压等疾病。塞里认为心身疾病可能是由激素水平提高引起的 CUS 的影响导致的。他对急性和慢性应激反应的研究将应激引入了医学领域。这 2 个研究都涉及恐惧处理途径，CUS 的症状包括焦虑、抑郁、社交孤立、失眠、头痛、腹痛、背部疼痛，以及注意力难以集中等。大多数研究发现，CUS 会增加个体罹患精神疾病和某些生理疾病的风险，尤其是心血管疾病。

第二节 应激源

应激源是作用于个体,使之产生反应并处于应激状态下的各种刺激。人具有生物、心理和社会学特性,在生存和参与社会生活过程中,无时无刻不经历着自然和社会的变化及个体自身生理和心理的变化。这些引起变化的刺激都可能成为应激源。

在人类社会和平年代,从应激系统模型的角度来看,应激源就是发生在我们周围的各种生活事件。在许多文献中,往往将生活事件和应激源作为同义词来看待,探讨生活事件与健康的关系也是应激研究最活跃的领域。在应激过程模型中,生活事件的内容很广,许多事件还相互牵扯、交织在一起,可以从现象学角度对生活事件内容进行分类、归并。生活事件有很高的跨文化一致性,即在不同民族和不同文化背景下,以下几类生活事件仍具有普遍性。

一、工作事件

很多现代化的工作环境或工作本身就具有极强的紧张性和刺激性,易使人产生不同程度的应激反应。①长期从事的高温、低温、噪声和矿井等环境下的工作。②高科技、现代化需要高度集中注意力和消耗脑力的工作。③长期远离人群(远洋、高山和沙漠等)或高度消耗体力及威胁生命安全的工作。④经常改变生活节律,无章可循的工作。⑤长期从事的单调、重复的流水线工作。⑥社会要求和个人愿望超出本人实际能力限度的工作等。这些都可成为心理应激的来源。

二、家庭事件

这是日常生活中最多见的应激源。住房拥挤,经济拮据,家庭成员之间关系紧张,夫妻关系不和,子女管教困难,有长期需要照顾的老年人、残疾人,爱人患病、死亡,本人患病、外伤、手术等,都可成为长期、慢性的应激事件。

三、人际关系事件

包括与领导、同事、邻里及朋友之间的意见分歧和矛盾冲突等。

四、经济事件

包括经济上的困难或变故,如负债、失窃、亏损和失业等。

五、社会和环境事件

每个人都生活在特定的自然环境和社会环境中,自然灾害、战争和动乱、社会变革、环境污染、交通拥挤和竞争加剧等,都会成为应激源。研究证明,在和平年代,人际冲突、人际关系矛盾和经济压力是比较重要的生活事件。

为了定性与定量地衡量生活事件成为应激源时对人的影响程度,霍尔姆斯(T. H. Holmes)和雷赫(R. H. Rahe)编制了一个评估常见生活事件引发应激程度的量表。他们对 5 000 人进行调查,根据调查结果,编制了"社会再适应评定量表"(social readjustment rating scale,SRRS),并以生活变化单位(life change unit,LCU)来反映可能引起应激的强度。该表将引起应激水平最高的配偶死亡的 LCU 定为 100,其他生活事件均与之参照对比后给予赋值,最后获得了一份 43 项生活事件的 LCU 排序表(表 5 - 1)。

表 5 - 1   SRRS

生活事件	LCU	生活事件	LCU	生活事件	LCU
丧偶	100	财政状况变化	38	工作时间或条件改变	20
离婚	73	亲密朋友亡故	37	搬迁	20
夫妻分居	65	改行	36	转学	20
监禁	63	夫妻争吵次数变化	35	娱乐活动变化	19
家庭近亲死亡	63	中量抵押或借贷	31	宗教活动变化	19
个人受伤或患病	53	丧失抵押品	30	社会活动变化	18
结婚	50	工作职责变化	29	小量抵押或贷款	17
解雇	47	儿女离家	29	睡眠习惯的变化	16
复婚	45	姻亲间纠纷	29	一起生活的家庭人数变化	15
退休	45	显著的个人成就	28	饮食习惯的变化	15
家庭成员健康的变化	44	妻子开始或停止工作	26	假期	13
妊娠	40	入学或毕业	26	圣诞节	12
性生活问题	39	生活条件的变化	25	轻度违法	11
家庭新成员的出现	39	个人习惯的改变	24		
工作变动	39	与上司发生纠纷	23		

这个量表是对生活事件在整个人群中影响程度的评估,反映了对整个人群影响的平均水平。最后得分为各项生活事件的 LCU 相加之和。如果一个事件发生在过去的 1 年,得分≥300 分意味着个人患疾病的风险较高;得分在 150～299 分意味着患疾病的风险适中;得分<150 分意味着个人患疾病的风险轻微。虽然该量表指标忽略了个体的年龄、性别和认知态度等方面的影响。但是,该量表的问世为精神医学、心理卫生及心身医学的流行病学及病因学等方面的研究提供了一个客观的评价工具,具有划时代意义。

第三节 | 应激反应

应激是当机体内环境稳态受威胁时,特别是在情境无法控制和无法预测时,机体为了维持内稳态而产生的一系列特异性和非特异性的生理和心理反应。在应激条件下,大脑需要实时监控与评估内外部刺激变化,调节机体最佳的应对反应,提高适应与生存能力。另一方面,应激本身诱发的生理与心理反应,又会极大地干扰和抑制大脑高级认知功能,甚至导致不可逆转的应激性精神障碍和疾病。

塞里通过动物实验认为,应激是内、外环境中各种刺激作用于机体时,机体所产生的非特异性反应,表现为一种特殊症状群,各种不同因素都引起相同的应激反应。面对应激源时,机体正常、有序的内稳态迅速失衡,并伴随一系列非特异性的生理与心理应答反应。其中,生理反应主要包括交感神经系统和下丘脑-垂体-肾上腺轴系统高度兴奋。前者导致心跳加快、呼吸急促、全身发热及出汗等非特异性反应,后者导致糖皮质激素等神经内分泌激素的分泌。应激状态下,人会经历精神高度紧张、焦虑和烦躁等心理体验。这些生理和生化方面的变化分为 3 个阶段(见图 5 - 1)。

一、警觉阶段

当机体受到伤害性刺激之后,在最初的一个短暂的过程里出现"休克"现象,然后产生生理、生化的一系列变化,进行体内动员和防御。主要表现有肾上腺活动增强、心率和呼吸加快、血压增高、出汗和手足发凉等。

二、阻抗阶段

生理和生化改变继续存在,ACTH 和肾上腺皮质激素分泌增加,机体调动了全部资源,生物适应性也处于最高水平。糖皮质激素的释放会影响机体的免疫功能;盐皮质激素则可导致体内钾、钠等电解质平衡失调;抗利尿激素分泌增加可致水潴留。长期抵抗会耗尽机体资源,导致机体衰竭和崩溃。但塞里指出,在大多数情况下,应激只引起这 2 个阶段的变化,且绝大多数是可逆的,机体功能可恢复正常。

三、衰竭阶段

如果刺激源持续存在,阻抗阶段过长,机体最终将进入衰竭阶段。淋巴组织、脾脏、肌肉和其他器官发生变化,导致躯体的损伤而患病,甚至死亡。

塞里认为,这 3 个阶段均是垂体-肾上腺皮质系统激活的表现。应激是机体对紧张刺激物的一系列非特异性的适应反应,主要局限于生理、生化方面的改变,他将这些非特异性的改变称为 GAS。目前研究发现,调节应激反应的关键是下丘脑-垂体-肾上腺轴系统的过度激活,性激素[如睾酮(testosterone,T)、雌二醇(estradiol,E_2)]及神经肽[如 CRH、精氨酸血管升压素(arginine vasopressin,AVP)和催产素(oxytocin,OXT)]等都在应激反应调节中起重要作用。研究发现,在应激的任何一个阶段,一旦应激源的强度过大,或应对反应无力,机体随时有可能不经过典型的 3 个阶段发展而直接进入衰竭状态,甚至死亡。

心理应激反应的表现如同生理应激反应一样非常复杂,进入相应阶段的顺序、每个阶段持续时间的长短及相应的表现等,常因事件严重程度、突然性、个体的内在素质及社会支持、干预等而有所不同。

泰勒认为从社会进化和神经内分泌(应激下分泌更多催产素、雌激素和类阿片等)的角度来看,应激反应存在性别差异。他提出女性在应激环境中更希望得到社会支持,以获得安慰和保护,缓解焦虑情绪。她们在应激状态下表现出更多友好的社交行为以保持良好的社会关系。研究人员发现,应激会导致女性产生建立亲密关系的反应,而战斗或逃跑反应更多地出现在男性中。分析发现这种性别差异是因为男性和女性在进化过程中扮演着不同的角色,这与关于人类早期行为进化观点的讨论相吻合。女性通过照顾自己的需要来确保后代的安全,通过建立亲密关系来应对应激反应促使女性可以更好地保护她们的后代,加入社会团体可以减少脆弱性。

应激对情绪的影响,很大程度上取决于个体对应激的认知和应对方式(图 5 - 3)。积极应对者往往更善于使用一些积极和健康的方式去面对和认知应激源和应激影响。为此,对应激的认知和应对方式的恰当调节,不仅能降低人们患应激相关疾病的风险,而且还能增强其面对应激源时的适应能力。

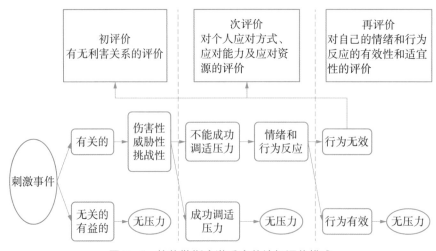

图 5 - 3   拉扎勒斯应激反应的认知评价模式

第四节│应激对机体的影响及其转归

　　生活中,个体每天面临着各种各样的应激事件(如考试、超负荷工作、不良人际交往、生活环境差、家庭重大事件和自然灾害等)。从心理学上讲,应激是由真实的或预期的威胁而造成机体内稳态平衡的破坏。应激是把双刃剑,其产生有积极作用,能够让个体迅速集中资源应对紧急情况。但过度的应激也会影响身心健康,导致各种生理疾病(如甲亢、冠心病等)与心理疾病(如焦虑、抑郁等)。从已有的研究结果来看,应激的诱发使脑功能由前额叶自上而下的调控转变为皮层下身体组织自下而上的影响,进而影响个体的心理和行为。在一些情境(如自然灾害、交通事故等)下,应激会增加人们的合作助人行为;而另外一些应激事件(如工作压力、环境拥挤等)却会让人变得更加冷漠,甚至对外界产生敌对情绪。应激是众多生理与心理疾病的风险因素,不仅影响个体幸福感和生活质量,还会引发应激相关的精神障碍和疾病。

一、应激对生理的影响

　　面对应激时,大脑对内、外刺激的警觉和敏感性极大提高,往往倾向于优先注意和处理当前紧急信息,以便提高机体适应环境的能力和生存概率。应激被诱发后引起心理、生理和行为上的反应,包括快速的交感神经系统兴奋和慢速的下丘脑-垂体-肾上腺轴反应2种。

　　交感神经系统兴奋的反应通常被称为战斗或逃跑反应,表现为脉搏和呼吸频率加快、瞳孔扩张、焦虑和高度警觉。交感神经系统还会刺激骨骼系统和肌肉系统,输送更多的血液来进行应激应对。同时,交感神经系统会抑制消化系统和泌尿系统以便血液流向心脏,以应对身体的战斗或逃跑反应。这些在GAS的警戒阶段扮演重要角色。

　　一般情况下,当一个人处于一种平静的、未受刺激的状态时,大脑蓝斑位点的神经元的"激活"是最小的。新的刺激一旦被察觉,就会从大脑的感觉皮层通过丘脑传递到脑干。这条信号通路的激活增加了蓝斑中去甲肾上腺素的合成与分泌,使人对环境保持警觉和关注。当评估发现应激源是一种威胁时,蓝斑位点放电会更强烈、更长久,持续激活自主神经系统的交感神经。交感神经系统的激活导致去甲肾上腺素从神经末梢释放,作用于心脏、血管、呼吸中枢和其他部位。研究表明,ASD患者的右杏仁核和前额叶皮质都过度活跃,这2种结构都涉及恐惧处理途径。

　　对于健康的人来说,自主神经系统的2个分支保持着动态平衡。当遇到危险时,人们先是紧张,通过发起战斗或逃跑反应来帮助机体应对压力。危险过去后,是放松,副交感神经开始接管机体的生理变化,如降低心跳频率、放松紧张的血管、松弛骨骼肌。副交感神经反应被通俗地称为"休息和消化反应",副交感神经系统刺激消化系统和泌尿系统,以便向这些系统输送更多的血液来增强消化和代谢。

二、应激对情绪的影响

应激对情绪的影响,很大程度上取决于个体对应激的认知和应对方式,积极应对者往往更善于使用积极和健康的方式去面对和认知应激源和应激影响。应激本身往往伴随着一系列情绪变化,包括生理唤醒、高度紧张、焦虑、恐惧和兴奋等,这些会影响个体对情绪的识别、记忆、管理和调控及应对能力。应激能够提高大脑警觉并增强对情绪性敏感刺激的觉察、注意、识别和记忆能力;应激也会引起如过度焦虑、担忧和过度敏感等不良情绪,甚至导致应激相关情绪障碍。通常,在应激条件下,人们往往对负性情绪的关注、识别更快,记忆更持久。

应激对情绪管理和调控能力的影响主要与前额叶和边缘叶神经系统有关。对性虐待创伤性应激障碍的研究发现,患者对负性情绪的反向调节能力明显受损,伴随前额叶和顶叶的激活程度降低。经历阿富汗战争的士兵在情绪性刺激加工时,杏仁核和脑岛激活水平更高,杏仁核与脑岛和背侧扣带前回之间的功能连接与有无战争经历似乎没有明显关系,但却与个体对战争的恐惧体验密切相关。

三、应激对认知功能的影响

应激对学习与记忆的调节作用是复杂多面的,有促进、抑制或两者并存等效应。这些效应的产生,往往取决于应激与学习和记忆过程在时间上的偶合关系、不同学习与记忆加工过程(如编码、提取和巩固)和记忆类型(如程序记忆、陈述记忆)等多种因素。从认知加工的角度来讲,在应激状态下,因紧迫性需要,加之精神高度紧张、敏感和烦躁,大脑更偏爱于用一种快速、泛化性策略来处理信息,而陈述记忆策略受到抑制。这样有利于大脑快速觉察各种危险信息,但可能导致不同记忆表征之间离散度低,甚至模糊。所以容易导致记忆表征被过度泛化,进而引起记忆偏差面。在应激状态下,大脑往往对那些与应激源本身有关的威胁性高、负性体验深的事件记忆更持久,如经典的闪光灯记忆效应。然而,大脑对其他周边事件学习与记忆的准确性偏低,甚至会引起记忆扭曲或偏差,如经典的目击者记忆和虚假记忆效应等。

在应激中,应激对执行功能的促进和抑制作用,取决于任务难度和应激强度及两者之间的交互关系。对于难度适中的认知任务而言,轻度或适中应激能有效促进执行功能,高强度应激则损害执行功能。应激对高难度认知任务的调节作用较为复杂,因为高难度认知任务本身就能诱发个体处于应激状态。

应激对注意的调节作用主要与额顶叶关系密切。利斯顿(C. Liston)等考察了考试应激对注意能力影响的脑机制,发现经历 1 个月备考的心理应激后,被试者注意转移能力降低,应激引起背侧额顶叶注意网络(含背外侧前额叶和左侧后顶叶)、双腹侧和前运动区之间的功能连接显著降低,而左侧背外侧前额叶与颞叶视觉加工区域之间的功能连接增强。这些结果表明,长期心理应激损害了额顶叶注意网络之间的连接,造成注意控制能力下降。不过,这些抑制效应在考试结束 1 个月后消退或可逆。应激对生理、心理、情绪及大脑认知和功能的影响是否可逆,不仅仅取决于应激强度、作用时间,以及个体差异等因素。

第五节 | 决定应激反应强度及后果的因素

应激反应的强度及后果取决于与应激相关的应激源、应激主体(个体)及其所处的环境等 3 个方面。

一、应激源

应激的发生明显与应激源有关,但是并非所有的生活事件均会导致应激,导致应激主要与应激源的强度、可预测性、可控制性、数量及累积作用,以及性质等特点有关。

(一) 应激源的强度

当刺激达到一定阈值后,一般情况下,应激反应的强度与应激源的强度呈正相关,即弱刺激引起弱反应,强刺激引起强反应。但当刺激强度超过某个界限时,机体的反应强度不再增加,甚至反而下降,这可以理解为一种保护机制。

(二) 应激源发生的可预测性

麦克马瑞(T. McMurrain)曾将生活事件区分为渐进性、消耗性及冲击性事件 3 类。这 3 类事件对个体的影响程度明显是不同的。一般来势突然、没有思想准备的急性刺激,不能预测的刺激,以及持久、消耗性的刺激,对个体影响较大,如亲人突然的、意外的死亡。而患病卧床多年、久治不愈的亲人亡故,产生的应激反应相对较小。

(三) 应激源的可控制性

生活事件的可控制性与个体的应激反应强度关系密切。当人们感到对所发生的生活事件可控制时,自信心较强,能理智、有策略地应对。但当人们感到所面临的问题和事件是不可控制的时,就会丧失信心,处于无奈的境地,听天由命,如遭遇地震、火山爆发等自然灾害。

(四) 应激源的数量及累积作用

对于单一的刺激,由于个体较易应对,引起机体的应激反应较小。当短时间内发生多个刺激时,就会超出机体的承受能力而令人感到无法适应。

（五）应激源的性质

各种生活事件对人的影响程度不同,正像霍尔姆斯和雷赫编制的 LCU 评定表一样,每个生活事件均有不同的等级,分值越高影响越大。而对于个体而言,任何事件可能均有不同的意义,正性事件与负性事件对人的影响不同。尽管负性生活事件对人的影响较大,但晋级、提升等正性事件可能意味着更大的困难。

二、应激主体

个体是发生应激的主体,应激的发生情况主要与个体的需要、认知评价、人格特点、经历与适应性、心理防御机制的运用和应对方式、功能状态和遗传基础等特点有关。这其中既包含了长期存在着的,如人格特点、遗传基础等,也包括了一些"临时性"的内容,如功能状态、需要等。

（一）需要

需要反映了个体的需求,包括内部和外在条件两方面。需要是人产生动机的原动力,需要的满足与否与挫折、情绪等密切相关。当事件的发生与需要吻合时,常被归类于正性（良性）事件;而与需要相反或不吻合时,即使事件本身在大多数人看来是好事,但对某一具体的个体而言,则可能被归类为负性事件。如原拟赚 100 万元,但实际只有 50 万元;原以为会考第 1 名,但实际考了第 3 名等。

（二）认知评价

正如在野外和动物园里人们看到老虎的反应不同一样,应激反应不纯粹是应激源直接作用的结果。拉扎勒斯提出应激源引起 GAS 及其他应激反应,非应激源本身所致,而是建立在个体对应激源的认知评价的基础上。对应激源的认知评价,在应激的初期、中期和末期均发挥着巨大的作用。认知模式关系到人们习惯性的思维方式,当人们把不良事件归结为具有普遍意义的、自身的和稳定不变的原因时,就会抑郁,产生无助感,易出现健康问题。另一方面,对自己适应能力的估计,也可能在一定程度上影响个体的适应水平。适当估计自己的应对能力,适时地利用各种社会支持,可在面对应激时取得良好的适应;过高地估计自己的应对能力或对应对能力缺乏信心,都有可能在面对应激时显得手足无措,从而导致强烈的应激反应。

（三）人格特点

人格特征影响着个体的适应能力。对于同一件事,不同性格的人的反应不同,事件对他们的影响程度也不同。一个性格乐观、开朗的人,对人表现热情、坦率,易于与人交往,乐于助人,在人际关系中出现的矛盾相对较少。即使遇到困难,也能保持沉着、冷静,善于应对,在应激过程中表现出较强的耐受性。相反,过分内向、懦弱、拘谨和意志薄弱的人,一旦遇事,常会惊慌失措,缺乏信心,对应激的承受能力较差。此外,某些人格特征具有对一些疾病或问题的易感性,如物质依赖者多具有外向、易紧张、神经质和压抑等特征，A型行为与高血压病等患者在遭遇应激时较其他人群更易出现物质依赖、高血压等现象。

（四）经历与适应性

以往的生活经历通常决定了个体的适应能力，影响其对变化及困境的顺应性。经历丰富，遭受过磨难，且能从磨难中吸取教训、总结经验的人，常善于应对各种困境。因此，在一个人成长过程中，为了迎接及战胜今后可能遇到的各种困难，挫折教育是必不可少的，这好比"应激接种"。然而，经历对人今后的适应也未必都是有益的。如果童年不良的或应对失败的经历未能及时、有效地修复并从中总结经验，那么，再次遭遇同样的经历时，则可能出现"过敏"现象，难以耐受。

（五）心理防御机制的运用和应对方式

心理防御机制是每个人都具有的心理自我保护机制，应对方式是个体针对应激所采取的行为方式，两者对于个体免遭毁灭性的打击有着极其重要的作用。不同的个体运用心理防御机制、采取应对方式的差异和熟练程度，在很大程度上决定了应激反应的程度和结局。

（六）功能状态

由于个体的功能状态不同，机体在应激过程中对应激源的耐受性也不同。当机体处于过度疲劳、饥饿、月经期、妊娠期、产褥期、幼年期、更年期、老年期，或者处于各种生物、物理、生化损伤导致的功能削弱的状态下及疾病恢复期时，机体对应激的耐受性降低。

（七）遗传基础

遗传决定了人的器官反应类型及反应方式。人在获得遗传基因及胎儿发育期时，可能存在某个系统、器官或环节上的薄弱，或者是某一功能的范围有限。因此，在遭遇应激源时，各人就有可能因为这些差异而出现不同的应激反应及结局。如在实验条件下，紧张致胃肠反应阳性者，应激时易出现胃溃疡；紧张致血管阳性者易患高血压病等。

三、环境因素

决定应激强度及后果的因素除了与应激相关的应激源、应激主体（个体）之外，就是与我们生活所必须依靠的环境因素。环境因素包括相对自然环境与社会环境两方面，社会环境因素则包括社会支持及干预等。

（一）自然环境

是指人类赖以生存的环境，主要包括气候、温度、相对湿度，以及自然资源等自然条件。这些自然环境既是我们生存的必要条件，也是我们抵御各种压力、挑战和冲击时必须依靠的。在遭遇应激源冲击时，不同条件下的人，因可利用的资源不同、可修复的程度不同等,遭受打击的程度及应对的难易度等也迥然不同。

(二) 社会环境

与社会环境的接触、交流,以及获得社会支持,对于个体的成长、生存等均有重要意义。社会支持是指个体通过社会联系所能获得的他人的精神和物质上的支持与帮助。社会联系的对象常包括家庭成员、朋友、同事和社会团体等。在众多的社会联系中,社会支持最重要的来源是配偶及其他家庭成员,其次是朋友和同事。社会支持主要是指从社会各方面获得的精神上的支持,发挥"缓冲"作用。社会支持以感知到的主观感受与体验为主,尽管感知到的未必就是真的,但这对于遭遇应激的个体而言却十分重要。当然,社会环境除了社会支持、干预外,还可能包括社会文化环境、社会习俗和社会意识等因素。

第六节 | 应对应激

生活不可避免地充满压力,面对应激环境的时候,第 1 步就是确定应激源。有些应激源,如遭受身体伤害或发现自己的房子着火,几乎对每个人来说都是威胁。然而,还是有许多其他的压力源可以用不同的方式来定义,这取决于个体的生活状况、人格特质、人际支持、应对能力,以及对这种能力的自我评估。按照拉扎勒斯的观点,情绪是个体对环境事件感觉到有害或有益的反应。人需要对刺激事件与自己的关系进行不断地评价,并做出应对决策。认知评估是对应激源的认知、解释和评价,在定义情境时起着核心作用——你的需求是什么? 面对的威胁有多大? 你有什么资源来应对? 认知评估是对情景变化不断地评估并反馈(表 5-2)。

表 5-2 认知评估和应对决策

步 骤	核 心 问 题
1. 评估	如果我不改变,风险是否严重
2. 调查替代方案	这个替代方案是一种可以接受的应对挑战的方法吗? 我是否充分调查了适用的替代方案
3. 权衡替代方案	权衡哪些选择是最好的? 最好的替代方案能满足基本要求吗
4. 仔细考虑承诺	我是否会实施最好的选择,并且让别人知道
5. 反馈坚持	如果我改变的话,问题严重吗? 如果我不改变的话,问题是否会更严重

一、应激应对策略的类型

人在应对应激时会采用不同的策略,问题导向的应对是适当地消除或减轻威胁。这些解决问题所做的努力对于管理可控的压力是有用的,这些压力是可以通过行动来改变或消除的,如成绩不佳、人际冲突等。以情绪为中心的方法对于管理不可控压力的影响更有用。例如,你要负责照顾患阿尔兹海默病的父母,你不能使疾病消失,但你可以尝试改变对疾病的感觉和想法,或者学习放松技巧。即使在这种情况下,一些问题导向的应对方式也是有用的。例如,你可以参加老年痴呆症护理人员的支持小组;你可以修改工作安排以便提供护理;还可以请邻居帮忙照顾。因为你不能消除应激源——使疾病消失。这时候如果你有多种灵活的策略,有更多的支持系统来帮助你应对压力环境,那么你更有可能成功地应对应激事件(表5-3)。

表5-3　应激应对策略的类型

应激应对策略的类型	举　例
问题导向的应对:改变应激源,或通过直接的行动解决问题的策略	战斗(摧毁、移除或削弱威胁) 逃跑(远离威胁) 寻找战斗或逃跑的选择(谈判、磋商和妥协) 预防未来的压力(增加顺应力或降低预期压力强度)
关注情绪的应对:不改变应激源,通过让人感觉适宜的活动来改变自己	关注身体的活动(使用抗焦虑药物,放松和生物反馈) 专注于认知的活动(有计划的分心,幻想,自己的想法) 对导致额外焦虑的意识或无意识过程的治疗

二、社会支持

社会支持作为一种重要资源,在多种应对策略中发挥作用。"一个篱笆三个桩,一个好汉三个帮",社会支持是指他人提供的资源,传递一个人被爱、被关心、被尊重及与他人有联系的信息。家人、朋友、同事和邻居在个体需要的时候可以成为其社会支持网络的一部分。许多研究证实,社会支持在减缓压力脆弱性方面有强大力量。当人们有其他可以求助的人时,他们对工作压力、失业、婚姻破裂、严重疾病,以及日常生活问题的应对能力也会比较强大。与战区生活相关的创伤常常导致PTSD。一项对曾在黎巴嫩服役的荷兰维和人员的研究表明,那些经历了较高水平的积极社会交往的人患PTSD的比例较低。从心理学和生活中得到的最重要的启示之一是:人应该始终致力于成为社会支持网络的一部分,不要被社会孤立。

三、压力预防训练

以色列南部748名四、五年级的老师在教室里给学生提供了一项压力预防训练。在14周的课程中,学生们接受了一系列的课程。这些课程教给他们应对技巧,并让他们有机会演练这些技巧。课程还帮助学生认识到他们强烈的情绪,并再次教会他们控制情绪的技巧。在加沙地带,武力、暴动和冲突后压力预防训练使患 PTSD 的儿童减少了约 1/3。这项研究表明,基于课堂的压力预防训练可以帮助儿童应对压力(表5－4)。

表5－4　压力预防训练过程及应对的自我评价

压力预防训练过程	应对自我评价的表述
准备	我可以制订一个计划来处理它 想想我能做些什么,这总比焦虑好 没有消极的自我陈述,只有理性的思考对抗
对抗	慢慢地,我能应付这种情况 医师说我会有这种焦虑,提醒自己采用应对练习 放松,我可以控制自己,慢慢地深呼吸
应对	当恐惧来临时,可以暂时停下 专注当下,我要做什么 不要试图完全消除恐惧,只要保持恐惧是可控的 这不是最糟糕的事情 想想其他事情
自我强化	成功了! 我做到让自己放松下来了 事情没有我想象的那么糟 我对自己取得的进步感到非常高兴

(一) 正念

正念(mindfulness)是源于东方禅修的一种有意识、非评判地对当前状态进行注意的方法,也是一种意识状态或心理过程。这一概念强调的是有意识地觉察,将注意力集中于当下,以及对当下一切的不评判接纳。正念作为一种人格特质,与个体的生活满意度密切相关,正念水平较高的个体也拥有较高的生活满意度。同时,正念可以有效地降低生活压力,提高生活满意度。另外,正念训练作为一种干预手段,无论是对患有躯体或心理疾病的患者,还是健康人群,都有减缓压力、提升个体生活满意度,进而促进心理健康的作用。

(二) 眼动脱敏与再加工

眼动脱敏与再加工(eye-movement desensitization and reprocessing,EMDR)是加利福尼亚的研究者弗朗辛·夏皮罗(Francine Shapiro)博士于 1987—1990 年发展出来的。在 EMDR 治疗中,患者想象一个创伤性记忆,或任何一个和创伤性记忆有关的消极情绪,然后要求患者大声、清晰地说一个和他们以前的记忆相反的信念。在患者回忆创伤性事件的同时,他们的眼睛被要求随着治疗师的手指快速移动。治疗时,要求评估患者创伤性记忆和重新建立的积极信念的强度。EMDR 被认为能够激发大脑的自然机制,将创伤性记忆(那些非常生动,并伴随过往的情绪和躯体感受的记忆)转换为正常的记忆(那些具有模糊的图像、疏离的情感,不伴随躯体感受的记忆)。

四、应激的积极作用

近年来,心理学家越来越关注压力对人们生活产生积极影响的可能性。"天行健,君子以自强不息",这句出自《周易》的古训,向人们昭示着生命不息、奋斗不止的震撼性力量。时光流转,二千多年后,西方心理科学关于人如何适应逆境(如贫困、疾病、丧偶和车祸等)的一系列研究,对东方的古老话题做出了回应。发展心理学家发现,许多身处逆境(父母患病、家庭破碎及经济条件恶劣等)的儿童没有像人们预期的那样被逆境打倒。

复原力(resiliency),又译坚韧性。心理弹性是心理资本的四要素之一,是指一种能够从逆境、不确定、失败,以及某些无法抗拒的灾难中自救、恢复,甚至提升自身的能力。复原力主要包括内在保护因子,即个体自身所具备的某些特质,能调节或缓和危机所带来的影响。例如,人格因素(如稳定性和内外倾向等)、积极性倾向、积极解决问题、生活乐观、寻求新奇性,以及信任他人等。外在保护因子是指个体所处的环境具有能够促进个体成功调适,并改善危机所带来的影响的因子。对于学生而言,家庭环境中的保护因子包括温暖的亲子关系、有感情且不会严苛的批评、支持性和家庭凝聚力等,社会环境中的保护因子包括老师的支持、成功或快乐的积极经验,以及与老师同学的良好关系等。

理查德·特德斯奇(Richard Tedeschi)和劳伦斯·卡尔霍恩(Lawrence Calhoun)提出创伤后成长(post traumatic grouth,PTG)这一概念,并将其界定为"与具有创伤性事件或情境抗争后所体验到的正性心理改变"。研究发现,GTP主要体现在自我认知、人际体验和生命价值3个方面的积极改变。例如,重新认识自己的力量,更能接纳自身的脆弱性和局限性;更重视朋友和家人;用一种全新的角度欣赏每一天;更加相信灵性的力量等。研究表明,意义是个体世界观重建的关键因素。PTG不能仅停留在"理解性意义"的探寻上,要想让个体在一定程度上理解创伤性事件,更应在"重要性意义"层面进行思考,促进来访者在生命哲学、宗教灵性和世界信念等方面对创伤性事件进行更多的思考和感悟,从而实现心灵上的成长和超越。个体可由此学习如何克服逆境,增强自我力量,实现自我超越,表现出PTG。

国内周宵等在对汶川地震后青少年的复原力与PTG之间的纵向关系的研究中发现,对于具有高复原力的个体而言,由于他们更倾向于认为自己具有较强的力量感,能够利用自己以往的经验来处理创伤带来的心理压力。因此会使心理压力降低到一定的程度,从而有助于激发个体对创伤后的世界进行主动建构,并实现PTG。随着时间的推移,复原力继续发挥作用,使个体创伤后的心理压力进一步降低。

人类历史上的很多文学和哲学作品在写到苦难时都传达了"苦难也蕴含着成长和成功的可能"的观点。作为一种具有强大冲击力的苦难,创伤性事件可能会给人带来各种负性心理结果,但同时危机也可能是一个契机。孟子的"天降大任于斯人也,必先苦其心志,劳其筋骨,饿其体肤,空乏其身,行拂乱其所为,所以动心忍性,曾益其所不能",不仅表达了一种压力应对的信念,更重要的是提供给人们一种示范——"宝剑锋从磨砺出,梅花香自苦寒来"。

第七节 | 创伤及应激相关障碍

应激相关障碍(stress-related disorder)是一组发生的时序、症状、病程和预后等均与应激密切相关的,主要由心理、社会(环境)因素引起的异常心理反应而导致的精神障碍。应激相关障碍是应激性因素作用于个体,并与个体相互作用的结果,严重的可达精神病性障碍。DSM-5将反应性依恋障碍、去抑制性社会参与障碍、ASD、PTSD和适应性障碍归入创伤及应激相关障碍中。

一、急性应激障碍

ASD 为一种在强烈的应激源作用下而发生的一过性精神障碍。应激源常为突如其来的,且个体难以承受的创伤性体验或对生命具有严重威胁的事件和灾难。如严重的交通事故、配偶或子女突然亡故、突发的自然灾害、战争等。经过及时治疗,预后良好,精神状态可完全恢复。

由于 ASD 的病因主要为强烈而突然的应激源作用,且这种一过性精神障碍发生的时序、症状、病程和预后等均与应激密切相关。因此,对病史中应激性生活事件的评价非常重要,造成 ASD 的生活事件并非一般低强度的事件,而是具有威胁性和冲击性的。

虽然 ASD 的发生主要由应激所致,但发生时的心理与生理状态对病情的发生及严重程度有一定作用。在没有更多的生活事件影响的情况下,一般患者可在数小时或数天内缓解,但这也取决于个体的性格特征、既往经历、对应激的易感性和应付能力,以及身体状况等。此外,最新的应激理论认为,早年严重应激对海马结构造成影响,使其今后抵御应激的能力有所削弱。所以,对 ASD 的治疗不能仅限于表面情况的恢复。

该病可发生于任何年龄,但多见于青年人,患病率在男女之间无显著差别。如同时存在躯体状况衰竭或器质性因素(如老年人),发生该病的风险性随之增加。

(一) 临床表现

症状有很大的变异性,典型的表现为表情呆滞。患者处于"茫然"状态,继而不动不语,呆若木鸡,对外界刺激无相应反应,呈木僵状态;或处于意识蒙眬状态,可出现定向障碍,对周围事物不能清晰感知;自言自语,内容零乱,表情紧张、恐惧,动作杂乱、无目的;或躁动不安,冲动毁物,事后不能全部回忆。患者还常存在惊恐性焦虑的自主神经紊乱症状,如心动过速、出汗、面红和呼吸急促等。并非所有遭遇这类生活事件的人都发生精神障碍,个体性格特征、既往经历、对应激的易感性和应付能力,以及身体状况等会对临床表现产生一定的影响。除典型表现外,一部分患者可表现为精神病性障碍,以片段的幻觉、妄想、严重情感障碍为主,症状内容与应激源密切相关,较易被人理解。急性或亚急性起病的患者社会功能和自知力严重受损。经适当治疗,预后良好,恢复后精神正常,一般无人格缺陷。

(二) 诊断与鉴别诊断

1. 根据 DSM‑5 的 ASD 诊断标准

(1) 以下述 1 种(或多种)方式接触实际的或被威胁的死亡、严重的创伤或性暴力。

A. 直接经历创伤性事件。

B. 亲眼看见发生在他人身上的创伤性事件。

C. 获悉亲密的家庭成员或朋友身上发生了创伤性事件。

D. 反复经历或极端接触创伤性事件的令人作呕的细节(例如,急救员收集人体遗骸;警察反复接触儿童受虐待的细节)。

注:此标准不适用于通过电子媒体、电视、电影或图片的接触,除非这种接触与工作相关。

(2) 在属于侵入性、负性心境、分离、回避和唤起这 5 个类别的任一类别中,有下列 9 个(或更多)症状,病情在创伤性事件发生后开始或加重。

A. 侵入性症状:

a. 对于创伤性事件反复的、非自愿的和侵入性的痛苦记忆。(注:对儿童来说,重复性游戏可能会出现在表达创作性主题的场合。)

b. 反复做内容和(或)情感与创伤性事件相关的痛苦的梦。(注:儿童可能做可怕的但不能识别内容的梦。)

c. 分离性反应(如闪回),个体的感觉或举动好像创伤性事件重复出现。这种反应可能连续地出现,最极端的表现是对目前的环境完全丧失意识。(注:儿童可能在游戏中重演特定的创伤。)

d. 对象征或类似创伤性事件某方面的内在或外在线索,产生强烈或长期的心理痛苦或显著的生理反应。

B. 负性心境:持续地不能体验到正性的情绪。例如,不能体验到快乐、满足或爱的感觉。

C. 分离症状:

a. 个体的环境或自身的真实感的改变。例如,从旁观者的角度来观察自己,处于恍惚之中,时间过得非常慢。

b. 不能想起创伤性事件的某个重要方面。通常是由于分离性遗忘症,而不是脑损伤、酒精、毒品等其他因素造成的。

D. 回避症状：

a. 尽量回避与创伤性事件或与其高度有关的痛苦记忆、思想或感觉。

b. 尽量回避能够唤起创伤性事件的或与其高度有关的痛苦记忆、思想或感觉的外部提示(人、地点、对话、活动、物体和情景等)。

E. 唤起症状：

a. 睡眠障碍(例如,难以入睡、难以保持睡眠或睡眠不充分)。

b. 激惹的行为和愤怒的爆发(在很少或没有挑衅的情况下),典型表现为对人或物体的言语或身体攻击。

c. 过度警觉。

d. 注意力有问题。

e. 过分的惊跳反应。

(3) 这种障碍的持续时间[诊断标准(2)的症状]为创伤后的 3～30 d。(注:症状通常于创伤后立即出现,但达到障碍的诊断标准需持续至少 3～30 d。)

(4) 这种障碍引起临床上明显的痛苦,或导致社交、职业或其他重要功能方面的损害。

(5) 这种障碍不能归因于某种物质(例如,药物或酒精)的生理效应或其他躯体疾病。

2. 鉴别诊断一般须注意排除

(1) 癔症:虽然可在生活事件后发生,但一般情况下,癔症表现为多样性,并有夸张性或表演性,给人一种做作感。许多癔症患者病前的性格带有自我中心、富于幻想等特点。癔症的发作具有暗示性,且多次反复发作。

(2) 器质性精神障碍:各种因感染、中毒和脑部病变等引起的急性脑器质性损害患者可出现意识障碍、定向力障碍、精神运动性抑制或兴奋等现象。脑器质性损害综合征常有丰富鲜明的幻觉,尤其是幻视。意识障碍及其他症状多在夜晚加重,且病程较长,存在相应的临床体征和实验室、物理检查的阳性结果。

(3) 抑郁症:虽然 ASD 在情绪上主要表现为焦虑和抑郁,但抑郁症也可在生活事件后发生。其临床表现以严重的抑郁情绪为主,开始时与生活事件相关,但随着病情的发展,严重超出生活事件本身,且抑郁症还存在着一些晨重夕轻的明显的悲观、消极、消瘦等特征性症状,病程一般较长。

(三) 治疗

治疗原则以保护个体尽快摆脱急性应激状态,恢复心理和生理健康,避免更大的损害为主。治疗方法以心理治疗和环境治疗为主,必要时辅以小剂量抗焦虑、抗抑郁的药物治疗。

1. 心理治疗　治疗分为及时的照护和随后治疗两方面。及时的照护常常由警察、消防人员及医疗急救人员完成,治疗以支持性、情绪指向性为主。治疗策略为:通过与亲友或专业人员倾诉,使患者达到缓解情绪反应的目的;通过鼓励帮助患者表达和宣泄情绪,使其避免回避和否认而进一步加重损害;在适当的时候帮助患者提高应对技巧和能力。其他方面包括:重新调整和掌握更有积极意义的应对方式和心理防御机制;反省自身的性格特征;完善自我等。

2. 药物治疗　仅为对症治疗,可短期、小剂量给予抗焦虑剂和抗抑郁剂治疗,在患者处于激情状态或出现精神病性障碍时,可酌情使用强镇静剂或抗精神病药,如氟哌啶醇、奥氮平和喹硫平等。

3. 环境治疗　离开和调整环境对于消除创伤性体验有积极意义,同时应加强社会支持,重新调整和建立更有效的社会支持系统等。

4. 其他治疗　加强支持性治疗。对有严重自杀企图或兴奋躁动的患者可予以短期电休克治疗。

二、创伤后应激障碍

PTSD 是指个体经历、目睹或遭遇 1 个或多个涉及自身或他人的实际死亡,或受到死亡的威胁,或严重的受伤等所导致的个体延迟出现和持续存在的一类精神障碍。

这类事件几乎能使每个人产生弥漫的痛苦。如遭遇天灾人祸、战争、严重事故,目睹他人惨死、身受酷刑,成为恐怖活动、强奸或其他犯罪活动的受害者等。患者常出现创伤性体验的反复重现、持续的警觉性增高、持续的回避等现象。发生的风险因素有:精神疾病家族史和(或)既往史、早期或童年存在严重心理创伤、某些人格特质、持续或叠加的生活事件、社会支持系统不良及躯体健康状况欠佳等。病史特点为:①心理创伤,在近 6 个月内,遭遇过威胁性或灾难性心理创伤,并非一般性的生活事件,本次的精神障碍明显与精神创伤有关;②起病特点及病程,精神障碍常延迟发生,在遭受创伤后数日,甚至数月后才出现,病程可长达数年;③少数患者因有人格缺陷或神经症病史等附加因素,降低了对应激源的应对能力而加重疾病过程。

终身患病率:大约有 5％的男性和 11％的女性会在其人生的某一阶段遭遇 PTSD,总的患病率为 1.0％～2.6％,各种情况有所不同。3.6％遭遇火山爆发的人群、30％的志愿救火者和劫难幸存者、45％遭遇灾难的妇女会发生 PTSD。PTSD 的治疗有一定难度,虽然大多数患者可痊愈,但约有 15％患者的病情持续多年,或转变为持久的人格改变,在周年纪念日时有较高的波动性和复发概率。此外,PTSD 与其他精神疾病共病率较高,凯斯勒(R. C. Kessler)研究报道的 PTSD 患者中,男性多共病酒精依赖和滥用(51.9％)、重度抑郁(47.9％)、行为障碍(43.3％)和药物依赖和滥用(34.5％);女性共病常见为重度抑郁(48.5％)、单纯性恐惧(29％)、社交恐惧(28.4％)及酒精依赖和滥用(27.9％)。

(一) 临床表现

1. 感知觉过程　反复发生闯入性的创伤性体验的重现、警觉性的持续增高;不由自主地回想受打击的经历;反复出现有创伤性内容的噩梦;反复发生错觉、幻觉;反复发生触景生情的精神痛苦,如目睹死者遗物、旧地重游;周年日等情况下会感到异常痛苦和产生明显的生理反应,如心悸、出汗和面色苍白等;入睡困难或睡眠不深;易激惹;集中注意困难;过分地担惊受怕等。表5-5归纳了PTSD的核心症状。

表5-5　PTSD的核心症状

分　类	具体表现
反复出现创伤经历	闪回
	噩梦
	触景生情、反应过度
回避和情绪木讷	兴趣丧失
	对外界漠然
	情绪压抑
警觉性增高	很难入睡
	注意力集中困难
	烦躁不安或暴怒
	提心吊胆

2. 情感过程　PTSD的情感反应主要有焦虑、抑郁,情感稳定性差,可能出现激情状态及自杀倾向等。

3. 认知过程　由于亲身经历灾难性事件,有一些患者会对自己产生内疚和自责,对创伤性经历进行选择性遗忘,对未来失去希望和信心等。这些认知性问题是困扰患者的核心问题,常常导致患者病情迁延,甚至自杀,应予以关注。

4. 意志行为过程　患者可能会出现对与刺激相似或有关的情境的回避;极力不想有关创伤性经历的人与事;避免参加能引起痛苦回忆的活动,或避免到会引起痛苦回忆的地方;不愿与人交往,对亲人变得冷淡;兴趣爱好范围变窄等。多数患者会逐渐发现和找到一些暂时缓解的方法,如转移注意力、借酒消愁等。

(二) 诊断与鉴别诊断

1. 根据 DSM-5 的 PTSD 诊断标准

(1) 同 ASD 诊断标准(1)。

(2) 同 ASD 诊断标准(2)中的 A 侵入性症状。

(3) 创伤性事件后,开始持续地回避与创伤性事件有关的刺激,具有以下1项或2项情况。

A. 回避或尽量回避创伤性事件或与其高度有关的痛苦记忆、思想或感觉。

B. 回避或尽量回避能够唤起创伤性事件的或与其高度有关的痛苦记忆、思想或感觉的外部提示(人、地点、对话、活动、物体和情景等)。

(4) 创伤性事件有关的认知和心境方面的负性改变,在创伤性事件发生后开始或加重,具有以下 2 项(或更多)情况。

A. 无法记住创伤性事件的某个重要方面。通常是由分离性遗忘症,而不是由脑损伤、酒精和毒品等其他因素所致。

B. 对自己、他人或世界有持续性放大的负性信念和预期。例如,"我很坏""没有人可以信任""世界是绝对危险的""我的整个神经系统永久性地毁坏了"。

C. 由于对创伤性事件的原因或结果持续性的认知歪曲,导致个体责备自己或他人。

D. 持续性的负性情绪状态,如害怕、恐惧、愤怒、内疚和羞愧等。

E. 显著地减少对重要活动的兴趣或参与。

F. 与他人脱离或疏远。

G. 持续地不能体验到正性情绪。例如,不能体验快乐、满足或爱的感觉。

(5) 与创伤性事件有关的警觉或反应性有显著的改变,在创伤性事件发生后开始或加重,具有以下 2 项(或更多)情况:详见急性应激障碍诊断标准(2)中的 E 唤起症状。

(6) 这种障碍的持续时间[见诊断标准(2)、(3)、(4)、(5)]超过 1 个月。

(7) 这种障碍引起临床上明显的痛苦,或导致社交、职业或其他重要功能方面的损害。

(8) 这种障碍不能归因于某种物质(例如,药物或酒精)的生理效应或其他躯体疾病。

2. 6 岁及以下儿童的 PTSD 诊断标准

(1) 6 岁及以下儿童,以下述 1 种(或多种)方式接触实际的或被威胁的死亡、严重的创伤或性暴力。

A. 直接经历创伤性事件。

B. 亲眼看见发生在他人身上的创伤性事件,特别是主要的照料者。注:这些看见的事件不适用于与电子媒体、电视、电影或图片的接触。

C. 知道创伤性事件发生在父母或照料者的身上。

(2) 在创伤性事件发生后,存在以下 1 个(或多个)与创伤性事件有关的侵入性症状。

A. 创伤性事件反复的、非自愿的和侵入性的痛苦记忆。注:自发的和侵入性的记忆看起来不一定很痛苦,也可以在游戏中重演。

B. 反复做内容和(或)情感与创伤性事件相关的痛苦的梦。注:很可能无法确定可怕的内容与创伤性事件相关。

C. 分离性反应(例如,闪回),儿童的感觉或举动好像创伤性事件重复出现。这种反应可能连续出现,最极端的表现是对目前的环境完全丧失意识。此类特定的创伤性事件可能在游戏中重演。

D. 接触象征或类似创伤性事件某方面的内在或外在线索时,会产生强烈或持久的心理痛苦。

E. 对创伤性事件的线索产生显著的生理反应。

（3）至少存在 1 个（或更多）代表持续地回避与创伤性事件有关的刺激或与创伤性事件有关的认知和心境方面的负性改变的下列症状，且在创伤性事件发生后开始或加重。

A. 持续地回避刺激：

a. 回避或尽量回避能够唤起创伤性事件的活动、地点或具体的提示物。

b. 回避或尽量回避能够唤起创伤性事件的人、对话或人际关系的情况。

B. 认知上的负性改变：

a. 负性情绪状态（例如，恐惧、内疚、悲痛、羞愧和困惑）的频率显著增加。

b. 显著地减少对重要活动的兴趣和参与，包括减少玩耍。

c. 社交退缩行为。

d. 持续地减少正性情绪的表达。

（4）与创伤性事件有关的警觉和反应性的改变，在创伤性事件发生后开始或加重，具有以下 2 项（或更多）情况：详见 ASD 诊断标准（2）中的 E 唤起症状。

（5）这种障碍的持续时间超过 1 个月。

（6）这种障碍引起临床上明显的痛苦，或导致与父母、同胞、同伴或其他照料者的关系或学校行为方面的损害。

（7）这种障碍不能归因于某种物质（例如，药物或酒精）的生理效应或其他躯体疾病。

3. 鉴别诊断一般须注意排除

（1）情感性精神障碍：主要是与抑郁症鉴别，虽然应激性障碍在情绪上的表现以焦虑和抑郁为主，抑郁症也可在生活事件后发生，主要有兴趣下降、不与他人接触、感到前途渺茫等。但抑郁症随着病情的发展明显超出生活事件本身，且存在着一些晨重夕轻的明显的悲观、消极和消瘦等特征性症状，不存在与创伤性事件相关联的闯入性回忆和梦境，也没有针对特定主题或场合的回避，病程一般较长。

（2）其他应激障碍：ASD 与 PTSD 的主要区别在于起病时间和病程。ASD 起病紧接着事件之后，病程一般短于 4 周。若症状持续超过 4 周，应将诊断更改为 PTSD。

（3）神经症：恐惧症、焦虑症等也同样存在着焦虑、回避及明显的自主神经系统症状，虽然也可能在生活事件后发生，但在生活事件的强度、症状表现等上与 PTSD 仍存在较大区别。

（4）躯体形式障碍：躯体形式障碍是以存在躯体症状的先占概念，反复求医，忽略或否认心理、社会因素存在和作用为特征的一种神经症，在生活事件的强度、症状表现等上与 PTSD 存在较大区别。

（三）治疗

PTSD 的治疗原则是以帮助患者提高应对技巧和能力，发现和认识其具有的应对资源,尽快摆脱应激状态,恢复心理和生理健康,避免因不恰当的应对而造成更大的损害为主。需在治疗过程中关注患者可能存在或出现的内疚和自责。治疗方法以心理治疗为主,必要时辅以小剂量抗焦虑、抗抑郁的药物治疗。

1. 心理治疗　根据患者所处的阶段采取不同的治疗策略。当患者处于否认、麻木阶段时,治疗策略为:①鼓励患者复述创伤性经历,帮助患者改变防御方式以减少压抑和自控;②鼓励患者用言语描述、联想、回忆、表达性治疗手段及重新体验创伤性经历等,达到宣泄的目的;③通过解释情绪的产生和作用,帮助患者理解情绪与自我及他人的关系;④鼓励和调动社会支持系统的作用,缓解患者的麻木情绪。重新调整和掌握更有积极意义的应对方式和心理防御机制。反省自身的性格特征,完善自我。

当患者处于强迫性重复时,治疗策略为:①通过减少刺激,重新组织已感受到的信息,允许依赖、理想化并予以支持等,帮助患者重新整理对外界的认识;②通过区分现实与幻想、改变当前的认知结构、区分自我和客观原因、教育患者忽略与应激有关的信息等,以疏通和重新组织痛苦经历;③通过脱敏、放松训练及必要时的抗焦虑剂的使用来缓解焦虑情绪等。

2. 药物治疗　仅为对症治疗,可根据病情给予抗焦虑剂和抗抑郁剂治疗,可酌情使用心境稳定剂和抗精神病药,如丙戊酸钠、卡马西平或碳酸锂等。

3. 其他治疗　增加支撑点,培养更多的兴趣爱好,加大社会支持,重新调整和建立更有效的社会支持系统。

三、适应障碍

适应障碍是指在明显的生活改变或环境变化时所产生的短期和轻度的烦恼状态和情绪失调,常有一定程度的行为变化等,但并不出现精神病症状。个体的素质和易感性在其发生和表现形式上起着重要作用。患者的性格缺陷,应对及防御方式掌握不足、使用不当、存在缺陷,社会适应能力不强等是发生适应障碍的重要原因。患者的人格和生活事件起着几乎同样重要的作用。生活改变或应激性事件是该病的主要诱发因素,但应激源的强度并不剧烈,可能是长期存在的一种困难处境。如生活环境或社会地位的改变(移民、出国、入伍和退休等)。一般情况下,患者是可以预测或有所准备的,而预测和准备的情况会在一定程度上影响情绪反应的程度。应激源可仅涉及个体本人,也可以影响其所属团体或社区。应激源可能影响个体社会网络的完整性(经由居丧或分离体验),或影响较广泛的社会支持系统及价值系统(移民或难民状态)。其他影响因素有家族史和(或)既往史、早期或童年经历、随后的生活事件、社会支持系统及躯体健康状况等。适应障碍的发生与应激性事件存在一定的时序关系,通常在应激性事件或生活改变发生后1个月内起病,病程往往较长,但一般不超过6个月。适应障碍可发生于任何年龄,多见于成年人,女性略高于男性,但目前缺乏确切的流行病学资料。

多数适应障碍随着刺激的消除,或者患者经过调整形成了新的适应,其精神障碍随之缓解。患者提高了适应性水平,今后的社会适应有可能随之改善。但这也有可能仅仅是一种暂时性的缓解,今后遇到其他生活变化、生活事件或困难处境,还有可能再次发生。这取决于患者的性格、应对及防御方式和社会适应能力等方面的缺陷是否得到弥补或改善。

(一) 临床表现

适应障碍一般发生在生活变化或生活事件的适应阶段,症状也较其他应激性障碍轻得多。临床表现各式各样,包括抑郁、焦虑和烦恼(或上述各症状的混合)等,但以情绪障碍为主要临床相,如烦恼、不安、抑郁及不知所措;感到对目前处境不能应付,无从计划,难以继续;胆小害怕,不注意卫生,生活无规律等。同时有适应不良的行为(如不愿与人交往、退缩等)和生理功能障碍(如睡眠不好、食欲不振等)。此外,患者可能易于做出出人意料的举动或突发暴力行为;品行障碍(如攻击或非社会行为)可为伴随特征,尤其是在青少年;在儿童期,可重新出现尿床、稚气地说话、吸吮手指等退行性现象。

(二) 诊断与鉴别诊断

1. 根据 DSM-5 的适应障碍的诊断标准

(1) 在可确定的应激源出现的 3 个月内,对应激源出现情绪的反应或行为的变化。

(2) 这些症状或行为具有显著的临床意义,具有以下 1 项或 2 项情况。

A. 即使考虑到可能影响症状严重程度和表现的外在环境和文化因素,个体显著的痛苦与应激源的严重程度或强度也是不成比例的。

B. 社交、职业或其他重要功能方面的明显损害。

(3) 这种与应激相关的症状不符合其他精神障碍的诊断标准,且不是先前存在的某种精神障碍的加重。

(4) 此症状并不代表正常的丧痛。

(5) 一旦应激源或其结果终止,这些症状不会持续超过 6 个月。

2. 适应障碍的鉴别诊断一般须排除

(1) 情感性精神障碍:详见 ASD 鉴别诊断中的(3)抑郁症。

(2) 其他应激障碍:适应障碍与 ASD 及 PTSD 的主要区别在于应激性事件的强度和性质,起病时间和病程也有所不同。ASD 及 PTSD 的应激性事件均强度较大,而适应障碍的应激性事件的强度则明显较小,多为困难处境。在起病时间和病程上,ASD 起病一般紧接着事件之后,病程一般短于 4 周。PTSD 的起病时间与适应障碍较难区分,但在病程上,在应激性事件消除的情况下,适应障碍持续时间较短,而且一般不会出现闪回和触景生情等现象。

(3) 神经症:神经症也可能在一定的生活事件后发生,其临床表现也是各式各样,包括抑郁、焦虑、烦恼、不知所措和生理功能障碍等。但神经症的临床症状不完全取决于生活事件,其中关系常为变形关系,即不一定存在直接的关联,且临床进程也与生活事件等应激源无关,病程迁延或反复发作。

（4）躯体形式障碍:躯体形式障碍的症状表现及与生活事件的关联性等,均与适应障碍存在较大区别。

（5）品行障碍:青少年的适应障碍可表现为品行障碍,但品行障碍的发生一般缺乏有明确时序关系的生活事件,症状较顽固,病程较长,治疗困难。

（三）治疗

适应障碍的治疗原则是减少或消除应激源、解除症状、提供支持和重建适应方式。治疗方法以心理治疗和环境治疗为主,必要时辅以小剂量抗焦虑、抗抑郁药物治疗。

1. 心理治疗　以问题指向性为主,治疗内容有:①定义和罗列造成适应障碍的原因;②分析和考虑有哪些现实和可行的方法可以解决或减轻问题;③选择一个最适宜和最可能解决的问题并尝试解决;④回顾解决问题的过程,如获得成功,就选择另一个问题继续进行,如不顺利,则改换另一个问题再做尝试;⑤其他治疗内容包括反省自身的性格特征、完善自我、调整和掌握有积极意义的应对方式,以及合理应用心理防御机制等。

2. 环境治疗　适应障碍常常是患者对应激状态应对失败的结果,一定条件下的环境治疗有积极意义,但为了长远的目标,不可轻易、无条件地逃避或改换环境,应该根据患者的情况制订灵活的环境治疗方案。例如:①患者的情况较重,一时难以用其他方法解决或缺乏安全性,可暂时离开和调整环境;②患者的情况并非十分严重,或可在心理治疗、药物等作用下坚持,则可以在一定范围或局部调整环境,仅保持部分时间与环境的接触,允许有一个暂时的躲避等;③如果患者只是出现了轻度适应性问题,则可以在社会支持、生活技能训练的基础上保持与环境的接触,进行社会适应性锻炼,提高社会适应水平。

3. 药物治疗　药物治疗仅在症状严重、配合心理治疗或患者出现自杀言行等危机状态时才酌情小剂量使用,以小剂量抗抑郁剂和抗焦虑剂治疗为主。在患者处于危机状态或出现行为障碍时,可酌情、小剂量、短暂使用镇静剂或非典型抗精神病药。

4. 其他治疗　同 PTSD 治疗中的 3 其他治疗。

（陈　华　黄　啸）

延伸阅读

病例——PTSD 的故事

患者女性,53 岁,扫盲班文化程度。3 个月前在打工时,工厂突发爆炸,患者在气浪冲击下被弹出数米远。当时昏迷,立即被送往医院,不久即自行转醒。头颅 CT 检查无特殊发现,左侧听力粗查丧失,其他检查无特殊。患者回家后不久便出现失眠、烦躁、恶心和呕吐,虽然左耳听力下降,却总感觉耳边有爆炸声,对任何光、声刺激敏感。经常做噩梦后惊醒,整天恍恍惚惚,无法返回工厂上班,在家中也难以胜任家务劳动。在综合性医院反复就诊,除左侧听力下降外无特殊发现,便来心理科就诊。

（一）精神检查

意识清,接触被动尚合作;注意力不集中,反应迟钝。口中反复叨念"吓死了,吓死了",人显得紧张不安。但深入交流后能较为完整地描述爆炸经过,表达对自己身体健康和索赔的担心。存在反复的闪回、噩梦,承认回避爆炸地点。诊断:PTSD。处理:①向患者及其家属解释 PTSD;②心理支持,患者文化程度较低,且家庭条件差,无法做心理治疗;②药物治疗:舍曲林 50 mg/d。

（二）2 周后随访

患者症状无任何改变,仍紧张不安、噩梦连连,自称服药也没有任何不良反应。处理:①心理支持,解释药物的作用;②药物治疗:舍曲林 100 mg/d。

（三）4 周后随访

自觉烦躁、紧张和恶心等不适症状明显改善,但噩梦仍较多,回避爆炸地点。处理:①心理支持,和患者讨论后续的生活和工作,患者表达了对找工作和索赔的担心;②向患者及其家属提供社会工作者的帮助(比如,提供免费律师咨询的资源及维权的途径);③药物治疗:舍曲林 100 mg/d,阿立哌唑 5 mg/d。

（四）8 周后随访

服药无明显不良反应,症状明显缓解;情绪平稳,几乎没有噩梦,能经常出门活动;目前尚无工作,正在和原单位处理索赔事宜。处理:①心理支持;②继续原药物治疗方案。

（五）12 周后随访

服药无明显不良反应,症状几乎消失;已经找到新的工作,能胜任,仍正在和原单位处理索赔事宜。处理:①心理支持;②继续原药物治疗方案。

（叶尘宇）

参考文献

［1］李占江.临床心理学[M].北京:人民卫生出版社,2014.

［2］李凌江,于欣.创伤后应激障碍防治指南[M].北京:人民卫生出版社,2010.

［3］张宁.异常心理学高级教程[M].合肥:安徽人民出版社,2007.

［4］赵高锋,杨彦春,张强,等.汶川地震极重灾区社区居民创伤后应激障碍发生率及影响因素[J].中国心理卫生杂志,2009,23(7):478-483.

［5］Kun P,Chen X,Han S,et al. Prevalence of post-traumatic stress disorder in Sichuan Province,China after the 2008 Wenchuan earthquake[J]. Public Health,2009,123(11):703-707.

［6］Perrin M A,Digrande L,Wheeler K,et al. Differences in PTSD prevalence and associated risk factors among world trade center disaster rescue and recovery workers [J]. Am J Psychiatry,2007,164(9):1385-1394.

［7］Ursano R J,Fullerton C S,Weisaeth L,等.灾难精神病学[M].周东丰等,译.北京:人民军医出版社,2010.

［8］Zhang Z,Shi Z,Wang L,et al. One year later:Mental health problems among survivors in hard-hit areas of the Wenchuan earthquake [J]. Public Health,2011,125(5):293-300.

第 六 章　医患关系与沟通

医患关系是指在医疗卫生活动中,以医务人员为一方和以患者及其家属为一方所建立的各种联系。医学史专家亨利·欧内斯特·西格里斯特(Henry Ernest Sigerist)在其经典陈述中,将医患关系分为狭义和广义两方面:狭义的医患关系是指个体(医师)和个体(患者)之间的相互关系;而广义的医患关系是指群体(医方)和群体(患方)之间在医疗过程中形成的各种联系。医方不仅包括医师,也泛指护士、医疗技术人员、卫生行政人员和部门等,患方则由患者及其家属、朋友,以及患者的病情和心理活动等共同组成。

为了提高医学生和医务人员对医患关系重要性的认识,改进医患间的沟通,建立起良好的治疗性医患关系,本章将首先简要介绍社会心理学对人际关系的论述,再结合临床实践,讨论在医疗环境下的特殊的人际关系——医患关系。

第一节　人际关系

一、人际关系的概述

人际关系(interpersonal relationship)是指在社会生活过程中,个体与个体之间心理倾向上的关系和心理上的距离。心理上的距离是指双方心理上的接纳程度。一般来说,人际关系的好坏,反映了个体与个体之间在相互交往过程中物质需要和精神需要能否得到满足。如果双方都能获得社会需要的满足,相互之间才会发生和保持接近,在行为上表现出喜欢和亲近,反之则厌恶和疏远。这种关系上的亲密、疏远或敌对,都是心理上的距离,而人与人之间心理上的距离就通称为人际关系。

有一定的人际关系,就会表现出一定的人际行为。良好的人际关系在双方之间都能够表现出良好的人际行为。反之亦然。因此,人际关系具有一定的稳定性,并且人际行为也具有一定的稳定性。由于这种稳定性的作用,一定的人际关系就可以表现出一定的人际行为模式。美国社会心理学家李雷归纳了以下 8 种人际关系行为模式。

（1）由一方发出的管理、指挥、指导、劝告和教育等行为，导致另一方的尊重、服从等反应。

（2）由一方发出的帮助、支持和同情等行为，导致另一方的信任、接受等反应。

（3）由一方发出的同意、合作和友好等行为，导致另一方的协助、温和等反应。

（4）由一方发出的尊敬、信任、赞扬和求助等行为，导致另一方的劝导、帮助等反应。

（5）由一方发出的害羞、礼貌和服从等行为，导致另一方的骄傲、控制等反应。

（6）由一方发出的反抗、怀疑等行为，导致另一方的惩罚或拒绝等反应。

（7）由一方发出的攻击、惩罚和不友好等行为，导致另一方的敌对、反抗等反应。

（8）由一方发出的激烈、拒绝、夸大和炫耀等行为，导致另一方的不信任或自卑等反应。

人际关系的建立是在满足个体需要的基础上进行的。具体到每个人来说，人际关系还反映了个体的特点。像个性特征、态度等一样，个体对他人的基本反应倾向也是因人而异的。这种基本的人际反应倾向又称为人际反应特点，如果了解一个人的人际反应特点，就能预测他的可能反应，从而采取一些相应的措施。

二、人际关系的需求

社会心理学家研究认为，每个人都具有人际关系的需求。在社会交往中，每个人对他人的需求内容和方式都各不相同，这就反映了每个人所特有的人际反应特点。一般将人际交往中的需求分为 3 类，即宽容的需求、控制的需求和情感的需求。

（一）宽容的需求

具有这种需求的人，希望与别人交往时建立和维持比较和谐的关系，由这种需求而形成的人际反应特点为随和、参与和合作。与宽容相反的特点则为排斥、对立和孤独。

（二）控制的需求

具有这种需求的人，希望通过一定的权利或权威来建立与他人的关系，其反应特点为使用权力、权威来影响、支配和控制他人。相反的特点则为反抗权威或追随他人。

（三）情感的需求

具有这种需求的人，希望在情感方面与他人建立并维持较好的人际关系，其反应特点为同情、热爱和亲密。相反的特点为疏远、冷漠和厌恶。

总之，人际关系是社会生活中的一个主要课题，也是人与人之间相互作用的结果。正是由于人与人之间的相互作用，才形成了极其复杂的关系网。因此，人际关系是人类社会交往中的一个重要组成部分。

三、影响人际关系的因素

影响人际关系的一个重要因素是人际吸引,它是人类交往中的一种主要形式,只有彼此双方的相互吸引和"投缘",才会建立和形成交往,以及维持良好的人际关系。所谓人际吸引,是指在社会交往中能够满足人的精神需求,以致人们彼此之间产生友善的态度。在人际吸引中,情感因素往往在很大程度上起着举足轻重的作用。一般来说,心理上的距离越近,人与人之间的吸引力就越强。

(一) 外貌(或仪表)吸引

外貌吸引是客观存在的,尤其是与陌生人打交道。有人说"漂亮比一封介绍信更具有推荐力",说明"爱美之心,人皆有之"。研究表明,外貌在人际关系中的作用是极其微妙的。例如,青年男女初次相会,外貌吸引力高于其他吸引力。必须注意的是,外貌往往会产生晕轮效应,即对人的判断最初是根据好坏来区分的,并以此引申来推论他的其他品质。

(二) 邻近性吸引

俗话说:"远亲不如近邻。"生活距离接近的双方,一般来说比较容易吸引。人与人之间的交往,大部分的朋友是近邻、同学和同事。一旦超过一定的距离,交往就不容易建立。这一原则目前已广泛用于国外的管理事业中,如在一个大的空间中分设许多部门,而上司则身在其中,各部门的间距不超过 40 m,科技人员之间的房间间隔小于 20 m。为什么邻近会产生吸引呢? 目前的解释为:①人普遍存在着一种建立和谐人际关系的期望,希望与近邻友好相处;②人在相互交往中,往往看其积极方面,忽略其消极方面,从而为邻近吸引建立了比较好的基础;③人在相互交往时,都力图以最小的代价获得最大的报酬。一般来说,与邻近者交往较远距离者付出的代价小,因为容易了解对方和预测对方的行为,使自己在交往过程中产生一种安全感。

(三) 能力吸引

"水往低处流,人往高处走",一般人都喜欢与聪明人或能力强的人交往,而不喜欢与愚蠢的人交往和打交道。因为聪明人在某些问题上可以给以对方帮助,至少不会添麻烦。另外,聪明人的言行往往恰到好处地给对方心理上的满足。

(四) 相似性吸引

外貌吸引在交往初期会产生较大力量,但随着交往的深入和熟悉,人们在态度、政治、经济和文化背景等方面的相似性会对彼此间的相互吸引产生越来越大的作用。这种相似性不仅包括年龄、学历、兴趣、嗜好、容貌和态度等个人方面的相似,还包括民族、行业和工种等社会方面的相似。为什么相似性会产生吸引呢? 其解释为:①人们都倾向于使自己认识体系中的情感关系保持协调一致;②别人与自己态度上的相似,是支持自己评估能力的有力依据;③人们一般喜欢参与和自己个性及社会背景相似的社会活动。

(五) 互补性吸引

一个独立性、支配性强的人和一个依赖性、顺从性强的人；一个脾气急躁的人和一个耐心稳重的人，容易相互吸引。当然，只有当双方的需要和对对方的期望正好成为互补关系时，才能产生互补吸引。也即只有在相似的态度基础上，互补吸引方能产生。例如，丈夫支配性强，妻子顺从性强，但只有在双方都同意传统性别角色观念时，两个人的关系才能协调和维系。

一般来说，人们都喜欢与真诚、热情和友好的人交往，讨厌与自私、狡诈和冷酷的人交往。国内曾有人对中国大学生择友问题做过调查，结果发现真诚是择友中首先考虑的因素。国外心理学家调查大学生对 550 个词汇的反应，发现对真诚评价最好，对虚伪评价最差。表 6-1 列出了约翰·罗伯特·安德森(John Robert Andson)对影响人际吸引的个性品质因素的调查结果。综合国内外研究，有关妨碍人际吸引的因素可以归纳为：虚伪、自私自利、不尊重人、报复性强、忌妒心强、猜疑心重、苛求于人、过分自卑、骄傲自满和孤独固执。因此，在日常交往过程中，应尽量克服和避免上述的个性品质，提高自身人际吸引力，以增进交往和沟通。总之，最重要的人际吸引是热情。因为热情是中性的，而且对别人热情的人，也是最受欢迎和易接近的人。

表 6-1　人际吸引的有关个性品质因素

人际吸引程度	个性品质因素
高度喜欢	真诚、诚实、理解、忠诚、真实、信得过、理智、可靠、有思想、体贴、可依赖、热情、友善、友好、快乐、不自私、幽默、负责、开朗、信任别人
处于喜欢和不喜欢之间	固执、循规蹈矩、大胆、谨慎、追求美善、易激动、好冲动、好斗、捉摸不透、好动感情、害羞、天真、闲不住、追求物质享受、反叛、孤独、爱空想、文静、依赖性
最不喜欢	作风不正、不友好、敌意、多嘴多舌、自私、目光短浅、粗鲁、自高自大、贪婪、不真诚、信不过、恶毒、令人讨厌、虚伪、不老实、冷酷、邪恶、装傻、说谎

提高或改善个人的人际吸引力，一般可通过下述几方面实现。①寻求共同点：一个人要获得别人的喜欢，根本的方式是去寻求和自己相似的人。因为这种办法并不要求自身有多少改变，只要选好交友的对象。②增加社会接触：加入俱乐部、协会或任何一个社会团体都会有助于自己结交朋友。因为它会使你接触的人更多种多样。③满足他人的需要：满足他人的需要会增加一个人的社会价值，特别是对那些焦虑不安、抑郁及孤独无助的人表示同情和帮助，一定会使他人更加喜欢和信赖你。当然，关键是要了解他人的需要。④表扬他人：表扬是一种奖赏，因为"收益-代价"之间的平衡会影响个人的喜爱程度。不过，需要指出的是，表扬要实事求是，要有可信性。如果被表扬者自尊心很强，就会感到表扬他的人有眼力，会欣然接受。相反，被表扬者若很自卑，表扬效果就会较差，因为他会认为表扬言过其实，当之有愧。总之，若要人爱你，请你先爱人。⑤社交

技能的改进：社交技能是一个复杂的问题，它很难从教科书或学校中学得。在日常生活中，经常会看到某些人"八面玲珑"，而有些人却"四面楚歌"，这其中往往内蕴着一定的社交技能。如何改善自己的社交技能，可参见行为治疗中的有关内容（社交技巧训练）。

第二节　医患关系中面临的主要问题

医患关系是所有临床工作的基础，它的好坏直接影响到医疗质量和满意度。医患关系的重要性主要体现在以下两方面。

（1）良好的医患关系是医疗工作开展的重要前提。医疗过程中的所有检查、诊断和治疗方案的贯彻执行都必须通过医患双方的信任与合作才能顺利地进行。为了对患者做出正确的诊断和实施相应的治疗措施，医务人员需要患者提供详尽的病史资料，并在治疗中及时地反馈信息。因此，医患之间的合作尤为重要。医患之间相互信任、相互尊重的良好关系能明显提高医患之间的合作程度，也有助于明确诊断和有效地实施治疗。

（2）合作融洽的医患关系是对患者的一种心理和社会支持。良好的医患关系具有积极的心理支持和社会支持的功效，并且药物治疗和心理治疗效果的取得与医患关系有着密切的联系。临床实践表明，知识和技能相仿的医师在诊治同类疾病的患者中，其疗效会有较大的差异。这就说明治疗效果不仅取决于医师的医学知识及操作技能，同时也取决于医患之间的沟通技巧。

一、医患关系的模式

医患关系领域影响较大的主要有以下 4 种模式。

（一）维奇模式

由美国学者罗伯特·维奇（Robert Veatch）提出，包括以下 3 种类型。

1. 纯技术模式　医师充当科技人员的角色，将所有关于疾病和健康的事实陈述后得到患者理解，医师根据事实治疗疾病，解决问题。这种类型中，仅仅将患者作为一个生物体，针对其"病和问题"进行处置，而忽视了患者作为"人"的其他存在，是典型的生物医学阶段的医患关系。

2. 权威模式　又称传教士模式，医师充当的是类似家长的角色，具有绝对权威。医师不仅具有为患者做出医学决定的权利，甚至具有做道德决定的权利。在这种模式中，患者完全丧失自主权，不利于调动患者的主观能动性。

3. 契约模式　医患双方关于责任和利益达成一种非法律性的约定关系，虽然彼此间并非绝对平等，却存在共同利益，分享道德权利和道德责任，共同对做出的各种决定负责。这一模式较前两者是一大进步。

（二）布朗斯坦模式

由布朗斯坦（Braunstein）提出，包括传统模式和人道模式2种类型。传统模式指医师拥有绝对权威，负责决定，而患者则服从决定。人道模式将患者视为一个完整的"人"，不仅为患者提供技术上的服务，还要以同情心、责任心关注其心理、社会层面的诉求。患者主动参与医疗过程，对决定具有发言权，医师在很大程度上是教育者和指导者。

（三）萨奇曼探究模式

由理查德·萨奇曼（Richard Suchman）设计的探究模式，将医患关系从始到终分为5个连续的阶段：体验症状阶段、接受患者角色阶段、接触医疗服务阶段、依靠医师阶段和痊愈康复阶段。每个阶段，患者都需做出不同的决定，采取不同的行动。其决定和行动取决于自身对疾病的理解、对医疗资源的权衡，受到个人感觉和医学倾向的影响。

（四）萨斯-何伦德模式

1956年，托马斯·萨斯（Thomas Szasz）和马克·何伦德（Mark Hollander）在《内科学成就》发表的"医患关系的基本模式"一文中提出，一般临床上常见的医患关系有3类模式，即主动-被动型（active-passive model）、指导-合作型（guidance-cooperation model），以及共同参与型（multi-participation model）。

1. 主动-被动型　主动-被动型是具有悠久历史的医患关系模式。医师处于主动支配的地位，而患者则处于被动的地位。医师的权威性不会受到患者的怀疑，患者不会提出异议。其医患关系的要点和特征是"为患者做什么"。这种关系在生活中的原型犹如父母与婴儿，婴儿完全没有表达独立意志的可能性，一切听命于父母。在精神分析治疗、催眠治疗中，也可以见到这种类型的医患关系。在这种模式中，医师的责任感、敬业精神和高尚医德就显得更为重要，因为医师的工作态度和状态完全决定了患者的生命安危。这种模式在强调人权的今天，已受到越来越多的批评，但仍适用于处理急性传染病、严重外伤、昏迷、手术患者，以及婴幼儿或精神分裂症等难以表述主观意见的患者。

2. 指导-合作型　这是目前临床工作中最常见的医患关系模式，也是构成现代医患关系的基础模式。其医患关系的要点和特征是"告诉患者做什么"。患者在医师的指导下积极配合，执行医师的医嘱，而医师处于医学上的权威地位。这种关系犹如父母与少年，少年有一定的理解力和主动性，但他们在各个方面远不如父母那样成熟、有力。因此，父母充当引导者，少年接受父母的引导。这种医患关系见于急性患者，他们是清醒的，但疾病较为重笃，为时也不长。他们对疾病的了解很少，要依靠医师的诊断和治疗。他们处在比较忠实地接受和执行医师的劝告的地位，也是不可避免的、必要的。这一模式较主动-被动型医患关系又前进了一步，有利于提高诊疗效果，及时纠正医疗差错，但仍不够理想。

3. 共同参与型　这是现代医患关系的一种发展模式。这种医患关系的要点和特征是"帮助患者自疗"。在这种模式中，医患双方都有共同的诊疗愿望，以平等关系为基础，积极配合,共同参与。患者能在诊疗过程中更体现出主动性和参与性,除了积极提供患病信息外,又努力参与、投入到诊疗过程中。这种关系犹如成年人之间的相互关系,都有决定权,都有主动性。在这种医患关系中,患者和医师一起商讨采取什么防治措施,共同做出决定,主要由患者自己进行治疗。在慢性病、心身疾病的诊疗及部分心理障碍的心理治疗与药物治疗过程中,此类模式的应用尤为重要。

需要指出的是,这3种医患关系在它们特定的范围内,都是正确的、有效的。对一个昏迷、休克的患者,除了紧急决定种种抢救措施外,是不可能让患者来参与什么意见的,只能采取主动-被动型医患关系。这种"医师是不可违抗的权威"的做法局限在特定范围,对大多数患者仍应该按照引导-合作型或相互参与型的医患关系来组织医疗过程。21世纪的医师要转变医疗行业模式,目前有一种趋势就是强调"自己的生命自己负责"的原则,以患者为中心,在证据、医师技能和患者价值三者必不可少的基础上,遵循当前最好的研究证据,并主动和患者沟通,让患者参与到诊治过程中来,即循证医学(evidence-based medicine,EBM)模式。

二、医患关系中的主要问题

(一) 建立和谐医患关系——现代医学的要求

医患关系与其他社会关系的不同之处在于,它是以患者的生命和健康为对象的。在这一关系中,患者丧失了健康的生命,而医师的角色正是帮助患者恢复生命健康和社会功能。对于大多数患者而言,既没有充分的医学知识评估医师的工作质量,也不能以一般的契约精神约束对方。患者需要无条件地将自己交给医师,并信任医务人员。同时,医师也必须遵循救死扶伤和人道主义的原则。

然而,随着医疗科技的发展,医学正日益变成一个复杂的、依赖器械设备的、按患病器官划分的专业性科学。医师所关心的是患者的某个器官的病理过程,即疾病,而不是患病的人。临床分科越来越细,技术越来越先进,这当然是好事。但是也造成了患者到医院治疗,医师只是从学术的角度来审视患者,医疗的过程被"物化"。虽然"物化"的结果在一定程度上提高了医疗质量,但也拉开了医师与患者之间的距离,疏远了医患关系。另外,举证责任倒置、法律意识强化导致医疗过程手续繁杂,机械化的程序繁多。侵入性检查或治疗等,使患者对医疗望而生畏,甚至使得医患关系越来越紧张。再者,医学是一门专业性强、技术含量高的行业。因此,医患双方往往存在对医学知识了解的不对称性,容易发生交流障碍。简而言之,医患关系的建立是基于患者对医疗方的特殊信任,以及医务人员的职业道德。

近20年来,EBM的出现提倡以患者为中心,强调在证据、医师技能和患者价值三者必不可少的基础上,遵循当前最好的研究证据来指导临床实践,尤其是以患者为中心得到的临床证据,更好地为患者服务,并主动和患者沟通,让患者参与到诊治过程中来。只有这样,才有可能有效地减少和预防医患矛盾的产生。

1992年,世界卫生组织卫生人力开发教育处博伦(C. Boelen)博士提出了新世纪"五星级医师"(Five Star Doctor)的概念。所谓"五星级医师",指未来医师应具备以下5个方面的能力:①医疗保健提供者(care provider),即能根据患者预防、治疗和康复的总体需要,提供卫生服务;②决策者(decision maker),即能从伦理、费用与患者等多方面的情况,综合考虑和合理选择各种诊疗新技术;③健康教育者(health educator),即医师不只是诊疗疾病,更应承担健康教育的任务,主动、有效地增强群体的健康保护意识;④社区领导者(community leader),即能参与社区保健决策,平衡与协调个人、社区和社会对卫生保健的需求;⑤服务管理者(service manager),即协同卫生部门及其他社会机构开展卫生保健,真正做到人人享有卫生保健。

鉴于医患关系的重要性,近年来,美国医学会制订了"医师的行为标准"(亦称"七大原则"):①应该同情和尊重患者,致力于提供完善的医疗服务;②应该诚实对待患者和同事,敢于暴露自己个性或能力上的不足,或者敢于揭露有欺诈行为的人;③应该尊重法律,并认识到有责任为患者寻找变通办法,维护患者利益;④应该尊重患者、同事和其他卫生专业人士的权利,在法律允许范围内保护患者的隐私;⑤应该不断学习、应用和提高科学知识,使之有利于患者、同事和社会,并注意征求或咨询意见;⑥除非急诊,日常临床工作应该为患者提供适当的服务,患者可以自由选择服务、合作的对象和所提供的医疗服务环境;⑦应该认识到医师也有责任参加改善社区的相关活动。

(二) 提高医务人员素养是和谐医患关系的保障

医务人员良好的心理素养是医患关系融洽的重要因素。医务人员在医疗过程中体现高尚的医德、医风十分重要,如果没有健康的心理素养为基础,文明的医疗氛围也难以体现。提高医务人员的心理素养是提高医疗质量的重要条件,这应成为医务人员提高全面素质的必要组成部分。医务人员健康的心理素质具体体现在合理的认知、良好的情绪和适应的行为等3个方面。

1. 合理的认知 每个人都有自己的认知过程和特点,能否合理地认知、判断和处理客观信息能直接体现个人的认知结构和水平。作为医务人员,除了具有相当的医学知识技能和更新知识、充实知识的能力之外,还必须具备对患者、疾病和诊疗过程的合理认知。医务人员应以患者为本,全面地收集信息,客观地观察、思考和评价医疗工作及医患关系中的各种问题,同时应该合理地评价自我。应避免因认知方面的曲解而引起的对医务人员自身情绪和行为方面构成的负面效应,从而影响诊疗工作的正常进行。

2. 良好的情绪 良好的情绪是体现医务人员心理素养的重要方面,它不仅会影响医务人员的工作状态,也会影响医疗工作的全面质量。保持良好的情绪对于医务人员并非是一件容易的事情,因为很多来自内在或外在的因素都可能会对医务人员的情绪带来直接或间接的影响。由于医务人员自身也有很复杂的心理活动,他们也生活在现实的社会环境中,也会因工作、生活等多方面的压力而引起情绪方面的反应和波动。但是作为医务人员,应具备调整和把握自己情绪状态的能力。医务人员的情绪状态可以成为患者的一种心理支持,也可以给患者的心态带来消极的影响。

3. 适应的行为　医务人员应具有适应的行为模式。所谓医务人员的适应行为,是指医务人员的行为必须适应自己的职业角色和工作环境的要求,如举止谈吐、外表形象、办事风格、医德医风和良好的人际沟通技巧等。医务人员的行为是最容易被患者所感受和评价的、最能直接体现职业形象的内容。医务人员的行为模式若能与患者的期望和愿望相符合,就能增强医患之间的人际吸引力,有利于建立和保持相互之间尊重、融洽和合作的医患关系。

建立良好的医患关系在医学科学高度发展的今天仍具有十分重要的意义,而良好的医患关系的建立很大程度上有赖于医务人员的心理素养程度。因此,对医务人员心理素养的要求和培养,对于改善医患关系是不可忽略的重要工作。在提高医务人员的道德修养的同时,不断提高医务人员的心理素质也是医疗管理部门的重要工作。提高医务人员心理素养的模式和方法有别于一般的思想工作,它是一个规范的结构式的培养过程,需要在心理学专业人员的直接辅导下,严格地实施培训。当然,心理素质的提高又是一个长期的修养积累的过程,与医务人员的自身发展需要密切相关。因而,增强医务人员对自己心理健康状态的识别力和接纳心理健康专业人员对自身心理困扰或障碍的干预,也是我国医务人员亟待从观念到措施上有所改变和逐渐完善的大问题。

第三节 | 患者角色

塔尔科特·帕森斯(Talcott Parsons)对于疾病的关注更在乎患病对社会体系的意义。他在《社会系统》中提出了一个非阶级的社会结构与健康之间关系的分析框架,认为疾病应被作为一种社会现象,而非个人的生理属性,且"过低的健康整体水平和过高的疾病发生率,都是失调的。因为疾病不能有效地履行社会角色"。帕森斯引入"患者角色"(sick roll)的概念是为了让个体从疾病中恢复过来,从每天生活的压力中解放出来,同时更好地理解医患的互动过程。这一概念将疾病视为一个社会角色,而不只是一种生物性的存在或生理经验。"患者角色"的内涵包括:①2种权利,即正常社会角色的免责及健康不良的指责;②2种义务,即尽快恢复健康和寻求足够专业性的帮助且与医师合作。从社会结构论观点看来,基于社会利益的考量,健康作为一种社会价值观的地位已经确立,患者应有迫切求医的需要以迅速康复。健康表现为个体有能力担任其社会系统中的正常角色,个体能够完成社会角色,使社会功能正常有序,而病态则是一种"功能失调"的表现。医师角色是纠正这一功能失调的有利助手,其任务就是通过治疗和预防疾病,来抵消病态的消极作用。

毋庸置疑,患者角色对医疗过程起着巨大作用,直接影响着医患关系和医疗结局,对建立和谐医患关系非常重要。

一、患者的权利和义务

（一）患者的权利

1. 社会的尊重和同情　患者在患病和诊治过程中往往存在身心的痛苦和压力，有时所患的疾病超出患者个人用意志所能控制的范围，应该得到社会的重视、同情、认同和照顾，帮助解除其疾病的折磨，维护其健康和继续生存的权利。

2. 享受医疗服务　患者的另一个主要权利是享受医疗服务。现代社会都有较完善的医疗服务保障系统，它能够提供医疗服务，保障人们在患病后享受到良好的医疗待遇，获得对疾病的全面诊治，尽早地恢复健康。

3. 免除通常的社会责任　减轻或免除患者的社会责任也是患者的权利。在患者患病期间，患者原先所承担的社会角色和责任将根据病情的性质和严重程度给予减轻或免除。他们可以合情合理地休息养病，也可得到许多相应的照顾，不再与健康人一样承担所有该承担的社会责任。如果患者需要住院诊治，那么住院期间患者原有的社会责任和身份将被患者角色所替代。

（二）患者的义务

患者在享有一定权利的同时也相应地承担起患者的义务。通常的义务内容可分为2个阶段。

1. 求医前的角色阶段

（1）不必为疾病负责。患病是一个复杂的过程，从起病到疾病的发展都存在其固有的规律。虽然人们能在预防和控制疾病中发挥一定的作用，但作为一个患病的患者来说，他不必为自己已患的疾病负责，更无须自我谴责或悔恨。即谁都不能预测自己何时患病和患什么疾病。

（2）必须具有使自己尽快好转和康复的内在动机。疾病可给患者带来病痛、伤残，甚至危及生命，所以绝大多数患者都应有及时求医的动机和愿望。但是，也有一些患者由于缺乏医学常识，或求医困难，或存在不合理的信念与动机（如"小病在身，大病难犯"或相信迷信）等，都会影响患者主动求医的意愿。

（3）必须具有积极寻求医学帮助的行动。疾病的早期预防、早期发现和早期治疗是疾病控制的重要原则。对于已经患病的患者，积极寻求医学帮助是康复的重要前提。患者在得知自己有可能患病或已经患病的时候，有义务尽早地去医院看病，这既有利于自己的康复，也有益于人群的健康。

2. 求医后的患者角色阶段

（1）同医务人员合作。在诊治疾病的过程中积极配合医务人员，认真同医务人员合作，是患者应承担的义务，只有尽到了自己的义务，才能使诊治过程顺利地进行。反之，如果患者意识不到在医患合作中自己也有义务,就不易激发配合诊治的动因,很可能因医患合作不力而耽误了疾病诊治的良机。

(2) 在疾病康复后应重新担负起以前的社会责任。有些患者在疾病康复以后却依旧摆脱不了自己的患者角色,不去考虑如何重新担负起患病前的社会责任,从而出现康复和恢复社会功能之间脱节的一种低社会责任感的状态,这也是患者缺乏应尽义务的表现。患者应该认识到在自己的疾病恢复以后,也恢复了以前的社会功能,这才是真正意义上的康复。

二、患者的疾病体验

在临床工作中有一个常见现象,即患有躯体疾病的患者不一定都有患病的体验,而有身体不适体验的人却不一定都患有躯体疾病。这里就有 2 个应加以区分的概念——病感和疾病。

(一) 病感

病感即人们感到身心不适的主观体验,如疼痛、头晕、腰酸、心悸、乏力、沮丧和担忧等。病感可能是某些躯体疾病的症状,也有可能是心理问题在躯体方面的表现。医护人员如何指导患者仔细体验病感和描述病感十分重要,它直接影响医师对疾病的诊断和治疗。有些患者在表达病感时往往比较粗略、含糊和笼统,有的甚至出现表达方面的困难或表达内容的不妥切。这些都会给医护人员理解和判断患者的病感带来一定的困难。所以医护人员在同情、尊重患者病感的同时,应努力帮助他们搜集信息,领会他们病感方面的确切含义,做到与他们产生"同感"。

(二) 疾病

一般认为,躯体患上疾病是指人体的组织、器官受到损害或出现病灶,体格检查能发现阳性体征,实验室检查和其他仪器检查有明显异常指标和结果。当患者的机体明显受到疾病的影响,同时又伴有社会功能的改变,患者即认可自己患了疾病,随之便开始承担起了患者的角色。在临床工作中,疾病和病感的表现存在着一定的复杂性,患者体验到的病感既可能是躯体方面的症状,又可能伴有心理方面的障碍,也有可能仅仅是心理方面的障碍。

三、患者就医的一般特点

(一) 求医心切

患者无论患大病、小病、急性病或慢性病,到医院看病时都怀着迫切的愿望,希望医师能以最好的医术,在最短的时间内把疾病治愈。虽然患者也有一定的医学常识,了解不同的疾病有各自的规律,但他们都怀着满腔的期望,要求医师给予最好的服务。

（二）高度的自我中心

许多患者在承担起患者的角色后往往都开始明显关注自己,希望医务人员能对自己的疾病十分重视,也希望家人多关心和照顾他,甚至还会出现对医务人员过分要求和过分依赖的倾向。

（三）明显的情感反应

患者对医务人员的期望因患者自身的人格、年龄、性别、社会处境和所患疾病的不同而有差别。他们对医务人员的看法又与他们同医务人员接触交往的经验有关。因此,不同的患者对医务人员所抱的态度和表现的情绪状态有很大的差异。有的是信任、尊重、友好、依从、配合和满意,也有的是怀疑、惧怕、挑剔、逆反和不满。

四、患者的依从性

依从性(compliance)是指患者的服药、饮食习惯和生活方式等行为改变与医学或健康建议一致的程度。有学者认为使用依从性一词过于权威化。因此,在一些著作中,常用另一些词语来取代,如坚持、忠实、维持、自我调节、联盟和一致等。患者不依从的表现可以通过下述几个方面反映出来:①不就诊;②未按处方配药;③已配药但未服药;④未遵照处方提示的剂量或服法用药,用药目的错误或自行合用其他药物。依从性通常分为"好"(75%～100%地遵医嘱服药)、"中等"(25%～75%地遵医嘱服药)或"差"(0～25%地遵医嘱服药)。过度依从一般定义为超过医嘱剂量服药,即患者常自认为这样能加速起效或增加药物疗效。

临床评估患者不依从性及其严重程度是比较困难的。简单的评估方法(如病史、处方计数或药片计数)并不可靠,而可靠的方法,如药物、代谢产物的血浆浓度测定,药物事件监测系统(medication event monitoring system, MEMS),血浆水平/剂量比≥1.5 等,往往非常昂贵、费时且技术要求高,甚至可能要用创伤性技术,不能被所有的患者接受。

（一）影响依从性的因素

1. 疾病和患者人格特征　一般而言,患者对药物治疗方案的依从性在 20%～80%,对慢性疾病治疗方案的依从性一般为 50%～90%。不过,患者对需要长期治疗的非典型的慢性疾病(如抑郁障碍)的依从性往往更差,即慢性疾病的缓解期越长(如高血压病、抑郁症),则患者的依从性就越低。已有资料证实,癫痫患者的依从性行为与其智能、记忆、人格障碍、年龄或教育水平等不相关。从西雷(Sirey)等对门诊抑郁症患者所做的研究中发现,治疗 3 个月后,患者仍坚持服药与其病耻感低、自我高估疾病严重程度、60 岁以上,以及无病理性人格等因素呈正相关。

2. 年龄和性别　老年患者的处方药物品种、数量往往较多,并且给药方案复杂。因此,老年患者比年轻人的服药依从性要好,但这种观点并未完全被肯定。服用药物品种多会增加药物相互作用的不良反应、患者认知功能缺陷发生的风险性,以及生理活动与反应能力减退的可能。因此,老年患者的服药依从性仍未确定。性别对依从性可能也存在一定的影响,女性的不依从性高于男性,女性因不依从性服药而住院的比例显著高于男性。

3. 药物特性　药物的物理性状、剂量、剂型、服用方法和不良反应等均会对患者服药的依从性造成影响。服用简单、不良反应小的药物,患者的依从性当然就高。此外,患者和医师间的有效沟通非常重要,他们可以通过对不同问题的讨论,包括治疗的疗程、短期或长期的可能不良反应,最大限度地提高患者服药的依从性。

(二)改善患者服药依从性的策略

理想依从性的最好标志是医师对疾病的临床特点,病因及其治疗选择的认识、观点和表达与患者达成一致。目前,国外已制订了一些疾病(如抑郁症和其他严重精神疾患)的促进策略,从患者的认知及情感方面着手,来提高其依从性。其中,加强依从性教育策略费时最少,并可将有关内容归类于标准化的医师访谈中。一般认为,提高患者依从性的主要策略是加强联络、给予健康教育、计划用药量和按计划访谈等。

1. 加强医疗机构医师与患者的联络

(1) 讨论诊断和治疗。

(2) 讨论治疗计划的选择。

(3) 讨论随访的时间表。

2. 提供治疗相关的健康教育

(1) 提供宣传小册子或录像。

(2) 安排专业人员帮助患者和家庭成员理解抗抑郁的药物治疗,以及如何来实施。

3. 用药

(1) 减少每天服药次数。

(2) 减少药物数量。

(3) 提供用药清单。

(4) 提供存放 1 d 药物的药盒或警示装置。

4. 安排门诊随访

(1) 安排约定的会谈时间。

(2) 提供有关交通及停车的信息或补偿。

(3) 增加会谈的频率。

(4) 指定联络的专职人员。

对于患严重精神疾病的患者或有认知缺陷的老年患者而言,最简单、最有用的方法是教他们记住每天的用药。对于患有重性精神疾病(精神分裂症、抑郁症和 PTSD)的患者,以及参加日间医院治疗的急性期患者,可以用一系列方法来教会他们如何记住服药的时间,如特定的闹铃时间、就餐时间或其他日常活动(如修面)时间。这些提示的方法大多与患者的生活方式相符。最近一项荟萃分析显示,给患者提供实际的指导和问题解决策略,如提醒器、自我督促的线索,以及强化等方法,可以提高精神分裂症患者用药的依从性。但在抑郁症患者坚持服药的荟萃分析提出,虽然有证据提示特定的干预方法或综合干预能改善患者服药的依从性,但并不肯定。不过,仍有一些研究结果证实了在初级保健患者中,给予多方面的干预能改善患者对抗抑郁药物治疗方案的依从性,提高疗效。

第四节　沟通技巧

医患沟通是医疗活动的重要环节之一,在医疗实践中有效地开展医患沟通既能增进医患信任,也能提高医疗服务质量。国外学者历来重视医患沟通的相关研究,在该领域进行了长期、深入的探索。其中,医患沟通模式成为重要的研究方向之一。医患沟通模式是医患沟通研究与实践的指南,主要包含医患沟通阶段的划分、医患沟通目标的描述及医患沟通策略的提出。

医师在职业生涯中,要与患者及其家属进行超过 20 万次的访谈。因此,医患沟通是医疗过程中最为重要的一项工作。世界医学教育联合会《福冈宣言》指出:"所有医师必须学会交流和处理人际关系的技能。缺少共鸣(同情)应该看作与技术不够一样,是无能力的表现。"高质量的访谈对于明确诊断来说是必不可少的,综合医院中约 82.5% 的患者仅凭采集病史就可做出诊断,而需要体格检查帮助的只占 8.75%,需要进一步实验室检查帮助的也只有 8.75%。此外,患者对治疗的依从性及疗效在很大程度上取决于医患沟通的质量。

影响医患关系的主要因素包括两方面,即医师和患者。其中,医师的同情心(passion)和同理心(empathy)是建立良好医患关系的基础。当医师表现出亲切、关怀、真诚与负责时,容易取得患者的信赖而与其建立起信任与合作的关系。而医师的态度往往受到其本身人格特质(包括世界观、人生观和道德修养)、医疗能力,以及其职业生活满意度(job life satisfaction)等因素的影响。作为医师,时时都会遇到各种医患关系问题,应该站在患者的立场理解患者,而不能一味地埋怨患者的某些行为。对于患者而言,只是在患病时面临着医患关系的问题。所以,患者对医患关系的态度亦取决于其对疾病的态度,而患者对疾病的认知则取决于其文化背景、经济基础、社会地位、保健咨询、个人经验及健康信念等。总之,医患关系是双向的,患者的态度亦受医师态度的影响。所以,医务人员应为建立良好的医患关系而努力,其中重要的一点是提高沟通技巧。

沟通是建立良好医患关系的重要途径。沟通有各种方式,其中交谈是主要形式,又是建立良好医患关系的必备条件。患者对医师是否满意往往并不取决于医师所给予的治疗方案的优劣,而是取决于医师是否具有同情心、良好的服务态度和高尚的医德。良好的沟通可使患者感到受重视、亲切及有信任感。

一、以医师为中心和以患者为中心的访谈

一般来说,患者总是处在医学访谈的中心位置,那为什么我们还要区分以患者为中心和以医师为中心的访谈呢? 两者的关键区别是由谁来决定访谈内容。在以患者为中心的访谈阶段,由患者来决定他会报告哪些症状,或是他希望医师帮助他解决哪些压力。在以医师为中心的访谈阶段,由医师来决定访谈内容,他会直接向患者提问,获得与疾病相关的信息。在完全的以医师为中心的访谈中,患者会感到被疾病的问题排挤在外。而在以患者为中心的访谈中,医师常常会超时或是忽略诊治相关的信息。无论在以医师为中心,还是以患者为中心的访谈过程中,掌控访谈进程都是医师的责任。当然,患者倾诉愿望和医师有足够的时间达到平衡时,适当和有效的访谈才得以实现。

访谈的参与者经常会在访谈中谈论他们认为重要的事情,相关内容必须被清晰地表达并被他人接受。例如,患者希望谈论一些私人问题,但是医师出于时间的压力而没能涉及此事时,不和谐和误会就会由此产生。在"生物-心理-社会"医学模式中,访谈内容和方式有 4 个维度,每个维度都会呈现不同水平的重要性。

(一) 躯体维度

躯体维度在医师活动中处于中心地位。躯体主诉的信息、既往史和体格检查是这个维度的一部分。患者可能是急症病例(如手臂骨折),或患有慢性疾病(如糖尿病、肾功能不全)、没有器质性发现的功能性疾病,或有心理社会问题(如工作能力丧失、有心理疾病证明或担心伴侣患有威胁生命的疾病等)。

(二) 心理维度

心理维度包括思维、感觉和知觉。包括了患者的价值观、动机、冲突、记忆和愿望。每种疾病都有心理成分。不得不等待那些可能带来严重疾病信息的事是非常有压力的。另一方面,抑郁症患者所经历的痛苦远比正常人严重,而且长期的应激会对免疫系统产生损害。最终,患者的价值观和自罪感可能会极大地影响到他的依从性。例如,他不再愿意服药是因为他的自我惩罚,只有当他愿意将自己的注意焦点转换到心理变化时,医师才能处理这些问题。

(三) 人际关系维度

当涉及家庭时,人际关系维度就会显现出最重要的地位。家庭成员可能会参加访谈,或者可能单独会面医师(有时甚至患者并不知情)。没有患者是完全独立的,环绕在其身边的人际关系总是重要的。人际关系对于那些独自生活、与家人疏远或长期不和的人尤其重要。伴侣和朋友可能保证其依从性,如配偶可以保证患者规范服药;但也有可能损害其依从性,如他们会认为这是意志力的问题而不用治疗。在我们的文化中,家庭既是慷慨支持的源泉,同时又是大多数可怕冲突的来源。

（四）社会文化背景

这里的主题是关于价值、疾病的概念，以及对治疗的期望。害羞、内疚和伦理冲突是最常见的。随着移民的增加，医师同样要接触来自外国的文化。他们需要知道国内外文化的主要差别，才能正确地治疗患者。

每名医师在访谈中都要决定访谈内容与方式涉及哪个纬度。一个成功的访谈表示患者和医师的期望能很好地适合。这就需要医师具备很好的灵活性和倾听能力，因为患者的情绪或社会的问题经常是以迟疑的或"掩饰"的形式来表达，尤其是当医师对他的患者还很不了解时。很多患者只会在第1次访谈中暗示他的担心，如果医师忽略了患者的暗示，就不能理解其心理社会问题，就会导致患者和医师同时对访谈不满意。此时，信任就会受损，依从性也会变差。

以患者为中心的访谈意味着给予患者足够的空间来表达他所关心的问题。以医师为中心的访谈涉及关于症状细节、之前的治疗和早期疾病的提问，但同样要明确患者的个人发展史和生活环境。主要目标是进行灵活的访谈，即在以医师为中心的访谈和以患者为中心的访谈阶段间灵活地切换。

二、按患者的需求分类

大约30％的患者在家庭生活中想要得到针对疾病的、纯粹的躯体治疗，但并不想要讨论心理社会压力，尤其是那些有急性主诉并且较少谈论此事的人。对于医师来说，70％的信号或多或少是清晰的。然而，除了躯体主诉之外，医师同样想讨论心理社会问题。医师必须确定患者的需求分类，以明确患者想要谈论什么，以及这些需求是否能在医学访谈的框架中完成。

三、访谈技巧

（一）积极倾听

积极倾听是以患者为中心的访谈中最为重要的方法。医师扮演了听众的角色，但肯定不是消极被动的。他将问题集中在与患者相关的内容上。医师同样是积极的，因为他会向患者清楚地表达作为听众的信号（"嗯""是的"）和姿势，表明他正在跟随患者的陈述。在情绪状态下，或者当患者自己谈论心理社会压力时，尤其推荐使用这种方式。

积极倾听的技巧包括：①让患者完成他的谈话；②开放式提问；③停顿；④鼓励患者继续发言；⑤释义（重复）和总结患者的话；⑥情感反射。

医师经常能从患者的自由叙述中获得相关信息，而在他提特殊问题时是得不到这种信息的。更为重要的是，这种形式的访谈促进了相互信任的医患关系的发展，当然也需要投入更多的额外时间。

影响倾听效果的因素有很多,干扰有效倾听的常见障碍有:①比较,在倾听的同时进行比较,把患者和他们的话语内容与其他人做比较,影响了倾听的关注;②揣测,在倾听中怀有不信任的态度,处于猜心思状态;③过滤,不是完整地倾听对方的谈话,而是听一部分,忽略一部分,常常忽视自己不感兴趣的重要内容;④评判,在倾听的同时评判患者的话意,影响倾听的效果;⑤联想,在倾听中,某些内容引起听者的联想,使思绪离开了倾听的现场;⑥劝服,当尚未投入倾听时,就开始急于向患者劝告和说服一些粗浅的问题,从而使倾听无法深入;⑦争辩,还未听上几句话,就开始针对自己不赞同的内容与患者进行争辩,干扰了自己的倾听状态;⑧出离,此倾听障碍往往发生在当听者对患者感到不满意时,把话题转开,超出了正在谈话的主题范围。

(二) 充分表达

谈话中,让对方完成发言的重要性是不言而喻的。但是,现实却并非如此。研究显示:医师第 1 次打断患者的发言早在谈话开始的 15~20 s 时就发生。但是,通常一个开放式的提问(例如,你为什么来我这里?)就给予了患者信号,让他有空间去自由发言。如果医师能够允许患者完成他的发言,就会发现患者坚持合作的原则,他们的评论就会保持简短,并且只谈及相关的事情。平均谈话时间是 92 s,78%的患者在 2 min 内会停止自发谈话,335 名受访者中只有 7 人的自发谈话时间超过 5 min。因此,大多情况下,医师无须担心患者滔滔不绝耽误时间而去打断患者。

(三) 开放式提问

开放式提问是指提出那些不能用简单的"是"或"否"来回答的问题。例如,用"你怎样形容你的疼痛"代替"是不是刺痛"。通过使用开放式提问,医师给予患者空间和信息,表明他对患者的观点感兴趣。提问可以更开放,使患者更能用言语来表达。如果患者不能找到合适的词语,那么就有必要使用封闭式的提问来帮助他(例如,列出形容疼痛性质的词)。在开放式提问之后,不应当再增加额外的提问或解释,因为这种提问会丧失其原有的激励人的特质。

开放式提问的优点是没有限制和思维定式,能让患者自由发挥,有利于了解到医师没有考虑到的一些问题。其缺点是患者可能抓不住重点,不知道从何说起;不知道哪些与健康问题有关,哪些无关,哪些重要,哪些不重要;也有可能浪费很多时间。开放式提问与辐射式思维相对应,常常以患者为中心,以了解与患者有关的信息为目的。

(四) 停顿

当谈话中出现停顿时经常会产生尴尬,好像医师并不知道接下来该说什么。这是因为经常性的时间压力使得医师应用这项技巧更困难。事实上,简短的 3 s 停顿对于医患信息交流是有益的。在简短的停顿寂静中,患者会回忆起之前所忘记的事情。如果患者想要补充什么内容,停顿能允许他继续将之前那些犹豫的内容表达出来。停顿降低了谈论心理社会问题的抑制阈值。

在停顿中,医师使用倾听的信号("嗯""是的")和姿势来着重表明他正在倾听,并且想要给患者继续说下去的机会。相反的是,害怕停顿会被解释成没有能力。能够简要地思考一件事情是令人愉快的,此时停顿就成了一种缓解压力的方式,医师就能表现出感兴趣、冷静和自信。

(五) 鼓励交谈

可以通过非言语的信号鼓励交谈。例如,患者犹豫不决时,用"点头"来直接鼓励他继续交谈下去。眼神交流表达了注意和感兴趣的信号,同样也可鼓励患者继续交流。面对患者的姿势强调了医师的关注。对患者言语上的鼓励是使用一些简短的表达,如"嗯"或"啊,是的"。

(六) 释义

释义指的是使用患者的话进行重复。医师接纳了患者的观点,并且使用释义聚焦患者所述内容中最相关的内容。使用释义来支持患者的情绪或个人主题是一个很好的方法。提问更倾向于打断访谈。对于医师来说,在访谈开始阶段,如果没有体现出问题解决导向是不寻常的。但是,这经常会给患者带来另一种崭新的视角,引导出一种十分令人吃惊的解决方式。

(七) 总结

当医师进行释义时,总是只摘取信息中最重要的部分,而总结就要涵盖讨论的绝大部分内容。医师要将他所理解的东西用自己的语言表达出来,使医师与患者达成一致(适合)。患者可以补充医师忘记的内容,医师要检查他是否已经理解了患者所说的内容。医师可以用这样的语句来强调总结:"我的理解正确吗?"同样,总结适合作为转换到新的讨论阶段的方法,或是通过总结最重要的内容,以宣布访谈结束。

(八) 情感反射

情感反射与释义非常相似。情绪的表现可以是言语、表情或肢体动作等,如紧握拳头、转过脸去。此时,医师需要等待并观察患者是否允许医师讨论他的情感。在停顿时,患者可以聚焦于自己的情绪。一旦医师开始讨论情绪,患者就有可能深入讨论,抑或改变主题。

当经历了患者强烈的情绪表达后,医师尤为着重注意的是停顿,不要急于给患者安慰或改变主题。这是一种应激测试,对于患者,确实能感受到医师的兴趣和同情。当患者体验了可以忍受的情感,医师通过简单的姿势就能表达同情,如提供一张纸巾。医师可以在一名重病患者的床边握着他的手。

(九) 非语言沟通

是指通过目光、表情、体态和形体动作等身体语言来达到沟通的目的,亦称行为沟通(behavior communication)。

医师的坐姿应轻松,上身微微前倾或微微点头可使患者觉得医师十分专注地在听他讲述病情。如患者有紧张不安的表现,医师可用握手、拍肩表示关怀。这样可使患者放松一些。

保持目光的接触有鼓励患者继续倾诉的作用。但需注意,目光宜注视患者面颊的下部,而不宜一直盯着患者的眼睛看,不然将给人以高高在上的感觉,并使患者不安。目光不能斜视患者,斜视表示轻视。目光不能游移,目光游移表示另有所图。如果患者的讲述离题太远,医师可将目光移开,使其语言简洁。

医师的表情应与患者的感情合拍。当患者讲述他的痛苦时,医师的表情应该庄重、专注,甚至眉头紧锁;当患者讲到兴奋之处时,医师的表情应该是面带微笑,表示分享其快乐;当患者诉说原委时,医师应以深沉地点头表示理解;当患者述及隐私时,医师应将上身前倾,缩小与患者的距离,以表示倾听并为其保密。这些"支持动作"将使医师的形象变得和蔼可亲。

在做记录时,当涉及患者隐私或一些敏感话题时,应暂时停止记录,以后再做记录。对患者反复提到的一些躯体不适,应稍做记录,以示重视其主述内容。

(十) 组织访谈

保证访谈在有限时间内的基本方法是访谈内容的透明性、时间框架和多种访谈阶段间的转换,转换至新的访谈阶段时必须明确强调以下几点:①告知患者访谈可用的时间;②告知患者你想要完成什么;③无论你在进行以患者为中心或以医师为中心的访谈,都要非常明确;④在以患者为中心或以医师为中心的访谈的转换中给予建议;⑤宣布访谈结束。

四、访谈过程中的注意事项

(一) 用"心"交流

患者就医时,心理上往往存在着对医务人员潜在的依赖感。这种潜在心理状态能否得到满足,决定了其能否对医务人员产生信任感,而信任程度影响着医患双方的合作程度。也就是说,医患间的心理交流是满足患者依赖心理的重要手段之一。

(二) 语言通俗易懂

语言是医患双方沟通和交流的信息载体,也是医疗服务最直接的工具或手段。随着生物医学模式向"生物-心理-社会"医学模式的转变,医疗服务语言在医疗服务过程中的作用越来越被人们所重视。准确表达自己的思想,并让患者准确理解,是医师能否获取初步信息的前提。词句选择、语气、眼神和语速等的不同,传递给患者的信息也不尽相同。同时,应尽量根据患者的文化背景和文化层次,兼顾科学性和通俗性。

(三) 语言的尊重与礼貌

医疗服务语言必须体现出以患者为中心的服务意识。医务人员的言语措辞、语气、表情和举手投足,都应体现为患者服务的精神,摒弃"施恩"观念,抵制个人私利的诱惑,对患者要有包容精神。医务人员的语气、表情等形体语言应兼具随和与庄重,使患者在一种比较轻松的气氛中,以信任的态度面对医务人员。向患者解释不良诊断和预后时,要注意言语措辞使用的技巧性,既尊重患者的知情权,又不给患者造成心理压力和负担。

（四）其他

1. 诊室的环境　保持诊室安静至关重要，应避免闲杂人员进出。通风应该良好，光线应该柔和。如有条件，应尽可能地安排 1 位医师使用 1 个诊室，以保证患者病情的私密性，促成沟通的成功。

2. 医师的装束　工作服需整洁，注意自己的仪表，如发型、眼镜、修饰、化妆和着装等。如在西装领工作服内着衬衫时，男医师宜戴领带；男医师在夏季宜着长裤，不宜穿风凉鞋、运动鞋等；若非手术操作，不必戴帽，但头发应梳理整洁；女医师可用淡妆，切忌暴露装束。医师的仪表应该严肃、整洁和卫生，要让患者一看就觉得是个好医师，并让患者觉得很放心、很安全、很亲切，容易接近和沟通。

3. 医师的姿态　医师应该注意自己的位置、姿势，以及与患者的距离。患者应坐在医师的右边，医师的身体应该稍稍侧向右边，这样有利于两者进行面对面的交流。医师的身体应该稍稍前倾，眼睛不时地注视患者。医师与患者的距离应该保持在 0.5 m 左右，太近了双方都不舒服，太远了不利于沟通。

4. 礼仪　在病房查房时，医师应先向患者打招呼，再进行询问和交谈。在检查下级医师工作时，如发现不妥，不应当患者之面指责。在结束该患者的查房工作时，不妨询问些如饮食、睡眠等一般问题，然后顺势利导，予以安慰。

5. 诊疗过程　诊疗时参与者包括哪些人？是否合适？是否尊重患者的隐私权？是否影响问诊的效果？老年人，儿童，听力、语言障碍者，极度虚弱者，甚至神志不清的患者，以及精神异常的患者必须有人陪同。一般情况下，最好只有医师和患者参与，这样不仅有利于沟通和理解，更有利于保护患者的隐私，鼓励患者提供真实的病史。

（申　远）

延伸阅读

一位患者患颈椎病 1 年。近来，疾病发作次数有所增加，且他越来越频繁地去看医师，医师怀疑他可能患有心身疾病。

医师："近来因为颈椎不舒服，你经常看医师。你有没有考虑过为什么会这样？"

患者："我不知道，可能是颈椎病吧。也许我在电脑前坐的时间太长了。"

医师："嗯，你经常使用电脑？"

患者："是的，3 个月前，我有了一份新的工作。从那以后，我经常不得不工作到深夜，而且大多数时间是坐在电脑前的。"

医师："那是不是意味着工作条件可能导致你的头痛加重？"

患者："是的,工作方面有很多压力,虽然我很乐意工作,但是我不在状态。最糟糕的就是坐在电脑前。"

医师："你的紧张可能就是有太多的压力、担心或负担,这也就是你为什么会头痛的原因。你有没想象过这有可能影响你?"

患者："工作上确实有压力,但是那并不是什么新鲜事。新的压力是要如何用合理化的方式解聘 300 位工人,我真的很害怕。"

医师："你愿意和我说说这件事吗?"

患者："我很难去讨论这件事,只要我一开始谈论这件事,我就会开始出汗并且紧张。我是职工联盟的代表……"

医师："你简单地提到了工作压力,你能不能再多告诉我一些?"

患者："……我现在的问题在于公司目前的状况并不是很好。现在有一个很大的召回行动,这必须马上得到处理,以免损失扩大。那就意味着我们都必须超时工作,这让我很累。"

医师："嗯……"(停顿了数秒)

患者："……老实说,我就是没办法再继续下去了。早晨我无法把自己从床上拖起来,而晚上又无法入睡。我与妻子之间有很多争吵,但我也没有办法指责她。我晚上回家的时候,很容易发脾气,而且没有精力去做别的事情。事实上,我应该能够休 1 周的假,但是在这段时间是不可能的……"

医师："让我来总结一下刚才你所说的,你现在感到工作压力很大,从而出现了容易紧张、易激惹、睡不好觉和头痛等情况。"

患者："我记起来了,有一次当我需要集中精力工作而又感到很困的时候,我喝了一杯咖啡,然后就出现了心悸和头晕。我担心自己还会得其他疾病,可能脑子里得了什么恶性肿瘤……"

医师："这让你更加担心自己的身体,还有各种检查的结果。"

患者："嗯,3 年前,我的母亲就是那样去世的……"

医师："我能理解,当你想到这件事情时就会变得很伤心。"(可以停顿数秒)

医师："根据你现在的情况,建议你可以先把自己的情绪调节好(稍做停顿)。关于睡眠的问题,我可以给你一些药物方面的帮助,睡得好了之后,情绪也会慢慢好起来的。"

患者："嗯,好的,我愿意尝试一下。"

医师："很好,你愿意接受治疗,这一点非常好,下次复诊的时候我们可以继续交谈。"

参考文献

［1］王锦帆,尹梅. 医患沟通[M]. 2 版. 北京:人民卫生出版社,2013.

［2］李占江. 临床心理学[M]. 北京:人民卫生出版社,2014.

［3］吴文源,季建林. 综合医院精神卫生[M]. 上海:上海科学技术文献出版社,2001.

［4］季建林. 重视医患关系,提高沟通技能[J]. 内科理论与实践,2011,6(3):167－170.

［5］Fritzsche K,McDaniel S H,Wirsching M. Psychosomatic medicine［M］. New York：Springer，2014.

第七章　临床各科常见心理问题的识别与处理

心理健康通常指在身体、心理、情感及精神等方面达到的平衡状态。然而，这种平衡状态会被各种原因打破，疾病就是其中一项重要因素。这种平衡的打破会导致各种心理健康问题(统称为心理疾患)，根据其严重程度不同，可分为心理困惑、心理问题或心理障碍。

人食五谷杂粮必定会罹患各种疾病，人们对疾病的心理反应受各种因素影响会出现不同的表现。随着传统的生物医学模式向现代的"生物-心理-社会"医学模式转变，医学界对心理、社会因素在疾病的发生及治疗中的作用越来越重视。另外，已有众多的临床证据证明，心理因素对多数疾病的发生发展具有重大的影响，甚至直接关系到患者的治疗、康复和预后。因此，我们要重视患者在疾病诊治过程中的心理反应，必要时进行及时干预，做到对患者躯体和心理的双重积极治疗。

第一节　疾病诊治过程中的心理反应

人们一旦患病，就会产生各种心理变化，根据其心理状态及疾病的轻重程度等的不同，会发生不同的心理现象，如健康心理、心理应激、心理困惑、心理危机，以及心理障碍等。

心理现象(mental phenomena)是心理活动的表现形式，分为心理过程、心理状态和心理特征3类。人的心理活动都有一个发生、发展和消失的过程。人们在活动的时候，通过各种感官认识外部世界事物，通过头脑的活动思考事物的因果关系，并伴随着喜、怒、哀、惧等情感体验。这种折射着一系列心理现象的整个过程就是心理过程。按其性质可分为3个方面，即认识过程、情感过程和意志过程，简称知、情、意。

心理压力(psychological stress)，又称为心理应激，是指来自心理的、社会的、文化的各种事件，被大脑皮质接受，在认知、人格特征等因素的作用下，大脑将刺激信号转换为抽象观念，并进行加工、处理和储存，再通过神经-内分泌-免疫系统间的相互作用而导致各种疾病。

心理危机(psychological crisis)是指个体在遇到突发事件或面临重大的挫折和困难,既不能回避又无法用自己的资源和应激方式来解决时,所出现的心理反应。

心理障碍(mental disorder)是指一个人由于生理、心理或社会原因而导致的各种异常心理过程、异常人格特征及异常行为方式。心理障碍患者表现为没有能力按照社会认可的适宜方式行动,以致其行为的后果对本人和社会都是不适应的。当心理活动异常的程度达到医学诊断标准,我们就称之为心理障碍,心理障碍强调是这类心理异常的临床表现或症状,其程度最严重的即为精神疾病(psychosis)。

人们在患病以后会出现各种各样的,或是正常,或是过度的心理现象,包括患者接受疾病的心理过程、心理状态和心理特征等几个方面。

一、患者接受疾病的心理过程

莱得勒(W. J. Lederer)认为患病过程是一个复杂的心理形成过程。她提出 3 个互相独立但又彼此重叠的接受疾病的时期。

(一) 从健康到患病期

当个体意识到他患病时,有几件事情需要完成:①放弃原来的社会责任;②接受别人的帮助、诊断和治疗;③与人合作以恢复健康;④寻求适当的帮助。此阶段适应良好的患者,能接受诊断,忍受治疗所带来的不适与限制,并定期就诊。相反,适应不良的患者,可能会否认患病、否认出现的症状,利用不明显的症状逃避责任或操纵别人。

(二) 接受患病期

此期始于患者接受患病的事实,且扮演患者角色。患者的行为变得以自我为中心,对周围其他事情的兴趣降低。因为患者需要依赖他人,同时又怨恨此种依赖行为。所以情感显得矛盾,会特别注意身体上的一些变化。不适应性的行为包括放弃复原的希望、拒绝接受协助、对治疗怀疑、避免谈及自己的问题与感受,以及不能合作等。

(三) 恢复期

此期是个体放弃患者角色,扮演健康人角色的阶段。患者随着体力的恢复而逐渐独立,愿意协助自己,积极参加复健活动,可以多做一些决定,并逐渐增加对周围事物的兴趣,表示自己已在康复之中。不适应的患者会停留在第二阶段。

二、心理状态

患者的心理需求表现了患者的心理状态,患者心理需求包括以下几种。

(一) 患病期间的生存需要

患者患病后对基本生存需要(如饮食、呼吸、睡眠和排泄等)的满足受到阻碍和威胁。

患者最基本的生存需要还包括解除疾病痛苦和恢复身体健康。

（二）患病期间的安全需要

患者的不安全感不仅来自疾病本身，患者还会对日常生活、社会活动等感到不安全，甚至有恐惧和孤独感，希望得到别人的理解和呵护。

（三）社会联系和交往的需要

患者患病或住院后，其日常的生活规律、社会联系和交往都发生了改变，患者需要与医护人员、病友、家庭成员、同事和朋友等保持联系和交往。

（四）患病期间尊重的需要

患者不仅需要被人尊重、保密隐私，还需要了解病情，知晓治疗计划、过程和预后，被医护人员尊重。

（五）患病时自我成就的需要

患者患病期间，其表达个性和发展个人能力等方面的能力往往会有不同程度的下降，甚至严重受损。医护人员、家属和朋友要让患者重拾信心，因"病"制宜。患者的这些心理状态会有不同的表现，如果这些需求得到很好的满足，会使患者更好地配合治疗，或许会有意想不到的预后效果。

三、心理特征

患者一旦患病，往往会表现出特殊的心理和行为反应，常见的有以下几种。

（一）行为退化

患者的行为表现与年龄、社会角色不相称，显得幼稚。如躯体不适时会呻吟、哭泣，甚至喊叫，以引起周围人的注意，获得关心与同情。自己能料理的日常生活也要依赖他人去做，希望得到家人、朋友、护理人员无微不至的照顾与关怀。

（二）情感脆弱、易激动、易发怒

患者心烦意乱、情绪波动、怨恨命运、自责，甚至自残。

（三）敏感性增强、主观异常感觉增多

患者对自然环境的变化，如声、光和温度等特别敏感，稍有声响就紧张不安。躯体不适的耐受力下降、主观体验增强，并害怕这些变化会加重病情。

（四）猜疑

久病不愈的患者易盲目猜疑，对他人的表情、神态和行为等特别敏感、多疑。甚至对诊断、治疗和护理也会产生怀疑、不信任，对检查和治疗均要追根寻底、详细问询等。

（五）自尊心增强

患者希望得到他人的尊重、关心和重视；愿听安慰与疏导的话语；自认为应受到特殊照顾、特别尊重；特别注意医护人员的态度，稍有不妥即视为对其不尊重而生气，不配合治疗。

(六) 焦虑、恐惧

患者对自身健康或客观事物做出过于严重的估计,常为病情不见好转或恶化、康复无望时的一种复杂情绪反应,其主要特征是恐惧和担心。也可因担心家庭、工作、经济、学习和婚姻等问题而感到焦虑、烦恼、坐立不安。患者焦虑的表现有肌肉紧张、出汗、搓手顿足、紧握拳头、面色苍白、脉搏加快和血压上升等,也可出现失眠、头痛等症状。

(七) 孤独感

患者来到医院这个新环境,与陌生人相处感到孤独,且住院生活单调,感觉度日如年。孤独可使人烦恼、焦虑和恐慌;使人感到凄凉、被遗弃而变得消极悲观。

(八) 悲观、抑郁

因患病丧失了劳动能力,或者导致了形象变化,患者情绪变得异常悲观,少言寡语,对外界事物不感兴趣。有的患者自暴自弃、放弃治疗,甚至出现轻生的念头。

(九) 失助感

当一个人认为自己对所处环境没有控制力,并无力改变时,就会产生失助感。这是一种无能为力、无所适从的情绪反应。这种失助感还可以泛化,导致失望和抑郁等临床表现。患者呈现出淡漠、缄默不语,或者自卑和自怜等状态。

(十) 期待

是指患者对未来的美好想象的追求。一个人患病后,不但躯体发生变化,心理上也备受着折磨。因此,患者希望获得同情和支持,得到认真的诊治和护理,急盼早日康复。期待心理是一个人渴望生存的精神支柱,是一种积极的心理状态,客观上对治疗是有益的。但要预防一旦期待的目标落空,患者会陷入迷惘之中,情绪消沉,甚至精神崩溃。

(十一) 习惯性

习惯性是一种心理定式,患者患病之初,总幻想自己并没有患病,可能是医师搞错了,这是习惯性思维造成的。而当疾病好转后,又认为自己没有完全恢复,要求继续住院观察和治疗,不愿出院,这是习惯了患者身份的惰性表现。

以上大致概括了一般患者的心理问题,但由于患者性别、年龄、病种、文化背景和社会阅历等因素的作用,在不同的病程中可表现其中的1种或几种。因此,对不同患者应具体分析,具体对待。由于患者在患病的过程中会经历不同的阶段和状况,产生相应的心理反应,如急、慢性病患者及住院患者的各种心理特征。

四、急、慢性期患者及住院患者的心理特点

(一) 急性期

患者往往起病急、病情重,患者的心理反应也较为强烈。心理反应包括:①情绪反

应、焦虑、恐惧；②行为反应，突发的疾病或创伤对患者是一个严重的应激，常会出现行为退化、易激惹和不配合治疗等行为。

（二）慢性期

慢性病的病程超过 3 个月，症状相对固定，不能自愈，多数缺乏特效治疗的方法。一般慢性病的治疗策略主要是控制症状、防治并发症、减少伤残的发生，以及提高生活质量。患者也会产生不同的心理反应，包括：①主观感觉异常，慢性病患者往往将注意力转向自身，感觉敏锐，对身体的细微变化敏感；②情绪反应，慢性病患者往往表现为否认疾病的严重性，焦虑病情的状况、发展和预后，对生活、经济、工作和自身产生抑郁等，这些情绪影响患者的治疗；③患者角色强化，慢性病患者长期的休养、治疗，会使患者更依赖于被人照顾，更需要他人关注，心理更脆弱，患者角色更强化；④药物依赖和拒药心理，慢性病患者往往需要长期服药，对停药、换药或加药都会产生焦虑和恐惧，有的患者还会对药物的不良反应产生恐惧，甚至拒药。

（三）住院患者

需要认识到每位患者一旦住进医院，新的环境会使他产生一种陌生感。这时，他除了急切地想认识别人、熟悉环境外，更需要自己被认识、被重视，即取得较好的治疗环境和较好的治疗待遇。患者往往还需要：①被接纳，即需认识同室的人，并争取在情感上被接纳为病房的正式成员，满足个人的归属感；②尽快适应环境，一个人面临新的环境，往往茫然不知所措，甚至会产生焦虑感，患者入院十分需要了解医院的各项规章制度，了解饮食起居规律，了解查房、处置、治疗时间，进而了解自身疾病的治疗原则及预后等；③适当的消遣和乐趣，病房是个狭小的天地，是个半封闭的特殊社会，患者刚入院感到处处陌生，事事新奇，不久，这种茫然、不知所措的心情就被厌烦情绪所替代；④安全，这是患者至关重要的需要，也是患者求医的主要目的。

五、疾病诊治过程中的心理干预

作为临床医护人员，不仅要治疗疾病，还要在诊治的同时，了解患者诊治过程中可能出现的各种心理现象，对患者的心理反应进行心理干预，做到理解患者、尊重患者及鼓励患者，让患者树立信心，战胜疾病，早日恢复健康。

所谓心理干预（psychological intervention），是指在心理学理论指导下有计划、按步骤地对一定对象的心理活动、个性特征或心理问题施加影响，使之发生朝向预期目标变化的过程。心理干预分为：教育性干预和治疗性干预（治疗性干预还包括精神药物治疗、一般心理行为干预和特殊心理行为干预）。心理干预的手段包括心理治疗、心理咨询、心理康复和心理危机干预等（详见第十二、十四和十五等章节）。

对待不同严重程度的患者采取不同等级的心理干预，包括健康促进（health promotion）、预防性干预（preventive intervention）、心理咨询和心理治疗等。健康促进是指在普通人群中建立良好的行为、思想和生活方式。健康促进包括以下内容：保持心理健康、保护抗应激损伤的能力、增强自我控制、促进个人发展。此法针对普通人群，目标是促进心理健康，增加幸福感。预防性干预是指有针对性地采取降低风险因素和增强保护因素的措施，包括普遍性干预、选择性预防干预和指导性预防干预3种方式。预防性干预针对易感的高危人群，目标是减少心理障碍的发生。

患者一旦被识别存在不良的心理反应，医护人员要以积极的态度进行干预。心理干预主要是针对患者的认知活动特点、情绪问题，以及行为和个性改变来采取综合的干预措施，并根据患者的特性和共性，进行个体和（或）集体的心理干预。具体运用于临床的主要有以下几种。

（一）支持治疗

心理支持治疗是整个心理治疗的基础，是每位医师都应该做的。心理支持的基本原则是运用恰当的医学知识和心理治疗，建立良好的医患关系，尊重患者；尽可能地帮助患者获取积极的认知应对和行为应对；鼓励患者正视现实，树立战胜疾病的信心，采取向上的态度，为治疗创造良好的心理条件，并提高自身免疫力。具体方法有：倾听、关心、同情、解释、保证、鼓励，以及指导和建议等。

（二）认知疗法

所谓认知是指一个人对某个对象或某件事情的认识和看法。人在生活中总是以自己独特的认知方式来感受、理解、评价和预测周围的事物和自身，并由此做出相对固定的行为反应方式。如果一个人的认知评价存在错误和歪曲部分，就有可能产生各种不适应行为和不良情绪，进而导致或加重心身症状。医护人员需用认知疗法来纠正患者在诊断、治疗中出现的各种负性认知，通过与患者交谈，倾听他们内心的痛苦和心理感受，找出影响患者心理行为的错误思维方式、歪曲的认知，并通过认知重建对其加以纠正，从而达到治疗目的。

（三）行为治疗

医护人员通过行为治疗，减少患者的心理困惑、治疗引起的许多不良反应及并发症。行为治疗的干预措施包括：放松训练、系统脱敏疗法、生物反馈、暗示治疗和催眠治疗等。

（四）健康教育和咨询

从疾病角度来看，医护人员可有针对性地向患者及家属介绍疾病的性质、病程、预后及治疗方法等有关知识，使每位患者了解与疾病及转归有关的信息。从心理和社会角度来看，医护人员可通过教育，让患者懂得如何掌握良好的应对技巧、寻求社会支持，学会如何控制自己的不良情绪对心身的影响等，让患者形成比较客观、正确的认识，从而提高治疗的依从性。

第二节 | 外科常见的心理问题

一、手术前后

很多外科疾病均需要手术治疗,如骨科、普外科、神经外科、五官科或妇产科等相关疾病。手术对患者是一种严重的心理应激。手术前后,患者普遍存在心理紧张、焦虑、抑郁及恐惧等应激反应。

(一) 病因

1. 心理因素　患者在手术前担心手术出现意外,怕出血、残疾和死亡等。这些不良心态与下列很多因素相关:对手术情况的不了解,个体的个性(敏感、多疑)、体质及耐受性,年龄(中年人最高,可能与事业及家庭的负担重相关),文化程度(学历越高,焦虑越重),手术的大小,以及疾病的严重程度等。

2. 躯体因素　术后的虚弱、失血、休克、脏器功能损害、各种代谢障碍(包括水、电解质紊乱,糖、蛋白质异常等)、麻醉、合并感染,以及内分泌异常等因素会影响脑功能。

(二) 临床表现

术后精神障碍分为急性期障碍和慢性期障碍,前者以意识障碍、谵妄(delirium)、抑郁、焦虑和原有精神障碍复发居多;后者多继发于脑器质性损害,出现慢性器质性精神障碍居多,如人格改变、智力减退、抑郁及焦虑等。其中,术后最为常见的精神障碍是谵妄,故在此详细描述。

谵妄的核心症状是意识障碍,包括注意受损、定向障碍、认知和(或)知觉异常(错觉、幻觉),还常伴随精神运动异常、睡眠觉醒周期紊乱、妄想和情绪异常(如易激惹、焦虑、恐惧、欣快、淡漠和抑郁)等症状,起病急,常表现为波动病程。在手术患者中有 10%～60% 出现谵妄。

在 DSM-5 中,从精神运动水平将谵妄分为高活动型(兴奋型)、低活动型(淡漠型)和混合型。

1. 高活动型的特点　活动水平增高,动作速度加快,丧失对活动的控制,坐立不安和盲目活动;语量多,语速快,音量高,大喊大叫;攻击行为;各种幻觉、妄想。

2. 低活动型的特点　活动水平下降,警觉性降低,多表现为嗜睡。

3. 混合型的特点　虽然注意和意识清晰度受损,但是精神运动水平正常。也包括精神运动水平在高活动型和低活动型间快速波动者。

临床上,混合型最为常见,低活动型次之,完全的高活动型则较少,但低活动型可能较少会引起临床医师注意。总体来说,高活动型的病程较短,预后相对较好。

（三）几种常见手术前后的心理问题

1. 子宫切除术后的心理障碍　最常见的表现为抑郁、焦虑。可能与有些女性担心子宫切除会改变妇女的性别、身份,性功能减退和消失,减少女性的魅力,影响性生活,影响夫妻关系等有关。如果同时需要切除卵巢,则要进行仔细评估,尽量保留部分卵巢。因为卵巢切除会影响性腺功能,对精神活动有一定影响。

2. 肾移植术后的心理障碍　在现代医学高度发展的今天,肾移植已成为挽救无数尿毒症患者生命的重要治疗措施之一。随着肾移植手术数量的增多和质量的不断提高,肾移植患者的生命和生活质量已经引起人们的关注,其中最普遍的就是性心理障碍。很多肾移植患者在早期对性生活有恐惧、焦虑,担心会损害肾功能,导致肾排斥反应,不能完成性生活和不能满足对方性要求等。即使在肾移植 1 年后,已经有性生活经历者依然存在这种担忧。上述这些心理障碍经过心理教育、心理疏导和放松训练等是完全可以缓解的。因为早在 1978 年利姆(Lim)就指出,成功的肾移植能够使肾功能恢复正常并可重新获得性及生育能力。肾移植后,患者的垂体-性激素及血清微量元素的变化,大约发生在术后 3 个月内,故早期性生活不宜过频。由于血清内锌的含量恢复较慢,可给予高锌复合维生素片等。患者在性行为方面面临的困惑、沮丧、焦虑或恐惧等,家庭、社会应给予理解、支持和帮助。

（四）治疗

1. 心理治疗

（1）行为疗法:主要是放松训练,自我放松训练有很好的缓解作用,也可以借助生物反馈仪。

（2）提高患者的心理适应能力:通常生活积极乐观者手术预后较好,疑病、抑郁和焦虑者效果较差。要给患者针对性指导,辅以安慰、支持与疏导。

2. 精神药物的应用　主要是对症治疗,在术前、术后均可应用。对焦虑的识别和治疗进行得越早越好。出现精神病性症状的患者可选用抗精神病药物。

二、颅脑损伤相关精神障碍

颅脑损伤(brain injury)现称创伤性脑损害(traumatic brain injury,TBI)。神经外科学在过去 20 多年中取得显著进展,让很多 TBI 患者的存活率增高。但遗憾的是,TBI 的不良结局(伴认知和行为损害的长期神经精神障碍)也显著上升。TBI 后有较高的精神疾病发生、发现的概率,而且随追踪年限的延长,积累的患病率也增高。

（一）病因和发病机制

据估计,TBI 存活者中,出现精神障碍的超过 1/4。脑外伤所致的精神障碍与脑损害的程度、部位,急性期的病理改变和修复期的后遗症病理变化等相关。脑外伤越重,损害的部位越广泛,越容易引起精神障碍。广泛性脑损害引起精神功能的全面障碍,如急性期的谵妄或昏迷、慢性期的痴呆等。颞叶损伤最可能出现精神障碍,其次是前额叶及额叶眶部。前额叶、颞叶损害常引起人格障碍;顶叶损害易引起认知功能障碍;脑基底部损害易引起记忆损害。脑外伤后遗症病理改变,如瘢痕、粘连、囊肿和脑积水等也常引起精神神经症状。外伤后社会心理因素及受伤前的人格特征,对其临床表现、病程和预后也有一定影响。

(二) 临床表现

1. 急性精神障碍　脑震荡是头部外伤引起的急性脑功能障碍。临床上,主要表现为意识障碍及近事遗忘。典型表现是外伤后有短暂的意识完全丧失(昏迷),伴有面色苍白、瞳孔散大、对光反射及角膜反射迟钝或消失、脉搏细弱、呼吸缓慢和血压降低,然后逐渐清醒。一般昏迷时间不应超过半个小时。轻度脑震荡只出现短暂的意识模糊,数秒或数分钟后自行缓解。意识恢复后,患者遗忘受伤前后的经历。脑震荡后患者出现头痛、呕吐、眩晕、易激惹、情绪不稳、缺乏自信、注意力集中困难和自主神经症状(皮肤苍白、盗汗、血压下降、脉搏缓慢且微弱、呼吸浅慢等)表现。神经系统检查通常没有阳性体征。上述症状在1～2周内消退。若迁延不愈,则称脑震荡综合征。

2. 谵妄　脑外伤性谵妄是指在严重颅脑损伤后,产生的一段较迁移的意识模糊期,有时伴有定向障碍、情绪和行为紊乱、幻觉和妄想。谵妄持续时间有助于判断脑损害的严重程度,如超过1个月,则意味着有严重的脑组织损伤。

3. 慢性精神障碍　神经病性症状可见于各种颅脑外伤患者。主要表现为头晕、头痛、乏力、易激惹、注意力集中困难和失眠等。有时可伴有抑郁、焦虑或癔症样发作。体格检查大多没有异常发现,但可有眼球震颤。部分患者有不恒定的神经系统软体征,如腹壁反射不对称等。

4. 持久性认知功能障碍　颅脑外伤后遗忘症持续超过24 h,则容易导致持久性认知功能障碍,其严重程度与脑组织损伤程度成正比。闭合性损伤引起的认知功能障碍是全面性的,其严重程度可以是轻微的智能缺损,也可以是严重痴呆。在贯穿性损伤或局限性损伤时,则表现为局限性认知功能缺损,如优势半球与言语有关部位的损伤引起言语障碍,颞叶内侧部位的损伤引起记忆障碍等。

5. 人格障碍　外伤后的人格改变多发生于较严重的脑外伤,特别是额叶、颞叶损伤,常与痴呆并存。患者原有性格丧失,表现为情绪不稳、易激惹、常与人争吵、自我控制能力减退、粗暴、固执、自私和丧失进取心等。有时可有发作性暴怒、冲动与攻击性行为等。这些改变在病程中可以逐渐有所改善,若持续存在,则会使其家庭遭受严重干扰。

6. 颅脑外伤后精神病性障碍　精神障碍可在外伤后立即出现或经历数月后出现。颅脑外伤后可出现精神分裂症样症状,与精神分裂症很难鉴别。当然,颅脑外伤也诱发精神分裂症。有报道称,1%～5%的精神分裂症有颅脑外伤史。颅脑外伤可导致严重的抑郁和躁狂,但外伤后躁狂的发生率较抑郁低。轻度脑外伤者6%～39%伴有抑郁症状,严重颅脑外伤症伴抑郁者达10%～77%。因此,在颅脑外伤患者中,自杀有增高倾向。

案例

颅脑外伤后抑郁

患者,男性,36岁,脑外伤后3个月。近1个月来,他总是愁眉苦脸,唉声叹气,认为自己好不了了。不愿意参加康复训练,不愿与家人交谈,也不愿外出见人,感觉自己目前的样子会被人瞧不起。他总是躺在床上,称自己好累,没有力气。家人都劝说他去做康复训练,他却很烦躁,发脾气,有时对家人的照顾也不满意,常有摔东西的行为。以前喜欢的事情都没有兴趣做。睡眠欠佳,表现为入睡困难或很早醒来,食欲也下降。有时与他讲话,感觉他反应较慢,注意力不太集中。他自称脑子不好使,很容易忘记事情。

脑外伤后抑郁是颅脑损伤后发生的一种心理障碍,发生比例很高,无论脑损伤的程度轻重和时间长短,均可能发生。它与普通人群发生的抑郁症的临床表现不完全相符,早期不易被发现,常被看成脑外伤后的自然反应。脑外伤后抑郁发生的原因很复杂,目前认为,首先与脑部损害有关。因为脑外伤经常是大脑前部和侧部的损害,这些部位参与情感的调控。其次,也与患者对脑外伤的心理反应有关。脑外伤是一种巨大的心理刺激,导致患者出现紧张、担忧、恐惧和绝望等情绪反应。此外,家庭和社会对患者的支持程度也对脑外伤后抑郁的发生有一定影响。脑外伤后抑郁如能早期发现、早期干预,治疗效果很好。

(三) 诊断与鉴别诊断

该病诊断主要依据病史,特别是有无颅脑外伤史。若有颅脑外伤史,应进一步了解外伤的性质、程度、有无意识障碍、有无遗忘及外伤后治疗情况等。结合体格检查和实验室检查进行诊断并不十分困难。

鉴别诊断的重点是排除非颅脑外伤性精神障碍,因外伤可能诱发功能性精神障碍,但脑外伤所致精神障碍常有脑外伤史。临床上,可出现意识障碍、近事遗忘及人格改变,精神障碍出现时间与脑外伤直接相关。脑震荡后综合征患者的脑电图、头颅 CT 或磁共振成像检查可发现异常,而神经症患者检查无异常发现。

(四) 治疗

对颅脑外伤病例应尽早制订长期治疗计划。首先,要评估患者躯体和社会功能损害程度。其次,仔细检查可能存在的神经精神问题,估计病程进展。还要了解患者受伤前的性格和社会心理因素,适当进行心理治疗。

对外伤后神经症患者,应了解其可能存在的社会心理因素,给予心理治疗,并根据病情给予抗焦虑或抗抑郁药物。对幻觉、妄想、兴奋和狂躁患者可给予小剂量第2代抗精神病药物,如奥氮平、喹硫平等。有严重冲动和易激惹表现的患者可以使用抗癫痫药物,如丙戊酸钠、卡马西平等。人格改变的患者应以行为治疗和教育训练为主。

三、妇产科相关精神障碍

主要是指女性在月经、妊娠、分娩和绝经等特殊时期出现的抑郁障碍,目前还不完全明确性激素的变化在女性特殊时期抑郁发作中所发挥的作用。

(一) 经前期综合征

经前期综合征(premenstrual syndrome,PMS)在 DSM-5 中被归类为抑郁障碍,称经前期烦躁障碍,是指育龄妇女反复在月经周期的黄体期(月经前 7 d 左右)出现的躯体、精神,以及行为方面的异常症状,月经来潮后症状消失的一组综合征,症状明显妨碍某些方面的生活功能。

诊断标准中强调,在过去 1 年中的大部分月经周期中,症状于月经前 1 周开始出现,月经开始后减轻,月经后 1 周基本或完全消除。心理症状包括情绪不稳定、易激惹、抑郁、焦虑、紧张、对日常活动兴趣下降、注意力不集中、易疲劳、精力不足、食欲改变、睡眠过多或失眠,以及感到自己会垮掉或失去控制等。躯体症状有乳房胀痛、关节或肌肉疼痛、感觉肿胀等。上述症状对患者的社会功能和生活质量均产生了影响。

轻、中度经前期烦躁障碍的治疗以非药物干预为主,如对疾病相关知识的教育、生活方式的改变、支持性心理治疗,以及认知行为治疗(cognitive behavior therapy,CBT)等。非药物干预无效的患者和重度患者可以采用药物治疗,如给予 5-羟色胺再摄取抑制剂(selective serotonin reuptake inhibitors,SSRIs),能同时改善患者的症状及生活质量。

(二) 妊娠期抑郁症

妊娠期抑郁症多在怀孕前 3 个月与后 3 个月发生。前 3 个月可表现为早孕反应加重,伴有厌食、睡眠习惯改变等现象;后 3 个月可表现为持续加重的乏力、睡眠障碍及食欲下降,以及对胎儿健康和分娩过程过分担忧等。研究显示,高达 70% 的妊娠期女性出现抑郁症状,10%～16% 符合抑郁症的诊断标准。

处理妊娠期抑郁时,权衡治疗和不治疗对母亲和胎儿的风险很重要,向患者及家属讲清楚抗抑郁治疗与不治疗的风险与获益。治疗应根据抑郁的严重程度、复发的风险、尊重孕妇和家属的意愿来进行调整。目前,抗抑郁药在孕期使用的风险与安全性尚无最后定论。通常来讲,对于症状较轻的患者,给予健康教育、支持性心理治疗即可。若既往有轻到中度发作,可给予 CBT 和人际关系疗法(interpersonal therapy,IPT)。重度或有严重自杀倾向的患者可以考虑抗抑郁药治疗。当前孕妇使用最多的抗抑郁药是 SSRIs,应尽可能考虑患者既往的治疗情况,单一用药治疗。有诸多文献报道关于妊娠期使用抗抑郁药后产生的不良事件,主要涉及胎儿发育、新生儿发育和长期发育 3 个问题。最新研究显示,孕期使用 SSRIs 并未增加胎儿患心脏疾病和死亡的风险,帕罗西汀除外,但可能增加早产和低体重的风险。还有文献报道 5-羟色胺-去甲肾上腺素再摄取抑制剂

(serotonin-norepinephrine reuptake inhibitors，SNRIs)和米氮平可能与自然流产有关。此外，队列研究显示，孕晚期使用抗抑郁药可能与产后出血有关。物理治疗方面，研究显示，低频重复经颅磁刺激(repetitive transcranial magnetic stimulation，rTMS)治疗对妊娠期抑郁症患者有较好的疗效和耐受性，对胎儿也无明显不良反应。对于药物治疗无效或不适合的重度、伴精神病性症状及高自杀风险的患者可选用改良电休克治疗(modified electra convulsive therapy，MECT)。

（三）产后抑郁症

产后抑郁症是女性分娩后最常见的精神障碍，通常在产后 4 周内起病。其症状、病程和结局与其他抑郁障碍相似。大约 13% 的女性在产后 12 周内出现抑郁症状，产后 1 年内出现抑郁症状的比例达到 19.2%。患产后抑郁症的母亲往往不能有效地照顾婴儿，患者会由此感到自责、自罪，严重患者可能有伤害自己或婴儿的风险。

产后抑郁症的治疗原则仍遵循抑郁症治疗的一般原则。但必须考虑到患者产后的代谢改变、乳汁对婴儿的影响，治疗对患者自我认知及能力改变的影响等一系列因素。轻、中度患者可采用 IPT、CBT，以及系统家庭治疗。如症状持续加重，应考虑采用药物治疗或心理治疗合并药物治疗，其中 SSRIs 常作为治疗首选。多数研究报告抗抑郁药在乳汁中的浓度较低，氟西汀除外。此外，还有研究显示，哺乳可以减少产后抑郁发生的风险，对母亲和孩子都有积极作用。物理治疗方面，研究显示 MECT、rTMS 可治疗产后抑郁症。

（四）围绝经期抑郁症

围绝经期抑郁症是指女性在围绝经期(通常指 50 岁左右)发病的抑郁症，以情绪抑郁、焦虑和紧张为主要临床表现。研究显示，曾有抑郁病史或有严重经前期烦躁障碍病史者的发病风险明显增高。

在遵循抑郁症治疗原则的同时，强调围绝经期相关知识的教育及心理治疗。对于轻度患者可给予 IPT、CBT 等心理治疗。中、重度患者可考虑合并药物治疗，可选用 SSRIs 和 SNRIs。此外，应用雌激素替代治疗也可有效缓解围绝经期抑郁的症状，但需要遵循时间和个体化治疗原则，与抗抑郁药合用可能有更好的治疗效果。此外，对于绝经期抑郁症伴有明显易激惹症状的患者也可选用镇静作用较强的抗抑郁剂，如米氮平、曲唑酮等。

第三节　内科常见的心理问题

一、神经科

（一）癫痫相关精神障碍

癫痫性精神障碍可分为发作前、发作时和发作后和发作间歇期精神障碍。发作前、发作时和发作后精神障碍有时很难截然分开。发作前精神障碍主要指癫痫发作的先兆和前驱症状。先兆可为简单的感觉运动异常,也可为复杂的思维和情感异常,持续时间多为数秒钟;前驱症状多为缓慢出现,持续数小时至数天,包括易激惹、忧虑、淡漠和反应迟钝等,偶尔有精力充沛和自主神经系统改变。发作时和发作后精神障碍主要指精神运动性发作时和发作后的意识障碍及伴发的精神障碍,通常突然发生和终止。发作间歇期精神障碍是指在癫痫病程中的发作间歇期出现的精神障碍,可能是由社会心理因素、异常脑电活动及癫痫发作导致的脑损伤等导致的结果。比较常见的间歇期精神障碍是人格改变、精神分裂样综合征和情感障碍。

癫痫所致精神障碍的治疗应在抗痫治疗的基础上,根据精神障碍的特点选用精神药物,避免用抗精神病药后增加癫痫发作的风险。三环类抗抑郁药(tricyclic antidepressants,TCA)可使抽搐阈值降低,也有增加癫痫发作的风险,可选用致痫作用弱的 SSRIs。对部分复杂性发作,特别是颞叶癫痫伴精神病性症状时,可用 MECT,人工诱发的大发作可使精神症状解除。

(二)梅毒所致精神障碍

梅毒所致精神障碍又称麻痹性痴呆(general paresis of insane,GPI),多发生于梅毒螺旋体感染后 20～30 年,主要表现为慢性进展性额颞叶脑膜炎,持续损害皮层功能,引起神经精神障碍。1%～5%的梅毒感染者可发展为麻痹性痴呆。病理改变特点是血管周围和脑膜的慢性炎症反应(伴脑膜纤维化、颗粒状室管膜炎),皮质萎缩等退行性变,组织螺旋体浸润,后期额叶、顶叶皮质发生脱髓鞘病变形成 Fisher 斑块等。精神病性症状潜隐发生,首先为患者家属所注意,包括谵妄、痴呆、躁狂、精神错乱、人格改变和抑郁等。还会出现工作能力下降,记忆减退,易激惹,不同寻常的头晕目眩、淡漠、退缩,类似精神分裂症、躁狂症、偏执狂等异常表现。部分患者可有神经系统损害的症状和体征,如阿罗瞳孔(Argyll-Robertson pupil)。病程后期出现周期性抽搐、肌阵挛等,进而发展至植物人状态,直到死亡。梅毒螺旋体感染史或冶游史是重要的诊断线索,脑脊液检查显示淋巴细胞、蛋白水平、免疫球蛋白 G(immunoglobulin G,IgG)升高,性病研究实验室试验(venereal disease research laboratory test,VDRL)和血清荧光密螺旋体抗体吸附试验检测结果阳性有重要的诊断价值。治疗上应请相关专科医师会诊,并指导驱梅治疗。对激惹、兴奋、幻觉和妄想等症状可用抗精神病药物;对抑郁症状可用抗抑郁药;对癫痫发作应使用抗癫痫药物。针对麻痹性痴呆所出现的神经系统体征,可酌情采用针灸、理疗、按摩和功能训练等康复治疗。

(三)重度和轻度神经认知障碍

神经认知障碍(neurocognitive disorders,NCDs)即过去诊断中的"痴呆"(dementia)。为减少对患者的歧视,DSM -5 已废除"痴呆"这一诊断名称。几乎所有NCDs 患者都可表现出精神行为症状。额颞叶痴呆和 lewy 小体痴呆的精神行为症状更为突出,有时成为主要临床症状。现有的横断面研究报道:总发生率为 50%～80%,其中幻觉为 30%～50%，妄想为 30%～80%，抑郁为 30%～40%，行为异常为 30%～70%。

1. 临床表现

(1) 妄想：认为物品被窃或被藏匿是最常见的妄想。严重时，确信有人入室偷窃，并倾听或与偷窃者对话。患者的妄想往往不系统，结构不严密，时有时无。

(2) 幻觉：各种幻觉都可出现，以视幻觉多见，如看见偷窃者、入侵者或死去的亲人等。偶尔，在没有视幻觉的情况下可听到偷窃者或死去的亲人说话，也可有其他言语性幻听。

(3) 情感障碍：大约 1/3 的患者伴有抑郁。在痴呆的早期，可能主要是反应性抑郁。抑郁可分为抑郁症状和抑郁发作。尽管痴呆患者抑郁症状比较常见，但真正符合抑郁发作标准的患者比较少，尤其是中、重度痴呆患者。轻度痴呆时，焦虑比较常见，患者可能担心自己的工作能力和生活能力，还可能担心自己的钱财、健康和生命等。少数患者可见情绪不稳、易怒、激惹和欣快等情感障碍。痴呆较重时，情感平淡或淡漠日趋明显。

(4) 攻击行为：包括语言攻击和身体攻击两类。最常见的攻击行为是骂人、违抗或抗拒为其料理生活，使患者洗澡、穿衣等非常困难。其他攻击行为有咬、抓、踢等。虽然患者可出现多种攻击行为，但造成严重伤害的事件极少见。

(5) 活动异常：因认知功能下降，可出现多种无目的或重复的活动。例如，反复搬移物品、反复收拾衣物、将贵重物品收藏在不恰当的地方。有些患者收集垃圾或废物。不少患者出现"徘徊症"(wandering)，表现为整天不停地漫步，或跟随照料人员，或晚间要求外出等。有些患者表现为活动减少、呆坐，有时将其描述为意志缺乏。少数患者有尖叫、拉扯和怪异行为。怪异行为有时与患者的病前职业或业余爱好有关。

(6) 饮食障碍：主要表现为饮食减少、体重减轻。大部分中、晚期患者营养不良。也有一些患者饮食不知饱足，饮食过多，导致体重增加。还有极少数患者出现嗜异食，吃一些通常不吃的东西。

(7) 生物节律改变：正常老年人睡眠时间减少，慢波睡眠减少，白天疲劳。痴呆患者的这些变化可能特别明显，表现为晚上觉醒次数增加。随着痴呆的进展，眼快动睡眠减少，白天睡眠增加，最后睡眠节律完全打乱。表现为白天睡觉，晚上吵闹。患者的行为异常在傍晚时更明显，称为日落综合征(sundown syndrome)。

(8) 性功能障碍：男性患者常有性功能减退。患者偶尔可有不适当的性行为和性攻击。

2. 治疗　治疗痴呆的精神行为症状(behavioral and psychological symptoms of dementia，BPSD)的目的是减轻症状，增加患者、家属或照料者的舒适和安全。如果症状较轻，且危险程度很小，常常只需心理支持和分散患者的注意力即可。如果症状使患者很痛苦或伴随激越、冲动的攻击行为，则需要药物治疗。

(1) 心理支持及行为干预：对于轻度 BPSD 患者，应多进行沟通、交流，将患者注意力转移到感兴趣的话题上。适当的行为干预,如鼓励患者讲述愉快的经历,使患者尽量处于愉快的体验中,也能缓解患者的轻度抑郁症状及某些攻击行为。同时,一些音乐、艺术或运动类的趣味活动可以有效减轻痴呆患者的某些心理行为症状。值得注意的是,痴呆患者对环境的适应能力较差,尽可能保持日常活动安排的一致性,防止频繁变换日程,使病情恶化。

(2)药物治疗:对于老年患者而言,无论使用何种药物,都必须对疗效进行认真评价,并根据病情合理调整药物用量,尽可能从小剂量开始,根据病情相应缓慢地增加或减少剂量,甚至更换药物或停药。治疗 BPSD 的药物主要有促认知药、抗精神病药、抗抑郁药和抗焦虑药。

1)促认知药(cognitive enhancer):主要包括胆碱酯酶抑制剂和谷氨酸受体拮抗剂。已有研究表明,服用促认知药物有助于缓解 BPSD,而且可以延缓精神行为症状的出现。

2)抗精神病药:对于症状严重的患者,可以考虑使用抗精神病药。考虑到老年人的耐受性和药物的不良反应,目前临床多选择使用非典型(新型)抗精神病药,利培酮、奥氮平和喹硫平是近 20 年来才用于临床的抗精神病药。典型抗精神病药的不良反应相对较多,表现为:锥体外系反应和迟发性运动障碍可能加重患者的失用症状和原有的帕金森综合征;抗胆碱能可加重认知功能缺损及原有的心脏疾病;过度镇静和直立性低血压易使患者跌倒及骨折,因而临床运用较少。非典型抗精神病药除氯氮平外,上述不良反应相对较少,比较适用于 BPSD 的治疗。痴呆患者由于脑器质性病变、躯体衰老、代谢和排泄能力的衰退,容易发生药物蓄积,对抗精神病药的耐受性较差,故治疗剂量通常只需 $1/3 \sim 1/2$ 的青壮年剂量。非典型抗精神病药利培酮、奥氮平和喹硫平的起始剂量分别为 $0.5 \sim 1 \, mg/d$、$2.5 \sim 5 \, mg/d$ 和 $12.5 \sim 25 \, mg/d$,可根据病情缓慢增加剂量。

对抗精神病药治疗 BPSD 存在许多争议。一些荟萃分析显示,抗精神病药治疗组痴呆患者的死亡人数比安慰剂组增高 $1.5 \sim 1.7$ 倍。对 17 项非典型抗精神病药治疗老年期 BPSD 的研究分析显示,药物治疗组的病死率为 4.5%,安慰剂组为 2.6%。主要死亡原因是心脑血管和肺部感染等严重不良事件。2005 年,美国食品药品监督管理局(Food and Drug Administration, FDA)要求在非典型抗精神病药的说明书上以黑框警示其不良反应。典型抗精神病药的不良反应同样与病死率增高有关,且显著高于非典型抗精神病药。美国 NIMH 发起的抗精神病药物干预效应试验——阿尔茨海默病研究显示,患者精神行为症状的治疗获益可能被不良反应抵消,不同非典型抗精神病药之间的疗效和耐受性无显著性差异。目前,所有抗精神病药物的适应证中均不包括 BPSD,但在临床实际工作中时常会使用。尽管争议很大,美国、欧盟和中国的痴呆诊治指南还是有条件地推荐非典型抗精神病药治疗痴呆的精神病性症状。因此,临床医师可在权衡利弊的情况下谨慎使用。

3)抗抑郁、抗焦虑药物:有效地控制抑郁、焦虑症状,治疗抑郁能改善患者的认知功能和生活质量。伴抑郁的痴呆患者,即使不符合重度抑郁诊断标准,也应考虑药物治疗。

三环和四环类抗抑郁药通常有明显的抗胆碱和心血管系统不良反应,老年痴呆患者应慎用。SSRIs服用方便,就算药物过量也比较安全,比较适合老年患者使用。使用SSRIs时还应考虑他们对肝脏细胞色素P450酶系的影响,因为老年患者常共患多种躯体疾病,需要同时使用其他治疗躯体病的药物。相对而言,舍曲林和西酞普兰对肝脏细胞色素P450酶系的影响较小,安全性要好些。文拉法辛是SNRIs,其抗胆碱及心血管系统的不良反应小,耐受性也比较好,起效比SSRIs要快些,可酌情选用,不过用于老年人的临床研究还比较少。

苯二氮卓类药物(benzodiazepine drugs,BZDs)主要用于焦虑、激惹和睡眠障碍的治疗。半衰期较短的药物多用于治疗入睡困难,半衰期较长的药物适合焦虑、激惹和睡眠的维持治疗。半衰期短的药物的不良反应以记忆障碍、撤药综合征较多。半衰期长的药物,尤其是氯硝西泮,其过度镇静作用明显,且有较高的跌倒风险和认知影响,临床上尽量减少使用。

二、心内科

(一)冠心病所致精神障碍

冠心病患者可出现明显的焦虑,有的患者还可出现烦躁、不安、惊恐和濒死感等症状。由于担心突发心肌梗死,患者可有抑郁发作,有的可出现疑病观念,对周围的环境及照料者产生强烈的依赖。部分患者进行冠脉支架植入术后,仍然有强烈的疑病观念,并常常伴有失眠、焦虑和抑郁等症。

循证医学证据表明,抑郁情绪对冠心病的发生、发展和结局均有不良影响,因此要给予积极、有效的治疗。SSRIs,如舍曲林,对冠心病的焦虑、抑郁情绪治疗有效,患者能耐受相应的不良反应,治疗期间的心血管事件复发率低于未治疗组。

(二)二尖瓣脱垂所致精神障碍

二尖瓣脱垂所致精神障碍多表现为急性焦虑发作,即紧张不安、害怕、易激动和过度换气等。呈发作性,每次发作持续时间为数分钟或数小时,不同的患者发作频率不同。心脏超声检查可明确诊断。

(三)高血压所致精神障碍

目前,我国成年人中高血压患病率为18.8%,男性稍高于女性。中、老年人群的患病率分别为29.3%和49.1%。

高血压与抑郁、焦虑有相似的风险因素。如下丘脑-垂体-肾上腺素轴功能亢进,交感神经功能亢进,外周血中血小板功能活化,单核细胞激活,炎症因子如白细胞介素-1(interleukin-1,IL-1)、IL-6、C反应蛋白(C-reactive protein,CRP)和肿瘤坏死因子-α(tumor necrosis factor α,TNF-α)等浓度升高等。高血压导致脑小血管受损,额叶-边缘系统的脑白质完整性受到破坏,干扰了情感环路的正常调节功能,导致焦虑、抑郁等情绪障碍。

研究发现,高血压患者中,同时患有抑郁、焦虑的比例高达25%～54%,其中男性约36.6%,女性为63.4%。持久而严重的抑郁、焦虑可使高血压的死亡风险升高4倍。患者表现为恐惧、紧张不安、担心琐事、过度关注血压变化、存在疑病观念、易激惹、失眠、情绪低落、对治疗缺乏信心和自责等症状。

当出现高血压危象或高血压脑病时,患者可出现头昏、头疼、定向错误和认知功能受损,直至出现谵妄、昏迷。

治疗高血压所致精神障碍的关键在于长期稳定血压至理想水平,同时对精神症状给予对症治疗。使用抗抑郁药物治疗焦虑及抑郁症状时,应注意部分抗抑郁药物可致血压升高,如文拉法辛可增加外周血去甲肾上腺素水平而引起血压升高,并呈剂量相关性。故选择时应尽可能使用不干扰血压且与降压药物相互作用小的药物。同时,改变生活方式,积极祛除导致高血压相关的风险因素,进行支持性心理治疗、认知疗法和松弛治疗等也有助于改善焦虑、抑郁情绪,提高患者的服药依从性。

(四) 心源性脑病

心源性脑病是指各种心脏疾病导致循环障碍,如心脏搏出量减少、血压下降,使脑血流量下降,神经系统缺血、缺氧,脑细胞代谢障碍及水肿,临床上出现一系列神经精神症状。常见的精神症状有注意涣散、记忆差、思考问题的能力下降、情绪不稳、易激惹、精神萎靡和头昏等;少数患者可有兴奋、躁动;严重者可出现意识障碍。心脏疾病常常引起患者焦虑发作,焦虑可使心脏功能进一步恶化,从而加重心源性脑病的症状。在诊断过程中,要注意和洋地黄中毒、水和电解质平衡紊乱、继发感染等所致的精神障碍相鉴别。治疗原则首先是改善心脏功能,对焦虑明显者可使用劳拉西泮(罗拉)、地西泮、艾司唑仑等,同时给予解释和支持性心理治疗。兴奋、躁动者可使用小剂量非典型抗精神病药。

阿-斯综合征(Adams-Stokes syndrome)即急性心源性脑缺血综合征,是指突然发作的严重的致命性、缓慢性或快速性心律失常,使心排血量在短时间内锐减,导致严重急性脑缺血发作的临床综合征。该综合征与体位变化无关。最突出的表现为突然晕厥,轻者只有眩晕、意识障碍,重者意识完全丧失,常伴有抽搐及大小便失禁、面色苍白,进而青紫,可有鼾声及喘息性呼吸,有时呈潮式呼吸。此时需按心脏骤停进行急救。

三、呼吸科

(一) 慢性阻塞性肺病所致精神障碍

1. 病因与发病机制

(1) 低氧血症和高碳酸血症:长期肺低通气导致脑缺氧、脑组织水肿、脑血管壁的损伤和痉挛,以及大量阿片类物质对中枢神经系统的抑制作用引起精神障碍。

(2) 代谢障碍:水和电解质紊乱、酸碱失衡、内分泌失调和维生素不足等因素导致能量供应不足,以及低渗性脑病引起精神障碍。

(3)其他因素:反复感染,患者的年龄、个性、精神病史、不良生活习惯、恶劣的生活环境、心理应激和睡眠障碍,以及医源性因素包括糖皮质激素、茶碱、利尿剂的大量使用。这些都可能是促发因素。

2. 临床表现

(1)情感症状:抑郁和焦虑是常见的精神障碍。有报道显示,慢性阻塞性肺疾病(chronic obstructive pulmonary disease,COPD)并发抑郁的比率高达 50%,焦虑为 8%~24%。患者表现的心情低落、恐惧、紧张、烦躁、气促加重和失眠等症状,哮喘患者常以惊恐障碍为主。部分患者意志消沉、自尊降低、自觉生活无价值、缺乏自信和自主性,甚至有患者出现自杀观念或行为。

(2)意识障碍:部分患者有波动的谵妄。

3. 诊断　患者符合 COPD 的诊断标准,同时合并精神障碍的临床表现,精神障碍与COPD 之间有发病的先后顺序,并有密切联系。有相应的实验室检查依据,可做出诊断。

4. 治疗　保证呼吸道通畅的基础上,迅速改善缺氧和二氧化碳潴留,纠正水、电解质和酸碱失衡。在治疗精神症状药物的选择上,应考虑患者年龄大、耐受差、合并使用多种药物和呼吸功能不全等因素,短期、小剂量应用新型抗抑郁药物或抗精神病药物。

(二)呼吸衰竭所致精神障碍

1. 病因及发病机制　呼吸衰竭是各种原因引起的肺通气和(或)换气功能严重障碍,以致不能进行有效的气体交换,导致缺氧伴(或不伴)二氧化碳潴留,从而引起一系列生理功能和代谢紊乱的临床综合征。按病程又可分为急性和慢性。急性呼吸衰竭是指任何原因引起突发通气或换气功能严重损害,常常导致意识障碍,如不及时抢救,会危及患者生命。慢性呼吸衰竭多见于慢性呼吸系统疾病,如 COPD,是由于长期缺氧、二氧化碳潴留导致脑水肿和神经细胞损害,引起相应的神经精神障碍,即肺脑综合征(pulmono-cerebral syndrome),又称肺性脑病(pulmonary encephalopathy,PE)。

2. 主要临床特征

(1)意识障碍:意识障碍是 PE 最主要的临床表现。其程度可从谵妄到昏迷。意识障碍常随动脉血二氧化碳分压(partial pressure of carbon dioxide in artery,$PaCO_2$)的升高而变化,表现为先兴奋后抑制的特点,即先有失眠、烦躁和阵发性冲动等症状,之后转为嗜睡,常有昼夜颠倒现象。

(2)精神症状:患者可出现烦躁、焦虑和易激惹等症,少数出现幻觉、妄想,幻觉常为幻听及幻视,幻视内容通常为模糊、恐怖的影像。妄想常见被害妄想和关系妄想。

3. 诊断及治疗　根据上述症状,结合 COPD 病史及血气分析异常,诊断并不困难。治疗上应注意,在患者出现兴奋症状时,切忌使用对呼吸有抑制作用的镇静安眠药物,以免加重二氧化碳潴留,促进 PE 发生。对于严重的精神症状,在评估患者呼吸情况下,可酌情小剂量短期使用抗精神病药物。

四、消化科

（一）肝性脑病

1. 病因及发病机制 肝性脑病（hepatic encephalopathy，HE）是基于严重的急、慢性肝脏疾病，70%的 HE 发生于各型肝硬化，并常有明显诱因，如消化道出血、感染和高蛋白饮食等。当肝功能代偿不全和（或）门腔静脉分流时，体内代谢所产生的有害物质或由消化道吸收的有害物质直接进入体循环，引起各种代谢产物积蓄、氨基酸代谢紊乱、血氨增多并通过血脑屏障进入脑内，以及中枢单胺类递质代谢紊乱等，影响大脑功能而导致神经精神综合征。

2. 临床表现 HE 的临床表现以意识障碍为主，包括躯体、神经系统和精神 3 个方面的症状。根据其临床表现特征，将 HE 分为 4 个时期，在此主要描述各期相关的精神障碍。

（1）前驱期：以情绪障碍和行为障碍为主要表现。患者表现为易激惹、情绪低落或情感淡漠等情绪问题，以及意志减退、生活懒散和退缩等行为问题。此外，患者可出现反应慢、记忆力减退和乏力等，有的患者可出现嗜睡。

（2）昏迷前期：此期患者表现为明显的嗜睡，并伴有时间、地点及人物定向障碍，判断理解力减退，近记忆力明显减退等。有的患者可出现明显的兴奋、躁动和易激惹等情况。随着躯体疾病的加重，患者可出现谵妄，伴有错觉、幻觉，以及不协调的精神运动性兴奋等症状。神经系统体检存在扑翼样震颤、肌阵挛和肌张力增高等现象，出现病理反射。脑电图有特征性异常。

（3）昏睡期：患者的意识清晰度明显下降，言语刺激的应答反应基本消失，而对非言语刺激（如疼痛刺激，较强的声、光、冷和热的刺激等）有部分应答反应。昏睡期患者的唤醒阈值明显提高，不能被完全唤醒。

（4）昏迷期：表现为患者对言语和非言语刺激均完全没有应答反应，完全不能被任何刺激所唤醒。随着昏迷程度的加深，患者可出现抽搐、腱反射亢进及各种病理征阳性等现象。而随着昏迷程度的继续加深，患者各种形式反射均消失。

3. 诊断及治疗 患者有急、慢性肝脏疾病史或门脉高压的相应临床特征。躯体检查发现肝大、腹水和黄疸；实验室检查有肝功能失代偿及血氨升高［超过 117 μmol/L（200 μg/dL）］；脑电图出现阵发双侧同步高幅慢波或三相波有助于诊断。

在对精神症状的治疗上，主要是祛除诱发因素、降低血氨、保肝和支持治疗。谷氨酸钾、钠及精氨酸静脉滴注有助于改善慢性肝功能失代偿者的精神障碍；患者有明显兴奋、躁动时，可谨慎选用对肝功能影响小的药物，如小剂量地西泮等；慢性肝炎和肝硬化导致人格改变时可进行心理治疗。

（二）胰性脑病

罗瑟米奇（Rothermich）等在 1941 年首先描述该病。该病见于以胰腺炎为主的急腹症患者,临床状态不一致,可有躁动、谵妄。有的出现幻觉、构音障碍和肢体变化不定的强直,这类症状在数小时至数天内有波动。曾报道,有的患者出现昏迷及四肢瘫痪。尸检发现有的患者出现大脑、脑干及小脑的小坏死灶,点状出血及脱髓鞘改变。有 2 例为脑桥中央髓鞘溶解,认为病变由胰酶导致脂肪酶及蛋白质水解酶释放引起。

但有学者认为胰性脑病作为一疾病实体尚不能肯定。急性胰腺炎患者可并发震颤、谵妄、休克、肾衰竭、低血糖、糖尿病性酸中毒、低血钙或高血钙等,这些异常都可引起前述症状。

五、肾病科

肾脏疾病所致的精神障碍是指各种肾脏疾病引起的急、慢性肾功能不全,以及在透析、肾移植过程中导致中枢神经系统受损,从而出现的各种精神障碍。

(一)肾性脑病或尿毒症性脑病

是指各种原因引起的急、慢性肾功能衰竭导致的精神障碍。肾为机体主要的排泄器官,其功能受损势必导致各种有害物质积蓄,水、电解质及酸碱平衡紊乱,若伴发肾性贫血,精神症状可进一步加重。

急性肾衰竭更易出现精神障碍,患者常常迅速出现谵妄,并开始震颤、肌束跳动、阵挛,甚至抽搐。抽搐可累及部分或全部肌肉或肢体,无规律,醒及睡时均出现,类似手足搐搦症。此类病例可发生低血钙和低血镁。意识障碍重者出现昏迷,不及时抢救可致死亡。

慢性肾衰竭时的精神症状与肾衰竭的程度不一定呈对应关系,许多患者的精神症状包括肾性脑病的症状和对疾病的心理反应,临床上可有认知功能异常,如记忆力下降、注意力不集中和思维迟缓等,部分可出现幻觉、妄想等。情绪障碍非常常见,可表现为抑郁,部分患者伴有焦虑。患者可有不同类型的睡眠障碍,如入睡困难、早醒、夜间觉醒次数增多和过度睡眠等。患者感到乏力,神经系统检查可有震颤、构音障碍、肌阵挛、肌张力增高、共济失调、腱反射亢进或迟钝,以及病理反射等。部分患者可出现人格改变或紧张症。随着病情进一步发展,患者可出现不同程度的意识障碍,常常表现为谵妄,可有癫痫发作。脑电图为弥漫性高幅慢波或尖棘波,实验室检查有肾衰竭的相应结果。但尿素氮、肌酐、血钾升高及代谢性酸中毒的严重程度与尿毒症脑病的症状并不完全符合。

治疗重点在于改善肾功能,促进有害物质的排出;纠正水、电解质及酸碱平衡紊乱;减轻贫血程度;对有兴奋、躁动者可给予地西泮治疗,必要时可短期、小剂量使用新型抗精神病药物。任何可能加重肾衰竭的药物均不宜使用。

(二)透析伴发的神经精神障碍

血液透析或腹膜透析是治疗肾衰竭的重要方法,部分患者经过透析后数小时内出现神经精神症状。其发生的机制是:在透析过程中,血中尿素等有害物质迅速下降,而脑内下降缓慢,脑脊液渗透压增高,最终导致脑水肿和颅内压升高,继而出现神经精神症状,故称为透析性脑病或透析平衡失调综合征(dialysis disequilibrium syndrome,DDS)。脱水、电解质紊乱及患者对治疗的恐惧也与精神症状有关。

临床主要表现为头痛、恶心、肌肉痛性痉挛、焦虑、抑郁、兴奋和躁动等,严重者出现抽搐及意识障碍。病程持续若干小时至1~2 d。治疗原则为积极纠正水、电解质和酸碱平衡紊乱,出现兴奋时可使用小剂量抗精神病药物。同时,透析治疗是慢性过程,患者对自身疾病和治疗的认识与治疗成败关系密切。此时,心理治疗的目的在于让患者认识疾病和治疗过程,支持患者完成治疗,这可能会降低精神障碍的发生率。延长每次透析时间或多次短程透析可减少精神障碍的发生概率。

六、内分泌科

(一) 垂体前叶功能亢进所致精神障碍

1. 病因及发病机制 这是由于垂体前叶的嗜酸性细胞腺瘤或嫌色细胞腺瘤分泌过量的生长激素。在青春期导致巨人症,在成人期导致肢端肥大症。该病男性多于女性,以20~40岁最多。精神障碍的发生与疾病引起的内分泌紊乱有关,可能原因有:①生长激素过多直接导致精神症状的产生;②生长激素水平改变,通过其他中间环节,如代谢异常,导致精神障碍;③躯体外形改变作为心理因素导致患者出现精神障碍。

2. 临床表现

(1) 性格改变:早期以情感不稳为主,如易激惹、焦虑、不安、急躁、易怒、失眠和紧张等。后期有精神萎靡、呆板、迟钝、淡漠、少动和寡言等表现。也有2组症状交替发生。早期性欲亢进,后期性欲减退。

(2) 认知功能障碍:表现为反应慢、领悟较困难,有的患者可出现智能障碍。

(3) 抑郁综合征:少数患者可出现抑郁综合征,有时出现躁狂状态,偶可见被害、关系、嫉妒妄想。

(4) 神经症状:主要表现为垂体腺瘤局部压迫症状,如头痛、视野缩小、视力模糊和视盘水肿及萎缩等。

3. 治疗 垂体前叶功能亢进所致精神障碍的治疗包括病因治疗、精神症状的治疗(如抗抑郁、抗焦虑、镇静催眠和抗精神病性症状等),以及相应的心理治疗。

(二) 垂体前叶功能减退所致精神障碍

1. 病因及发病机制 是由垂体前叶缺血、炎症、肿瘤和坏死等原因引起的垂体功能减退、垂体前叶激素分泌不足,继发甲状腺激素、肾上腺皮质激素和性腺激素的分泌不足,进而导致躯体症状、体征,以及精神症状的产生。席汉综合征(Sheehan syndrome)是垂体前叶功能减退最常见的原因。

2. 临床表现 垂体前叶功能减退可伴有甲状腺功能减退、肾上腺皮质功能减退及性腺功能减退时所伴发的各种精神障碍,包括:①疲乏、精力下降和动作迟钝等,少数患者可出现少语、少动,呈亚木僵状态;②认知功能减退,包括注意力不集中、记忆力下降和思维迟缓等;③抑郁综合征或情感脆弱;④睡眠障碍,包括失眠、睡眠节律异常等;⑤精神病性症状,如幻觉或妄想,多为继发性被害妄想,伴有幻听,多见于病程较长的患者。

3. 治疗 垂体前叶功能减退所致精神障碍的治疗包括:给予高蛋白、高热量和高维生素饮食;避免各种诱发因素的影响;按需补充相关激素;可酌情选用抗抑郁、抗焦虑、镇静催眠和抗精神病药物,以及相应的心理治疗。用药物对精神症状进行对症治疗时,使用最小有效剂量。

(三) 甲状腺功能亢进症所致精神障碍

1. 病因及发病机制 甲状腺功能亢进症(hyperthyroidism,简称甲亢)是由多种原因导致的以甲状腺激素分泌过多、机体兴奋性增高和代谢亢进为主要表现的临床综合征。女性多于男性,好发于20～30岁。其中毒性弥漫性甲状腺肿(Graves病)是甲亢中最常见的类型,临床症状包括高代谢综合征、弥漫性甲状腺肿、眼征等。

导致精神障碍的主要原因是甲状腺激素水平增高,代谢亢进,甲状腺激素使中枢神经系统对儿茶酚胺的敏感性增加,促进腺苷酸环化酶的合成,进而增加ATP的合成,导致精神障碍。此外,有毒物质的积累等可导致中枢神经系统功能紊乱;心理因素和性格特征也可能成为诱发因素。

2. 临床表现 甲亢所致精神障碍的临床表现主要是在高代谢综合征的基础上出现的精神症状。高代谢综合征表现为怕热、出汗多、食欲亢进、体重明显下降和皮肤温暖潮湿等,有的患者体温轻度增高。精神症状为易激动、易激惹、焦虑、紧张、烦躁不安、注意力不集中、失眠、思维增加、言语增加和行为增加,甚至出现躁狂综合征。部分患者可出现幻觉、妄想等精神病性症状。甲状腺危象时,患者可出现意识障碍,主要表现为谵妄。神经系统检查可见双手细震颤、腱反射活跃等。

少数中、老年人可出现"淡漠型甲状腺功能亢进",表现为情绪低落、淡漠、注意力不集中、记忆力下降、食欲不振和体重下降等。

3. 治疗 甲亢所致精神障碍的治疗以针对甲亢治疗为主。对精神症状较轻的患者,可给予心理支持和抗焦虑药物治疗;对躁狂、抑郁或有精神病性症状者,可选用相应抗精神病药物治疗,但以小剂量为宜;同时给予对症支持治疗,加强护理,防止患者在精神症状的影响下产生出走、冲动等行为。

(四) 甲状腺功能减退所致精神障碍

1. 病因及发病机制 甲状腺功能减退症(hypothyroidism,简称甲减),是由多种原因引起的甲状腺激素合成、分泌或组织利用不足所致的一种全身代谢降低的综合征。根据病变发生的部位分为:①原发性甲减,即由甲状腺腺体本身病变所致,约占甲减的95％以上;②中枢性甲减或继发性甲减,由于下丘脑或垂体病变使促甲状腺激素释放激素(thyrotropin-releasing hormone，TRH)或促甲状腺素(thyroid stimulating hormone，TSH)产生或分泌减少，从而导致甲减；③甲状腺激素外周作用障碍导致的甲减。

甲减所致精神障碍的病理机制主要是甲状腺激素分泌减少，使躯体代谢低下，脑细胞对氧和葡萄糖利用减低，神经纤维蛋白蓄积，加上脑水肿、脑动脉粥样硬化导致的脑循环功能障碍、脑细胞萎缩、神经纤维的退行性变等，导致了精神障碍的产生。

2. 临床表现　成人期甲减的精神症状可表现为：①情感症状，焦虑、抑郁较为常见，可表现为烦躁、焦虑、易激惹、情绪低落、兴趣减少、少语少动和思维迟缓，个别患者出现自杀观念或行为，亚临床甲状腺功能减退可仅出现情感症状及认知损害，可发展为甲减，甲减与难治性抑郁有关；②认知功能障碍，如注意力不集中、记忆力减退、理解力和判断力下降、计算力差、思维和反应迟钝等；③幻觉、妄想等精神病性症状，见于急性发病者；④行为异常，如拒食、违拗，部分患者出现木僵症状；⑤意识障碍，甲减危象时，可出现定向障碍，重者出现谵妄，甚至昏迷。

呆小病和幼年甲减患者的临床表现都是在躯体发育水平明显低于同龄人的情况下有明显的精神发育迟滞，可伴有情绪和行为问题。

3. 治疗　甲减所致精神障碍与甲亢所致精神障碍的治疗原则类似。在甲状腺激素终身替代治疗的基础上，可短期应用精神药物治疗；对于焦虑、抑郁症状，应用抗抑郁药物或抗焦虑药物；对于精神病性症状，可应用抗精神病药物；对于甲减所导致的智能减退，应加强训练，以促进其智能的恢复。

(五) 肾上腺皮质功能增强(皮质醇增多症)所致精神障碍

1. 病因及发病机制　皮质醇增多症又称为库欣综合征(Cushing syndrome)，是糖皮质激素、盐皮质激素及雄性激素分泌过多导致的综合征。50%～75%的皮质醇增多症患者可出现精神症状，以抑郁综合征最为常见，占60%～80%。临床主要表现为满月脸、多血质外貌、向心性肥胖、痤疮、皮肤紫纹、高血压、继发性糖尿病和骨质疏松等。

皮质醇增多症所致精神障碍的原因目前尚没有完全阐明。可能的病理机制包括：①高皮质醇血症导致脑功能和结构的改变，如前额叶、海马等部位，这些部位与情感环路关系密切；②高皮质醇血症使机体处于高代谢状态，可导致高血压、高血糖，其促进排钾的功能导致低钾、低氯性碱中毒，这些病理状况均会引起神经系统功能障碍。

2. 临床表现　多数患者有精神症状，但一般较轻，表现为欣快感、失眠、注意力不集中和情绪不稳定等，少数会出现类似躁狂的表现。上述症状常见于疾病的早期和急性期。随后患者可表现出明显的抑郁综合征，抑郁程度多为中、重度。有的患者可有自杀观念和行为，有的患者可在抑郁综合征基础上出现精神病性症状，如被害妄想、关系妄想和疑病妄想等。认知功能损害在患者中也十分常见。

3. 治疗　首先是针对病因治疗，其次应用抗抑郁药物或抗精神病药物治疗患者的抑郁、躁狂或精神病性症状。

（六）肾上腺皮质功能减退所致精神障碍

1. 病因及发病机制　肾上腺皮质功能减退症（adrenocortical hypofunction）按病因可分为原发性和继发性。原发性者又称 Addison 病，是由自身免疫、感染和肿瘤等破坏肾上腺所致；继发性者由垂体、下丘脑等病变引起 ACTH 分泌不足所致。急性肾上腺皮质危象时病情危重，患者极度虚弱、无力、萎靡、淡漠和嗜睡，也可表现为烦躁不安、谵妄，甚至昏迷。慢性肾上腺皮质减退症发病隐匿，病情逐渐加重，约有 70% 可出现各种精神症状，精神障碍产生的机制可能和糖皮质激素、盐皮质激素和性激素水平的下降有关。躯体症状包括倦怠、乏力、食欲减退、恶心、体重减轻、头晕、直立性低血压和全身皮肤黏膜色素沉着，色素为棕褐色，暴露部位及易摩擦的部位更明显，常伴有低血糖、低血钠、高血钾和代谢性酸中毒等。

2. 临床表现　精神病性症状可表现为：①认知障碍，患者表现为记忆障碍，尤其是近记忆障碍。也可以在记忆障碍的基础上发展为智能活动的全面减退，出现痴呆症状；②性格改变，表现为对自身或社会道德感的缺失和价值取向的变化，对周围人态度改变、情感淡漠等；③类躁狂或抑郁状态，患者表现为欣快、乐观、伤感、情绪不稳、易激惹、忧愁、焦虑、抑郁、悲观和消极等；④意志减退，表现为懒散、无目的性、退缩及始动性差；⑤意识障碍，在病情加重时，可出现嗜睡、昏睡和谵妄等。

3. 治疗　首先是肾上腺皮质激素替代治疗，对躯体症状及精神障碍均有效。可应用抗抑郁药物或抗精神病药物治疗患者的抑郁症状或精神病性症状，对记忆障碍可应用促智药物。

（七）嗜铬细胞瘤所致精神障碍

1. 病因及发病机制　嗜铬细胞瘤起源于肾上腺髓质、交感神经节或其他部位的嗜铬组织，肿瘤释放大量的儿茶酚胺，引起阵发性或持续性高血压和代谢紊乱综合征。源于肾上腺髓质的嗜铬细胞瘤约占 90%。

2. 临床表现　患者常常在阵发性或持续性高血压的基础上表现出阵发性焦虑、惊恐及极度不安。发作时程度严重，可伴有濒死感、窒息感，同时伴自主神经功能紊乱的症状，表现为心悸、头昏、心动过速、脸红、出汗、四肢震颤、恶心和呕吐等。少数患者出现谵妄。发作时血压可迅速增高。

3. 治疗　在治疗原发病的基础上，可应用 BZDs 治疗患者存在的焦虑症状。

七、传染科

（一）流行性感冒所致精神障碍

这是由流感病毒引起的一种急性上呼吸道传染病。患者在急性期、体温增高时及恢复期均可出现精神症状。流感的精神症状早期可有疲乏感，与高热相伴，可出现谵妄，严重者转为昏迷。在恢复期可以出现抑郁、焦虑症状，部分患者可出现片段的幻觉和妄想。

肺炎(pneumonia)患者出现精神症状多在高热时,以意识障碍最为多见,主要表现为谵妄。

治疗上,抗高热、对症支持治疗为主要手段,针对精神症状可使用抗精神病药物。

(二) 结核所致精神障碍

1. 病因及发病机制　结核杆菌最常感染的部位是呼吸系统,部分患者可出现全身感染,包括中枢神经系统。结核杆菌及其毒素可造成脑细胞损伤,躯体因素、心理因素及某些抗结核药物的不良反应是引起精神障碍的主要原因。

2. 临床表现

(1) 情感障碍:常见焦虑、抑郁、恐惧和易怒,可伴有自主神经功能紊乱的症状,如心悸、胸闷,部分伴有肌肉颤动等肌肉兴奋性增高症状。情感障碍也常出现在应用异烟肼治疗中,表现为躁狂状态,与异烟肼的治疗剂量有关。

(2) 精神病性症状:部分患者表现为思维散漫、猜疑,可有幻觉及妄想,以阵发性多见。

(3) 意识障碍:在高热及缺氧症状加重时,可出现明显的意识障碍、谵妄,甚至昏迷。此时,一定要明确是否有中枢神经系统结核。

3. 治疗　以抗结核治疗为主,避免选用可能加重精神症状的抗结核药物。对有明显精神病性症状的患者,可应用非典型抗精神病药治疗;对有明显焦虑、抑郁情绪的患者,可选用 SSRIs 治疗。

(三) 伤寒所致精神障碍

1. 病因及发病机制　伤寒是由伤寒杆菌引起的急性消化道传染病,病程一般为 4～5 周,分为初期、极期、缓解期和恢复期。伤寒引起精神障碍的发病机制目前尚不清楚,伤寒杆菌内毒素诱发脑细胞的酶系统紊乱,引起神经系统的变态反应、脑组织的炎症水肿、体温升高和内环境紊乱等都可能是精神障碍的致病因素。

2. 临床表现　精神症状是伤寒的重要症状之一,常出现在伤寒的极期,并可持续到恢复期。有的患者的精神症状就是伤寒的首发症状,此后才出现各种相应的躯体症状。

主要的精神症状有:①意识障碍,主要是呈谵妄状态,出现在伤寒极期高热的情况下;②情感障碍,主要表现为情感淡漠;③精力下降,患者疲乏无力、反应迟钝、缺乏精力与动力;④精神病性症状,有的患者可以出现片段的牵连观念、关系妄想和被害妄想等。

3. 治疗

治疗上以抗感染、防治并发症为主。对有明显精神病性症状的患者,小剂量短期应用喹硫平、奥氮平等非典型抗精神病药物,可有助于精神症状的缓解。

(四) 病毒性肝炎所致精神障碍

1. 病因及发病机制　病毒性肝炎是指由不同的肝炎病毒引起的以肝细胞变性、坏死和凋亡为主要病变的一组感染性疾病。目前主要分为甲、乙、丙、丁、戊型 5 种。对于精神障碍,肝炎本身起主导作用,心理社会应激是促进因素。

2. 常见的精神症状

（1）情绪不稳定、易疲劳、失眠等，部分患者表现为情感淡漠、懒散及意志缺乏。

（2）情感障碍：可出现焦虑、抑郁，患者表现为情绪低落、对治疗的信心丧失、兴趣下降及自我评价差，严重者出现自伤及自杀行为。也有患者表现为易激惹。患者在使用干扰素、胸腺素治疗中易出现抑郁。国外荟萃研究报道，部分丙型肝炎患者在干扰素的治疗中可产生自杀观念及自杀企图，治疗的前 12 周为高风险时期。早期应用抗抑郁药物治疗可降低这一风险。

（3）精神病性症状：少数患者可出现片段性幻觉、被害妄想和关系妄想。

（4）意识障碍：患者可表现为嗜睡。在病情严重的情况下，可出现谵妄，甚至昏迷状态。

3. 治疗　治疗上仍以保护肝脏、抗病毒为主，避免选用会加重精神症状的抗病毒药物。对有明显精神病性症状的患者，小剂量短期应用喹硫平、奥氮平等非典型抗精神病药物可有助于精神症状的缓解。对有明显焦虑、抑郁情绪的患者，可应用 SSRIs，但同时也应注意抗抑郁药物与其他药物之间的相互作用。

（五）HIV 感染所致精神障碍

常见的精神症状有以下几种。①情感症状：表现为焦虑、抑郁、丧失兴趣和情感淡漠等。部分患者可出现 PTSD；也有部分患者出现躁狂症状。②认知功能下降：HIV 患者常有神经认知功能的损害，表现为记忆下降、反应迟缓、解决问题的能力下降和阅读困难等，部分患者出现智能全面下降，甚至痴呆。③人格改变：生活懒散、接触被动和社会退缩；有的患者甚至出现攻击行为。④精神病性症状：可出现精神运动性兴奋、言语紊乱和被害妄想等。

治疗上仍以抗艾滋病病毒治疗为主。对有明显精神病性症状的患者，可辅以喹硫平、奥氮平等非典型抗精神病药物。对有明显焦虑、抑郁情绪的患者，可应用抗抑郁、抗焦虑药物治疗。

（王　韬　邵春红）

延伸阅读

抑郁障碍与内科疾病

抑郁障碍是一种负性、不愉快的情绪体验，是以情感低落、哭泣、悲伤、失望、活动能力减退，以及思维、认知功能迟缓等为主要特征的一类情感障碍。一般需根据下述标准进行诊断，注意不要将正常的情绪波动看成抑郁障碍，也不要对抑郁障碍视而不见。根据 2009 年最新的国内流行病学资料显示，抑郁障碍的社区人群患病率达 6.2%，是最常见的心理或精神障碍。

目前已知许多躯体疾病会伴发抑郁障碍,其中以神经科、透析(包括血液透析和腹膜透析)及内分泌科相关疾病为多见。如透析伴发抑郁的比例在国外为18%～53%,国内(以上海为例)为54%～79%;甲状腺功能减退伴发抑郁的比例为12%～45%;库欣综合征伴发抑郁的比例为19%～36%(平均为45%);糖尿病伴发抑郁的比例为8.5%～27.3%,且抑郁的严重程度与糖尿病的症状呈平行关系。当然,还有许多药物也会引发抑郁,如抗高血压药、抗癌药物,以及激素类药物等。

欧洲一项大规模社区研究比较了患与不患8种慢性疾病之一的患者的精神障碍患病率。结果发现患有1种或多种慢性内科疾病的患者近期内罹患任何一种精神障碍的相对危险性增加41%。慢性内科疾病患者的情感障碍、焦虑和物质滥用障碍的发生率均较高,特别是关节炎、神经系统疾病、慢性肺部疾病和缺血性心脏病,与精神障碍高度相关。

有研究表明,躯体疾病是老年患者发生抑郁最常见的诱发因素。另一个决定因素是内科疾病的严重程度,内科疾病较严重的患者其抑郁症患病率显著升高。

(一) 癌症

已证实与抑郁密切相关的癌症有肺癌、乳腺癌、前列腺癌、消化道癌、宫颈癌和胰腺癌。癌症伴发抑郁的比例不一,为1.5%～50%(平均22%～24%),并且以伊凡·弗拉斯(Ivan Fras)等报道的胰腺癌伴发抑郁的比例最高(76%)。惠特洛克(Whitlock)近年来提出5种解释:①抑郁可能是癌症脑部转移所致的最早临床表现;②抑郁可能是隐匿性癌的一种代表性(或首发)症状;③某些癌症产生内分泌作用而致抑郁(如支气管肺癌);④老年人的抑郁发作可能使其自身免疫功能减退,导致癌细胞沉积、增生;⑤癌症和抑郁可能存在基因遗传关系。

(二) 神经系统疾病

脑血管意外患者似乎特别易患轻度或重度抑郁。一项研究表明其患病率分别为24%和26%,6个月的随访发现,该比例升至26%和34%。半数以上患者的抑郁症与左侧额叶病灶显著相关,而且病灶前缘越靠近额极,抑郁就越严重。脑卒中后患者的抑郁高危期可长达2年,而未加治疗的抑郁障碍可持续至少6个月。有关抑郁症与心脑血管疾病之间的关系的一系列研究发现,抑郁症可以增加患者患心脑血管疾病的危险性,并延缓卒中患者的康复。

抑郁症也是帕金森病的常见后遗症,5-羟色胺(5-hydroxytryptamine,5-HT)水平异常可能与抑郁症和帕金森病都有关。该病患者脑中的5-HT代谢有时发生障碍,因此增加了抑郁症的易感性。据估计,2/5的帕金森病患者伴有抑郁障碍。同时,运动系统症状的迅速恶化会增加抑郁症的易患性。

(三) 心脏病

心脏病患者伴有抑郁症的也很常见,有时甚至会长期被漏诊或误诊。一项研究发现,100 例男性心肌梗死患者中有近 1/3 在发病后产生短暂的抑郁反应。1 年后随访,定式精神检查发现这 100 人中有 19 名患重度抑郁。施莱费尔(Schleifer)等调查了一心脏监护病房中 283 例心肌梗死患者入院 8～10 d 时的精神状况,3～4个月后复查其中的 171 例患者。结果发现最初有 45％的患者符合轻度抑郁或重度抑郁的诊断标准,18％可确诊为重度抑郁症。3～4 个月后,仍有 33％的患者符合轻度抑郁或重度抑郁的诊断标准,15％可确诊为重度抑郁症。多数首诊为重度抑郁症的患者在 3 个月后仍处于抑郁状态。1970—1998 年的有关研究文献发现,伴有抑郁症的心血管患者的病死率较不伴有抑郁症的患者高,心肌梗死后出现抑郁的患者预后较差。

(四) 类风湿关节炎

爱德华·墨菲(Edward A. Murphy)等对 80 例确诊为类风湿关节炎的患者进行定式精神检查,发现 20％的患者有不同程度的抑郁或焦虑,12.5％为重度抑郁症。除了抗抑郁治疗外,这些患者更需要类固醇激素的治疗。精神障碍的存在与类风湿关节炎的病程或表示其严重程度的 13 项指标中的 11 项均无关,而与社会应激及缺乏社会支持显著相关。有精神障碍的类风湿关节炎患者往往把自己的病看得很严重,过分担心,不能听取医师的劝告。最近研究发现,31 例类风湿关节炎患者中重度抑郁症的现患率仅为 3％,但抑郁症的终身患病率却高达 42％。终身抑郁与无法解释的躯体主诉、生理不适等显著相关。国内研究发现,类风湿关节炎患者中约 15％的患者伴有严重的抑郁症状。

(五) 糖尿病

糖尿病患者的心理问题主要是抑郁和焦虑,用抑郁量表检查抑郁的患病率为21.8％～60.8％,定式精神检查抑郁症的诊断检出率为 8.5％～27.3％,儿童糖尿病患者的抑郁症患病率约 27.3％。国内(以上海为例)资料近期报道,20％～40％的儿童和成人糖尿病患者伴有明显的抑郁症状。有学者提出,糖尿病患者抑郁患病率高的主要原因可能为:①严格的饮食控制和长期治疗的经济负担的增加;②并发症的出现,尤其是与性功能障碍和视力损害有关的并发症的发生。

(季建林)

参考文献

［1］白波，杨志寅.行为医学［M］.2版.北京：高等教育出版社，2018.

［2］李占江.临床心理学［M］.北京：人民卫生出版社，2014.

［3］吴文源，季建林.综合医院精神卫生［M］.上海：上海科学技术文献出版社，2001.

［4］陆林.沈渔邨精神病学［M］.6版.北京：人民卫生出版社，2018.

［5］季建林.综合医院抑郁障碍的诊治与研究思考［J］.中国心理卫生杂志，2012，26（12）：899－901.

［6］American Psychiatric Association. Diagnostic and statistical manual of mental disorders ［M］. 5th ed. Arlington：American Psychiatric Association，2013.

［7］Cowen P，Harrison P，Burns T. Shorter Oxford textbook of psychiatry ［M］. 6th ed. Oxford：Oxford University Press，2012.

［8］Ji J，Ye C. Consultation-lianson psychiatry in China ［J］. Shanghai Archives of Psychiatry，2012，24（3）：124－130.

第八章 心理生理障碍

第一节 概述

心理生理障碍又称心身疾病（psychosomatic disease），是一组发生、发展和防治与心理因素密切相关的综合征或躯体疾病。

一、心理生理障碍的概念

心理生理医学，又称心身医学，是一门研究精神与躯体两者相互关系及有关疾病的学科。广义地说，是研究生物学、心理学和社会学因素在人类健康和疾病过程中的相互关系的学科。狭义的心身医学是指研究心身疾病的病因、发病机制、诊断、治疗和预防，阐述心理因素在疾病的发生、发展和防治过程中所起的作用的学科。与心身医学有关的一个特殊领域，在美国称为联络精神病学（consultant-liaison psychiatry）。精神病学家在综合医院为临床各科提供心身疾病及其他有关情况的咨询与指导。有时与内科医师、护士和非精神科医学工作者共同参加研究，以促进这一学科更快发展。

精神紧张能引起自主神经和内脏功能的一系列变化，这种变化是可逆的、生理性的，称为心理生理反应（psychophysiological reaction），又称心身反应（psychosomatic reaction）。当这些心理生理变化发生于某些具有易患倾向的个体身上时，将可持续发展，形成病理性改变，即所谓的心身疾病。

二、心理生理医学的历史

（一）中国医学与心理生理医学

中国医学强调"以情胜情"，即情绪能致病也能治病，如"怒伤肝，悲胜怒""喜伤心，恐胜喜""思伤脾，怒胜思"等。"形神合一，身心统一"的观念为现代心理生理医学发展提供了基础,也是心理生理医学最早的理论假设雏形之一。

(二)心理生理医学的历史发展

公元前 1 000 年,原始社会认为疾病来自精神动力,且必须采用精神方式战胜它。19 世纪,路易斯·巴斯德(Louis Pasteur)和鲁道夫·魏尔啸(Rudolf Virchow)的医学理论基于现代实验。魏尔啸认为,所有疾病必定与细胞结构改变有关,被治疗的只是疾病而不是患者,心身之间的关联被遗弃。1918 年,德国的精神科医师海因罗特(J. H. Heinroth)对狭义的身体主义进行批判,首先提出了"心身",成为心身医学概念的雏形。

心理动力学派代表者弗朗兹·亚历山大(Franz Alexander)认为,有病的人存在着特异的、动力性的、潜意识的特征性冲突。他指出,心身症状只发生于自主神经支配的器官,并不像癔症等具有特殊的精神意义,而是属于潜意识活动的生理伴随物,若持续存在则形成疾病。他把转化反应与心身障碍区别开来,并研究了系列疾病中的心理因素,首先建立了一个心理生理模式。

1935 年起,美国的海伦·弗兰德斯·邓巴(Helen Flanders Dunbar)研究了患者的性格和疾病的关系,发表了许多有关心身关系的论著,并于 1938 年写出了《情绪与躯体变化》一书。他强调了患者的行为和个人习惯在疾病发生、持续发展过程中的作用。1939 年,邓巴又主编和出版了《心身医学》杂志。1944 年,美国诞生了心身医学学会。邓巴将患者的人格特征和疾病相联系的观点在此后不断发展,使他成为心理生理学研究的代表。

沃尔夫的研究代表了心身医学的方向。他采用客观方法把生活中的应激与生理学的反应联系起来,认为持久的生理变化可导致结构的改变,提出生活情境与情绪对躯体疾病有重要影响。而生活事件与疾病的研究源于塞里的应激理论。随着脑学科的进展,马古恩(H. W. Magoun)确定了大脑皮质、边缘系统、间脑、下丘脑、网状结构和脊髓的解剖生理,从而阐明了心身相关的物质基础。在 20 世纪 50 年代,英国、日本相继创立杂志和心身医学会,欧洲各国相继成立心身医学研究中心。

(三)我国心身医学概况

我国过去对心身医学缺乏重视。直到 1981 年 5 月,卫生部与世界卫生组织协作,在北京医学院举办精神病学教学工作讲习班,介绍了行为科学和心身医学的教学课程,增加了精神病学教学大纲中的心身医学内容。随后举办了以心身医学为主的全国综合医院精神卫生讲习班和全国心理卫生工作骨干训练班。1986 年 8 月成立中国心理生理医学委员会。1987 年创办了《中国心理卫生杂志》及全国性心身医学学术研讨会,使心理卫生和心身疾病的教学和研究工作受到了各方面的关心。1993 年成立了中华医学会心身医学学会。心理生理疾病医院和综合医院的心身病房也相继成立,分别由专科医师或经过培训的通科医师诊治。但通科医师对心身疾病的认识远跟不上人们治疗上的需求,因此,要务必加快提高各科医务人员对心身医学认识。全国人大常委会副委员长陈竺曾为心身医学分会题词:"研绘心身医学蓝图,谱写心身医学华章。"

三、心身医学的流行病学

现代医学研究表明,在影响健康的因素中,生活方式、行为与环境因素已占66.5%。21世纪初,疾病谱有很大变化:死于肺结核、白喉、肠道感染和感冒等已由580/10万下降到30/10万。与之相反,与心理因素密切相关的癌症病死率已上升到178/10万,脑血管病为332/10万。由于流行病学研究方法和诊断标准不一样,各个国家与地区心身疾病患病率差异很大。多数研究认为,不论是发病率或患病率,心身疾病在女性中更多见。同时,弗里德曼(Freedman,1956年)及纽格鲍尔(Neugebauer,1980年)通过调查患者的社会地位、社会阶层等,认为心身疾病在低阶层的人群中常见。心身疾病在我国并非罕见。国内学者徐俊冕等对大型综合性医院门诊的1 108名患者进行调查发现,368人患心身疾病,占32.2%。心身疾病在各科患者中所占的比例依次为:内分泌科为75.4%,心血管专科为60.3%,肺科为55.6%,普通内科为30.8%,皮肤科为26.6%。吉林省通化地区内科住院的2 137名患者中,患心身疾病439人,占住院患者人数的20.5%。另对484名老干部调查发现,患心身疾病的有211人,占43.6%。这些调查结果说明心身疾病不论在门诊或住院病例中都占相当高的比例,且门诊患者多于住院患者;年龄越大,心身疾病患病率越高。在20世纪70年代,从欧洲开始,尤其是英国和德国,把流行病学作为一个基础学科进行新的认识,迪林(Dilling)给予了更大的基于概念和标准的理论证实。据粗略统计,在综合性医院初诊患者分类中,略高于1/3的患者是躯体疾病,不足1/3的患者是心理疾病,约1/3的患者是心身疾病,患者中男女比例约为2∶3,从青年到中年呈增长趋势,更年期或老年前期为患病高峰期,而15岁以下和65岁以上的人群患病率相对较低。

调查一般人群中,曾有过心身疾病症状者占3.6%~60%,显然差距太大。据纽约市曼哈顿地区的调查显示,在基层医疗机构就诊的1 660名患者中,60%有心身疾病症状,其中最多见的是头痛、肥胖或体重减轻,其次为消化不良、胃痛、腹泻和便秘等胃肠道症状,再者为哮喘和其他症状。舍彭克(Schepank)调查了城市人口中心理疾病的发生率及状况,发现在症状方面,600个样本中有96%在过去的7 d中均有一些心理损害。关键症状为精神神经性症状的占23%,表现为神经症样的占22%,48%为心身症状。按性别分类,女性出现的心身不适主诉为性欲减退、食欲减退、头痛和功能性生殖系统不适等。男性主要出现反胃、性无能。

四、心身疾病的范围

由于各学者的观点及概念不一,心身疾病的范围差异很大。心身疾病流行病学调查结果也不尽相同。心身疾病可按年龄分类,如成年人、儿童等;按学科分类,如妇科、外科、矫形科、眼科和皮肤科等;按各个器官的疾病分类,如心血管系统疾病、消化系统疾病、呼吸系统疾病和神经系统疾病等。所谓典型的较公认的心身疾病有消化性溃疡、原发性高血压、类风湿关节炎、支气管哮喘和荨麻疹等。目前,将糖尿病、肥胖,甚至癌症也纳入心身疾病的范围。现将较公认的心身疾病分类叙述如下,但并不限于下列疾病。

(1) 消化系统心身疾病:如胃十二指肠溃疡、溃疡性结肠炎、肠道激惹综合征、神经性厌食、肥胖、神经性多饮、神经性呕吐和功能性消化不良等。

(2) 心血管系统心身疾病:如原发性高血压、冠心病、心律失常、神经性心绞痛、低血压和心脏神经症等。

(3) 呼吸系统心身疾病:如支气管哮喘、过度换气综合征、神经性咳嗽和功能性胸痛等。

(4) 皮肤的心身疾病:如神经性皮炎、荨麻疹、瘙痒症、湿疹、斑秃、银屑病和多汗症等。

(5) 内分泌代谢性心身疾病:如甲状腺功能亢进、突眼性甲状腺肿、糖尿病、精神性烦渴和肥胖等。

(6) 神经系统心身疾病:如肌紧张性头痛、偏头痛、抽搐、书写痉挛、痉挛性斜颈和自主神经功能失调等。

(7) 泌尿及骨骼肌肉系统心身疾病:如遗尿、阳痿、膀胱激惹症、月经紊乱、经前紧张症、类风湿关节炎、肌痛、颈臂综合征和腰背部肌肉疼痛等。

(8) 其他:妇科心身疾病有功能性子宫出血、性冷淡、不孕症和更年期综合征。儿科心身疾病有体位调节紊乱、脐周绞痛、精神性发热。外科心身疾病有手术后肠粘连、胃大部切除后进食障碍综合征。口腔科心身疾病有舌痛、口炎和口臭等。

第二节 | 研究途径与现状

一、心身疾病的研究途径

心身疾病的研究归纳起来大体上沿着3条途径进行,即心理动力学途径、心理生理学途径和行为途径。

(一) 心理动力学途径

这种途径以精神分析学说为基础,代表人物有亚历山大和邓巴。

亚历山大强调心理冲突在心身疾病中的作用。他认为,心身疾病的发病有3个要素:①未解决的心理冲突;②身体器官的脆弱易感倾向;③自主神经系统的过度活动。心理冲突多出现于童年时代,常常被压抑到潜意识中。在后来所遇到的许多生活变故或社会因素的激发下,这些冲突会重新出现。如果这些复现的心理冲突找不到恰当的出口借以疏泄,就会通过过度活动的自主神经系统而发放,从而引起自主神经系统的功能障碍和它所支配的脆弱器官的损伤。因此,亚历山大认为,只要根据一个人心理冲突的性质,就可以预言他将会患有何种心身疾病("冲突特异理论")。

邓巴认为人格类型与心身疾病有特异关系,从而提出了"疾病的人格特异性理论"。该理论认为,患同一疾病的患者具有类似的人格特征,某些人格类型的人特别易患心身疾病。通过了解一个人的心理概貌,就可以预言他将患何种心身疾病。例如,她推断,具有奋力工作、紧张和雄心勃勃人格特征的人特别易患冠心病。这一推断已为后来的研究所证实。

心理动力学研究虽然指出了心理因素的作用,但也存在下列问题:①大多数研究为回顾性的调查或个案研究,易受患者的回忆和关于因果关系的偏见的影响,从而不能确定心理冲突、人格类型同心身疾病间的关系的性质;②大多数研究未能采用标准化的心理测量手段来评定患者的心理特征;③缺乏实验研究。

针对上述问题,后来的许多研究者改进了研究方法。例如,弗里德曼和罗森曼(Rosenman)在关于冠心病的研究中,不仅采用了回顾法,还进行了前瞻性研究。从而较有力地证实了 A 型行为同冠心病间的因果关系。这一研究为这条途径增添了动力和新的希望。米尔斯基(Mirsky)和韦纳(B. Weiner)分别探讨了人格因素在消化性溃疡发病中的作用。他们的研究属前瞻性的,还涉及环境因素和身体素质因素,被看作是心身医学中最经典的研究。例如,韦纳曾对随机选取的 2 073 名陆军新兵做了前瞻性研究,这些士兵即将接受 3 个月的紧张训练。训练开始前,对他们进行了心理测验、胃肠波检验和 X 线检查。根据胃肠液检验的结果,从中选出胃蛋白酶原最高和最低的 120 人作为观察对象。训练 3 个月后发现,这 120 人中有 7/10 患了消化道溃疡,患者全都是胃蛋白酶原高分泌者。训练前的心理测验结果表明,他们大都不能公开地表达自己的敌意,表现为顺从等。根据这个研究,我们就可以根据生活应激、身体素质(胃蛋白酶原分泌水平)和心理上的脆弱性(人格因素)预言一个人是否会患溃疡病。

(二) 心理生理学途径

采用这条研究途径的代表人物有沃尔夫、马森(J. W. Mason)和恩格尔等。这条途径以坎农的生理学(主要是躯体内稳态理论)、塞里的应激学说,以及巴甫洛夫、贝柯夫与谢切诺夫的条件反射研究与皮质内脏相关学说为基础,注重通过心理生理学的实验来探讨有意识的心理活动与身体的生理生化变化间的关系,从而揭示心理因素导致心身疾病的心理生理机制。

1920 年,坎农观察各种刺激作用下动物的内部反应,包括血压、心率、呼吸、肌肉血供变化、血糖和凝血时间,发现了情绪与器官变化间的某些关系,进一步提出"特定的情绪伴随着特定的生理变化"的思想,发表了《疼痛、饥饿、恐惧和愤怒时的身体变化》一书。马森和塞里证实,心理因素在应激的生理反应中起重要调节作用,心理社会刺激也能引起生理的应激反应。将机体对紧张性刺激的反应分成两大类:"战斗或逃跑反应"(坎农提出)和"保存-退缩反应",并进一步探讨了这些反应下的生理变化及其同某些疾病间的联系(参见本章第三节)。沃尔夫系统地研究了应激期间身体器官的功能变化,如不同情绪状态下胃酸的分泌量和胃黏膜血流量的变化。这些心理生理学研究成果加深了人们对心身关系的认识,但要真正搞清心理因素造成心身疾病的心理生理机制,却还有许多工作要做。首先,必须详细阐明心理因素这个概念。其次,必须搞清心理刺激所引发的生理生化改变,以及造成具体的病理改变的方式或渠道。这些问题正是当代心理生理学研究所要回答的重要问题。

(三) 行为途径

这条途径的基础是条件反射学说或学习理论,主要代表人物是米勒等心理学家。米勒等关于"内脏学习"的一系列实验研究——小鼠可以通过增加心率或降低心率获得奖赏,不仅为人类许多疾病的治疗开创了一条新的途径,而且为心身疾病的产生提供了一种新异的解释,即人类的某些具有方向性改变的疾病(例如,血压升高或降低、腺体分泌能力的增强或减弱、肌肉的舒张或收缩等),可以通过学习的方式获得,自然也可以通过学习去除掉。目前,基于上述研究而提出的生物反馈疗法和其他行为治疗技术已被广泛地应用于心身疾病的治疗中,并且已取得了较好的效果。就生物反馈疗法来说,还有一些理论与技术问题仍需进一步探讨。例如,反馈的确切作用、中枢神经系统的参与程度与水平、内脏学习的范围、临床应用的疗效显著性,以及泛化与保持等。

二、心身疾病的研究现状

目前,心身疾病研究的主要特点是综合地采用心理动力学、心理生理学和行为途径。因为这 3 条途径在 3 个不同层面上进行研究,不是相互排斥,而是互为补充。只有将它们有机地结合起来,才能深入地认识心身疾病。当今世界上较有影响力的学派是 Cornell 学派和 Rochester 学派。

Cornell 学派的许多研究将精神分析和行为主义的心身疾病观联系起来。例如,在沃尔夫的一个研究中,首先了解患者既往的心理冲突,而后将患者置身于充满这些冲突的刺激环境中,同时记录生理反应。结果发现,这种环境可以条件反射式地引起生理变化。此外,他还从心理防御的角度解释了亚历山大所提出的"器官的脆弱性"的概念。霍尔姆斯和雷赫则以 SRRS 而闻名。

Rochester 学派在许多心理生理学研究中,也注意探讨心理动力学因素。研究对象不限于心身疾病,而是包括所有疾病。例如,格林(Greene)和希马尔(Schimale)经大量调查发现,许多患者病前不仅有类似的人格特征,而且有"丧失"(loss)、失望和失助感。从而认为"丧失"是造成疾病的主要心理社会性挑战,失望与失助是主要的致病因素。恩格尔在长达 25 年的研究基础上,提出了"放弃-被放弃情结态"的概念及其生物学基础。经大量回顾性和前瞻性研究证实,这种生理上的活动低下状态或"情结"(complex)与疾病的发生有密切联系。

目前，人们越来越多地认识到精神疾患同躯体疾病之间并没有本质的区别，所有疾病都有其心理和躯体方面的改变。因此，所有疾病的诊断与治疗都应当包括针对心理和躯体两方面的方法与措施。人类的任何疾患原则上都有影响其病因、发作、表现、病程和后果的生理、心理、社会方面的因素，心身疾病的研究也必须在"生物-心理-社会"医学模式的指导下进行。在探讨疾病中的心身关系时，不仅要搞清何者为因、何者为果，更要确定心理、社会和生物学过程间的联系及三者在具体患者身上相互作用的方式和特点。疾病与人的心理社会方面的影响是双向的，它们可以互为因果。一个人在生理上和心理上如何适应应激？这些心理和生理反应依赖于哪些因素？个体既往的生活经历、心理冲突、人格、近期的心理社会性挑战，以及各种有关的生物学因素等是如何参与到心身疾病中的？这些问题都将是本学科的重点研究项目。

第三节 发病机制

心理因素在心身疾病中起病因作用，然而心身疾病是多因致病，心理因素只是病因学中的一个，而不是唯一的致病因素。心理因素对人类健康的影响大致可以从如下方面去考虑：在适度的心理应激状态下，具有较好的应对机制、健全的人格和有效的社会支持系统，不仅会保持躯体健康，还会促进人的心理健康；应激过度或超出人的应对能力、应对失败等可以产生相应的心理生理反应，如果这些心理生理反应持续下去，最终会以神经系统、内分泌系统和免疫系统为中介，使躯体器官产生病理生理学改变或器质性病变，发生心身疾病。心理因素如何与其他因素相互作用，最终导致心身疾病？一般认为，在心身疾病的发病机理中，有4个关键环节：①心理因素；②生理反应；③脆弱的器官；④心身疾病。

一、从生理反应到心身疾病的发展过程

在强烈、持久的心理因素的作用下，机体在生理上经历了"心身反应→心身紊乱→心身疾病"的变化过程。

（一）心身反应

又称"心理生理反应"，指由心理刺激物或情绪活动引起或伴发的生理反应。例如，突然出现的噪声引起人恐惧的心理反应，并由此引起或伴发血压、心率和呼吸的变化；愤怒时引起的胃酸分泌量和胃黏膜血流量的变化等。心身反应呈一过性，一旦解除原因，心身反应便会随之消失。心身反应对健康人无重要影响，而且在日常生活中极为常见，但对于患有某些严重疾病的患者，强烈的心身反应可导致致命性后果。

（二）心身紊乱

又称"心理-自主神经综合征"，是在不良心理因素的持续作用下造成的心身功能障

碍,在此阶段所发生的变化仍然是可逆的。也有人主张把某些心身紊乱归入广义的心身疾病。心身紊乱主要症状见表8-1。

表8-1　心理-自主神经综合征

症状	具体表现
心理病理症状	注意力涣散、困倦、易激动、兴奋性升高、记忆力下降、情绪不稳定、焦虑和抑郁等
躯体症状	睡眠障碍:嗜睡、疲乏无力、头昏和多汗 循环、呼吸系统:呼吸困难、假性心绞痛(心前区压迫感、心悸、心前区刺痛) 消化系统:食欲不振或食欲亢进、厌食、恶心、咽喉部堵塞感、口干、胃灼热、呕吐和腹痛 疼痛症状:头、颈、肩、腰、四肢和盆腔等部位均可出现疼痛
客观化的躯体症状	血压波动:高血压或低血压;心率易变:心动过速、期外收缩;一过性面色苍白或潮红、皮肤划痕试验强阳性;胃酸过多或过少、消化不良;体温调节不良

(三) 心身疾病

指狭义的心身疾病阶段,此时,身体器官出现了形态学改变或组织损害。

由于不同个体在心理应激、遗传、环境和身体素质等方面有广泛的差别。因此,上述转变过程在不同个体身上的表现也不同。有时候某些人尚未感觉到发生在自己身上的变化,就已进入心身疾病阶段;也有相当多的人始终停留在心身紊乱阶段,或由于得到恰当的治疗而痊愈。

二、从生理反应到心身疾病的变化途径

神经递质系统、内分泌系统和免疫系统调节着机体的应激反应,生理的应激反应正是通过这3条途径诱发身体器官的病理变化的(图8-1)。

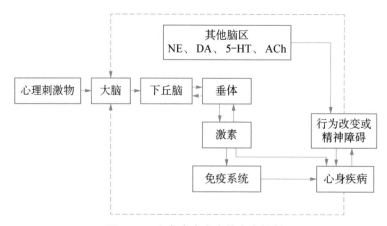

图8-1　心身疾病发病的中介机制
注:NE,去甲肾上腺素;DA,多巴胺;5-HT,5-羟色胺;ACh,乙酰胆碱

可以将人对紧张性心理刺激物的心理和生理反应分成两大类。一类是与愤怒、恐惧和焦虑有关的"战斗或逃跑反应"，出现于个体认为环境刺激物对自己有威胁，从而主动应对时。另一类是与抑郁、悲观、失望和失助有关的"保存-退缩反应"，发生于个体认为自己对所面临的问题不能主动地做出反应时。

在"战斗或逃跑反应"时，交感-肾上腺髓质轴活动增强，从而使心率加快、心肌收缩力增强、心排血量和收缩压升高。与此同时，交感神经系统动员脂肪组织中的脂类，并减少胰岛素的分泌。脂肪组织中的甘油三酯被水解为游离脂肪酸与甘油，前者为骨骼肌的活动提供能量。未被利用的游离脂肪酸则被肝脏吸收，重新合成甘油三酯，并以超低密度脂蛋白的形式被分泌出来。

这一系列变化，对动物应付外界的威胁有适应意义。然而，今天人类生活的大多数情境和所面临的挑战，可以使人感受到威胁，并不时地引起愤怒、焦虑、恐惧和紧张，但却不允许人类采用"拳脚交加"或"撒腿就跑"的方式加以应付。由于没有骨骼肌的积极活动，其结果便使脂类的动员远远地超过对它的利用，血中便会积累大量的超低密度脂蛋白。如果这种心理生理反应过于剧烈和持久，血中过高的儿茶酚胺会导致血管内皮损伤、血压升高，进而导致动脉粥样硬化。这一组反应至少与原发性高血压、动脉粥样硬化、卒中和冠心病等心身疾病有关。

在"保存-退缩反应"中，下丘脑-腺垂体-肾上腺皮质轴活动增强。这一组反应包括迷走神经活动增强、肾上腺皮质激素分泌增多、性类固醇激素分泌量减少、外周血管阻抗增大和持久的血压升高等。行为方面的主要表现是骨骼肌活动受抑制，环境指向性活动减少。此外，这一组反应可以导致下丘脑损伤，加之皮质激素分泌过多，会造成免疫功能障碍。长期的、剧烈的下丘脑-腺垂体-肾上腺皮质轴的过度激活，可以导致机体对各种感染性疾病的易感性增高、再生能力下降、抑郁和突然死亡。据推测，消化性溃疡、支气管哮喘、癌症、溃疡性结肠炎、类风湿关节炎和某些皮肤病等心身疾病，都可能同这一组反应有关。

三、身体器官的脆弱性

临床观察表明，遭受同一心理刺激的不同个体，即使有类似的应激反应，也只有少数人患病，而且患者所患疾病的性质也有不同。造成这些差别的原因是复杂的，其中一个重要的原因便是不同个体、不同身体器官对同一生理应激反应有着不同的耐受力。这就涉及器官的脆弱性问题。应激反应只能在脆弱个体的脆弱器官上造成组织损害。因此，身体器官的脆弱性是心理因素导致心身疾病的一个重要条件。

在心身医学研究中，将器官的脆弱性作为心身疾病的一个条件。不同的身体器官，其脆弱性的标志也不同。以十二指肠为例，胃酸和胃蛋白酶，特别是胃酸的过多分泌，可以看作是十二指肠脆弱性的一个标志。

形成身体脆弱器官的因素大体上可分 2 类：遗传和环境因素。仍以十二指肠为例，胃酸的分泌量与壁细胞总数（parietal cell mass，PCM）有关。PCM 越多，胃酸分泌量越大。此外，血清胃蛋白酶原 I（pepsinogen I，PGI）水平同胃酸分泌量也有关系，高 PGI 可作为常染色体显性基因特性在某些家族中遗传下来。另一方面，环境因素也可引起胃酸的过多分泌，从而造成十二指肠的脆弱性。例如，饮食不当、药物（糖皮质激素、阿司匹林、保泰松和利血平等）和吸烟等。其中，遗传因素决定了胃酸、胃蛋白酶的分泌能力，而环境因素则刺激胃过多地分泌这 2 种物质。如果某个体既有胃肠系统的脆弱特性，又长期处于心理应激状态，那么他患十二指肠溃疡的机会比不具备此条件的人高。

第四节 心身疾病诊断、治疗和预防的一般原则与方法

心身疾病的发生、演进及治疗均涉及心理社会因素和生理因素，所以其诊断和治疗的出发点和落脚点就是要在精神和躯体的交叉领域里确定患者病情所在的位置，准确识别并给出相应干预。

一、心身疾病的诊断

（一）全面了解病史和详细的体格检查

心身疾病是由心理因素影响躯体而引起的疾病。因此，应着重了解患病前心理紧张刺激的来源、性质和程度，以及患者对此的反应。为了全面、可靠地收集病史资料，可让患者自己叙述发病经过，并向其家属及亲友进行调查核实。还应询问其生活史、个性性格特点、家庭环境和亲子关系等。

体格检查与各科的常规检查无特殊异常，但对患者症状所涉及的器官应详细检查，以排除其他器质性疾病的可能。还需要注意与心身疾病相关联的诊治中，如是否有甲状腺肿大、手指或眼睑震颤、心音亢进及增快等情况，以及患者对这些症状的反应。为了确定诊断，有时必须做 X 线、内镜、心电图及血液生化检查等。

（二）心理测验与性格评定

要做出心身疾病的诊断，还需做精神检查和心理测定。临床上，为了评定患者精神症状的存在与否和严重程度，常应用症状量表。目前通用的有：自评症状量表、康奈尔医学指数、自评焦虑量表和自评抑郁量表等，方法简便且精确度较高。患者的性格特点和行为模式也是心身疾病的易患素质，常用的测定方法有明尼苏达多项人格测验（Minnesota multiphasic personality inventory，MMPI）、艾森克人格问卷、A 型行为模式测定及罗夏墨迹测验（Rorschach inkblot test）。

（三）心理生理学检查

为了查明心身相关的事实，以有助于确立诊断，需要了解患者一定的心理刺激，用生理学方法记录患者的躯体反应，包括心率、心电图、呼吸、血压、皮肤点反应、手指容积和肌电图等。目前，广泛采用的多导生理仪就是为了可以同时记录各方面的情况，供临床参考。还可采用自主神经功能检查法，以测定其稳定的程度，常用的有卧立试验、压颈试验、眼球压迫试验，以及醋甲胆碱测验等。

此外，还可给受试对象某种精神应激试验，即在一定时间压力下完成某项心理作业，观察他们肾上腺激素分泌量的变化，旨在探究受试者在应激状态下，交感神经系统的反应水平。

（四）心理社会因素调查

为了确定患者在发病前是否存在心理社会因素，以及此类生活事件对患者产生影响的严重程度，通常可采用霍尔姆斯的 SRRS，以及布朗（Brown）的生活事件和自觉苦难调查表。后者不仅对生活事件的数量和强度做出测量，还可对应激反应的个体差异做出评价。

二、心身疾病的治疗

对心身疾病的治疗首先是采取有效的躯体治疗，以解除症状，促使康复。如溃疡的制酸剂治疗、高血压的降压治疗及支气管哮喘的支气管扩张剂治疗等。如果需要持久的疗效，减少复发，则需要结合其他形式的治疗，如请临床心理学家和精神科医师共同参加诊治。

（一）心理治疗

包括个别心理治疗、集体心理治疗和催眠治疗。个别心理治疗是采取个别提问方式，详细了解患者发病前后的精神因素、个性特点，帮助患者达到更好的家庭与社会适应，消除不良的情绪反应。集体治疗是在医师指导下共同讨论，了解致病因素，掌握预防措施。催眠治疗是在言语暗示下，调节自己的生理功能，需要一定的训练技巧。

（二）生物反馈和行为治疗

生物反馈是指人们通过学习来改变自己的行为和内脏反应。利用现代电子仪器，将生物体内的生理功能给予描记并转为声、光等反馈信号，使受试者根据反馈信号学习调节自己体内不随意的内脏功能及其他躯体功能，达到治疗目的。

（三）精神药物治疗

在心理生理疾病中，情绪因素可引起病情变化，病情变化又可影响疾病本身。在焦虑、抑郁患者中，使用抗抑郁剂和抗焦虑剂能加速疾病好转，也有利于心理治疗。

人对环境适应是心理健康水平的重要标志。环境改变可引起人的精神症状和躯体症状。在治疗中，需要对环境做出适当调整。如果是家庭因素所致发病者，需要对家庭成员进行治疗。有时同样需要与单位领导交换意见,必要时让患者更换环境或住院。

三、心身疾病的预防

心身疾病是多种心理、社会和生物学因素相互作用的产物。很自然,心身疾病的预防不能只着眼于生物学因素,而应从更广泛的方面设计预防方案和具体措施,才能达到好的效果。

心理学中有许多理论和方法适用于预防医学,心理卫生应成为心身疾病预防的重要内容和措施。应激接种训练、行为的自我监测和自我控制、行为协议和反应代价法、放松训练、示范法和认知疗法等,都可被用来促使人们遵从医师的劝告和减轻应激,使预防措施得以实施。至于社会因素,如某些应激因素,则需要社会系统的矫正。这自然要涉及政策、经济和社会心理方面的问题和相应的措施。

以冠心病为例,其风险因素可分为生物学因素和心理(行为)社会因素两大类。生物学因素主要有遗传倾向、高血压、糖尿病、血脂异常、肥胖、年龄和性别等;心理社会因素有心理、工作、生活应激,不良人格特点,行为类型,生活方式与习惯(如吸烟、不爱体力活动、多食和喜食动物脑等富含胆固醇的食物)等。传统的预防方法仅仅注重生物学因素。实际上,对于一个已经受到多种生物学风险因素困扰的个体来说,生物学方面的预防手段与效果是很有限的。在心理方面也仅仅是劝说人们戒烟、注意饮食和运动,而没有顾及其他致病因素,也没有教人们如何改变自己不健康的生活方式。这样的预防不一定能收到好的效果。

在心身疾病的预防中,心理因素和心理学方法起关键作用。预防本质上是一种行为,即让人们做某事、不做其他事,否则便可能患病。例如,预防接种是一种很有效的预防疾病的方法。可是如果人们不去注射疫苗,疫苗如何发挥作用? 让人去注射疫苗,这是一个行为问题。同样,改变生活方式,更是一个涉及许多方面的行为或心理问题。生活方式与健康间的关系,早已为许多研究所证实,应成为预防中必须考虑的问题。一个人吃或不吃什么食物,吸烟还是戒烟,坚持或放弃体育锻炼,这些行为中都有大量的心理社会因素发挥其影响作用。如何改变人们的不良生活方式、习惯和行为,减轻心理应激,建立健康的生活方式,不是单靠传统的医学方法所能解决的。

第五节 | 常见的心身疾病

一、原发性高血压

原发性高血压(essential hypertension)是以慢性血压升高为特征的临床综合征,又称高血压。据统计,原发性高血压占高血压患者总数的 90% 左右,全世界成人中约有 10% 的人患有该病。一般情况是,工业化国家患病率高于发展中国家,城市高于农村,男性高于女性,脑力劳动高于体力劳动者,还有随年龄的增长而增高的趋势。1987 年,上海市疾病普查发现,高血压已经成为第 1 位危害市民健康的疾病。引起血压升高的因素有很多,在传统的风险因素中,生物因素已基本被确认,如遗传、摄盐量和肥胖等。同时,高血压也必定与心理社会因素有关。

许多研究发现,在诊所里测量的血压读数比在家里测量的数值高,原因是情绪对血压的影响。还有的手术患者手术当日血压明显高于手术前。科布和罗斯(Ross)比较了 4 000 多名空中交通管制人员和近 8 000 名空勤人员的原发性高血压患病率,发现前者是后者的 4 倍。在对其 2 个年度的体检资料分析中发现,前者的平均发病年龄为 41 岁,后者为 48 岁。空中交通管制人员之所以有较高的患病率和较早的发病年龄,是因为这种工作不仅异常繁忙、紧张,而且责任重大,从而极易引起严重、持久的应激反应。

高血压患者多具有急躁、易怒、孤僻、刻板、主观和爱生闷气等性格特点,具有这些特征者占 74.5%,这些人格因素在其发病病因中占重要地位。格伦特里(Grentry)用实验的方法发现,血压偏高者大多是易生闷气的人,其表达方式为将愤怒指向自身。莱克索斯(Lyketsos)等认为高血压患者既有"未曾表达的愤怒",也具有神经质的性格。

对人和动物的初步研究表明,许多应激性环境因子通过作用于交感神经系统使敏感的个体产生高血压。大致的原因包括:①高血压遗传素质,包括交感神经敏感和钠盐排泄低;②环境因素,如严重的心理应激和大量摄入钠盐;③紧张的竞争。这些不同因素间的相互作用,是形成原发性高血压的主要原因。

原发性高血压的心理治疗首先是心理支持治疗,让患者了解该病的相关因素,理解治疗方案,让患者最大限度地疏泄自己。放松疗法(参见心理治疗)是目前配合治疗高血压常用的一种行为疗法。生物反馈疗法则是利用生物反馈学习原理使个体更容易学会放松反应,亦被称为生物反馈辅助的放松训练。目前,我国用于治疗高血压的生物反馈方法多为肌电生物反馈,这种训练的直接目的不是使血压下降,而是使全身放松,间接地达到降压的目的。还应对那些因为不健康习惯和生活方式而患病的患者进行行为矫治,如避免高盐饮食、少动、高热量食物、肥胖和酗酒等。音乐疗法、环境疗法和运动疗法等对高血压的治疗也有一定的效果。预防原发性高血压的心理措施包括注意调节情绪、减少工作和生活应激、矫正不健康行为,以及注意培养健全的人格等。

案例

病例 1: 男性,25 岁。因血压为 220/150 mmHg 而住院。患者的母亲去世后 6 个月,患者被诊断为高血压,他 63 岁的父亲有高血压病史 20 年,他的双胞胎兄弟也患高血压,而他的姐姐和哥哥无高血压。

患者的父亲很孤独且武断,患者因要处理父亲的事务而留在家中,其他的兄弟姐妹相继离开了家。当患者的双胞胎兄弟外出求学后,家中只有他和父亲,患者经常为他的父亲准备好早餐及晚饭,并且晚上经常陪他,以免父亲觉得寂寞。患者希望父亲关心他的工作和学习,以及他是否需要帮助。但他们之间几乎从不交流,患者只是坐着看他的父亲饮酒。渐渐地,患者不能忍受这种状况了,考虑要如何离开,但最后他还是回到父亲身边。患者出院后离开了家,到德国北部求学,血压维持在 150/100 mmHg。2 年后,他回到父亲的公司做事,他的血压又开始升高到原来水平,尽管经过治疗,仍维持在 230/120 mmHg。他的双胞胎兄弟找到了一个较满意的工作,偶尔测血压,波动于 160/100 mmHg 上下。

二、冠心病

冠状动脉粥样硬化性心脏病(coronary atherosclerotic heart disease)是指冠状动脉粥样硬化使血管腔阻塞,导致心肌缺血、缺氧而引起的心脏病。

在许多国家,冠心病是造成人们死亡的主要原因。在美国,成年人死亡原因的 55% 属于心血管疾病,男性为女性的 3 倍。我国属于低发国,但有上升的趋势,并且病理解剖研究证明,我国冠状动脉粥样硬化病变的发生年龄比中华人民共和国成立前提早 5～10 年。单纯用遗传、高血压和高血脂等生物因素不能完全解释冠心病,吸烟、活动过少、心理社会压力、不良情绪,以及 A 型行为等同样是冠心病的重要风险因素。

21 世纪初,著名的英国医师奥斯勒(Osier)指出:"典型的冠心病患者是敏锐、有雄心的人,他的引擎指示器总是处在'全速前进'上"。1950 年,美国人弗里德曼和罗森曼发现冠心病患者的行为特征与正常健康人有很大差异。冠心病患者多"雄心勃勃、竞争性强、易于激动、好争执、敏捷但缺乏耐心、语声洪亮并具有时间紧迫感",概括为时间紧迫感、竞争和敌意,他们称之为 A 型行为。他们为证实 A 型行为与冠心病之间的关系,联合许多国家的内科医师实施了一项"西方协作研究计划"(western cooperative group study,WCGS)。这项前瞻性研究的结果证实 A 型行为确实是冠心病的危险致病因素,而不是冠心病造成的结果。A 型人格内容包括:①过分的抱负和雄心壮志;②过重的工作要求;③情绪易波动;④有闯劲(aggressiveness)、表现好斗、敏捷及有进取性;⑤过分竞争性与好胜心;⑥常见时间紧迫感与匆忙感;⑦变动不定的敌意(free floating hostility);⑧习惯做艰苦、紧张的工作,即便休息时也难以松弛下来;⑨不耐烦;⑩常同时进行多种思维与动作;⑪言语与动作的节奏快。

随后进行的许多流行病学研究证实,冠心病和 A 型行为之间存在肯定的联系。A 型行为与冠心病有关的结论得到了世界心肺和血液研究学会的认可。

　　然而,自 20 世纪 80 年代以来,弗里德曼和罗森曼关于 A 型行为与冠心病关系的结论受到了挑战。在有些研究中,人们并没有发现 A 型行为与冠心病之间的关系,因而对上述结论提出异议。可能的解释是:由于人们在研究中对 A 型行为的概念尚没有形成统一的看法。另外,在不同的研究中所使用的测量工具上的差异也可能是造成矛盾的原因。

　　因此,目前的研究转而分析 A 型行为概念下的具体的行为特点与冠心病的关系,并取得了一些进展。研究表明,对环境和其他人保持敌视态度的 A 型行为者发生冠心病的风险性增加,而适应并享受、热爱生活的 A 型行为者患病风险并不增加。凯尔蒂坎加斯·贾维恩(Keltikangas Jarvinen)在研究中至少从 A 型行为中发现了 2 个因素:一个是参与-投入因素(engagement-involvement);另一个是刻意追求性因素(hard-driving)。参与-投入行为者对自己的情绪和所知觉到的能力采取积极态度,并能恰当表达,面临应激时较多地使用着重于问题的应对策略。刻意追求性者在处理自己的情绪时常有不适感,而且其情绪也常倾向于通过躯体症状表达出来,提示该因素与冠心病有密切关系。

　　另外,经历的生活事件越多,冠心病的发生、复发及病死率越高。瑞典的一项研究表明,患者在心肌梗死发作前 6 个月里的生活事件评分大幅度升高,远远超过患者自己前 2 年的水平,可达 3～4 倍以上。

　　目前认为生活事件导致情绪障碍,进而通过大脑皮层影响下丘脑自主神经中枢和垂体-肾上腺系统,造成神经内分泌功能紊乱和血液成分比例失调。血浆中儿茶酚胺、多巴胺、β-内啡肽升高,心率加快,舒张压上升等导致冠状动脉血管内皮的损伤。应激状态下的冠心病患者、A 型性格和高焦虑性格者不仅对社会心理刺激敏感,而且具有某些生理生化的特定基础。主要表现为儿茶酚胺的升高、心动过速和心电图 ST－T 变化明显甚于健康者,甚至诱发频发或多源性异位心律。

　　A 型性格者的交感张力过高,在从事竞争性与烦恼的任务时,体内去甲肾上腺素含量明显增加。充分发展的 A 型行为者对应激的反应过度,造成长时间过量的去甲肾上腺素分泌,心肌耗氧量增加,影响凝血机制,加速血栓形成或促发冠状动脉痉挛,发生心绞痛、心肌梗死、心律失常,甚至猝死。因此,在冠心病的发生与发展中,A 型行为起着扳机作用(trigger role)。

　　吸烟、缺乏运动、过食等因素已被公认同冠心病有密切关系。饮食与冠心病的关系主要集中在脂肪,脂肪决定了血液中胆固醇的水平,后者是冠心病的重要风险因素。

　　随着社会经济发展、都市化及生活习惯的改变,西式的生活方式越来越多地渗入发展中国家。例如,新加坡人的血液胆固醇平均水平达到 507 mmol/L(220 mg/dl),印度城市人群的平均水平也达到 4.9 mmol/L(190 mg/dl)。我国台湾成人的平均水平在 4.9～5.2 mmol/L(190～200 mg/dl)。因此,东南亚国家的现状将会成为我国的明天,国内将面临冠心病的发展上升期。

> **案例**
>
> **病例 2**：男性，55 岁。病前性格：急躁，易激动。由于近期工作压力大，近 1 年来反复出现胸闷、心悸、心前区疼痛。在各大医院就诊，心电图检查显示：房早，ST 段压低，T 波倒置；超声心动图检查显示：心肌缺血。肝、肾功能正常，血脂偏高。诊断：冠心病。给予硝酸甘油、阿司匹林、复方丹参滴丸等药物，治疗半年症状无明显改善，并出现夜眠差、情绪不稳、易烦躁、心神不定等现象。后在心理咨询科就诊，发现患者症状发作与工作环境密切联系，并予抗焦虑药物、心理治疗和行为治疗，建议调换工作环境，维持躯体治疗。3～4 周后躯体症状逐渐减轻，情绪好转。

对于冠心病的防治，国内有学者提出要重视心理措施的贯彻：①一般的心理支持疗法，让患者倾诉内心的体验和感受，给予支持、鼓励，减轻患者心理压力；②A 型行为的矫正，转变 A 型行为对防治冠心病有积极的意义。方法有冠心病知识和 A 型行为知识教育、松弛训练、CBT 等，其他如音乐疗法、肌电生物反馈治疗等对转变 A 型行为也有疗效；③利用各种行为矫正法减少冠心病风险因素，包括吸烟、肥胖、高血压、酒精等，也会降低发病率和病死率。

三、消化性溃疡

消化性溃疡(peptic ulcer)主要是指发生于胃和十二指肠球部的慢性溃疡。是一种多发病和常见病，估计人群中约有 10% 在其一生中患过该病。目前人们认为，胃酸和胃蛋白酶等攻击性因素的侵袭作用与十二指肠、胃黏膜屏障防御之间的平衡失调是溃疡发病的直接原因。心理社会因素可造成或加剧这种平衡失调，因此是导致消化性溃疡的重要因素之一。

亚历山大很早就从心理动力学观点出发，提出有 3 个因素参与溃疡形成：遗传易感倾向、长期的内心冲突和社会应激的激活。心理因素可引起自主神经系统和内分泌系统活动的变化，影响了胃肠系统，进而造成溃疡的产生。此外，还有许多心理学者从生活事件、人格因素、职业应激、抑郁症与消化性溃疡的关系等方面进行了探讨，并做了一些实验研究。

情绪对消化性溃疡影响很大。战争、日常生活重大变故等因素会增强个体患溃疡病的可能性或使病情加重。据斯图尔特(Stewart)和威斯纳(Wisnser)的观察，在第二次世界大战伦敦受到纳粹空袭期间，人群溃疡穿孔的发生率增加。布罗德斯基(Brodsky)研究了监狱看守及教师的工作应激的远期效应，他们都有工作负担过重、恐惧、角色模糊等应激体验。因为监狱的行政官员与学校的管理者都缺乏固定的政策，所以在多变的环境中工作的人员,由于恐惧心理造成的应激会导致胃肠道障碍。

阿尔普(Alp,MH)等对比了溃疡患者与健康人之间的生活事件差异。他们发现患者组经历的生活事件多,患者报怨家庭矛盾的多(占 30%),顾虑经济压力的多(占 50%),患者中有不良习惯者也多于对照组(患者中 48% 每天服用阿司匹林,39% 每天饮酒,67% 每天吸烟);而对照组中有家庭矛盾的只有 3%,经济压力的 11%,服用阿司匹林、饮酒、吸烟者分别为 12%、24% 和 28%。该研究表明溃疡患者的心理应激比健康人多,而且应对方式消极。

彼得斯(Peters)和理查森(Richardson)报告了他们对 2 名患者所做的长期观察结果。这 2 位患者在病前都没有溃疡病史,也未曾患过其他疾病,之所以患上溃疡,仅仅是由于生活环境在短时间内剧烈变动。在 6 个月内,家庭中有 6 位亲人相继故去,本人还受到诬告、解雇、被捕入狱,随后便出现消化道症状。经 X 线透视检查,证实患上溃疡,胃液中胃酸分泌过多,但血清胃泌素正常。虽接受过常规的抗酸及抑制迷走神经的药物治疗,效果不甚明显。后来配合心理治疗,消除原因后,症状才消失,溃疡得到愈合。

溃疡患者多工作认真负责,有较强的进取心,有强烈的依赖愿望,易怨恨不满,常常压抑愤怒。阿尔普等发现溃疡患者中,具有孤独、自负、焦虑和抑郁等个性者多于其他人,因此认为,不良个性染上不良习惯导致对社会的不适应,再加上较多生活事件的压力而致溃疡发生。

动物实验表明,警戒、回避电击的应激或束缚性应激均可诱发溃疡。应激时,内啡肽、CRF - ACTH -糖皮质激素、儿茶酚胺及消化道激素的分泌增加可致胃肠运动功能紊乱,消化道溃疡鼠的大脑隔区及纹状体内 5 - HT 增高,血中该物质的代谢产物及儿茶酚胺增加。

布雷迪(Brady)设计了一项实验,让 2 只猴子各坐在自己的约束椅子上,每 20 s 给 1 次电击。每只猴子都有一人压杆,其中一人在接近 20 s 时压一下,能使 2 只猴子避免电击。否则,2 只猴子便一起受到同样电击。因此,这只猴子总是惦记压杠杆,以免被电击;而另一只猴子对是否压杠杆与电击无关。结果表明,2 只猴子被电击的次数和强度虽然一致,但惦记压杆的猴子由于心理上负担沉重而患胃溃疡;另一只猴子却安然无恙。

溃疡患者常伴有抑郁症状,应激时的抑郁情绪也很容易致溃疡病的发生。临床上,发现有些患者报告自己存在消化道症状,但常常得不到检查的证实,抗溃疡药物治疗效果很差。可能的解释是这些人以报怨身体不适来掩盖自己的抑郁情绪。

克拉姆林格(Kramlinger)等学者曾报道:各种慢性疼痛的患者中,25% 是抑郁症患者,39% 是抑郁症可能患者,对慢性疼痛患者用抗抑郁药往往有效。基于这类研究,雷伊斯(Reies)等曾试用过多虑平、丙咪嗪等抗抑郁药来治疗消化性溃疡,并辅以胃镜检查作为疗效指标。结果发现:4 周有效率达到 46%～86%,有些顽固、难愈性溃疡也有好转。其药理作用除与三环类阻断 H_2 受体及抗胆碱能功能有关外,很可能与缓解或消除了抑郁、焦虑情绪有关。

　　用支持性心理治疗消除患者的紧张情绪,减少心理应激;还可以针对具体患者采用松弛训练、自生训练法减轻情绪反应,降低复发率。对于有明显心理应激史、情绪反应强烈和抑郁倾向的患者可以配合使用抗抑郁剂。

案例

　　病例3: 女性,学生,19岁。性格内向,多虑,对自己要求严格。因发作性中上腹疼痛而就诊。胃镜检查显示十二指肠溃疡,给予铝碳酸镁(胃达喜)、枸橼酸铋钾(丽珠得乐)等药物治疗。内科医师发现患者有焦虑不安情绪,请心理咨询科会诊。详细询问病史,发现每次考试前均出现中上腹疼痛,考试结束后自行缓解。本次正逢高考前夕,症状尤为明显。经过心理辅导,患者调整心态,考前过于紧张的情绪得到释放,配合药物治疗,上腹疼痛明显缓解。

四、支气管哮喘

　　支气管哮喘(bronchial asthma)是一种以大量嗜酸性粒细胞、肥大细胞反应为主的气道变应性炎症和一伴有气道高反应性为特征的疾病。这种疾病的主要异常是支气管对各种刺激物(包括免疫的、物理的、化学的和心理的)具有高度的反应性。按照大多数人的观点,支气管哮喘是一种多因素疾病,心理应激或情绪因素都可以起加重或诱发的作用。

　　心理应激既可以与其他因素一起造成支气管的高反应状态,从而成为一种病因学因素;又可以作为一种促发因素,在一个已患有支气管哮喘的患者身上导致哮喘复发,或加剧已有喘息症状。一般认为,心理因素在哮喘的促发和加剧中起更明显的作用。反过来,支气管哮喘也会影响患者的人格、情绪和行为形式。

　　心理动力学者认为,童年时代母子关系方面的冲突和依赖的希望是支气管哮喘的根源,哮喘患者的喘息实际上代表着儿童要求帮助或依赖的"哭泣"。邓巴认为,依赖性强、总希望得到他人的保护和帮助、担心与亲人分开、害怕向亲人表露敌意等,是支气管哮喘的"易感性人格特征"。临床观察表明,即使没有变应原的作用,具有心理意义的环境刺激,也可以加剧或促发支气管哮喘。人际关系紧张常常引起哮喘发作或症状加剧。例如,一个研究表明,在家中或工作中与权威者(家长或上级)关系紧张的96名哮喘患者,都有临床和心理方面的证据。

　　关于情绪对支气管哮喘影响的研究早已进入了实验室,实验研究的目的是要在严格控制的条件下进一步证实其间的因果关系。例如,在一个研究中,德克尔(Dekker)让31名成年哮喘患者吸入10种不同的变应原,结果有10人哮喘发作;若在吸入变应原的同时伴有情绪性刺激物出现,那么31人中有18人哮喘发作;若只有实验者模拟的情绪性刺激物出现而没有变应原,31人中有9人哮喘发作。这说明,有些患者只在接触变应原时才发生喘息,另一些患者只需情绪性刺激,还有一些患者需要同时具备上述2类条件时才会发生哮喘。

支气管哮喘反过来又会影响患者的情绪。严重的喘息会妨碍患者的身体活动,造成了对他人的依赖,影响了人际交往和正常的生活、学习与工作。对于青少年来说,哮喘可以改变他们对学校和学习的适应,改变他们与同学间的联系,损害与同龄人之间的关系。此外,严重的哮喘也会造成患儿身体发育的延迟,影响他们的未来生活。所有这些都可能造成患者消极的情绪反应,如忧郁、失望、愤怒,甚至恐惧、绝望等。加之哮喘也可以引起患者行为乃至性格上的变化。因此,支气管哮喘患者的人格特征也可以看作是支气管哮喘对人行为影响的结果。

经典的条件作用在某些哮喘患者的喘息发作中起一定作用,如"玫瑰花哮喘"。另外,工具性条件作用在哮喘中也可起一定作用。例如,当孩子哮喘发作时,父母可能会给予过分的关注和照料。这种关注和照料使患者得到了满足,就可能反过来对喘息症状起强化作用,从而使患者学会在需要关注和照料时使哮喘发作,或增加喘息的频度。

对于哮喘的心理治疗,首先也以心理支持为主,对可以分析出的引起哮喘的条件刺激,试图利用行为技术矫正,调整生活方式,尽量与同龄人、同群体的人同步。

案例

病例4:女性,医师,32岁,因持续数小时的严重哮喘在急救室诊治。病前3周,由于在医院加班,工作非常劳累,睡眠严重缺乏。用以前喘息加快时常用的吸入性支气管舒张药不能控制症状。检查中,发现患者与男友感情破裂,有焦虑与抑郁情绪。经精神科医师会诊,注意到哮喘发作与患者的愤怒和悲痛的感情有关。患者哭泣时伴有呼吸道的喘鸣,建议进行喉镜检查,结果证实伴有声带功能障碍。给予患者吸入性类固醇,每日详细记录最高呼气流量。五官科医师治疗声带功能障碍,精神科医师给予患者心理门诊治疗,并服用抗抑郁药物治疗情绪症状。2~3周后症状逐渐好转。

五、糖尿病

糖尿病是胰岛素分泌绝对或相对不足,以及靶细胞对胰岛素敏感降低,引起的糖、蛋白、脂肪、水和电解质等一系列代谢紊乱症。临床以高血糖为主要共同标志,久病可以引起多个系统损害。病因未明,除了一些遗传、生物学的因素外,不良心理因素也可以促发和加剧糖尿病。

在情绪应激条件下,糖尿病患者要消耗更多的葡萄糖。不管是在实验室条件下人工诱发的应激,还是自然情况(如考试)下产生的应激,所伴有的焦虑水平都与血糖水平成反比。这些研究都说明情绪应激可以影响糖代谢过程。如果细心了解糖尿病患者的病史,常常可以发现患者在糖尿病发作前,有灾难性生活事件作为先导。大多数患者具有被动性、依赖性、不成熟性、适应不良、缺乏安全感、优柔寡断和受虐狂的某些特征。

心理因素对糖尿病的影响包括两方面,一是心理因素的病因学作用,二是心理应激对已有糖尿病病程的影响。糖尿病有许多不同于其他疾病的特点,是一种特别难以应对的应激源。具体表现为:①几乎没有一个器官、系统和生理过程能避免糖尿病的损害;②目前对糖尿病尚缺乏病因治疗方法,患者不得不坚持长期的治疗,这往往会成为患者巨大的精神负担,成为许多心理冲突的根源;③糖尿病的治疗须取得患者的密切配合,这意味着要求患者改变自己多年来形成的生活习惯与风格。例如,饮食治疗是糖尿病的一项基本治疗措施,患者都必须严格执行、长期坚持为他拟定的饮食治疗方案;④糖尿病的病情易受一些因素的影响而发生较大的波动,甚至有发生酮症酸中毒和昏迷的风险。每次波动都可能影响患者对疾病后果的认识和对未来的忧虑,影响患者自己照料自己的能力。因此,每次波动都可能成为患者难以适应和应对的挑战。

糖尿病患者心理治疗的要点是改善患者的情绪,帮助患者合理地安排生活和遵从医嘱。为此可采用下列方法。

（一）支持性心理治疗

医务人员要耐心倾听患者的诉说,鼓励患者疏泄积压在内心的紧张、忧虑和悲伤等。因为糖尿病的种种特点,人类目前尚无更好的方法来解决由此带来的一系列问题,应适当引导患者应用自我防御机制。

（二）认知疗法

重点在于消除患者的不适当预测、误解和错误信念,增强对疾病的自我控制感和治疗疾病的信心。

（三）行为疗法

许多行为技术可帮助患者遵从药物治疗和饮食控制计划,包括行为协议、自我监测、示范法、行为塑造法、刺激控制法、强化和惩罚疗法等。

> **案例**
>
> **病例5**：女性,66岁。病前性格:敏感、急躁、胆小。患者有糖尿病,长期服用格列齐特(达美康)并控制饮食。近1个月来,由于感冒而食欲不振,担心自己的身体健康,情绪低落,兴趣减退,伴有害怕、不敢独处而来院要求住院。既往睡眠障碍已

10年,服用安定类药物治疗,诊断过神经衰弱。本次入院体检:心率(heart rate,HR)84 次/分,律齐,血压(blood pressure,BP)130/80 mmHg。入院前血糖10.2 mmol/L,汉尔密顿焦虑量表(Hamilton anxiety scale,HAMA)测定 34 分,大体评定量表(global assessment scale,GAS)50 分。MMPI 测定:抑郁性格倾向,偏执性格,疑病性格倾向。入院精神检查主要以焦虑症状为主,睡眠差,食欲缺乏,伴有情绪低落,肝、肾功能正常,血脂中甘油三酯偏高。诊断:焦虑症,给予抗焦虑、降血糖药物治疗,综合治疗及心理疏导,端正对睡眠问题和躯体疾病的认识。睡眠逐渐好转,情绪稳定,紧张、担忧等症状消失。出院时,HAMA 6 分,GAS 95 分,血糖4.4 mmol/L,血脂中甘油三酯正常。

六、肥胖症

肥胖症是指摄食热量多于消耗热量而以脂肪的形式储于体内,以致体重超过标准体重的 20% 的情况。

肥胖症是某些生物学因素与心理、社会和文化因素相互作用的结果,包括遗传倾向、代谢类型、神经内分泌系统功能状况、营养状况、活动量和精神状态等。肥胖者中女性比男性多,中年女性更多。尽管在今天,肥胖症已被许多人看作是对人类健康的威胁,但在某些民族中,肥胖却依然被当作富有和美的象征。这种社会文化评价可以强化人们的过食行为。西方的许多研究表明,经济收入低、处于社会底层的人肥胖症的患病率远高于社会经济地位高的人。身体活动或体力劳动可以消耗掉大量的热量。据分析,身体活动减少是近些年来肥胖症迅速增多的主要原因。个人对摄食的价值判断与早年经历也会影响一个人的摄食行为。例如,对一些肥胖症患者的回顾性研究表明,不少人自幼年时代就受到父母的教育,要吃光碗和盘子中的所有饭菜,才能长得高大强壮。这种被称作"净盘综合征"(clean plate syndrome)的早年生活经历可能在一些人的头脑中形成下述判断:多食→高大→强健。类似地,一些人也可在与患病的亲属接触的经历中形成"少食→瘦弱→疾病"的观念。为了长得高一些、身体强壮、避免疾病,就必须多吃。

按照常识推断,消极情绪只会降低人的食欲和摄食量,而不会出现相反的情况。然而,科学的观察和研究发现,各种类型的心理应激源都可以引起某些人过多地摄食,甚至可以达到着迷的地步。心理应激、消极情绪之所以导致某些人多食和变胖,是由于这些人需要通过摄食活动来减少焦虑。

肥胖症不仅会造成一些医学问题,如呼吸、运动困难,骨骼系统、心血管系统负荷重,易患冠心病、糖尿病和高血压病等;而且也常常导致心理功能的紊乱,如因为太胖而自卑、回避社交等。

对肥胖症患者进行心理治疗主要是改变他们对肥胖的不正确认识与态度,改善情绪状态,提高对应激的应对能力,控制饮食的量和质及增加体力活动量。近些年来,行为技术得到较广泛的应用,其中心是让患者对自己的摄食行为实施自我监测和自我控制。

七、紧张性头痛和偏头痛

紧张性头痛(tension headache)又称肌肉收缩性头痛、神经性头痛和心因性头痛,是最常见的慢性头痛。头痛时血管收缩较间歇期明显,颈部肌肉与血管持续性收缩造成缺血是其主要原因。这类患者的性格多属于好强、固执、孤僻和谨小慎微,易由于各种事情使自己长期处于紧张、恐惧和焦虑之中,经常自觉不平衡。

紧张性头痛的发生常与长期的焦虑、抑郁、紧张和恐惧等不良情绪有关。著名头痛专家米尔坦(Murtin)分析100例头痛患者,发现74例发病前精神紧张,35例情绪抑郁。

偏头痛患者从心理方面来看,一般具有高度紧张、认真、固执己见、争强好胜、敏感、多疑和容易烦恼的人格特点。这些人习惯于把愤怒和敌意压抑在内心,这种内心的冲突往往激发偏头痛的发作。国内俞子彬报告,偏头痛中A型人格占68%,X型占27%,B型占5%,与对照组比较有显著差异,提示偏头痛患者有A型人格特点。

心理治疗要使患者认识个性的缺陷在患病中的作用,矫正不合理的认知观念,调整生活目标,干预A型行为。对心理冲突,可进行宣泄、疏导及放松治疗,防止过于紧张,消除恐惧感。生物反馈疗法不仅可以治疗头痛,还可以起预防作用。据报告,肌电生物反馈治疗偏头痛有效率可达95%,但花费问题又可能给患者造成新的压力。相比之下,放松训练具有可以不花费任何代价、随时随地进行的优点。

八、癌症

癌症是威胁人类生命最严重的一类疾病,是人类三大死因之一。许多研究表明,社会心理因素影响癌症的发生、发展和预后。

情绪与癌症的关系,中国医学早有论述。早在公元2世纪,古希腊内科医师盖伦(Galen)曾发现:抑郁质的妇女较性格开朗者易患乳腺癌。以后的研究者们不断发现,不少癌症患者有长期不正常的心理状态,特别是有严重的精神创伤、过度紧张和情绪过度忧郁的历史。

20世纪80年代初,康奈乐大学医学院癌症中心的米勒教授在一篇有关癌症心理问题的综述中指出:确信癌症诊断的患者,尽管进行早期治疗,但病情往往迅速恶化致死;反之,怀疑肿瘤诊断者却常常较好。长期存活15～20年突然复发的癌症患者,多在复发前6～18个月内有过严重的情绪应激。

国内高北陵等对六大类恶性肿瘤(鼻咽癌、肺癌、宫颈癌、乳腺癌、恶性淋巴瘤和肝癌)进行研究,发现患者病前多有负性情绪体验。癌症患者发病前生活事件发生率比其他患者高。癌症发病最常见的心理因素是失去亲人的情感体验。亲人死亡事件一般发生于癌症发病前6～8个月。国内姜乾金等对96例癌症患者的调查发现,癌症患者有明显的病前生活事件打击,他们认为癌症患者以消极应付为主(76.5%),对照组相反,积极应付占72.3%。德诺伽提斯(L. R. Derogatis)等在转移乳腺癌患者的心理应付方式与生存期研究中指出:容易知觉、外泄负性情感及心理创伤的患者的生存期,比那些常常采取压抑、克己的应付方式的患者要长。

专家们认为许多癌症患者的人格特征是:过分耐心、回避冲突、过分合作、屈从让步、负性情绪控制力强、追求完美和生活单调等,把上述特征称为C型人格特征。这种过于和谐、息事宁人的个性,长期使自己处于失望、愤怨和抑郁之中。长此下去,会破坏体内免疫功能,最后导致癌细胞的生长、繁殖。

一般认为,在正常情况下,人体的免疫监视系统可以及时识别癌变细胞,并进行杀灭或加以抑制。虽然致癌因素可以诱发细胞癌变,却并不会出现癌症。只有当致癌因素与免疫功能受损共存时,癌症才会发生。心理社会刺激引起的恶劣情绪可以降低和抑制机体免疫能力,影响免疫系统识别和消灭癌细胞的监视作用,从而使个别突变体细胞得以突然发生和增殖,导致癌症。

一般听到癌症的诊断时,患者的心理反应大致可分为下面几个期:休克期、否认期、愤怒期和沮丧期。最终患者的情绪逐渐恢复,但多数患者不能恢复到早先的情绪状态,而表现为长期的抑郁和悲伤。这些情绪反应通常持续到治疗阶段。在治疗阶段,随着病情好转,患者的紧张心境可暂时缓解。可是治疗过程中,也可由于病情恶化或治疗所带来的不良反应而造成新的心理问题。

治疗过程中给患者造成的严重心理压力,对整个治疗过程和预后产生影响。化疗和放疗常伴有较严重的治疗反应,治疗中有的患者可产生中枢神经系统的功能障碍,发生人格改变、幻听或幻视、定向力障碍、精神错乱、谵妄、嗜睡和智能障碍等,亦可出现焦虑、激动、抑郁和自杀等情况。

对于癌症患者心理问题的干预,其首要一点是否告之癌症诊断。现在国外许多医师认为,一旦确立癌症的诊断,就应当将事实及其治疗计划一起告诉患者和患者家属。在我国,近年来提倡患者的知情权,但实际操作还很困难。应当依据患者的个性、应对准备与应对资源,以及对癌症的认识,灵活地决定是否直接向患者传达消息及传达的时机与方式。在告诉患者病情之前,医师应当经常地向患者传达希望的消息,以纠正他关于癌症的悲观观念。

癌症患者不仅忍受着来自躯体的各种痛苦,还承受着精神上的巨大压力。为此,给予癌症患者心理上的支持就显得相当迫切。应当根据患者的实际情况解释与疾病有关的症状、诊治方案,使患者心中有数,积极配合治疗,确立生活的信念和目标,尽早从消极情绪中摆脱出来或减轻消极情绪。也可以依其具体情况实施气功治疗、静默与想象治疗、音乐疗法等辅助治疗。

九、胃肠道功能紊乱

胃肠道功能紊乱(functional gastrointestinal disorders)又称功能性胃肠病,是一组胃肠综合征,多伴有精神因素背景,以胃肠道运动功能紊乱为主,而在生物化学和病理解剖学方面无器质性病变。胃肠道功能紊乱相当常见,在青壮年中更多见;常伴有失眠、焦虑、注意力不集中、健忘和头痛等功能性症状。过度疲劳,情绪紧张,家庭纠纷,生活、工作困难等长期得不到合理解决,都可以成为病因。症状有癔症球、心理性呕吐、神经性嗳气和肠激惹综合征等。其中肠激惹综合征是最常见、最典型的功能性疾病。其病情随情绪变化而波动。一般就诊时患者情绪紧张、主述繁多、对症状敏感及过度关注,甚至有自己带病情记录的。

此类疾病心理治疗的关键在于让患者宣泄及恰当地应对所面临问题,让患者了解疾病的性质、起因和良好的预后,提高治疗信心,发挥患者参与治疗的主观能动性。如果患者怀疑自己患了某种疾病,也可以进行针对性检查,使其解除疑虑,这本身也起了治疗的作用。

十、功能失调性子宫出血

功能失调性子宫出血(dysfunctional uterine bleeding),简称功血,是由于调节生殖的神经内分泌机制失常引起的异常子宫出血,而全身及内外生殖器官无器质性病变存在,为妇科常见病。此症多发生在青春期和更年期,生活压力大、学习和工作过度紧张、人际关系不协调、家庭矛盾及对生活环境不适应等都可能成为导致功血的因素,孤僻、内向、耐受能力差也是可能的影响因素。对于这部分患者应给予积极的情绪支持,让她们真正理解心理因素对该病的影响,缓解紧张、焦虑情绪,增强患者的安全感。曾有功血患者于手术前2天症状消失而取消手术的情况,考虑可能是因为患者得知手术可以从根本上解决此问题,而使其焦虑减轻,安全感大增。

十一、皮肤病

各种皮肤最常见的症状是痒感或瘙痒。引起瘙痒的因素包括对皮肤的理化、电、温度和生物学的刺激及心理刺激,情绪因素会加剧皮肤病患者已有的痒感。

引起全身性心因性瘙痒的情绪多是压抑的愤怒和焦虑。当一个人体验到愤怒或焦虑而又不能公开表现时,就会由于痒的冲动而产生强烈的瘙痒欲望,其强烈程度甚至可大到抓伤皮肤的地步。心理动力学认为,对爱的过分需要是心因性瘙痒者的共同特点,当这种需要受挫时,就会诱发愤怒或焦虑的情绪体验,从而发生瘙痒。但不是任何人在受到心理刺激时都会发生瘙痒的,人对刺激物的反应依赖于心和身两方面的许多因素。

人的某些情绪反应常常会影响汗液的分泌。在长期的情绪应激条件下,过度排汗加之瘙痒可导致搔抓活动,可造成一些继发性的皮肤变化(包括感染、水疱和皮疹等),从而成为一些不与情绪因素有关的皮肤病的基础。

心理因素对所有的皮肤疾患都有影响。亚历山大和弗伦奇(French)的经典研究曾发现,当从环境中消除致情绪冲突因素时,患者的皮肤病症状和体征就相应地减少;反之则加剧。一些研究者又进一步探讨了人格结构与皮肤病间的联系。过敏性皮炎是最易受情绪活动强烈影响的一种皮肤病。邓巴的研究表明,童年期受过母亲的过分保护、渴望得到慈爱、有敌对和依赖的冲突、对自己的不良表现常感内疚,并出现自责、自惩行为,性情抑郁、自卑、神经过敏等一类人更容易患过敏性皮炎。心理应激所引起的紧张、焦虑和抑郁情绪反应,还可以直接引起某些皮肤病。例如,斑秃、精神性紫癜、神经性皮炎和非生理性白发等。

皮肤病患者的心理治疗应依据患者的具体病变,给予相关信息、解释、反复保证和安慰等心理支持。改善患者的情绪状态,让患者认识到情绪同皮肤病间的密切联系,学会控制和疏泄情绪紧张的方法。向患者提供必要的社会支持,消除患者家属和周围人对皮肤病的错误认识、不正确态度和对患者的不必要防范。在皮肤科的某些特殊检查和治疗(如美容术)前,应为患者做好心理准备。帮助患者合理地安排生活、工作和休息,避免过度紧张,养成良好的饮食、卫生习惯,消除致病的心理社会刺激。

十二、风湿性关节炎

患者和内科医师普遍认同情绪因素会影响风湿性关节炎的临床病程。自20世纪50年代以来,尽管特定神经症性冲突或人格类型与风湿性关节炎之间是否存在特殊关系尚存在疑问,但风湿性关节炎患者的人格特征还是引起了大家广泛的兴趣。慢性风湿性关节炎患者由于活动减少、工作能力和人际交往丧失而变得抑郁和退缩,反过来又削弱了患者的社会支持系统。一般认为,特定人格特征和精神障碍发生率增加应该是风湿性关节炎的并发症而不是病因。

尽管早期有研究不支持应激性生活事件在风湿性关节炎的发生、发展中起作用,但越来越多的研究支持这种联系。与其他慢性疾病一样,心理因素对风湿性关节炎的症状、致残和治疗产生明显影响。抑郁在风湿性关节炎患者中常见,并与疼痛、残疾有关,而且这种关联性不受风湿性关节炎的程度等客观指标的影响。墨菲等发现有抑郁的风湿性关节炎患者与无抑郁者相比,前者病情更加严重,并对治疗更加悲观。甚至根据抑郁症病史可预测风湿性关节炎患者数年后的疼痛水平。昂(Ang)等的一项大样本随访研究发现,抑郁是风湿性关节炎患者死亡的独立危险因子。伯德(Bird)和布罗吉尼(Broggini)的随机对照研究表明,伴抑郁的风湿性关节炎患者接受抗抑郁治疗后,疗效明显,疼痛、晨僵和残疾评分均明显改善。然而,我们不能就此简单判定其因果关系。例如,一些抗抑郁剂具有止痛效果,而这些效果并非因抗抑郁效果所致。对于儿童青少年的风湿性关节炎,有研究显示,在经过对疾病特征进行校正后,母亲和患儿的悲伤情绪与主观报告的疼痛水平有关。

心理因素影响风湿性关节炎的机制仍未明确,精神神经免疫学似乎不足以解释心理因素对疼痛知觉、精力、锻炼耐受力、止痛剂使用和治疗依从性的影响。但是心理因素在风湿性疾病中的重要性获得一致认可,不论成人还是儿童,心理因素与风湿性关节炎之间的关系都复杂多样。

如上所述,风湿性关节炎患者的心理病态可导致患者疼痛增加、生活质量较差、更多工作能力丧失、频繁实施关节手术和使用医疗资源,以及依从性较低等现象。一项随机对照试验发现,团体认知行为治疗(group cognitive behavioral therapy,GCBT)能改善风湿性关节炎患者的心理和躯体症状。由于抑郁症状可能被错误地归为风湿性关节炎本身症状,因此应该特别警惕心境障碍的存在。

对患者总体评估的初期,应该进行社会支持系统评估,积极尝试将患者家庭成员和朋友纳入治疗联盟。抑郁和消沉容易导致患者活动性螺旋下降、社会退缩、不参与物理治疗、相关肌群萎缩并被社会支持系统疏远,甚至遗弃。抑郁或其他悲伤情绪还会使疼痛扩大化,导致止痛剂滥用和慢性中毒危险。

(李清伟)

延伸阅读

患者女性,69岁,因"血压持续升高,不能控制6个月"来就诊。

近9个月,患者的儿子和儿媳在闹离婚,患者常常为此揪心,反复劝解他们无果。渐感间断性入眠慢和睡眠浅,有时头痛。患者初期未予特殊注意。半年前,体检测血压发现为170/90 mmHg。患者开始在多家医院心内科就诊,诊断均为"高血压",采用缬沙坦、替米沙坦、氨氯地平和可乐定等单药或合并治疗,剂量均达推荐剂量,血压持续控制不满意。由心内科转介心身医学科就诊。既往史:体健,无高血压、心脏病等病史。1年前测量血压为110/75 mmHg,无过敏史。个人史:为高中教师,退休。月经史正常,无特殊嗜好。病前性格:谨慎、内敛和自我克制,相对外向。家族史:无特殊。

入院检查:BP 170/85 mmHg,脉搏(pulse, P)74次/分,体温(temperature, T)36.4℃,呼吸(respirations, R)18次/分。甲状腺未扪及,双肺呼吸音清,HR 74次/分,律齐。双手平伸未见震颤。

精神检查:意识清,接触合作,仪态端庄,衣着整洁。检查中多次主动提及儿子婚姻不和谐是自己的心事,对自己有很大压力,担心邻里、亲朋议论。语速稍快,语调中等,有焦虑情绪,主要针对的是家庭和儿子事宜。有夜眠差和头痛等,程度受情绪和生活的直接影响。思维连贯,未见幻觉妄想,未见明显的躯体运动异常,有易出汗和潮热等自主神经症状。智能未见缺损,自知力存在,有求治要求,但对到心身医学科就诊不甚理解。

辅助检查:血常规、空腹血糖、血脂未见明显异常。肾上腺 B 超和心脏超声检查未见明显异常。

目前诊断:心身疾病(高血压)、焦虑状态。

入院后,给予患者系统评估,治疗方案拟定为心理治疗和药物治疗相结合。

心理治疗:家庭心理治疗每周 1 次,CBT 每周 2 次和生物反馈训练每天 1 次。家庭治疗中,邀请患者丈夫、儿子和儿媳共同参加,探索家庭相互关系在患者高血压和焦虑情绪产生和维持中的作用,帮助调整新的交往模式。CBT 中,帮助患者纠正以偏概全、非此即彼的错误认知模式,建立全面、完整的新操作方式。

药物治疗:主要是采用抗焦虑治疗,采用文拉法辛胶囊治疗,剂量在 1 周内从 75 mg/d 增加到 150 mg/d,治疗前 2 周合并右佐匹克隆片 3 mg/d,睡前顿服。药物治疗还包括继续采用氨氯地平 10 mg/d 合并替米沙坦 80 mg/d 治疗。

治疗第 1 周时,患者夜眠就显著好转,潮热、多汗症状减轻。第 2 周开始,焦虑情绪有所缓解,血压逐步下降。治疗 17 d 出院时,血压已经控制到 140/80 mmHg。患者也逐步认识到血压升高和持续不能控制与家庭和自己心理状态有关,认识到心理因素和躯体因素的相互影响。通过生物反馈训练,能自我放松。

出院后,患者继续在心身科随访,同时在心内科随访,并且调整降压药物。3 个月后,降压药已经停用,血压恢复到正常水平,维持在 110～115/70～80 mmHg。精神科药物方面,已经停用右佐匹克隆片,继续使用文拉法辛胶囊 75 mg/d 巩固治疗。

(李清伟)

参考文献

［1］吴文源. 心身医学[M]. 上海：同济大学出版社，2013.

［2］吴文源，季建林. 综合医院精神卫生[M]. 上海：上海科学技术文献出版社，2001.

［3］沈渔邨. 精神病学[M].5 版. 北京：人民卫生出版社，2009.

［4］陆林. 沈渔邨精神病学[M].6 版. 北京：人民卫生出版社，2018.

［5］徐俊冕. 心身医学的研究方法[J]. 中国实用内科杂志，1993，13(9)：555.

［6］Cowen P，Harrison P，Burns T. Shorter Oxford textbook of psychiatry ［M］. 6th ed. Oxford：Oxford University Press，2012.

［7］Fritzsche K，McDaniel S H，Wirsching M. Psychosomatic medicine ［M］. New York：Springer，2014.

［8］Osborne L M，Payne J L. Clinical updates in women's health care summary：mood and anxiety disorders ［J］. Obstet Gynecol，2017，130(3)：674.

［9］Robert E Hales，Stuart C. Yudofsky，Glen O. Gabbard. 美国精神病学教科书[M]. 张明园，肖泽萍，译.5 版. 北京：人民卫生出版社，2010.

　　基于大脑的活跃度及与外界的联系程度，人脑的功能状态分为 3 种：觉醒、非快速眼球运动（non rapid eye movement，NREM）睡眠期和快速眼球运动（rapid eye movement，REM）睡眠期。几千年以来，人类日出而作，日落而休，如此生物节律运转，睡眠-觉醒生生不息。睡眠对人体非常重要，占据人生命的 1/3 时间。随着年龄的增长，人类睡眠时间逐渐减少。新生儿期每天可睡 18～20 h，且睡眠-觉醒周期无规律；幼儿期睡眠时间为 11～14 h，白天睡眠 1～2 次；学龄儿童每天睡 10～12 h；青年、中年期睡眠时间为 7～9 h；而老年期每天睡 7 h 左右。根据马斯洛需求层次理论，睡眠与空气、水、食物一样，都是人体最根本的需要。因此，睡眠的发生，在无干扰的情况下，是自然而然的过程。

　　人类对睡眠和梦的研究可跨越千年，中国自古有周公解梦。在现代睡眠科学发展之前，人们对睡眠的认识局限在现象层面：以睡眠时肌肉的松弛程度、心率和血压的改变来描述睡眠；对于睡眠深度的判断，则是采用给受试者以听觉、视觉或痛觉刺激，根据引起受试者觉醒所需要的刺激强度的方法。1929 年，德国精神病学家贝格尔（H. Berger）在人的头皮上记录到脑电活动，并提出"脑电图"这一术语。脑电活动的发现是人们研究睡眠的一个里程碑。此后，人们开始采用脑电图研究正常和异常睡眠的特征，对睡眠的观察与研究也有了客观、公认的标准。20 世纪 50 年代发现了多导睡眠仪，这是用来研究和诊断睡眠障碍最有效的仪器。多导睡眠仪中最基本的部分是脑电图检查；眼球运动记录仪和心率记录仪是其他重要的部分；呼吸记录仪常和血氧饱和度测定仪合并使用；肌电图记录仪通常不作为常规检查的手段，只在研究睡眠中肌肉收缩或放松时才用。多导睡眠仪能同时记录人在睡眠时的脑电波、心率、呼吸、血氧饱和度（oxygen saturation，SaO_2）、肌电波和眼球活动等数据，通过电脑自动数据分析来测定睡眠正常与否，所以是目前诊断和研究睡眠障碍非常重要的手段。

　　睡眠障碍是一类常见疾病，表 9-1 列举了 2014 年出版的《国际睡眠障碍分类》（第三版）（*International Classification of Sleep Disorders，Third Edition，ICSD-3*）中的 6 类睡眠障碍。本章将重点介绍几类常见的睡眠疾患。

表 9 - 1　*ICSD - 3 分类*

疾病范畴	疾病名称
失眠	慢性失眠 短期失眠 其他失眠障碍 孤立症状和正常变异:在床时间过长和短睡者
睡眠相关呼吸障碍	阻塞性睡眠呼吸暂停综合征(obstructive sleep apnea syndrome, OSAS) 中枢性睡眠呼吸暂停综合征(central sleep apnea syndrome, CSAS) 睡眠相关肺泡低通气 睡眠相关低氧血症
中枢性睡眠增多	发作性睡病Ⅰ型 发作性睡病Ⅱ型 特发性过度思睡 Kleine-Levin 综合征 医学疾病引起的过度思睡 药物或物质引起的过度思睡 与精神疾病相关的过度思睡 睡眠不足综合征 孤立症状和正常变异:长睡者
昼夜节律失调性睡眠-觉醒障碍 (ciradian rhythm sleep-wake disorders, CRSWDs)	睡眠-觉醒相延迟障碍 睡眠-觉醒相前移障碍 时差变化睡眠-觉醒障碍 倒班工作睡眠-觉醒障碍 不规律睡眠-觉醒节律障碍 非 24 h 睡眠-觉醒节律障碍 未特定的昼夜睡眠-觉醒障碍
异态睡眠	NREM 相关异态睡眠:包括觉醒障碍(源自 NREM 睡眠)、意识模糊性觉醒、梦游、睡眠夜惊和睡眠相关进食障碍 REM 相关异态睡眠:REM 睡眠期行为障碍(REM sleep behavior disorder, RBD)、睡眠麻痹、梦魇 其他异态睡眠:爆炸头综合征、睡眠相关幻觉和遗尿等 孤立的症状和正常变异:梦呓
睡眠相关运动障碍	不安腿综合征(restless legs syndrome, RLS) 周期性肢体运动障碍 睡眠相关节律性运动障碍 睡眠相关磨牙 睡眠相关腿痉挛 良性新生儿睡眠肌阵挛 睡眠起始的脊髓性肌阵挛 疾病所致睡眠相关运动障碍 药物或物质所致睡眠相关运动障碍 非特定的睡眠相关运动障碍 孤立症状和正常变异:多发片段肌阵挛、睡前足震颤和交替性下肢肌肉活动,以及睡眠惊跳

第一节 | 正常睡眠和睡眠结构

与觉醒状态相比,睡眠时机体功能状态呈现一系列显著变化,表现为持续一定时间的各种有意识的主动行为消失,对外界环境的刺激反应能力减弱。睡眠时脑功能状态并非单一不变,而是呈现显著的周期性变化。睡眠-觉醒周期主要接受昼夜节律(circadian rhythm)和内稳态过程(homeostatic process)的调控。昼夜节律是睡眠与清醒的时间由一内在的生物钟所控制,呈现约 24 h 的周期。昼夜节律中枢位于下视丘的视交叉上核,褪黑素(melatonin)为其主要的神经控制物质。内稳态过程能控制个体获得一定量的睡眠,在觉醒期睡眠压力会逐渐增加,产生睡眠债,促进机体会进入睡眠状态。腺苷(adenosine)是内稳态过程的主要睡眠控制物质。

目前,国际上通用的方法是根据睡眠过程中的脑电图表现、眼球运动情况和肌张力的变化等特征,将睡眠分为 2 种不同的类型,即 NREM 睡眠和 REM 睡眠。NREM 睡眠的特点是全身代谢率降低,脑血流量减少,脑大部分区域神经元活动减慢,循环、呼吸和交感神经系统的活动水平都有一定程度的降低,表现为心率减慢、血压下降、体温降低、全身感觉功能减退和肌张力降低。根据睡眠时脑电图出现的特征性变化,又将 NREM 睡眠分为 N1、N2 和 N3 期。其中 N1 期睡眠通常为不稳定睡眠;N2 期为中等程度睡眠;N3 期睡眠为深睡眠,也称为慢波睡眠(slow wave sleep,SWS)。REM 睡眠又称为做梦期睡眠,此期脑电活动的特征与觉醒期相似,呈现低波幅混合频率波,以及间断出现 θ 波。可见丰富的眼球运动,眼电活动显著增强,全身骨骼肌张力显著下降,甚至消失。此时,脑血流量增加,神经元活动增多,交感神经兴奋性增高。

成人的正常睡眠阶段包括以下几个部分(图 9-1)。

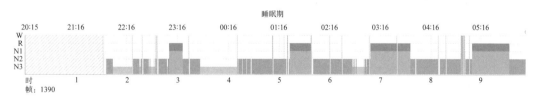

图 9-1　正常成人睡眠结构图

注:正常成年人入睡后由浅入深进入 N1 期(黄色)、N2 期(绿色)、N3 期(蓝色)睡眠,此后进入第 1 个 REM(黑顶红墙)睡眠,整夜出现 5 个 NREM-REM 睡眠周期,最后在 N2 睡眠期被唤醒

一、NREM 1 期(N1 期)

N1 期脑电图特点为：特征性脑电活动(包括 α 波)在整个脑电活动中<50%，随着睡眠的加深，α 波逐渐减少至完全消失，代之以相对低电压混合频率波，同时出现颅顶尖锐波和(或)θ 波。在此期，人们对周围环境的注意力逐渐丧失，眼球可出现缓慢移动或浮动，呼吸次数变慢，心率下降，全身骨骼肌逐渐放松，出现打呼。此期容易被唤醒，唤醒后人们常常否认刚才曾经入睡并称可以听到环境中的响声。正常人在此期持续时间较短，约占整个睡眠时间的 5%，可出现在初入睡时，也可出现在睡眠转换期。

二、NREM 2 期(N2 期)

N2 期的特征性脑电活动是睡眠纺锤波和 K 波复合波，背景波为低电压混合频率波。睡眠纺锤波为一组高波幅、频率为 12～14 Hz、持续时间>0.5 s 的波群；K 波复合波为高波幅的负性波及随后的正性慢波活动，持续>0.5 s。N2 期睡眠又称为中等深度睡眠，此期骨骼肌张力进一步降低，同时呼吸和心率也进一步减慢，体温和血压也逐渐降低。N2 期占整个睡眠时间的 45%～55%。

三、NREM 3 期(N3 期)

δ 波是 N3 期睡眠的特征性脑电波，其频率为 0.5～4 Hz，振幅标准>75 μV。N3 期的判断标准是一帧睡眠中记录 δ 波的比例在 20% 以上，故又称为 SWS。N3 期除了脑电波的变化之外，呼吸、心率、体温和血压继续降低，骨骼肌张力进一步下降。此期人很难被叫醒，是真正的熟睡阶段。深睡眠期占整个睡眠时间的 15%～20%。

四、REM 睡眠

REM 睡眠又称去同步化睡眠(desynchronized sleep)、快波睡眠(fast wave sleep)或异相睡眠(paradoxical sleep)。该期脑电图的表现与觉醒时类似，为低波幅快波、间歇性低波幅 α 波。以爆发性 REM 和骨骼肌肌张力显著降低几近消失为主要特征，还有脑代谢和脑血流灌注增加、神经元活动增加。但除脑以外，全身代谢率降低，自主神经系统功能不稳定，血压和呼吸波动，心率加快，体温轻度上升。根据是否出现眼球运动，REM 睡眠分为时相性和紧张性：时相性 REM 睡眠包含 REM 和自主神经功能不稳定；紧张性 REM 睡眠以骨骼肌肌张力减退或消失为主要特征。REM 睡眠占整个睡眠时间的 20%～25%。

五、NREM - REM 睡眠循环

夜间的睡眠存在 NREM 和 REM 睡眠的循环往复。这是由夜间睡眠生物节律（ultradian rhythm）调控的。正常成年人的夜间睡眠起始于 NREM 睡眠，并由浅入深进入 SWS。NREM 睡眠与 REM 睡眠大约以 90 min 的节律交替出现。在整夜睡眠中，REM 睡眠可出现 4～6 次。若将整夜睡眠时间分为 2 份，则上半夜睡眠时段内以 SWS 为主，而下半夜时段内以 REM 和 N2 期为主。

第二节 睡眠的发生机制及生理意义

觉醒、NREM 睡眠和 REM 睡眠是 3 种不同的脑功能状态，受脑内觉醒发生系统、NREM 睡眠发生系统和 REM 睡眠发生系统控制。

一、睡眠的发生机制

（一）觉醒系统

觉醒状态的维持与脑干网状结构（reticular formation）上行激活系统及其他脑内觉醒系统活动有关。脑干网状结构在 40 多年前首先由迪特尔（Dieter）提出，指在延髓、脑桥和中脑的被盖区内，神经纤维纵横穿行、相互交织成网状纤维束，束间有各种大小不等的细胞、灰白质交织的结构。网状结构接受来自几乎所有感觉系统的信息，其传出联系则直接或间接地投射到中枢神经系统各个区域，最终投射到前脑，兴奋大脑皮质。网状结构的活动可直接影响睡眠、觉醒和警觉等。其他觉醒发生系统包括蓝斑去甲肾上腺素能神经元、背缝核 5 - HT 能神经元、中脑多巴胺能神经元、下丘脑结节乳头体核组胺能神经元和外侧下丘脑区食欲素能神经元系统等密切相关。

（二）NREM 睡眠发生系统

NREM 睡眠发生系统包括下丘脑的腹外侧视前区（ventrolateral preoptic area，VLPO）和下丘脑内侧视前核（median preoptic nucleus，MPN）。其中，VLPO 在 NREM 睡眠中占主导地位，VLPO 神经元发出的纤维投射到多个觉醒相关神经元及脑区。在睡眠的启动和维持过程中，VLPO 主要是以抑制性的 γ-氨基丁酸（r-aminobutyric acid，GABA）、甘丙肽（galanin）作为神经递质。丘脑、基底神经节、边缘系统部分结构和大脑皮质在 NREM 睡眠的诱发和维持方面上也发挥一定作用。

（三）REM 睡眠发生系统

REM 睡眠启动的关键部位在脑干、脑桥和中脑附近区域，存在 2 类神经元：一类神

经元的电位活动在觉醒期间保持静止,而在 REM 睡眠之前和 REM 睡眠期间明显增加,称为 REM 睡眠启动(REM - on)神经元,主要是乙酰胆碱能神经元;另一类神经元则恰好相反,在觉醒期间发放频率较高,在 NREM 睡眠中逐渐减少,而在 REM 睡眠中保持静止,称为 REM 关闭(REM-off)神经元,主要指 5 - HT 能神经元、多巴胺能神经元。

(四) 其他重要参与睡眠-觉醒调节的递质

腺苷、褪黑素、前列腺 D_2 是目前公认的内源性促进睡眠相关物质。腺苷是广泛存在于中枢神经系统的一种中枢抑制性递质。在长时间觉醒过程中,腺苷在基底前脑大量聚集,兴奋 VLPO 睡眠活性神经元,从而促进睡眠的发生。咖啡因抑制睡眠、促觉醒的作用是由腺苷 2A 受体所介导的。褪黑素由松果体分泌产生。作为一种重要的内源性授时因子,褪黑素在光和生物钟之间发挥中介作用,即将内源性生物节律的周期、位相调整到与环境周期同步。在众多内源性促眠物质中,前列腺素 D_2 是迄今为止报道的最有效的内源性睡眠诱导物质之一。它广泛分布于大脑蛛网膜和脉络丛,通过增加细胞外腺苷水平,将催睡信号传入并激活 VLPO,从而启动睡眠过程。

二、睡眠的生理功能

多数观点认为,机体通过睡眠保存能量、增加代谢产物排出、增强免疫、促进发育和促进记忆巩固。

(一) 保存能量,促进生长发育

NREM 睡眠期副交感神经活动占优势,人体代谢维持在最低水平,合成代谢加强,有助于能量的储存。SWS 期人体各项生命活动降到最低程度,耗能最少。研究已发现,组织中 ATP 水平在睡眠期最初 3 h 逐渐升高并达到峰值,并与 NREM 睡眠期 δ 波活动成正相关。这一过程可能是由生长激素介导的。生长激素有助于蛋白质和核糖核酸的合成,其分泌高峰发生在入睡后第 1 个 SWS 期。在 REM 睡眠期,虽然脑血流量显著增多,但全身骨骼肌张力最低消耗减少,这时人体的代谢率依然较觉醒期低。此外,大量调查发现,REM 睡眠疾病患者患上神经退行性疾病的概率明显增高,提示 REM 睡眠与神经元的发育高度相关。而早期的 REM 睡眠剥夺可造成大脑功能的永久性损伤或发育障碍。

(二) 促进脑内代谢产物排出

白天觉醒期间,细胞代谢产生的废物积聚在细胞间液。睡眠时,脑脊液沿着动脉周隙流入脑内组织,与脑内组织间液不停交换,并将细胞间液的代谢废物带至静脉周隙,随即排出大脑。研究发现,细胞间隙在觉醒与睡眠时的状态迥异:正常睡眠期细胞间隙体积是觉醒期的 4 倍;觉醒时脑脊液的流动局限于脑的表层,而睡眠时其流动扩张到脑组织深层。

(三) 调节免疫功能

许多自身免疫性疾病与睡眠-觉醒节律有显著相关性:如哮喘的夜间发作、类风湿关节炎的晨僵等。研究发现,健康人的血浆细胞因子水平与睡眠-觉醒周期相关:白细胞介素-1(interleukin-1，IL-1)活性与 SWS 的起始相关；肿瘤坏死因子(tumor necrosis factor，TNF)和 IL-1β 的峰值均位于 SWS 期；睡眠剥夺后 48 h，淋巴细胞 DNA 合成降低；剥夺后 72 h，吞噬细胞功能降低；一夜睡眠剥夺后，CD4、CD16、CD56、CD57 淋巴细胞受抑制等。因此，正常的睡眠对于保障机体免疫系统的正常功能十分重要。

(四) 增强学习记忆

大量研究发现学习记忆的巩固依赖于学习后的睡眠，而学习可促进睡眠的发生。有关人的记忆研究支持了 SWS 对于外显记忆(依赖海马的)更为重要，而 REM 睡眠对于内隐记忆(不依赖海马的)更为重要。不同的记忆类别可能促进不同的睡眠：描述性记忆可增加随后的 SWS，程序技能型记忆促进 REM 的发生。在婴儿中枢神经系统发育的初始阶段，REM 睡眠能帮助婴儿最佳地获得新的运动和认知功能。事实上，学习记忆过程包括知识/技能的获得(学习)、巩固、存储和提取几个过程。睡眠期间也具有获得新信息(即学习)的能力。例如，人在 NREM 睡眠期能通过声音和吹气的配对刺激，学习、获得声音引起的眨眼条件反射。

第三节 | 失眠症

失眠是临床最常见的睡眠障碍。失眠是指尽管有适当的睡眠机会和睡眠环境，依然对于睡眠时间和(或)睡眠质量感到不满足，并且影响日间社会功能的一种主观体验。患病率随年龄的增长而增加，且女性高于男性。2002 年，全球失眠流行病学问卷调查显示，45.4% 的中国人在过去 1 个月中经历过不同程度的失眠，其中 25% 达到失眠的诊断标准。长期严重失眠给患者的身体、生活、人际关系和工作带来负面影响，甚至会导致恶性意外事故的发生。

一、失眠的发病机制

目前解释慢性失眠发生、发展的理论基础主要有 2 种。①"3P"模型，包括易感因素、促发因素和维持因素。慢性失眠患者通常具有失眠易感性，即易感因素(predisposing factor)，通常包括生物学因素，如高反应性情绪、睡眠相关递质活性下降、觉醒相关神经递质活性增高、心理易紧张或多思多虑。促发因素(precipitating factor)常导致失眠的发生。促发因素可以来自一般社会因素，如与床伴作息时间不一致，不合理的作息时间(育儿、倒班)，偶尔的熬夜或饮浓茶、咖啡等；也可以是生活应激事件，如家庭或婚姻变故、与人争吵等；还可以由疾病诱发，如外科、内科、神经和精神系统疾病等。多数患者的失眠症状可随促发因素的解除而消失(短期失眠)。若促发因素持续不能消除，或发生失眠后的应对处理不当等因素，如维持因素(perpetuating factor)，则导致失眠演变为慢性化病程。②过度唤醒(hyperarousal)学说,由于下丘脑-垂体-肾上腺皮质系统、交感神经系统的过度激活,患者心率增快、心率变异性和基础代谢率增加,形成生理性过度唤醒。在脑部表现为脑代谢和脑电图功率谱增加,即皮质性过度唤醒。长期失眠本身也可成为慢性应激源,强化下丘脑-垂体-肾上腺轴和交感神经系统的过度激活,导致过度觉醒和失眠的恶性循环。

二、临床表现

(一) 失眠的症状

失眠患者主诉可包括睡眠起始困难、睡眠维持困难和比期望的起床时间更早醒,以及对于儿童或老人而言,在适当的时间不愿意上床睡觉。入睡困难是指关灯后进入睡眠时间>30 min;睡眠维持困难包括夜间醒来再难入睡(觉醒>30 min)和(或)觉醒时间远早于期望的起床时间(>30 min)。青年人发生入睡困难的比例较高,而中老年人发生维持睡眠困难的更多。

(二) 日间症状

失眠患者在日间觉醒期间存在轻重不一的功能损害症状。常见症状包括疲劳、兴趣缺乏、注意力和记忆力下降、激惹或情绪低落、日间困倦等。这类患者容易出现躯体症状如头痛、颈部僵硬、触痛和胃肠功能紊乱等。工作、学习成绩下降或社交功能损害也比较常见。更严重的失眠可导致各种差错或事故。此外,长期失眠可能增加精神疾病、心脑血管疾病、内分泌-免疫障碍的发生风险,甚至增加肿瘤发病的风险。

三、诊断与鉴别诊断

(一) 诊断

ICSD-3(以睡眠专家为对象)将所有慢性失眠归于一个诊断类型,即慢性失眠(chronic insomnia disorder, CID)。将原版本中的适应性失眠诊断为短期失眠(short-term insomnia disorder, STID),而将未分类的非器质性和器质性失眠合并为其他失眠障碍(other insomnia disorder, OID)。

目前对失眠的诊断主要基于患者主诉和(或)他人的观察结果。实验室评估不作为诊断的必要条件。ICSD-3列出的慢性失眠的诊断必须同时符合以下6项标准。

(1)患者报告,或患者的父母或保育者观察到下列1条或多条:①睡眠起始困难;②睡眠维持困难;③比期望时间过早醒来;④在合适的作息时间点不愿上床;⑤没有父母或保育者干预入睡困难。

(2)患者报告,或患者的父母或保育者观察到下列与夜间睡眠困难相关的1条或多条:①疲劳、不适;②注意力或记忆损害;③社交、家务、职业或学业能力损害;④情绪紊乱、激惹；⑤日间瞌睡；⑥行为问题，如活动过度、冲动和攻击；⑦动机、精力、工作主动性下降；⑧易发错误、事故；⑨关切或不满足睡眠。

（3）单纯的睡眠机会不当（没有足够时间用于睡眠）或环境不当（环境并非安全、黑暗、安静和舒适），不能解释报告的睡眠/觉醒主诉。

（4）每周至少出现 3 次睡眠紊乱和相关日间症状。

（5）睡眠紊乱和相关日间症状至少已存在 3 个月。

（6）睡眠/觉醒困难不能由其他睡眠障碍更好解释。

该标准要求诊断 CID 时必须 3 个要素齐全，即持续睡眠困难（病程超过 3 个月）、存在适当的睡眠机会，以及日间觉醒期相关的功能损害。其中觉醒期间相关的功能损害并非真正的功能异常，只要患者的表现是对自身睡眠问题的过度关注即可满足条件。

（二）鉴别诊断

由于失眠是临床上常见的症状之一，很容易与其他躯体或精神疾病合并存在。因此，诊断必须慎重，鉴别诊断必须排除以下几种情况。

1. 继发性失眠　引起继发性失眠的原因很多，常见的有：①躯体疾病或不适，各个系统的疾病和各种不适，如疼痛、呼吸困难、哮喘、心功能不全和反流性食管炎等；②精神疾病，大多数精神障碍患者有失眠表现，特别是焦虑症和抑郁症患者几乎均有失眠，考虑原发性失眠是精神疾病所致还是两者共病；③药物或物质所致性失眠，许多药物有中枢性兴奋作用，如肾上腺皮质激素、氨茶碱和 SSRIs 等能够引起失眠，咖啡、茶、酒精和精神依赖物质滥用均能导致失眠。

2. 睡眠-觉醒时相延迟障碍　这类患者表现为睡眠起始比所期待的晚，属于晚睡晚起型。因为内源性昼夜节律相对于期望的睡眠时间推迟，当个体选择社会正常时间睡眠时，会表现为入睡困难、总睡眠时间减少，以及日间功能损害。然而，当患者顺应延迟的内源性昼夜节律，选择迟睡迟起模式时，入睡几乎没有困难，睡眠时间正常，亦无日间功能损害。

3. 其他睡眠障碍　如睡眠呼吸暂停综合征（sleep apnea syndrome，SAS）、RLS 等均可有失眠表现，应注意和这些睡眠障碍相鉴别。

四、治疗

失眠治疗主要包括非药物治疗和药物治疗两大类。非药物治疗是失眠治疗的首选，主要包括睡眠卫生教育、失眠认知行为治疗（cognitive behavioral therapy for insomnia，CBTI）等。睡眠卫生教育对治疗失眠有积极作用，但单独使用对失眠改善有限，通常需联合其他治疗方法。

（一）睡眠卫生教育

科学的睡眠卫生教育包括：①定时作息，无论前晚何时入睡，次日都应准时起床，即使在节假日也应坚持固定的上床和起床时间；②床铺应该舒适、干净、柔软度适中，卧室安静，光线与温度适当；③床是用来睡觉及性爱的地方，不要在床上读书、看电视或听收音机；④每天规则的运动有助于睡眠，但不要在傍晚以后做激烈运动，尤其是在睡前2 h，否则会影响睡眠；⑤不要在傍晚以后喝酒、咖啡、茶及抽烟。假如存在失眠，应避免在白天使用含有咖啡因的饮料来提神；⑥不要在睡前大吃大喝，但可在睡前喝一杯热牛奶及吃一些复合碳水化合物，能够帮助睡眠；⑦如果上床 20 min 后仍然睡不着，可起来做些单调无味的事情，等有睡意时再上床睡觉；⑧睡不着时不要经常看时钟，也不要懊恼或有挫折感，应放松并确信自己最后一定能睡着；⑨尽量不要午睡。

(二) 失眠认知行为治疗

CBTI 主要包括睡眠限制疗法、刺激控制疗法和放松疗法。①睡眠限制：通过睡眠限制缩短了夜间睡眠的卧床时间，增加了睡眠的连续性，直接提高了睡眠效率，并且通过禁止白天的小睡，增加夜间的睡眠驱动力。②刺激控制：通过减少卧床时的觉醒时间来消除患者存在的床与觉醒、沮丧、担忧等这些不良后果之间的消极联系，尽量使患者在卧床时大部分时间处于睡眠状态，重建睡眠与床之间积极明确的联系。③放松疗法：放松治疗可以降低失眠患者睡眠时的紧张与过度警觉性，从而促进患者入睡，减少夜间觉醒，提高睡眠质量。该疗法适合夜间频繁觉醒的失眠患者。

(三) 药物治疗

药物是治疗失眠的主要手段。目前，临床上所应用的具有催眠作用的药物种类繁多。主要包括苯二氮䓬类受体激动剂（benzodiazepine receptor agonists，BZRAs）、褪黑素受体激动剂、食欲素受体拮抗剂和具有催眠效应的抗抑郁药物。

1. BZRAs　分为 BZDs 和非苯二氮䓬类药物（non-benzodiazepine drugs，non-BZDs）。BZDs 于 20 世纪 60 年代开始使用，可非选择性激动 γ 氨基丁酸 A 型受体（γ-aminobutyric acid type A receptor，GABAAR）上不同的 ω 亚基，具有镇静、催眠、抗焦虑、肌松和抗惊厥的药理作用。20 世纪 80 年代以来，以唑吡坦（zolpidem）和右佐匹克隆为代表的 non-BZDs 先后应用于失眠的临床治疗。它们对 GABAAR 上的 ω1 亚基选择性强，主要发挥催眠作用，不良反应较 BZDs 轻，已经逐步成为治疗失眠的临床常用药物。

2. 褪黑素和褪黑素受体激动剂　褪黑素参与调节睡眠-觉醒周期，可以改善时差变化所致的睡眠觉醒障碍、睡眠觉醒时相延迟障碍等 CRSWDs，但褪黑素对治疗慢性失眠的疗效不确定。故不推荐将普通褪黑素作为催眠药物使用。雷美替胺（ramelteon）属于褪黑素受体激动剂，能够缩短睡眠潜伏期，提高睡眠效率，增加总睡眠时间，可用于治疗以入睡困难为主诉的失眠，以及 CRSWDs。阿戈美拉汀既是褪黑素受体激动剂，也是 5-羟色胺 2C 受体（5-hydroxytryptamine type 2C receptor，5-HT2CR）拮抗剂，因此具有抗抑郁和催眠的双重作用，能够改善抑郁障碍相关的失眠，缩短睡眠潜伏期，增加睡眠连续性。

3. 抗抑郁药物　部分抗抑郁药具有镇静、催眠作用,在失眠伴随抑郁、焦虑心境时应用较为有效。①TCA:小剂量多塞平(3~6 mg/d)因有特定的抗组胺机制,可以改善成年和老年慢性失眠患者的睡眠状况。②小剂量曲唑酮(25~100 mg/d)具有镇静效果,可改善入睡困难,增强睡眠连续性,对 SWS 有一定的促进作用,可用于治疗失眠和催眠药物停药后的失眠反弹。③小剂量米氮平(3.75~15 mg/d)能缓解失眠症状,适合睡眠表浅和早醒的失眠患者。④SSRIs 虽无明确催眠作用,但可以通过治疗抑郁和焦虑障碍而改善失眠症状。部分 SSRIs 能够延长睡眠潜伏期,增加睡眠中的觉醒,减少睡眠时间和睡眠效率,减少 SWS,多用于治疗共病抑郁症状的失眠患者。

4. 食欲素受体拮抗剂　食欲素又称下丘脑分泌素,具有促醒作用。针对食欲素受体发挥抑制作用的拮抗剂 suvorexant(Belsomra),已获得美国 FDA 批准用于治疗成人失眠(入睡困难和睡眠维持障碍)。其发挥催眠作用的靶点不同于其他催眠药,现有研究数据显示其具有较好的临床疗效和耐受性。

5. 药物联合治疗　抗抑郁药物与 BZRAs 联合应用:慢性失眠常与抑郁症状同时存在,在应用抗抑郁药物治疗的开始阶段,联合使用 BZRAs 有益于尽快改善失眠症状,提高患者依从性。而待抗抑郁剂起效后,逐步减少 BZRAs,以减少药物的不良反应。

6. 药物治疗注意事项　在选择治疗失眠的药物之前,要详细了解患者失眠的原因、失眠的表现形式、是否存在其他疾患、既往是否使用过促眠药物及用药的情况、患者的意愿,以及药物的获益或风险等因素,尽可能实现个体化治疗。①药物半衰期是选药重要的考虑:通常对于仅入睡困难者首选短半衰期药,而针对睡眠维持难和(或)早醒患者首选半衰期较长的药物。②服药方案:BZRAs 一般在睡前给药,每晚服用 1 次,可以连续服药或间断按需服药。其他几类药物通常需要连续服用一段时间以达到较好疗效。③注意药物的耐受性和依赖性,突然停药时可能会导致更严重的失眠。④注意药物的不良反应,尤其是长效的镇静安眠药,用后常有宿醉效应。BZDs 还有肌肉松弛作用,患者使用后容易出现步态不稳、跌倒受伤等情况。⑤注意药物之间相互作用。该类药物与其他中枢神经抑制药物(如镇痛药及酒精等)有协同作用,同时使用可出现严重后果,应避免同时使用。⑥儿童一般不用安眠药;老年人应用安眠药时应慎重,剂量宜小;哺乳期妇女及孕妇应谨慎使用,尤其是在妊娠开始 3 个月及分娩前 3 个月。

第四节　睡眠呼吸暂停综合征

SAS 是指睡眠期反复发作的呼吸暂停和低通气,进而导致频繁发生低氧血症、高碳酸血症、胸腔内压力显著波动,以及睡眠结构紊乱、交感神经活动增加,并可伴有白天过度嗜睡等症状。SAS 可分为阻塞性、中枢性和混合性 3 种。①OSAS 指睡眠时上气道反复塌陷、阻塞,引起呼吸暂停和低通气,表现为口、鼻无气流,但胸腹式呼吸运动仍然存在。②CSAS是呼吸调控障碍性睡眠疾病,可由脑干呼吸中枢发育不成熟引起,或继发于其他可直接抑制呼吸调控的疾病。表现为口、鼻无气流,胸腹式呼吸运动消失。③混合性呼吸暂停低通气综合征(mixed sleep apnea syndrome, MSAS)是指在一次呼吸暂停过程中,既有阻塞性呼吸暂停,又有中枢性呼吸暂停事件。OSAS在普通人群中患病率很高,男女患病率比例为(2～3)∶1。流行病学研究显示,该病在成年人群中的发病率为8%～24%,随着年龄的增长,发病率增高。本节主要介绍OSAS。

一、病因和发病机制

由于鼻咽部结构异常而导致上呼吸道口径缩小,是睡眠过程中发生气道阻塞的主要原因。常见的因素有:鼻部阻塞(鼻息肉、鼻甲肥大和鼻中隔偏曲等)、慢性过敏性鼻炎、扁桃体肥大、肥胖、短颈、使用镇静催眠药物、饮酒,以及某些神经系统疾病,如脑血管病和重症肌无力等引起的舌及咽喉部肌肉运动功能障碍等。

在上气道存在结构性狭窄的基础上,入睡后,颏舌肌张力降低导致舌根后坠和咽壁部分塌陷,使气道狭窄更加显著。呼吸气流通过狭窄的气道时,使松弛的腭垂和软腭等软组织高频震荡而产生响亮的鼾声。呼气时由于胸腔内正压而使气道进一步狭窄,直至最后出现阻塞,使气流中断,出现呼吸暂停。

OSAS导致多系统损害。其主要病理损害包括慢性间歇性低氧及二氧化碳潴留、睡眠结构紊乱、吸气时胸腔内负压剧烈波动,以及交感神经兴奋等,其病理损害是全身性的。频繁的微觉醒使患者睡眠中断、深睡期减少,可以产生认知功能受损、白天嗜睡,导致患者工作能力下降及增加意外事故发生率。睡眠结构破坏和间歇性缺氧,可继发生长激素、雄性激素、儿茶酚胺、心房利钠肽和胰岛素分泌紊乱。此外,胸腔压及颅内压的波动可对心脏、大血管及脑的血液供应产生影响,引起肺动脉高压、胃食管反流等疾病。

二、临床表现

该病可见于任何年龄,多发于40岁以上人群,尤以肥胖中老年男性最为多见。

该病主要临床表现为睡眠期呼吸暂停、打鼾、夜间呛咳和窒息、不能用其他原因解释的嗜睡、睡眠后无精力恢复感、睡眠片段化及失眠、夜尿增多、晨起口干、头痛、难以集中注意力、记忆力减退、易激惹和性功能减退等。评估中除症状外,还应注意睡眠呼吸障碍相关并发症的发生情况,如高血压、冠心病、心律失常、肺源性心脏病、脑卒中、2型糖尿病及胰岛素抵抗等,并可有进行性体重增加。体格检查则应注意颌面发育、咽腔软组织是否肥大,是否存在鼻腔通气障碍、肥胖程度和颈围增粗等现象。

三、诊断与鉴别诊断

患者睡眠时打鼾、反复呼吸暂停,通常伴有白天嗜睡、注意力不集中、情绪障碍、失眠和疲劳等症状。上述异常不能被其他类型的睡眠障碍、内科或神经系统疾病或药物使用解释。睡眠实验室进行标准及便携式家庭睡眠监测诊断。多导睡眠监测(polysomnography,PSG)通过计算呼吸暂停低通气指数(apnea-hypopnea index,AHI)可以确诊 OSAS,并评估其严重程度及缺氧的严重程度。判断依据为 PSG 检查 AHI≥5 次/小时,呼吸暂停和低通气以阻塞性为主。如有条件,以睡眠呼吸紊乱指数(respiratory disturbance index,RDI),即平均每小时睡眠中呼吸暂停、低通气和呼吸努力相关微觉醒的次数为标准。OSAS 病情程度判断依据:AHI=5~15 次/小时为轻度,AHI=15~30 次/小时为中度,AHI>30 次/小时为重度。以夜间最低 SaO_2 作为参考,低氧程度标准:SaO_2 85%~90% 为轻度;SaO_2 80%~85% 中度;SaO_2<80% 为重度。

此外,PSG 监测可发现 N1、N2 期睡眠显著增多和 N3 期睡眠减少等睡眠结构异常,呼吸相关的觉醒、微觉醒事件增加,呼吸相关腿动事件增加。体位型 OSAS 患者呼吸暂停低通气事件更容易发生在平卧位。在睡眠过程中进行心脏监测还可见心律失常,常见的心律失常包括窦性心律失常、室性期前收缩,以及房室传导阻滞等。

多次睡眠潜伏期试验(multiple sleep latency test,MSLT)显示该病患者日间入睡潜伏期明显缩短,可伴有或不伴有入睡期始发 REM 睡眠。Epworth 嗜睡量表(Epworth sleepiness scale,ESS)用于评估其主观日间思睡程度。

鉴别诊断如下。①原发性鼾症:夜间有不同程度的打鼾,AHI<5 次/小时,白天无症状。②CSAS:常在睡眠时发生呼吸变浅或消失,鼾声可不明显;主诉失眠或睡眠过多,患者常忽视别人觉察到的临床症状;PSG 检测显示口鼻气流下降或消失的同时伴有胸腹运动减弱或消失;可伴有心脏或脑部疾病。③肥胖低通气综合征:过度肥胖,清醒时二氧化碳潴留,$PaCO_2$>45 mmHg(1 mmHg=0.133 kPa),多数患者合并 OSAS。④发作性睡病:该病除有白天困倦和小睡外,还可伴有情感诱发的猝倒发作、入睡前或醒后幻觉和睡眠麻痹、夜间常无打鼾和呼吸暂停,PSG 能够鉴别两者。

四、治疗

多学科综合治疗模式,包括病因治疗、长期行为干预、持续正压通气、口腔矫治器和外科治疗等。减肥、避免睡前饮酒和服用镇静剂、避免仰卧等方法有利于减轻症状,对于轻度睡眠呼吸暂停患者效果较好。如果 AHI≥15 次/小时,或 AHI≥5 次/小时且并发症状,推荐进行患者教育及选择合适的治疗方式。通常无创正压通气(non-invasive positive pressure ventilation，NIPPV)治疗作为首选治疗方式。如果难以接受,则可考虑行为治疗、口腔矫治器、外科治疗及其他辅助治疗,如氧气、药物、减肥手术等。即使临床症状不明显,但具有高血压、缺血性心脏病、脑卒中或 2 型糖尿病等并发症的患者也应积极治疗。合并较重心脑血管疾病者,宜首选 NIPPV 治疗。注意其适应证和压力调定方法,单纯氧疗通常无效。

第五节 | 发作性睡病

发作性睡病(narcolepsy)以白天出现不可克制的睡眠、发作性猝倒、睡瘫、入睡幻觉及夜间睡眠紊乱为主要临床特点。国外报道通常在 10～20 岁起病,人群患病率在 0.02%～0.18%,我国的发病高峰年龄在 8～12 岁。据调查,我国的患病率估计在 0.04%,男性和女性患病率大致相当。发作性睡病是一种终身性睡眠疾患,可严重影响患者的生活质量,甚至酿成意外事故而危及生命。根据是否伴有下丘脑分泌素的缺乏,发作性睡病可分为发作性睡病 1 型和 2 型,分别对应于猝倒型发作性睡病和非猝倒型发作性睡病。

一、病因和发病机制

发作性睡病与下丘脑分泌素(hypocretin，Hcrt)神经元特征性缺失密切相关。尸体解剖学研究发现,发作性睡病患者下丘脑 Hcrt 神经元消失 95% 以上。患者常伴有脑脊液中 Hcrt 含量的显著下降。下丘脑 Hcrt 是 1998 年发现的肽类物质,具有促醒作用,由分布在下丘脑后外侧的少量神经细胞合成,并广泛投射到大脑及脊髓各部分。动物发作性睡病的发生与下丘脑 Hcrt 及其受体基因突变有关。而人类发作性睡病的发病可能是由免疫损伤致下丘脑 Hcrt 细胞凋亡、激素分泌减少所致,患者脑脊液中的下丘脑 Hcrt 水平显著降低或缺失。

发作性睡病病因不清,一般认为是环境因素与遗传因素相互作用的结果。半数以上病例出现症状前有一定的诱因,如情绪紧张、压力大、过度疲劳等,病毒感染,特别是甲型 H1N1 流感病毒感染,可能诱发发作性睡病。8%～10% 的发作性睡病患者具有家族史。人类发作性睡病与人类白细胞抗原(human leukocyte antigen，HLA)具有高度相关性,*HLA-DQB1* * 0602 基因(*HLA-DQw6* 亚型)在各个种族的发作性睡病患者中均有很高的阳性率,达 88%～100%。中国典型患者的 *HLA-DQB1* * 0602 基因阳性率高达 95%,远较普通人群的 23% 阳性率高。

二、临床表现

发作性睡病的主要临床表现为日间过度嗜睡（excessive daytime sleepiness，EDS）、猝倒发作（cataplexy attacks）和夜间睡眠障碍（nocturnal sleep disturbance）。

（一）日间过度嗜睡

绝大多数病例均有 EDS，这是患者最重要的主诉。EDS 表现为：白天不可抗拒或难以遏制的困倦或陷入睡眠。白天小睡可暂时缓解睡意，并保持一段时间清醒，在单调、无刺激的环境中更容易入睡。一些患者可能在行走、吃饭或说话时突然睡眠发作，而呈现出一些无意识的行为或刻板动作。无论患者夜间睡眠时间长短，EDS 每日均会发生，伴有注意力和精神运动警觉性的波动。

（二）猝倒发作

猝倒发作表现为清醒期突然发生的双侧骨骼肌张力下降而意识相对保留。猝倒发作被认为是 REM 睡眠片段解离与插入的表现，是发作性睡病最具特征性的临床表型。猝倒发作通常在 EDS 出现后 1 年内发生，罕见病例先出现猝倒发作。猝倒发作通常由大笑、高兴等积极的情绪诱发。负面情绪如愤怒、悲伤等也可能触发。猝倒可仅表现为局部骨骼肌无力，如眼睑下垂、舌脱垂、面部松弛，甚至仅为视力模糊（眼肌受累），也可影响颈部、上肢和下肢，引起头下垂、上肢下垂、膝盖弯曲、身体前倾，甚至跌倒等，呼吸肌通常不受累。猝倒发作时间通常短暂（<2 min），可以迅速得到完全恢复。猝倒发作频率从数月 1 次到每天数次不等。有时强烈的情感刺激可能引发持续的猝倒发作，严重时可持续数小时，称为猝倒持续状态（status catapleticus）。

（三）夜间睡眠障碍

夜间睡眠障碍包括夜间睡眠中断、觉醒次数和时间增多、睡眠效率下降、睡眠瘫痪、入睡前幻觉、梦魇、异态睡眠及 RBD 等。其中最具特征性的是与梦境相关的入睡前幻觉（hypnagogic hallucinations）和睡眠瘫痪（sleep paralysis），发生于 33%～80% 的患者。入睡前幻觉是发生于觉醒-睡眠转换期的梦境样体验，一般多为恐怖或不愉快的内容，也可发生在觉醒前。发生于 20%～65% 的发作性睡病患者中。通常表现为视觉或体感幻觉（如"灵魂出窍"感），也可表现为听觉、平衡觉或多种感觉复合形式的幻觉。幻觉可伴随猝倒发生，也可发生于猝倒后或睡眠瘫痪时。睡眠瘫痪是发生在入睡时或从睡眠向觉醒转换过程中，患者体验到运动不能的症状。此时，患者虽然意识清醒，但无法自主运动或讲话，持续数十秒到数分钟，在有意识努力控制下或外界刺激（触碰身体）下可立即恢复正常。睡眠瘫痪时常伴有呼吸困难的感觉和各种形式的幻觉，多为恐怖性体验。

（四）其他伴随症状

可伴有肥胖、性早熟、SAS、代谢综合征、嗅觉缺陷，以及心理与情感障碍等。

三、诊断

根据 ICSD-3 的分类标准,发作性睡病可分为发作性睡病 1 型和发作性睡病 2 型,具体诊断标准如下。

(一)发作性睡病 1 型的诊断标准

需同时满足以下 2 个条件。

(1) 患者存在白天难以遏制的困倦和睡眠发作,症状持续至少 3 个月以上。

(2) 满足以下 1 项或 2 项条件:①有猝倒发作(符合定义的基本特征)。经过标准的 MSLT 检查,平均睡眠潜伏期≤8 min,且出现≥2 次睡眠始发 REM 睡眠现象(sleep onset phenomenon of REM sleep, SOREMPs)。推荐 MSLT 检查前进行夜间多导睡眠图(nocturnal polysomnogram, nPSG)检查。nPSG 出现 SOREMPs 可以替代 1 次白天 MSLT 中的 SOREMPs。②免疫反应法(immunoreactivity)检测脑脊液中 Hcrt-1 浓度≤110 pg/ml 或<正常参考值的 1/3。

(二)发作性睡病 2 型的诊断标准

需同时满足:①患者存在白天难以遏制的困倦和睡眠发作,症状持续至少 3 个月以上;②标准 MSLT 检查平均睡眠潜伏期≤8 min,且出现≥2 次 SOREMPs。推荐 MSLT 检查前进行 nPSG 检查。nPSG 出现 SOREMPs 可以替代 1 次白天 MSLT 中的 SOREMPs;③无猝倒发作;④脑脊液中 Hcrt-1 浓度没有进行检测,或免疫反应法测量值>110 pg/ml 或>正常参考值的 1/3;⑤嗜睡症状和(或)MSLT 结果无法用其他睡眠障碍如睡眠不足、OSAS、睡眠时相延迟障碍或药物的使用或撤药所解释。

四、鉴别诊断

(一)睡眠呼吸暂停综合征

该病也有白天困倦和小睡、夜间经常醒转等症状。但该病患者体态常较肥胖,在白天打盹后并不觉得精力恢复,夜间是由于打鼾、呼吸暂停而憋醒。该病不会出现入睡前或醒后幻觉和睡眠麻痹,也不会出现发作性睡病的特征性症状——猝倒发作。PSG 有利于将两者鉴别开。

(二)嗜睡症

嗜睡症虽也有白天睡眠,但该症白天的睡眠持续时间长,夜间睡眠正常,无 REM 睡眠相关表现,如猝倒发作、睡眠麻痹和入睡前幻觉等。

(三)癫痫

复杂部分性发作易与发作性睡病的猝倒发作相混淆。复杂部分性发作常为部分躯体肌肉失张力,如手中所持物体跌落在地,但一般不跌倒,同时伴意识丧失。而一般猝倒发作通常为全部躯体肌失张力,发作开始即跌倒在地,当时并无意识丧失,其后的呼之不应是由于进入了 REM 睡眠。

(四) 晕厥

晕厥也可跌倒在地,但晕厥发作前患者常有头晕、眼前发黑、心慌和出汗等躯体不适,发作时有意识丧失,事后不能回忆发作过程。这一点可与猝倒发作相鉴别。

五、治疗

发作性睡病的治疗包括非药物治疗与药物治疗。药物治疗主要包括 3 个方面:精神振奋剂治疗 EDS、抗抑郁剂改善猝倒发作,以及镇静催眠药治疗夜间睡眠障碍。

非药物治疗主要有:①日间规律性安排小睡可以持续改善觉醒水平,并有助于减少兴奋性药物和抗抑郁剂的使用剂量;②睡眠卫生教育可有效缓解 EDS、增强药物对 EDS 的疗效,以及减少伴随疾病;③通过社会支持,针对患者的学业、职业、生活等各方面给予更多的理解和帮助,避免从事驾驶车辆、高空作业等具有危险性的职业,予以心理支持和疏导等。

治疗 EDS 首选药物是莫达非尼,莫达非尼可以改善 65%～90% 的 EDS 症状。初始剂量为 100 mg/d,此后每 5 d 增加 50～100 mg,直至达到标准剂量 200～400 mg/d。通常建议在早晨顿服 200 mg,如果仍残留嗜睡症状,可逐渐增量至 400 mg/d,在早晨和中午分 2 次服药。次选药物为哌甲酯缓释片,推荐剂量为 18～36 mg/d,早晨顿服。其他药物包括苯丙胺(安非他明)、马吲哚、司来吉兰和咖啡因等。

目前推荐的抗猝倒药物主要为抗抑郁类药物。TCA、SSRIs 通常不具有很强的促醒效应,而 SNRIs 和 NaRIs 则具有一定的促醒作用。抗抑郁类药物亦可改善发作性睡病合并睡眠瘫痪和睡眠幻觉等症状。抗抑郁类药物治疗猝倒起效迅速,而停药后可迅速出现猝倒发作症状反弹。用于治疗猝倒发作的剂量与治疗抑郁症相近,推荐逐步加量的方案。

γ-羟丁酸钠用于治疗夜间睡眠不安有确切疗效。镇静催眠药物(如唑吡坦、佐匹克隆和右佐匹克隆等)及褪黑素也可用来治疗夜间睡眠不安。

第六节 | 其他睡眠障碍

一、昼夜节律失调性睡眠-觉醒障碍

CRSWDs 是指因昼夜时间维持-诱导系统变化或内源性昼夜节律与外部环境间不

同步所引起的各种睡眠-觉醒障碍。最常见症状是入睡困难、睡眠维持困难及日间睡眠增多。一般与作息不规律、经常上夜班、经常倒班和跨时区旅行等有关。睡眠与觉醒节律受网状上行激活系统、睡眠中枢与觉醒中枢的调节,这种调节具有昼夜变化的节律性,如体内生物钟不能适应所生活的环境时,就会出现睡眠-觉醒节律障碍。CRSWDs 可诱发心血管、胃肠、代谢、认知及情绪紊乱,影响患者的身心健康;也可导致学习、社会、职业及其他功能受损,成为个人及公共的安全隐患。

根据 *ICSD-3* 标准,CRSWDs 诊断必须满足 3 个总的标准:①慢性反复发生的睡眠-觉醒紊乱,主要由于内源性昼夜定时系统变化或内源性昼夜节律与期望的睡眠-觉醒时间,或与个体环境、社会工作时间的不协调所致;②昼夜节律失调可导致失眠、过多睡眠或两者均有;③睡眠-觉醒障碍导致临床显著不适或致精神、身体、社会、职业、教育或其他重要功能受损。

该病可以通过病史、睡眠日记、量表问卷、体动记录仪、昼夜时相标记物的测定(如微光褪黑素分泌试验、核心体温测定),以及 PSG 进行诊断与鉴别。

CRSWDs 的预防及治疗需要多方法联合使用。最有效的是采用多种方法尽快重置昼夜节律,同时进行必要的药物治疗。重置生物钟主要有 3 种方法:①光照疗法,是最重要的睡眠-觉醒昼夜时相调整方法;②定时服用褪黑素;③定时运动,较强的运动可改变睡眠的昼夜时相。按需服用催眠及促觉醒药可以改善夜班工作者的日间睡眠,治疗时差导致的失眠。促觉醒药可提高患者的警觉性,但必须权衡用药的风险。此外,应养成良好的生活习惯、作息规律,逐步训练睡眠节律,必要时应用少量的 non-BZDs 调整夜间睡眠。

二、睡行症

睡行症(sleepwalking,SW)是指起始于夜眠前 1/3 阶段,从 SWS 觉醒时发生的一系列复杂行为。表现为从睡眠觉醒后呈现持续性意识模糊,同时伴下床活动、很难唤醒等现象,持续数分钟,也可更长时间。活动内容可能比较复杂,如驾驶汽车、担水等。醒后部分或完全遗忘。该病以前称为梦游症,但现今的研究表明,症状发生于从 NREM 睡眠后期醒转时,因发病时并没有做梦,而改称为睡行症。

该病多见于儿童,约 15% 的儿童有过至少 1 次 SW 的发作,但能够诊断 SW 的只占 1%～5%。病因不明确,可能与神经系统发育不完善有关,部分患者有阳性家族史。此外,发热、过度疲劳、情绪紧张、疾病所致睡眠剥夺,或饮用含咖啡因的饮料等因素,都可使 SW 的发作频率增加。

首次发作多在 4～8 岁,通常发生于入睡后的 2～3 h。患者从床上坐起,两眼发直,在室内行走或做一些刻板而无目的的动作。发作时呈现出低水平的注意力、反应性和运动技能,可躲过障碍物。处于发作中的患者通常很难被唤醒,强行唤醒会产生恐惧情绪。

患者的活动一般持续不超过 10 min 即自行终止,多数情况下能重新回到床上睡觉,偶尔可无目的地游走到其他地方席地而卧。次日醒来,患者对身处异地惊诧不已,对发作经过不能回忆。

诊断主要是根据临床表现,即:①反复发作的睡眠中起床行走,发作时表情茫然、目光呆滞;②发作后自动回到床上或躺在地上继续睡觉;③尽管在发作后的苏醒初期可有短暂的意识和定向障碍,但几分钟后即可恢复常态,不论是即刻苏醒或次晨醒来均完全遗忘。

鉴别诊断须注意与下述 2 种疾病鉴别:①分离性漫游。该症在儿童中罕见,典型发作常开始于清醒状态,发作时患者警觉程度更高,并且能够完成复杂的、有目的的行为,发作持续时间也要长得多。②精神运动性癫痫发作。该症较少见,只在夜间发作,发作时个体对环境刺激完全无反应,脑电图检查有助于鉴别诊断,但并不排除癫痫和 SW 并存的可能。

治疗包括非药物治疗和药物治疗,以非药物治疗、预防意外伤害为主。如采取措施保护患儿免受伤害、移走房间内危险性物品、房间窗户安防护栏、卧室安排在底楼等。在 SW 发作时,不要唤醒患者,应注意保护。如发作频繁,可对症治疗,常用的药物为小剂量 BZDs 或抗抑郁剂。该病随着发育的成熟,一般在青少年期(15 岁左右)自动消失。

三、夜惊

夜惊(sleep terrors)是指突然从 NREM 睡眠中觉醒,以极度恐惧和惊恐为特征,伴有强烈的语言、运动形式和自主神经系统的高度兴奋。目前认为可能与遗传因素和发育因素有关,约 50% 存在阳性家族史,睡眠不足、过度疲劳、情绪紧张,以及心理创伤等均能使发作频率增加。可发生于任何年龄,通常于青春期前发病,以 4～7 岁儿童最多,儿童患病率接近 3%,男性较女性多见。夜惊通常发生在入睡后 1～2 h 的 SWS 期,表现为患者突然从床上坐起,极度紧张或恐惧,常发出尖叫或呼喊,同时伴有心动过速、呼吸急促、出汗和瞳孔散大等显著的自主神经系统症状。如被唤醒,常有暂时的定向障碍,发作一般持续几分钟即可自行终止,清醒后对发作不能回忆。可与 SW 并存。

符合下列临床特征,诊断即可成立:①在睡眠中突然惊叫、哭喊,伴有惊恐表情和动作;②伴有自主神经觉醒表现,包括发作性的多汗、心动过速、呼吸急促或瞳孔散大;③事后对发作当时的体验完全遗忘;④排除热性惊厥及器质性疾病所致的继发夜惊。

鉴别诊断须注意排除:①梦魇,各种年龄均可发病,发生于夜眠后 1/3 REM 睡眠阶段,表现为睡眠时有噩梦及自主神经系统症状,醒后能在次晨详述梦境体验;②惊恐发作,发病年龄一般为成年早期,女性较多见,可在夜间发作,表现为入睡前或觉醒后突然出现惊恐不安、濒死感,伴有自主神经症状。该病与夜惊的最大区别是:发作时意识完全清楚,发作后能清楚地回忆整个发作过程。

SW 的发生可能与过度疲劳、压力过大、过分担心或睡眠时间不足等因素有关，故应避免上述因素。偶尔发作不必药物治疗，频繁发作可予小剂量 BZDs 或抗抑郁剂。

四、梦魇

梦魇（nightmare）也称梦中焦虑发作（dream anxiety attack），是为强烈的焦虑或恐惧所占据的梦境体验。事后患者能够详细回忆，梦魇发生在 REM 睡眠阶段。梦魇可发生于任何年龄，但以 3～6 岁多见，半数始发于 10 岁以前。发病率报道不一，国外有报道称儿童的发病率高达 15％，成人的发病率在 5％左右。

儿童期的梦魇与其情绪发展的特殊阶段有关。精神因素可能与梦魇有关，睡前听到或观看惊险的故事、电影或电视后，可能诱发梦魇。人在受到精神刺激或经历了非同寻常的创伤性事件后容易引起梦魇。睡眠姿势不当或躯体不适也会诱发梦魇，如睡眠中手臂或被子压迫胸部时，可在梦境中体会为恶魔压身，不能透气。某些严重精神疾病患者也可出现梦魇，甚至有人认为梦魇可能是精神疾病发病的先兆。对于无明显诱因突然出现的频繁梦魇应予高度警惕。某些药物（如巴比妥类药物、BZDs、TCA 和某些抗精神病药物等）或精神活性物质（如酒精）的使用或戒断，也可导致或加重梦魇。

梦魇一般发生于后半夜睡眠的 REM 期或午睡时。患者表现为睡眠时有噩梦，被强烈的梦境体验所笼罩。梦境体验十分生动，通常涉及对生存、安全或自尊造成威胁的主题，导致患者惊恐万状，想喊却喊不出，想跑却跑不动，并伴有心悸、呼吸加快和出冷汗等自主神经系统症状。梦境内容与白天的活动、恐惧或所担心的事情有一定的联系，惊醒后或在次晨醒后能够详述梦境体验。梦境体验本身及随之发生的睡眠紊乱、情绪障碍，常常使患者十分苦恼。

治疗首先是注意睡眠卫生，如晚餐避免过饱、睡前不看刺激性电视或图书，以及注意正确的睡眠姿势。其次，对于梦魇频繁发作的患者，应仔细查明原因，并给予相应的处理。如因躯体或精神疾病引起者，应当积极治疗原发疾病。而对于创伤性梦魇患者，心理治疗能够帮助其缓解梦魇发作，必要时可服用小剂量 BZDs。

五、快速眼动睡眠期行为障碍

RBD 是最多见的临床相关的 REM 期异态睡眠，是一种以 REM 睡眠期间伴随梦境出现肢体活动为特征的睡眠疾病，发作时常出现暴力行为，并可造成自身及同床者伤害并破坏睡眠。

近 60％患者病因不明，年龄增长是一个明显的发病因素。年轻人多见于使用抗抑郁药物的患者和发作性睡病患者，而成年以上发病者排除药物和中枢神经系统损害以外，可能预示为原发性疾病，与神经系统变性疾病有关。

RBD通常出现于40～70岁人群,但也可起始于任何年龄,男性多于女性,常常发生在睡眠的后半段。发生频率不一,每周1次,严重者每晚均有发生。RBD临床症状主要包括鲜活的恐怖或暴力的梦境,以及与梦境相关的梦呓、肢体动作和情绪反应。典型临床表现是睡眠期间出现不同程度的行为,甚至是暴力行为,如殴打同床者,甚至下床活动、伤人或毁物。动作比较粗暴、猛烈,如拳打、脚踢、翻滚、跳跃、呼喊和反复坠床等,严重者可出现硬脑膜下血肿、腰椎及下肢骨折。患者在清醒后可清晰回忆梦境内容,但对睡眠中出现的异常行为无记忆。女性RBD患者相对来说少有暴力内容的梦境,在梦境中多扮演受害者角色。

根据ICSD-3诊断标准,须满足以下标准:①重复发作的睡眠相关的言语和(或)复杂的运动行为;②PSG证实这些行为发生在REM睡眠期,或者根据临床病史出现梦境相关的行为,推测该行为发生在REM睡眠期;③PSG证实REM睡眠期出现骨骼肌失弛缓现象(REM-sleep without atonia,RWA);④不能用其他睡眠障碍、精神障碍、疾病、药物或物质滥用更好地解释。

治疗包括非药物治疗与药物治疗。推荐非药物治疗,包括在地板上放置床垫,将家具的边角用软物包裹,对玻璃窗进行安全性保护,睡前移去潜在的危险物品等。建议患者的同床者与患者分室居住,直到患者RBD症状得到有效的控制。

药物治疗:①目前认为氯硝西泮是治疗RBD的有效药物,可使90%以上的患者症状缓解,且很少出现耐受或滥用,可显著减少RBD行为和外伤的发生。建议剂量为0.25～2.0 mg/d,睡前半小时服用,最高不超过4.0 mg/d。氯硝西泮的不良反应主要包括日间过度镇静、阳痿、运动失调、意识模糊和记忆缺失等,有加重睡眠呼吸暂停和摔倒的风险。②褪黑素睡前服用3～12 mg对于控制RBD症状效果显著,不良反应少而轻。③其他可选用治疗药物有多巴胺及多巴胺受体激动剂、多奈哌齐、新型镇静催眠药。

六、不安腿综合征

RLS也称为Willis-Ekbom病,是指安静状态下出现难以名状的躯体不适感,通过肢体的活动可使不适感缓解,常伴发睡眠时周期性肢体运动。1945年,卡尔-阿克塞尔·埃克波姆(Karl-Axel Ekbom)首次使用"不安腿综合征"这一术语,并系统描述了该病的临床表现,故又称Ekbom综合征。该病亚洲人年发病率为0.8%～2.2%。其中女性发病率是男性的2倍,可见于任何年龄,中年人最多见。

RLS按病因可分为原发性和继发性2类。原发性RLS的病因不明,早发,即发病年龄<45岁,显示有家族聚集性。继发性RLS最常见的病因包括铁缺乏、特殊用药史、怀孕和慢性肾衰竭等。目前机制尚不清楚,脑铁缺乏、中枢神经系统的多巴胺能异常和遗传因素这三者是RLS发病的主要病理生理学机制。

RLS主要临床表现为夜间睡眠时或处于安静状态下,双下肢出现极度的不适感,迫使患者不停地活动下肢或下地行走。当患者返回到休息状态时,症状常常会再次出现,因而严重干扰患者的睡眠。这种感觉异常通常被患者描述为爬行感、麻刺感、烧灼感、抓痒感或酸痛感。安静时症状加重,活动时可短暂地使症状消失。症状也具有典型的昼夜规律,腿不适感多出现于傍晚或夜间,发作高峰在午夜至凌晨 3 时。尽管腿部是最常受累的部位,也有部分患者可伴有上肢不适感。

该病诊断可依据典型的临床特征。相关血液实验室检查如血常规(血红蛋白)、叶酸、维生素 B_{12}、血清铁蛋白、总铁结合度,以及转铁蛋白饱和度等可排除缺铁性贫血;血尿素氮、肌酐检查排除慢性肾功能不全或尿毒症继发的 RLS;血糖和糖化血红蛋白检查可排除糖尿病继发的 RLS;甲状腺激素、甲状旁腺激素和 TSH 等检查可以排除其他内分泌因素相关症状。肌电图和神经传导速度检查排除周围神经病所致的 RLS。PSG 可记录到入睡前明显的肢体活动增多、周期性肢体运动事件增加、睡眠潜伏期延长和夜间觉醒次数增多。症状在上半夜明显,下半夜缓解。PSG 检查并非该病诊断所必须,但有助于鉴别是否合并其他睡眠障碍,如 SAS、RBD 等。

培养健康的睡眠作息规律,睡前洗热水澡、肢体按摩和适度活动。常用治疗药物有左旋多巴、多巴胺受体激动剂、BZDs 和阿片类。左旋多巴适用于轻症的 RLS 患者;多巴胺受体激动剂疗效确切,包括普拉克索 $0.25 \sim 0.75$ mg、罗匹尼罗 $2 \sim 3$ mg,以及罗替戈汀 $1 \sim 3$ mg。$\alpha 2\delta$ 钙通道配体如加巴喷丁、普瑞巴林等已被证明有明确疗效。BZDs 对于改善睡眠更有效,对缓解 RLS 原发性症状则效果较差。常用治疗药物为氯硝西泮。阿片类药物虽然有效,但由于成瘾性而限制了其使用。缺铁性贫血或血清铁蛋白过低则需要补铁治疗。

(吴惠涓)

延伸阅读

患者男性,10 岁,小学生。主诉白天睡眠增多 1 年,伴大笑时无力 10 个月。

患者于 1 年前无明显诱因出现白天过度睡眠,可睡 4~5 次/天,不分场合,可在上课、考试、看电视时突然出现困意,迅速入睡,每次睡 20~30 min 后恢复清醒。10 个月前出现面容呆滞、眼睑下垂、伸舌、大笑,或情绪激动时出现垂颈、上下肢无力、屈膝等现象。曾跌倒 10 余次,情绪越激动,无力越明显,有时倒地达数分钟,可自行恢复,不留后遗症。患者夜间睡眠不安、梦多;常有梦语、噩梦;夜间翻身、腿动、手动很多。患者诉入睡前有视幻觉,曾有 2 次刚入睡后出现四肢不能动弹而头脑清醒的现象,伴有呼吸困难、恐怖感。发病以来,体重从 30 kg 逐渐增加至 50 kg。

患者自幼体健,但发病前 3 个月接种过甲流疫苗。父母曾带孩子到多家儿童医院诊治,做脑电图、长程脑电图及头颅磁共振检查,未见明显异常。

入院体格检查：身体质量指数（body mass index，BMI）28.8 kg/m²，HR 70次/分，BP 118/70 mmHg。双目无神、面容松弛、眼睑下垂、舌脱垂及行走拖沓。余神经系统检查未发现明显异常。

诊疗经过：入院行 PSG 及 MSLT 检查，因患者反复出现猝倒发作持续状态，考虑存在颅内炎症的可能。行腰穿抽脑脊液查常规、生化、IgG、寡克隆带。因患者发病后体重明显增加，抽血查各项代谢、内分泌指标以协助诊断与鉴别诊断。实验室检查结果：血常规，血糖，肝、肾功能，电解质等未见异常；甲状腺功能正常，甲状腺相关抗体阴性；长程脑电图监测：未见痫性脑电发放。腰穿抽取脑脊液检测 Hcrt-1浓度，结果显示为 19 pg/ml（正常值＞110 ng/ml）。

PSG 结果：①睡眠总时间为 10 h 16.5 min，入睡潜伏期 1.0 min，伴入睡后觉醒时间延长、微觉醒指数升高；②睡眠结构异常，N1 期睡眠增多，出现 SOREMPs；③中度睡眠期周期性腿动。MSLT 示平均入睡潜伏期 1.5 min，4 次小睡均出现SOREMPs。ESS 评分为 21 分（＞10 分为嗜睡）。

诊断：发作性睡病 1 型。

根据患者病情，给予认知心理干预、控制饮食和增强锻炼等一般处理；给予盐酸文拉法辛（75 mg/d）治疗猝倒发作；在考试期间给予盐酸哌甲酯，以减少日间睡眠并振奋精神。1 年后随访，患者猝倒症状显著缓解，仅出现每月 1～2 次的部分性猝倒发作，日间过度睡眠情况也改善，ESS 评分由 21 分下降至 14 分，患者自觉夜间睡眠较安稳，噩梦、梦语显著减少。同时，患者学习成绩较前明显提高。

（吴惠涓）

参考文献

［1］中华医学会神经病学分会睡眠障碍学组. 中国成人失眠诊断与治疗指南（2017 版）［J］. 中华神经科杂志,2018,51(5):324 - 335.

［2］白波,杨志寅. 行为医学［M］. 2 版. 北京:高等教育出版社,2018.

［3］李占江. 临床心理学［M］. 北京:人民卫生出版社,2014.

［4］赵忠新. 睡眠医学［M］. 北京:人民卫生出版社,2016.

［5］American Academy of Sleep Medicine. International classification of sleep disorders［M］. 3rd ed. Darien,IL:American Academy of Sleep Medicine,2014.

［6］Aurora R N, Zak R S, Maganti R K, et al. Best practice guide for the treatment of REM sleep behavior disorder (RBD)［J］. J Clin Sleep Med,2010,6(1):85 - 95.

第 十 章

进食障碍

进食障碍(eating disorders)是以进食行为异常并伴有对食物和体重、体形过度关注为主要临床特征的一组综合征,是一类常见的心身疾病。进食障碍主要包括神经性厌食症(anorexia nervosa,AN)、神经性贪食症(bulimia nervosa,BN),以及非典型进食障碍(atypical nervosa)。在非典型进食障碍中,暴食障碍(bing-eating disorder,BED)是一个特殊类型。本章节将讨论 3 类进食障碍:AN、BN 和 BED,对它们的管理都需要精神病学家的专业知识。

进食障碍好发于年轻女性。自 20 世纪中叶以来,欧美国家进食障碍患病率增加。我国进食障碍患病率虽低于欧美国家,但近 30 年来亦呈增高趋势。目前,生物、心理和社会文化因素的多因素模型已被广泛接受并认为是进食障碍的最重要的病因模型(图10-1)。

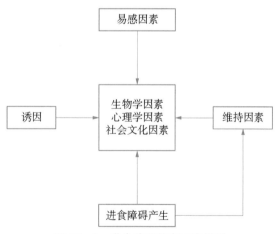

图 10-1 进食障碍的多因素模型

| 第一节 | 进食与健康

人们通过进食获得身体所需的各种营养素和能量,合理健康的饮食可为人体提供充足的营养,营养是维持人体健康的基础。

一、健康饮食、营养与健康

食物中的营养素主要指碳水化合物、脂类、蛋白质、矿物质和维生素。此外,目前已发现食物中含有的许多生物活性物质,虽然不属于营养素范畴,但也具有调节多种生理功能的作用。食物提供的营养素和生物活性物质具有以下诸多功能。

（一）维持人体细胞、组织的构成

营养素是人体的物质基础,通过不断代谢合成新的细胞、组织,同时原有的细胞、组织不断分解,保持动态平衡。因此,生长发育、组织修复、延缓衰老都与人体的营养状况有关。充足的营养素储备可用以应付各种特殊情况下的营养需求。

（二）维持人体的正常生理功能

在正常情况下,营养素被人体摄入后所产生的能量与人体基础代谢和消耗的能量维持平衡,因此能够保持稳定的体重。人体各个器官的正常功能均依赖于营养素通过酶、激素和神经系统来调节。许多辅酶的成分是维生素,而微量元素是酶的组成成分,如抗氧化酶含锌、铜、锰和硒等元素。一些激素的化学结构与营养素相似;一些激素则含有微量元素,如胰岛素含锌元素;许多激素的受体是蛋白质;有的营养素本身就具有激素功能,如维生素 D。

（三）维持心理健康

现已证明营养素不仅参与构成神经系统的组织形态,而且直接影响各项神经功能的形成。例如,影响儿童学习认识能力的发育,影响成人的适应能力及对恶劣环境的耐受能力。

可见,只有通过合理、健康的饮食,人体才能摄入充足的营养,从而维持健康状态。

二、饥饿与健康

在著名的明尼苏达饥饿实验(Minnesota starvation experiment)中,36 名年轻志愿者被要求忍受饥饿,以帮助专家决定如何处理欧洲大规模的饥荒。人们希望能够通过这个实验,来让更多的人在食物匮乏的战争年代活下来。实验的前 3 个月,志愿者受到严格的体重和饮食监管,每个人饮食摄入是 13 388.8 kJ/d(3 200 kcal/d),每周步行 35 km,其间要保持正常的学习、生活。之后是 6 个月的节食期,每天摄入热量为 6 596 kJ(1 570 kcal),每天只能吃两餐。食物有时是卷心菜、萝卜和少量牛奶,有时是全麦面包和豆子,基本没有肉类。除了忍受饥饿,志愿者每周仍然必须行走至少 35 km,并且保持正常生活。也就是说,志愿者每天消耗的能量比摄入的多出许多。有 3 名志愿者因无法忍受而选择中途退出。剩下的大部分人体重下降 25%,血液量减少 10%,新陈代谢降低 40％以上。许多人患有贫血并出现关节肿胀，他们极度消瘦、乏力。志愿者的负面情绪日渐突出，他们变得焦虑，更易沮丧和内疚，对食物以外的事物兴趣减退。20％的人出现抑郁症状，一名志愿者甚至切断了一根手指，有的人出现暴食及催吐。在 3 个月的恢复期，志愿者们发现即使已经吃了很多的食物，仍然觉得饥饿。有的人无法控制进食量，甚至吃到呕吐被送进急救室。经过恢复，志愿者们体重普遍变得比原来更重，饭量明显增加，他们花了比实验长得多的时间来消除实验对自己的影响。

　　该实验因为不符合伦理而成为丑闻，此后美国政府严禁进行类似的实验。而从这个实验我们可以直观地看到饥饿给人的躯体、心理健康带来的多方面的巨大创伤和不良后果。

三、进食异常与疾病

　　不合理的进食可导致营养过剩或不足，两者都会给健康带来危害。

（一）营养过剩

　　肥胖是营养过剩导致的最普遍问题，而肥胖又是糖尿病、胆石症、高脂血症、高血压和肿瘤等慢性病的风险因素。这些疾病都大大降低了人的生活质量，甚至影响寿命。此外，营养素过多还可引起急慢性的中毒反应。

（二）营养不足

　　食物摄入不足或不均衡可导致营养素缺乏，在临床上除了直接由营养素缺乏引起的各种症状外，还可诱发其他并发症。饮食中长期营养不足，可导致消瘦，营养不良，贫血，多种元素、维生素缺乏，免疫力下降，儿童、青少年发育不良等多种躯体问题。

（三）进食障碍

　　当代社会愈发追求健康的生活方式。因此，体育锻炼和摄取食物的质量和数量成为人们重点关注的领域。在这一背景下，进食障碍问题日益凸显，其中 AN 由于饥饿可导致严重的躯体并发症及抑郁自杀，成为病死率最高的一种精神障碍。

　　进食障碍的异常进食行为，可能严重影响躯体健康。在厌食症患者中，患者过度节食、忌油、少食蛋白质和淀粉类食物，导致体重显著和（或）快速下降，出现不同程度的营养不良，出现低血压，心动过缓，低体温，水、电解质紊乱，血常规三系下降，低血糖，低蛋白，肝、肾功能异常，心律失常，内分泌功能紊乱如闭经和性激素水平下降等，从而影响青少年身体正常发育及第二性征发育。在贪食症患者中，反复的暴食、清除行为同样可导致水、电解质紊乱等躯体并发症，发生危险。

　　进食障碍除了影响躯体健康，也会影响心理健康。患者往往有情绪低落、情绪不稳定、焦虑、强迫观念和行为、冲动、控制力下降，甚至自伤、自杀等行为。这些问题可能继发于低体重、营养不良，也可能是进食障碍的共病所致，需要进行相应的处理。

第二节 | 神经性厌食症

一、概述

AN,即厌食症,是患者自己有意严格限制进食,导致体重明显下降,并明显低于正常,造成身体功能损害为特征的一类进食障碍。

1689 年,理查德·莫顿(Richard Morton)首次在临床上描述了"神经性消耗"(nervous consumption)一词。直到很久以后,AN 的相关医学、心理学研究才开始发展,可分为 5 个主要历史阶段。

第一阶段:1868 年,英国人威廉·古尔(William Gull)和法国人查尔斯·拉塞格(Ernest-Charles Lasègue)分别在临床报告中精确描述了这种疾病。古尔创造了"神经性厌食症"一词,认为心理因素在 AN 的发展中起一定的作用。

第二阶段:1914 年,莫里斯·西蒙斯(Morris Simmonds)在一些恶病质患者的脑垂体中发现了破坏性微小病变,并对所有体重大幅度减轻的患者都以"西蒙氏病"一词命名。AN 一度被误诊为垂体功能减退导致的恶病质,并且使用垂体提取物进行无效治疗。

第三阶段:1930 年,伯克曼(Berkman)主张 AN 是一种继发于精神障碍的生理紊乱。之后的一些报道也驳斥了 AN 患者患有西蒙氏病的观点。这个时期的精神病学界将 AN 归类为强迫性神经症、癔症,甚至精神病性障碍。

第四阶段:此阶段为精神分析时代,始于 20 世纪 40 年代,沃勒(Waller)、考夫曼(kaufman)和多伊奇(Deutsch)的一篇经典论文提出,AN 症状产生于一些特定的无意识的幻想。于是,经典的精神分析成了 AN 的治疗方式。

第五阶段:直到 20 世纪 60 年代,人们认识到经典的精神分析对治疗 AN 无效。由此引发了一个新时代的心理学思考,并且持续至今。

二、流行病学

珍妮特·崔(Janet Treasure)综述成人 AN 的终身患病率为 0.6%,其中女性 AN 的终生患病率为 0.9%,男性为 0.3%。AN 多见于 13～20 岁的青少年和年轻女性,发病的 2 个高峰年龄在 13～14 岁和 17～18 岁。绝大多数患者在 25 岁前发病,25 岁以后发病率仅为 5%。男女患病率之比为 1:11。一般认为,在经济文化程度较发达的国家和社会层次较高的人群中患病率较高。

国外研究表明,自 20 世纪 60 年代以来,这种疾病的发病率和患病率一直在稳步上升。我国虽无流行病学的资料,但近年来 AN 患者数量也呈现出增长趋势。

三、病因与发病机制

该病的确切病因尚不明了。目前认为,该病是一类复杂的多因素疾病,与生物、心理和社会文化等因素密切相关。

(一) 生物学因素

AN 患者的同胞姐妹患病率比同龄人群高 5～6 倍。AN 的同卵双生子的共病率为 0.71,而异卵双生子的共病率只有 0.1。绝大多数的研究结果都证实同卵双生子的共病率高于异卵双生子。因此,遗传因素在该病的发生中可能起一定作用。研究发现,AN 存在去甲肾上腺素功能、5－HT 功能、多巴胺功能异常,并常与情感障碍、焦虑障碍和强迫症等共病。以上说明生物学因素在 AN 发病中起着一定作用。

(二) 心理因素

79％的进食障碍患者存在各种突出的人格特征,包括强迫型、回避型、依赖型、边缘型、自恋型和分裂型人格。他们常见的心理特征包括:低自尊、完美主义、刻板固执、内向拘谨、胆怯退缩、敏感多虑、保守欠灵活、不能坚持己见、犹豫不决、僵化、自我中心、不合群、疏离及隔离等。他们对成功或成就的要求非常高,需要获得控制感;认知上严重扭曲,具有体象障碍,对外表敏感,对体重过分关注,以及在这些心理背景下易产生对改变的顽固阻抗。

(三) 社会文化因素

我国现代社会文化观念受到西方影响,女性把身材苗条作为自信和成功的代表。其中媒体在传播中起着重要作用。许多媒体将苗条、减肥作为时尚和美丽的衡量标准,并受到大众的推崇和认可。1996 年流行病学调查显示,减肥是进食障碍发病机制中主要的风险因素,随减肥行为的增加,进食障碍的患病率增加。加纳(Garner)等对 55 名 11～14 岁的芭蕾舞女学生进行观察,发现 AN 发病率为 25.7％,明显高于普通人群。在“以瘦为美”的环境中 AN 的发病率及患病率增加。这在时装模特和运动员中也同样被发现。

流行学调查表明,AN 的患病率有明显的地域性差异,如发达国家、富裕阶层患病率高,城市患病率高于农村。AN 曾被认为是西方上流社会和中产阶级特有的产物。奥格登(Ogden)和托马斯(Thomas)认为,社会阶层与形体关注有显著的一致性,纤瘦的体形对于中上流社会的女性有重要意义。因此,她们较社会阶层低者更易对自己的体形产生不满。

(四) 个体、家庭和社会文化中风险因素的多维相互影响模型

1982 年,哈罗德·加芬克尔(Harold Garfinkel)和加默(Gamer)提出在 AN 患者的

个体、家庭和文化中存在风险因素的多维相互影响模型,受到多数从事 AN 研究的研究员和临床医师的认同。

布吕克(Bruch)首先提出了生命最初几年的自我发展缺陷是与母亲互动不良的结果。AN 病例中约有 60% 属于中产阶级以上。其家庭往往有以下特点:父母的婚姻似乎是稳定的,至少在表面上,大家都强调家庭很幸福;父亲通常在社会上和经济上是成功的,而母亲通常也是有成就的女性,并且都是尽职尽责的母亲;通常这些孩子已经得到很好的照顾,并且获得了许多优势和特权。这些成功的家庭为他们"优秀而完美的孩子"感到自豪,并且愿意做出任何牺牲以满足他们想象中的孩子的需要。换句话说,孩子不被允许经历任何痛苦的感觉状态,因此不能发展自我意识和准确识别他或她的情感。自我表达不能在缺乏自我意识的情况下发展。

缺乏自我意识和缺乏自主性会造成孩子完全依赖于父母的感受或行为。这些所谓的"好孩子"为了生存而采用机器人式的服从。他们的父母往往认为孩子是完美的。他们的孩子性情平和,渴望取悦他人,在学校表现优异,在家里也乐于助人。这种机器人式的服从在青春期开始和青春期开始之前似乎是孩子成功的策略。

当面对新的体验和期望的时候,AN 患者会觉得自己没有准备好从父母的保护中挣脱,去与同龄人交往。他们模模糊糊地知道有什么东西不见了,并且深感无能和担心。

在这个阶段,来自文化的压力对 AN 患者的发病有着重大影响。这体现在文化把苗条的女性理想化,即苗条成为吸引他人和成功的先决条件。这给患有 AN 的青少年留下了深刻的印象。他们在社会上感到无助,而社会告诉他们,通过苗条,他们会变得有能力、有魅力及获得成功。因此,这就是他们有生以来第 1 次坚持自己的自主性,并且会非常努力地保持苗条。

减肥的过程对患者来说是有益处的,因为这是他们第 1 次有自主的感觉。这便是 AN 的开始。随着患者体重的显著下降,即下降了 15% 及以上时,逐渐开始出现饥饿对身体的影响,如认知障碍,导致对身体形象进一步扭曲。完全否认消瘦,这是维持疾病的永久因素。此外,患者无法获得能力、吸引力和成功,这是另一个使他们变得苗条的永久因素,除非他们实现了自己"难以捉摸的目标"。换句话说,如果他们觉得自己没有能力、没有有魅力或没有成功,往往会归因于"还是太胖"。

四、临床表现

患者起病前多有社会心理因素,如很多患者能够回忆曾有人评论自己"胖"。尽管体重下降已经导致患者乏力、憔悴,但他们仍然通过节食、过度运动、催吐和滥用泻药等方式追求没有下限的瘦。他们觉得自己很胖,并且害怕任何人提出的增加几千克体重的建议。多数患者为自己制订了明显低于正常体重的标准,有些患者虽无标准但只有体重下降才感到安慰。AN 患者的暴食-清除亚型由于催吐和(或)滥用泻药的影响而倾向于更具冲动性,并且更易出现高风险的躯体并发症。患者体重较以往或正常人低15%以上,或者是在短时间内迅速下降。大多数AN患者在就诊前已经减轻超过25%的病前体重。

(一)心理和行为障碍

1. 对苗条的病理性追求　患者对"肥胖"的强烈恐惧和对体形、体重的过度关注是临床症状的核心。

AN对进食持有特殊的态度和行为,故意节制食量为必要症状。患者最初可能表现为少吃主食,或者不吃零食,进食量逐渐下降。有的只吃蔬菜、水果,甚至发展为数顿不吃。患者也常有严格的食谱,对食物成分、食物热量很有研究,以各种理由不食或很少食用"高热量"食物。30%~50%的患者有阵发性的暴饮暴食行为,通常这些暴食症状发生在AN状出现之后的18个月内。有时,暴食症状可早于厌食症状。

为减轻体重,患者常进行刻板、过度的运动。例如,有的患者要求自己每天剧烈运动1 h,在家里以各种理由来回走动、能站不坐,即使坐下也常常只坐半边椅子,甚至有患者会采取常人难以理解的近乎"半蹲"的方式。即使在旁人看来患者已经极为消瘦、体力下降,其运动强度和对自身体力的感知、评价却表现得极不相称,看起来像在自我折磨、自我惩罚。家人如果阻止其锻炼,往往会使患者感到极度焦虑,甚至大发脾气。

一些患者在正常进食或暴食之后常采用催吐的方式避免体重增加。有时即使吃得并不多,仍会采用催吐的方式。起初采用的方法是用手指抠吐,长此以往,食管下端的贲门括约肌松弛,常导致患者在进食后自发呕吐,甚至想吐就可以吐。

各类泻药、利尿药和抑制食欲的药物在AN患者中的滥用极为常见。患者往往道听途说后就亲身尝试,盲目而不计后果。有患者听说某网络售卖的减肥药效果很好,立即背着家人买来服用。家人发现该药根本没有名称、商标和产地,但患者却不以为然。有些患者以便秘为由滥用泻药,导致对泻药依赖,使用剂量远超于说明书推荐剂量。

2. 体象障碍　AN患者对自己的体形,胖瘦,肢体某些部位的粗细、大小等存在认知歪曲,即使已经明显消瘦,仍认为自己很胖。如在别人看来已经骨瘦如柴的大腿,在患者看来仍然很粗,仍限制饮食。尽管身体越来越虚弱,但对体重、体形的先占观念和焦虑有增无减。一些患者甚至会有一些非常荒谬的感觉,如"只要一吃东西,我的肚子就会大很多",并往往伴有强烈的焦虑、恐惧情绪。

3. 对食物的兴趣增加　厌食症虽然取名"厌食",实际上他们并不厌食,只是为了苗条在进食行为上过度控制自己。患者对食物的兴趣非但不减弱,反而增强。这些患者通常专注于食物及与食物相关的活动。例如,收集食谱,逛超市、零食店,花时间为家人和朋友做饭,强迫亲人吃东西,收集有关食物的各种书籍和杂志,看与食物或吃有关的电视节目和视频等。这些与患者过度自我限制进食造成的饥饿状态有关,部分患者会通过喝大量的水或液体保持饱腹感;部分患者因而发展出间断的暴食行为;有的患者还会产生某些味觉的增强,并产生偏食现象。

4. 否认病情　否认病情是该病的另一个显著特征。常常因家人发现其明显消瘦、进食少、闭经等问题而带其就诊。一些患者否认自己想要减肥,将进食少归因于"没胃口""胃胀""胃难受、返酸""嗳气""便秘"等躯体问题,甚至拒绝求医和治疗。自己的饥饿感、疲劳感也是该病常见的表现。

5. 情感症状　患者的情绪和性格会受到饥饿的影响,在营养不良和饥饿状态下,患者的焦虑、抑郁情绪表现得更加突出,变得烦躁易怒、情绪不稳定,出现睡眠障碍,逐渐回避、退出社会活动。抑郁情绪在临床上很常见,30%～40%的患者符合抑郁发作的诊断标准,严重时患者出现明显的自杀倾向或自伤、自杀行为。

6. 强迫症状　在营养不良和饥饿状态下,患者变得更加刻板,表现出强迫症状,或原有的强迫症状表现得更加突出。很多 AN 患者具有追求完美的人格特征,这在她们的临床表现中自然地体现出来,如对于食物和体重有着非常刻板的要求,进食必须按照一定的顺序。有的患者会强迫性地要求家人进食,强迫性运动,强迫性催吐,强迫性地每天服用泻药、解除便秘等。强迫性洗涤、强迫性检查等症状也很常见。这种苛求会严重干扰患者的治疗进程,增加治疗的困难。而这样的干扰又会加重患者的抑郁和焦虑情绪。部分患者可以同时符合 AN 和强迫性障碍 2 个疾病的诊断标准。

(二) 生理障碍

随着体重下降,营养不良可累及全身各个系统,出现一些躯体并发症。由于脱水和皮下脂肪流失,患者皮肤干燥、开裂,骨质减少,后进展到骨质疏松症,毛发可能会增多。多数患者都有心动过缓和低血压,其中许多患者有直立性低血压。由于营养不良导致大脑萎缩、脑功能异常,从而出现一系列改变,如反应迟钝、精神萎靡、思考问题能力下降等。胃肠道活动减弱,导致胃排空延迟,出现胃部饱胀不适、便秘。肝功能异常、胰腺病变、肌无力也很常见。有时会由于电解质异常引起肌肉痉挛,尤其是低钾血症。这些电解质异常还可能导致心律失常和外周性水肿。此外,还可伴有其他躯体问题,如低体温、贫血、甲状腺功能减退、低蛋白血症,严重者可出现水、电解质和酸碱平衡紊乱或严重感染,甚至危及生命。

性功能及性发育障碍也多见。青春前期患者可有性心理发育迟缓和第二性征发育停滞。由于性腺功能减退导致雌激素和黄体酮不足,青春期女性患者常有闭经或月经紊乱现象,甚至有 20% 的患者闭经出现在体重下降之前。乳房组织通常会减少,男性则可表现为性欲减退或勃起功能障碍。

五、诊断与鉴别诊断

(一) 诊断

根据《国际疾病分类》(第 10 版)(*International Classification of Diseases*, *Ten*

Edition，ICD-10)的《临床描述和诊断指南》，AN 的诊断必须符合以下几条。

（1）体重保持在至少低于期望值 15% 以上（或是体重下降，或是从未达到预期值），或 BMI≤17.5。青春期前的患者可以表现为在生长发育期内体重增长不能达到预期标准。

（2）体重减轻是自己造成的，包括拒食"发胖食物"及采取下列 1 种或多种手段：自我引吐、自行导致的排便、运动过度，以及服用食欲抑制剂和（或）利尿剂。

（3）有特异的精神病理形式的体象认知歪曲，表现为持续存在一种害怕发胖的无法抗拒的超价观念，患者强加给自己一个较低的体重限度。

（4）包括下丘脑-垂体-性腺轴的广泛内分泌障碍：女性表现为闭经，男性表现为性欲减退及阳痿（一个明显的例外是 AN 妇女接受激素替代治疗，最常见的是口服避孕药时，出现持续性的阴道流血）。下述情况也可发生：生长激素及可的松水平升高、甲状腺激素外周代谢变化及胰岛素分泌异常。

（5）如果在青春期前发病，青春期发育会放慢，甚至停滞（生长停止，女孩乳房不发育并出现原发性闭经；男孩生殖器会呈幼稚状态）。随着病情恢复，青春期多可正常度过，但月经初潮延迟。

（二）鉴别诊断

1. 躯体疾病　很多躯体疾病会引起年轻人体重明显下降，如糖尿病、甲亢、肾上腺皮质功能减退症、获得性免疫缺陷综合征（acquired immunodeficiency syndrome，AIDS）、慢性感染性疾病、脑肿瘤、子宫或卵巢肿瘤、癌症、吸收不良综合征、肠道疾病、克罗恩病或其他慢性消耗性疾病。诊断 AN 应通过相关必要检查以排除引起体重减轻的躯体疾病及原发性内分泌疾病等。

2. 抑郁症　抑郁症和 AN 具有一些相同的特征，如体重下降、抑郁情绪、经常容易哭泣、睡眠障碍、强迫性思考，以及偶有的自杀意念。抑郁症患者往往有体重下降、食欲减退和丧失进食动机的特点，而 AN 患者往往不会丧失食欲，不过患者为了能够维持低体重或继续让体重下降，会否认饥饿感，否认有食欲，选择不吃。抑郁症患者没有 AN 患者强烈的肥胖恐惧或体象障碍，也不会过度关注体形或食物的热量。而 AN 患者对他们的体重下降感到满意、开心。患者体重减轻后出现的情绪低落、睡眠障碍，被认为是 AN 的情感症状（详见临床表现部分），与营养不良有关，随营养改善会好转，故不另外诊断。

3. 强迫症　强迫症有时会被误诊为 AN。与食物相关的强迫症状（例如，害怕进食被污染的食物，或由于对每口食物一定要咀嚼特殊次数，导致食物摄入量下降）也可能导致体重减轻。需要详细、全面地了解精神疾病史，方可做出明确的诊断。与食物和体重有关的强迫症状（详见临床表现部分）被认为是 AN 的症状，与患者营养不良导致的刻板有关，故不另外诊断。

4. 精神分裂症　精神分裂症患者对有关食物的妄想很少涉及热量含量，患者常见的表现是确信食物被投毒了;患者也很少有对肥胖恐惧的先占观念,并且没有 AN 患者常见的活动过度。

六、治疗

治疗的原则是在维护躯体功能正常的基础上突出心理治疗,采用营养治疗、躯体治疗、心理治疗与药物治疗相结合的综合性治疗。治疗方案个体化,少数病例需采取强制性治疗。治疗需要由精神科、内科和儿科医师,营养学家,心理学家,社工等多学科专业人员密切合作,也需要与患者和家庭紧密合作。由于患者往往不认为自己患病,不愿意治疗。因此,治疗中激发和维持患者的治疗动机很重要。

当患者经最大限度的门诊治疗,进食量、体重仍持续下降,或当患者出现严重的营养不良及躯体并发症,或有自伤、自杀行为时,必须住院,以免发生意外。

(一) 营养治疗

营养治疗的目的是纠正患者的营养不良,恢复正常的饮食习惯。它是 AN 最主要的、最紧急的、最基本的治疗。对严重营养不良的患者,在纠正水、电解质紊乱和躯体并发症的基础上,同样鼓励患者经口定时、定量进食,向患者和家属宣教"食物是最好的药物"。

我国成年女性 BMI 正常范围为 $18.5\sim23.9\,\mathrm{kg/m^2}$。患者对于体重增加常有极大恐惧,可以与其协商阶段性的目标,也可以推迟与患者讨论,直到其不再对目标体重极度恐惧。对于儿童和青少年,应参照生长发育曲线制订健康目标体重。对于已经来过月经的女性患者而言,健康的目标体重是月经正常时的体重。

在恢复进食期间,每周称体重 $1\sim2$ 次,每周期望体重增加 $0.5\sim1\,\mathrm{kg}$,不要强迫患者迅速增加体重。通常,AN 患者要增加 $1\,\mathrm{kg}$ 体重,需比正常人摄入更多的能量。因此,要恢复理想体重,常需连续数周甚至数月坚持进食更多的食物。

口服再喂养计划是 AN 的首选治疗方法,因为它是一种侵入性更少和治疗方式更多的疗法。当采用快速鼻饲或胃肠外喂养时,患者可以出现体液和电解质紊乱,特别是低磷酸盐血症,以及呼吸衰竭、心力衰竭、抽搐、意识模糊、昏迷和死亡,即再喂养综合征,常发生在开始喂养的 $4\,\mathrm{d}$ 内。因此,全肠外营养和肠内喂养不能作为 AN 患者的常规治疗。这些疗法主要应用于体重下降超过理想体重 40% 以上,且有生命危险情况时。最初的再喂养必须是缓慢的,可预防性地给予磷酸盐和维生素 B_1(硫胺素),以避免发生再喂养综合征。为了避免致命性低钾血症,还应监测血中钾和镁的水平。

(二) 躯体治疗

严重营养不良的患者病死率较高,首要的治疗是支持疗法,纠正水、电解质紊乱,纠正躯体并发症,保证能量供给。造成 AN 躯体并发症及躯体症状的原因有营养不良、营养不良的病理生理后果、导致体重降低的行为、自伤行为和医源性原因等。产生的躯体症状可涉及全身所有系统,对于严重的躯体症状必须有针对性地给予相应的躯体治疗。可以请内科医师、儿科医师、营养学家协助治疗。

(三) 心理治疗

心理治疗一般与营养治疗同时进行。在急性再喂养过程中,体重会增加,此时对AN患者进行心理治疗是有益的,包括对他们共情理解、赞扬其努力、指导、支持、鼓励及其他积极行为强化。慢性病程的AN患者对正式心理治疗常常缺乏迅速、明显的临床效果。然而,他们经过多年抗争后仍会获得实质性的缓解。所以即使患者疗效欠佳,仍有理由继续施行心理治疗,以激励这类患者。

比较几种心理治疗和常规治疗疗效的研究发现,对AN的治疗,改善体重方面的CBT和家庭治疗更具优势,其他治疗如精神动力性治疗也有帮助,疗效多优于常规治疗。

1. CBT　是治疗进食障碍循证依据最多的疗法,目前在北美、欧洲、澳大利亚有广泛用于进食障碍治疗的CBT指南或手册。CBT对AN的治疗目标:恢复正常的进食行为;恢复健康的体重;巩固疗效,防止复发;适应社会。CBT认为歪曲的认知导致了患者的不良情绪和行为,针对患者不合理的怕胖观念、体象认知歪曲等进行认知行为纠正,尤其是消除过分怕胖的观念,同时采用系统脱敏疗法、奖惩法等矫正患者的不良进食行为。

CBT适合年龄较大的患者及住院治疗的青少年患者,针对进食障碍的CBT能有效改善体重和病理心理,并在治疗后12个月仍能保持疗效。在AN急性期,CBT对促进患者体重增加的干预效果并不确定,可能与大脑营养不良导致思维刻板性有关,从而影响患者认知的调整、改变。在患者体重增加后,CBT的效果得到了明确肯定,在维持疗效和防止复发方面明显优于营养咨询。

2. 家庭治疗　20世纪70年代,家庭治疗开始应用于治疗AN,主要代表人物是萨尔瓦多·米纽庆(Salvador Minuchin)等。米纽庆认为AN与3个因素有关:①患者本身具有生理易感性;②患者的家庭模式存在缠结、过度保护、僵化、缺乏冲突解决的能力等4种互动特征;③AN患者在避免家庭冲突中起重要作用。AN患者常常是失功能的家庭系统的"替罪羊",生病的孩子更容易吸引父母的关注而成了家庭"最大的问题",使得父母之间原本的冲突暂时得到"解决"。因此,家庭治疗需要探索AN产生和维持的家庭互动模式,在家庭成员都能认可的基础上调整家庭互动模式。家庭治疗的目标是通过改变患者的家庭互动模式,即改变家庭系统而改变患者症状。

家庭治疗对于起病较早(年龄≤18岁)、病期较短(≤3年)的青少年AN患者比较适合,证据最强。

3. 精神动力性治疗　精神动力性治疗是一种领悟治疗,其目标是帮助患者理解其生病与早年经历、生活事件之间的关系,理解AN背后的潜意识冲突、防御方式等。青少年的精神动力性治疗强调青少年自主性、建立自我力量、对阻碍进食的情绪的内省力。

研究发现，精神动力性治疗和家庭治疗在改善进食态度、对体形的满意度、抑郁情绪和进食相关家庭冲突等方面均有帮助，效果良好。但家庭治疗的患者体重增加更明显、月经恢复的比例更多。

精神动力性治疗适合在有心理学头脑，能够体察自己的情感，能够通过领悟使症状得到缓解，能在建立工作联盟的 AN 患者中进行。

（四）药物治疗

当 AN 患者的体重非常低，以及在再喂养的早期阶段时，除非必要，否则尽量避免药物治疗。抗抑郁剂对 AN 患者的疗效并不肯定，不宜用于单独治疗。如果 AN 患者在体重恢复正常后仍有贪食、抑郁、焦虑或强迫症状，则可以考虑应用 SSRIs。其中应用报道较多的 SSRIs 是氟西汀、西酞普兰，青少年患者可选用舍曲林、氟伏沙明。对于具有妄想信念如体象障碍等症状的患者，可选用利培酮、奥氮平、喹硫平、阿立哌唑等新型抗精神病药物，宜从低剂量开始使用。其他如抗焦虑药、抗癫痫药、促胃动力药、锌剂和雌激素序贯疗法等也可对症使用。

七、预后

AN 在精神病患者中病死率最高，每 10 年约有 5.6％的 AN 患者死亡。长时间随访研究提示病死率高达 5％～20％。国外随访 5～10 年的研究发现，50％的患者痊愈；25％的患者病情改善，但仍有进食或心理方面的残留症状；其余 25％发展为慢性，而其中 5％死于并发症和自杀。

与良好预后相关的因素有：发病年龄小（<17 岁）、病程短、不隐瞒症状、不幼稚及对自己的评价改善等。而与不良预后相关的因素有：父母矛盾突出，存在暴食、催吐和滥用泻药等行为，有癔症、抑郁症或强迫症的症状等。

第三节 | 神经性贪食症

一、概述

BN，即贪食症，是以反复发作、不可控制、冲动性的摄食欲望和暴食行为，继之采用自我诱吐、使用泻药或利尿剂、禁食和过度锻炼等方法避免体重增加为主要特征的一类进食障碍。

20 世纪 40 年代，这种暴食行为被认为是 AN 的一种表现。然而，1976 年，麦克·怀特（Michael White）描述了一组有暴食行为却没有出现任何显著体重损失的，不能被诊断为 AN 的患者。他用"贪食-厌食综合征"一词来描述这组患者。1979 年末,帕尔默(Palmer)使用了"饮食紊乱综合征"这个术语。同年,罗素首创了"神经性贪食症"这个词来形容此类患者。

二、流行病学

APA 资料显示 BN 的终身患病率为 $1\%\sim4.2\%$,女性和男性的终身患病率分别为 1.5% 和 0.5%。这种疾病在女性中更为普遍,临床首诊患者中男女性别比例为 1∶13。BN 发病年龄在 $12\sim35$ 岁,平均发病年龄 18 岁,较 AN 晚。在社会经济地位方面,上层社会和下层社会阶层的表现大致相当,这点和 AN 有所不同。

三、病因与发病机制

有关 BN 的病因和发病机制不明,但大多与 AN 的发病机制有重叠或类似。影响未来患者性格组成的生物学和家庭因素,以及社会文化压力在 BN 中起着重要作用。

认知学习理论认为 BN 的核心认知是自我价值评估系统的功能障碍。进食障碍患者夸大地、不合理地判断他们的进食习惯、体形和体重自控能力(经常三者兼具),导致生活中过分关注于进食、体形和体重、饮食控制。大部分的临床表现直接产生于此核心精神病理现象,包括极端地控制体重(持续地控制进食量、自我诱导呕吐、滥用利尿剂和泻药,以及过度锻炼)、多种形式的体重监测或回避测体重,以及对进食、体形和体重的先占观念。

对 BN 患者的家庭环境研究并不多。约翰逊(Johnson)和弗拉赫(Flach)发现 BN 患者的家庭更为混乱、冲突,但具有更高的成就导向。值得注意的是,越来越多的患者透露了被亲密家庭成员躯体虐待或性虐待的童年经历。动荡、虐待、混乱但具有高期望的家庭成长环境,也会以情绪波动和高度焦虑的形式触发情感不稳定。派尔(Pyle)等和诺曼(Norman)等的 2 个研究发现 BN 患者在表达愤怒方面存在困难,冲动控制能力较弱,具有慢性抑郁及高焦虑症状。

缺乏足够的环境结构可能导致自我调节不良,这将使年轻人陷入情感不稳定的状态。这种无法对自己进行情绪调节的状态令人感到失控、无助和不足。当不能达到高成就的期望时,会加重已经很低的自尊心。在面对这些困扰的同时,这些年轻人逐渐接触到一种主张通过瘦身进行自我控制、提高吸引力和获得成功的文化环境,并开始限制饮食,追求一种瘦身的效果,也相当于在追求自我控制和自尊。

热量限制会加剧情感不稳定,加剧本来就已经很差的自我控制。限制饮食这个阶段接下来就会发展为暴饮暴食行为。鉴于 BN 患者存在情感不稳定的倾向和冲动倾向,暴饮暴食发作可以算是一个相对安全的冲动机制。换句话说,暴饮暴食不像其他冲动行为,如性紊乱、乱花钱和滥用药物等带来重大的道德和法律后果,患者仅担心体重增加。这种特殊的担忧使患者发现并发展出诱导呕吐的能力。因此,清除行为得到加强,患者更加不太愿意放弃"暴食-清除"这一模式。此外,患者多表明暴食行为可以产生瞬时的愉悦,虽然短暂,却是一种能缓解烦闷、孤独和焦虑等情绪的措施。

四、临床表现

(一) 行为障碍

BN 的行为特征主要为"暴食-清除"循环。发作性的、不可抗拒的摄食欲望和暴食行为是该病的特征。在大多数情况下,暴食行为在节食减肥后数月出现。从节食转换到暴食通常是由心理社会应激源如与恋人分手等触发的。最初的暴食会与禁食交替,以防止暴食引发的体重增加。通常在 1 年之内,患者发现可以通过诱发呕吐来"抵消"暴食的影响。发作间歇期食欲多正常,仅少数食欲下降。多数患者体重正常或略增加,不足 1/4 患者体重下降。BN 患者病前通常拥有正常体重,或轻、中度超重。在疾病过程中其体重波动频繁,但保持在高于或低于其病前体重的 10%。

1. 频繁的暴食发作　暴食发作是 BN 主要的临床症状,常常在不愉快的心情下发生。有患者报告说大多数暴食发生在当他们独自一人时的晚上和深夜。每位患者发作的频率不等。在轻度病例中,每周暴食催吐 1 次;而在严重的情况下,可能会每天暴食催吐多次。

暴食发作时,进食量为正常人的数倍,进食速度很快,进食的食物多为平时严格控制的"发胖"食物,如蛋糕、面食等。当食物不够时,患者便将任何可得到的食品吞下,冰箱内的食物、自己的呕吐物、掉在地上的食物,甚至是垃圾桶内的食物等。一旦开始暴食,患者不仅很难自动停止,而且很难被他人阻止,常常要吃到腹胀难受、疼痛或筋疲力尽而结束。

2. 暴食后的抵消行为　为防止体重增加,暴食行为之后,患者继之以抵消行为。常用的抵消行为有用手指抠吐或自发呕吐,严重的患者甚至边吃边吐。自我催吐行为常为偷偷进行,而在公众场合,患者通常不吃或少吃。其他抵消行为还有过度运动,禁食,滥用泻药、灌肠剂、利尿剂和减肥药等。当食物被清除或消耗掉后,又可产生暴食行为,继之采取各种抵消行为,这样反复恶性循环。

(二) 心理障碍

1. 对体重和体形的先占观念　BN 患者对进食、体重和体形有着先占观念,关注他们的体象和外形,在意别人如何看他们,并且关注他们的性吸引力。他们往往对自己的体形和体重有不恰当的自我评价,感到不满意,因而影响情绪。

2. 情绪障碍　暴食发作时,患者有失控感、腹部胀满的痛苦感,加上其对发胖的恐惧感、诱吐后的愧疚感,患者常常感到自责、痛苦并否定自己,认为自己不值得一切,觉得对不起父母,自信心下降,进而出现抑郁情绪,不愿和他人交往。这种抑郁情绪会进一步影响患者的社会功能,并形成一个恶性循环。患者情绪越来越糟,不断积累,使他们容易患抑郁症,甚至采用自残、自杀的方式来解脱。BN 共病抑郁症远高于 AN。由于抑郁症状意味着很大的临床风险性,因此需要引起临床医师的关注。此外,BN 患者还具有情绪不稳定的特点。

(三)生理障碍

BN 患者常有恶心、腹痛、腹胀、消化不良和体重增加等与暴食有关的躯体不适。反复呕吐常因胃酸反流导致牙齿腐蚀或溃疡、食管与咽部损害、腮腺和唾液腺肿胀、慢性胰腺炎等。如果患者用手指来抠吐,关节处可能发生擦伤或割伤。呕吐严重者还可出现水、电解质、酸碱平衡紊乱。低钾血症是慢性呕吐、泻药和利尿剂滥用最常见的并发症,导致疲乏、肌无力、心律失常、抽搐和癫痫发作,严重低钾血症可导致心脏停搏和死亡。呕吐和利尿剂滥用均会导致代谢性碱中毒,滥用泻药可引起代谢性酸中毒。含有酚酞的泻剂会刺激结肠黏膜导致血性腹泻,有时会导致肠道黏膜下神经纤维的损伤。使用吐根催吐的患者有罹患心肌病的风险,因为其有效成分吐根碱长期摄入具有心脏毒性。患者月经通常是不规律的,有时会出现停经。

五、诊断与鉴别诊断

(一)诊断

根据 *ICD-10* 的《临床描述和诊断指南》,BN 的诊断必须符合以下标准。

(1)持续存在进食的先占观念,对食物有种不可抗拒的欲望,难以克制的发作性暴食,患者在短时间内吃进大量食物。

(2)患者试图以下列 1 种或多种手段抵消食物的"发胖"作用:自我引吐;滥用泻药;间断禁食;使用某些药物如食欲抑制剂、甲状腺素制剂或利尿剂等。当糖尿病患者出现 BN 时,他们可能会无视自己的胰岛素治疗。

(3)精神病理包括对肥胖的病态恐惧,患者为自己制订了严格的体重限度,它远低于病前合宜的或医师认可的健康的体重标准。患者多有(但并非总有)BN 发作的既往史,两者间隔从数月至数年不等。既往 BN 可能表现得很充分,也可能以轻微潜隐的形式表现,如中度体重下降和(或)短暂停经史。

(二)鉴别诊断

1. AN 如果暴食和清除行为单单发生在 AN 发作阶段,就不能下 BN 的诊断,在该情况下诊断为 AN,暴食-清除型。当患者暴食和清除行为发生在体重基本在正常范围、无闭经的患者时,方能诊断为 BN。

2. 神经系统疾病 一些神经系统疾病或综合征,如颞叶癫痫、中枢神经系统肿瘤、Klüver-Bucy 综合征、Kleine-Levin 综合征(又称发作性嗜睡贪食综合征)等,也有发作性暴食等表现,通过神经系统体检、EEG 和相应的检查可进行鉴别诊断。综合征现在已经越来越少,不太可能引起鉴别诊断问题。BN 通常起病于青少年,女性多于男性。而综合征男性多于女性,且无病理性怕胖,无催吐、导泻等控制体重的行为。

3. 边缘性人格障碍 边缘性人格障碍的患者有时也有暴食行为,但他们除了暴食症状外,还有该人格障碍的其他典型特征,如情绪、长期人际关系紧张和长久的空虚感等。

六、治疗

BN 的治疗需要精神科、内科医师和心理治疗师等专业人员密切合作。采用药物治疗和心理治疗相结合的综合治疗方案,并根据个体特点采用个体化治疗方案。治疗除控制暴食行为、打破暴食-清除恶性循环链以外,需同时考虑合并的抑郁症、药物滥用及人格障碍等精神障碍的治疗。根据病情不同,选择门诊治疗或住院治疗。

BN 患者一般都有与节食、暴食、清除的循环交替饮食模式相关的营养紊乱。治疗干预的目标是营养状况的恢复及正常进食行为模式的重建,需打破由营养不良引起的躯体和心理后遗影响,以及所形成的持续存在的进食行为模式的恶性循环。远期目标是寻找和帮助解决与贪食有关的心理、家庭和社会问题,以预防复发。

(一) 营养治疗

虽然大部分 BN 患者的体重是正常的,但正常的体重并不代表正常的身体功能,很多患者没有恢复正常身体功能,甚至存在闭经等问题。因此,虽然营养再摄取不再是治疗的重心,但仍然很重要。一些患者为了心身的稳定还需要增加体重。治疗最初帮助患者建立一套规范的饮食计划,是减少饮食限制、暴食和清除的一种手段。在体重正常的患者中,营养咨询包括促进健康但不包括强迫运动模式。

(二) 心理治疗

目前认为,BN 的一线治疗是心理治疗。治疗中首先以患者对暴食行为失控的痛苦为心理突破口,从而激发患者迫切治疗的动机,帮助患者建立规律的饮食习惯,调整患者对食物、体重的看法等。

1. CBT CBT 是研究证据最为充分的有效治疗。CBT 治疗的目标就是要打破暴食-清除恶性循环,控制 BN 症状,它将对自身体重和体形的过度关注作为核心特征。暴露和反应预防治疗对 BN 效果较理想。大量证据支持 CBT 是治疗急性 BN 最有效的单一干预措施。研究表明 CBT 在 BN 的治疗上与其他心理治疗(主要指 IPT、行为治疗)和药物治疗相比有更优的疗效,患者有更好的依从性,能够改善患者对体形、体重的看法,显著减少其暴食-清除行为,改善其他的共病症状如情绪障碍等。上述疗效被证明能够长期巩固存在。GCBT 可以帮助患者更好地处理疾病的羞耻感,获得同伴的反馈和支持。有研究显示 GCBT 与个别 CBT 相比,疗效相当或稍差。

2. IPT　有研究结果表明,一些最初 CBT 没有效果的患者,IPT 可能有效。IPT 是唯一可替代 CBT,且有明确循证证据支持的治疗 BN 的心理治疗方法,但应告知患者 IPT 需要更长时间才能达到效果。IPT 假设 BN 患者和其他重要人士之间的人际关系影响着其症状的持续和对治疗的反应,针对 BN 的 IPT 治疗聚焦于识别和改变导致进食问题发生、发展和持续的人际关系背景。IPT 同样可改善其低自尊和社会功能问题,持续减少患者的精神症状,只是 2 种治疗的时间节点和影响不同。

多个随机对照研究比较了 IPT 和 CBT 对 BN 的疗效,发现在治疗初期,CBT 疗效优于 IPT,但 IPT 疗效持续进展,最终与 CBT 相当。

3. 其他心理治疗　当限时的心理教育和 CBT 对 BN 无效时,适合采用精神动力性心理治疗。一项研究发现,标准化短程焦点心理治疗对 BN 患者有明显疗效,且疗效持续至治疗结束后 1 年随访时。另一项研究则显示,表达-支持性心理动力学治疗对 BN 的暴食-清除症状有效。但这 2 个研究均发现,相比之下,CBT 在改善患者对进食和体重紊乱的态度、社会适应方面效果更好。

BN 常常是维系家庭平衡的一部分,因此家庭干预常常是必须的。家庭治疗特别适合仍与父母住在一起的青少年患者,夫妻不和的患者可以从夫妻治疗中受益。团体心理治疗是一种有效的辅助治疗方法,能有效地减少贪食症状,但是脱落率较高。

(三) 药物治疗

药物干预对 BN 的治疗效果优于对 AN 的治疗。抗抑郁剂 SSRIs 对 BN 的症状及伴有的抑郁、焦虑、强迫和冲动控制障碍有一定疗效,对心理治疗反应不佳的 BN 患者也有进一步疗效。SSRIs 的疗效最明显,不良反应最少。到目前为止,氟西汀是美国 FDA 唯一批准的治疗 BN 的药物,并有助于预防复发,推荐用量 60 mg/d。舍曲林可用于未成年患者的治疗。抗惊厥药苯妥英钠和卡马西平也有轻微抗贪食作用。托吡酯(平均剂量 100 mg/d)可明显减少暴食-清除等症状,也会减低体重,但对抑郁症状并无明显改善作用,不适用于体重正常或偏低的 BN 患者。

抗抑郁药物是大多数 BN 患者最初治疗方案的组成部分,在缺乏应用 CBT 治疗 BN 的治疗师的情况下,氟西汀被推荐作为初步治疗。在一些研究中,抗抑郁药物与 CBT 联合治疗的缓解率最高。当存在有资质的 CBT 治疗师的情况下,可进行联合治疗。

大多数生理和代谢上的变化可随着营养恢复而逆转。对于需要特殊治疗的并发症则进行药物对症治疗。

七、预后

研究表明,BN 的预后较 AN 好,不到 50%BN 患者可以完全康复,33%患者的状况有所改善,20%患者发展为慢性病程。而康复患者中仍有 33%的患者将会复发。

第四节 | 暴食障碍

一、概述

BED,即暴食症,以反复发作的暴食行为为主要特征的一类进食障碍。主要表现为反复发作的、冲动性的并伴有失控感的暴食。在 *ICD - 10* 中,BED 属于"非典型进食障碍"。近 10 多年来,BED 在西方受到了关注,欧美国家在 BED 方面开展了不少有意义的研究。在《精神疾病诊断和统计手册》(第四版科教书修改版)(*Diagnostic and Statistical Manual of Mental Disorders Text Reversion*,*DSM - Ⅳ - TR*)(2000 年)提出了诊断 BED 的研究标准;在 *DSM -5*(2013 年)中,BED 首次成为一个独立疾病,和 AN、BN 并列作为进食障碍的主要疾病分类。

BED 的病因学研究较 AN 和 BN 少。总体而言,它也是与生物、心理和社会文化相关的多因素疾病。

二、流行病学

研究发现,BED 的患病率较 AN 和 BN 明显要高。一项汇总 14 个国家(欧洲及拉丁美洲部分国家、新西兰和美国等)成人的调查结果发现,BED 的终身患病率为 1.9%,12 个月患病率为 0.8%。另一项对全美范围内青少年(13~18 岁)的调查发现,BED 的终身患病率为 1.6%,女性的患病率明显高于男性,分别为 2.3% 和 0.8%。赫德森(Hudson)等的一项大型研究显示女性 BED 的终身社区患病率为 3.5%,男性为 2.0%。BED 女性和男性的患病率比例为 3∶2。在肥胖问题诊所寻求治疗的肥胖者中有 20%~30% 报告有暴饮暴食问题。不同年龄 BED 的患病率研究结论不一致,有研究提示 25 岁以后患病率降低,一些研究则提示年轻成人和较大年龄的成人患病率相当。

三、临床表现

BED 的临床表现主要包括暴食症状和躯体症状。

(一)暴食症状

BED 的基本特征是反复发作的暴食,伴有进食时的失控感,必须在 3 个月内平均每周至少 1 次。"暴食发作"是指在一段固定的时间内进食,食物量绝对大于大多数人在相似时间段内和相似场合下的进食量。失控的指征是一旦开始就不能克制进食或停止进食。个体在暴食时缺乏饱腹感，或对饱腹失去了正常反应，直到不舒服的饱腹感出现。

1. 暴食发生　暴食常与负性情感，人际间应激源，饮食限制，与体重、体形和食物相关的消极感受，以及无聊感等有关。暴食常在没有感到身体饥饿时发生。暴食通常秘密进行或尽可能不引人注意。在一些患者中，暴食也可以是有计划的。

2. 暴食过程　暴食期间消耗食物的种类存在个体差异。与对某种特定的营养物的渴求相比，暴食似乎更多的是以消耗食物的数量异常为特征。暴食时，只是要吃大量食物而并不在乎味道，常常进食迅速，有时甚至不咀嚼、狼吞虎咽，失控时甚至不分冷热、生熟，将饭桌上、冰箱里的食物，或者家里囤积的食物、零食一扫而空。

3. 暴食期间的情绪　个体在暴食时通常先有满足感，随着继续暴食进而出现罪恶感，极度痛苦，最后因罪恶感或躯体不适如恶心、腹胀、腹痛而终止暴食行为。吃完后会对自己再次未控制住暴食而深感内疚、自我厌恶，情绪也再度陷入抑郁、沮丧状态。

（二）躯体症状

1. 胃扩张和胃穿孔　患者暴食后出现胃扩张，同时伴有恶心、腹胀、腹痛，甚至呕吐。但由于一半以上的进食障碍患者存在呕吐和上腹部疼痛的消化系统表现，胃扩张的诊断很难被确立。多数情况下发生胃扩张的进食障碍患者只需对症治疗，缓解症状。也有少数情况如胃壁血液循环发生障碍导致局部坏死和胃穿孔，则需要急症手术治疗。

2. 肥胖　长期暴食后，患者出现体重增加，甚至肥胖。BMI 为 24～28，被定义为轻度超重；当 BMI>28，被定义为肥胖。肥胖者最常见的主诉是他们无法抑制进食并很难有饱腹感，有些肥胖者无法分辨饥饿和焦躁，所以一有不好情绪就会进食。肥胖对多数生理功能都有影响，具体如下。

（1）循环系统：随着体重的增加，循环系统可能负担过重。极度肥胖症患者可出现充血性心力衰竭。高血压与肥胖高度相关，碳水化合物耐受不良在极度肥胖者中的发生率为 50%。

（2）代谢系统：肥胖者易出现胰岛素抵抗、糖耐量异常、2 型糖尿病，上半身脂肪的增加比下半身脂肪增加更易发生糖尿病。肥胖者的高密度脂蛋白降低，甘油三酯增高。而高密度脂蛋白浓度降低易导致心血管疾病。

（3）呼吸系统：严重肥胖伴有通气不足、高碳酸血症、缺氧及嗜睡（即 Pickwickian 综合征）的患者肺功能损害较为严重，Pickwickian 综合征的病死率很高。

（4）肿瘤：肥胖与多种肿瘤相关。男性肥胖者前列腺癌、结肠直肠癌高发，女性肥胖者胆囊癌、乳腺癌、子宫颈癌及卵巢癌高发。多数研究认为肥胖通过影响雌激素的生成，从而影响子宫内膜癌和乳腺癌的发生和发展。

（5）皮肤及骨关节：肥胖会造成皮肤过度拉伸、摩擦糜烂和黑棘皮病等皮肤问题，以及造成骨关节炎等疾病。

（6）其他：肥胖的女性有生产风险，易发生毒血症、高血压。

四、诊断和鉴别诊断

（一）诊断

BED 的主要临床表现为反复发作、不可控制、冲动性地暴食，患者无 BN 特征性的不恰当补偿行为。该类患者易导致肥胖。根据 $DSM-5$，BED 的诊断必须符合以下标准。

（1）反复发作的暴食：暴食发作以下列 2 项为特征。

1）在一段固定的时间内进食（例如，在 2 h 内），进食量大于大多数人在相似时间段内和相似场合下的进食量。

2）发作时感到无法控制进食（例如，感觉不能停止进食或控制摄入的食物品种和数量）。

（2）暴食发作与下列 3 项（或更多）有关：

1）进食比正常情况快得多。

2）进食至感到不舒服的饱腹感出现。

3）在没有感到身体饥饿时进食大量食物。

4）因进食过多感到尴尬而单独进食。

5）进食之后感到厌恶至极、抑郁或非常内疚。

（3）对暴食感到痛苦。

（4）暴食频率：在 3 个月内平均每周至少出现 1 次暴食。

（5）暴食发作形式：与 BN 中反复出现的不恰当的代偿行为无关，也并非仅仅出现在 BN 或 AN 的病程中。

（6）标注是否缓解：

1）部分缓解：在先前符合 BED 的全部诊断标准之后，在持续的一段时间内，暴食出现的频率小于每周 1 次。

2）完全缓解：在先前符合 BED 的全部诊断标准之后，持续一段时间不符合任何诊断标准。

（7）标注目前的严重程度：严重程度的最低水平基于 BED 的发作频率，严重程度的水平可以增加到反映其他症状和功能障碍的程度。

1）轻度：每周有 1～3 次暴食发作。

2）中度：每周有 4～7 次暴食发作。

3）重度：每周有 8～13 次暴食发作。

4）极重度：每周有 14 次或更多的暴食发作。

（二）鉴别诊断

1. BN BED 和 BN 一样，有反复的暴食行为，但在某些基本方面不同于 BN。在临床表现方面，BN 中所见的反复的不恰当的代偿行为（例如，清除、过度锻炼）在 BED 中没有。与 BN 患者不同,BED 患者通常在暴食发作期间,没有影响体重和体形的明显或持续的饮食限制行为,但他们可能报告经常尝试节食。在治疗反应方面,BED 也不同于 BN,与 BN 患者相比,BED 患者改善的比例更高。

2. 肥胖　BED 与超重和肥胖有关,但有若干不同于肥胖的关键特征。与没有 BED 的个体相比,有该障碍的肥胖个体对体重和体形的过度评价水平更高。这些个体在进食行为的实验研究中表现出消耗热量更多,并且功能损害更大、生活质量更差、主观痛苦更多,以及共病精神疾病的比例更高。此外,对 BED 的循证心理治疗长期疗效良好,而对肥胖的治疗尚缺乏有效的长期疗效。

3. 抑郁与双相障碍　食欲和体重的增加是重度抑郁发作的诊断标准之一,也是非典型抑郁症及双相障碍的特征之一。在重度抑郁发作的情况下,进食增加可能与失控有关,也可能无关,如果符合抑郁发作和 BED 2 种障碍的全部诊断标准,则应给予 2 种障碍的诊断。暴食和其他紊乱的进食症状可与双相障碍有关,如果符合双相障碍和 BED 2 种障碍的全部诊断标准,则应给予 2 种诊断。

4. 边缘性人格障碍　暴食包括在边缘性人格障碍的冲动行为诊断标准中。如果符合这 2 种障碍的全部诊断标准,则应给予 2 种诊断。

五、治疗

鉴于心理治疗对 BED 有较好的短期和长期疗效,且安慰剂效应在 BED 药物治疗中较为明显。因此,心理治疗应作为首选治疗。

(一) 营养康复

低热量饮食的行为减重治疗(behavioral weight loss,BWL)有助于减轻体重,而且通常能减少暴食症状。很重要的一点是告诉患者,体重不会总是保持减轻的,减重后再增重可能会伴随暴食模式的复发。有反复体重下降和增加("溜溜球"节食)史或早期就有暴食问题的患者,可能更适用于目标为减少暴食而不是减轻体重的治疗计划。

(二) 心理治疗

心理治疗是 BED 治疗中的重要干预方法。一系列随机对照试验及临床实践均显示 CBT、IPT、辩证行为治疗(dialectical behavior therapy,DBT)对 BED 有一定的治疗效果。

1. CBT　CBT 被推荐作为 BED 的一线治疗方法。患者同时存在的病理心理(如对体形、体重的过度关注,抑郁情绪等)也能得到改善,50% BED 患者通过 CBT 治疗能达到痊愈。与 BN 相似,CBT 自助手册对 BED 也有一定的疗效。

2. IPT　IPT 对于 BED 患者的确定疗效和独特作用被多项研究证明,其特点是通过人际问题工作起作用,改善患者的低自尊,对暴食行为和患者心理症状均有效。IPT 被多个进食障碍指南推荐用于治疗 BED,被看作是除 CBT 外的另一种选择。费尔伯恩

(Fairburn)为更全面地解决暴食症状(包括 BN、BED 中的暴食行为等),将治疗 BN 的 IPT 修订为操作性更强的版本,已经在一项小样本的研究中获得初步疗效。

3. DBT　对于治疗 BED 共病边缘性人格障碍的患者,DBT 是一种可能有效的治疗手段。DBT 的目标是使 BED 患者发展出具有适应性的情绪调节技能,并能在日常生活中应用。改良的 DBT 治疗 BED 是基于暴食的情绪调节模式,即假设暴食发生在出现不可忍受、无法应对的情绪体验之时。DBT 疗程通常为 1 年。

(三) 药物治疗

大量的证据表明,服用抗抑郁药物,特别是 SSRIs(西酞普兰、氟西汀、氟伏沙明和舍曲林),短期内与减少暴食行为有关。与 BN 相似,大多数应用 SSRIs 治疗 BED 的研究使用了推荐的最大剂量(60 mg/d)或接近最大剂量。在大多数用药病例中,没有实质性的体重减轻。此外,由于 SSRIs 在其他精神疾病患者中有时会导致体重增加,尤其是长期使用这类药物,所以在临床上应注意监测这一不良反应。抗惊厥药托吡酯对减轻体重有效,但其不良反应可能使某些个体的临床效用受限。

六、预后

关于 BED 的纵向病程和结局的研究还比较有限,但这些研究却表明该病的诊断是不稳定的。从一项对女性 BED 患者的前瞻性研究结果表明,通过 5 年的随访,不到 1/5 的患者仍然具有临床意义的饮食失调症状。值得注意的是,随访病例中伴发肥胖的比例有所增加(21%~39%)。因此,伴发的肥胖可能是除了 BED 外评估健康结局的一个重要方面。与 BMI 相匹配的对照被试相比,BED 与一系列的功能性后果有关,包括社交角色适应问题、与健康相关的生活质量和生活满意度受损、躯体患病率和病死率增加,以及相关医疗保健使用的增加等。

(陆　茜　陈　珏)

延伸阅读

患者女性,16 岁,高二学生。2 年前因周围人说自己胖,为减轻体重开始调整饮食结构。多吃蔬果,不吃零食,平时三餐食量与同龄人相仿。坚持去健身房健身,每周 6 次。体重逐步减轻,并维持在 53 kg 左右(原体重 65 kg,身高 1.67 m),当时没有明显的躯体不适。患者觉得减肥成功,很有成就感,自称想停但停不下来。逐渐胃口越来越小,早餐吃一碗粥及鸡蛋,中餐及晚餐饭量逐渐减少,从原来吃大半碗米饭减少至 2 勺米饭,肉类食物只吃 1~2 口,蔬菜吃 2 勺左右,到后来基本不吃晚餐。患者体重持续下降,并出现停经。父母为其吃饭问题十分着急,每餐反复敦促她多吃。但这样做不仅无效,而且患者常为此和父母争吵,甚至用不吃来反抗父母的唠叨,有一次还威胁父母说"再逼我吃饭,我就跳楼"。之后,父母不敢再对其施加压力。10个月前,患者因要准备出国学习,感到压力大,脾气暴躁,情绪不稳定,容易对家人发火,并开始出现暴食行为。每次可进食正常量3~4倍的食物,有时是主食,有时是薯条、蛋糕等零食,直到腹部非常饱胀才能停止进食。之后用手指抠吐,逐渐发展为无须用手指就能自行吐出。患者体重持续下降,目前体重40 kg。期间感到上课注意力不集中、记忆减退、身体疲乏,无法参加体育课。患者有便秘症状,有每日服用乳果糖(杜密克)2~3包的习惯,否认服用减肥药物。患者门诊就诊后接受住院治疗。

患者从小性格要强,追求完美,做事认真、刻板。家境良好,自小学开始,父母均为患者选择当地最好的重点学校。患者学习成绩一般,感到学习压力很大。从小父母工作较忙,陪伴患者少。患者人际关系上较被动,在学校缺少关系亲密的朋友。

入院体格检查:BMI 14.3,HR 54 次/分,BP 92/54 mmHg。脸色苍白,发育正常,体态消瘦。余查体未发现明显异常。实验室检查:血钾 3.1 mmol/L↓、空腹血糖 3.6 mmol/L↓、白细胞计数 $3.0×10^9$/L↓、血红蛋白 102 g/L↓、FT_3 1.5 pmol/L↓、FT_4 7.8 pmol/L↓、TSH 3.2 mU/L(正常)、白蛋白 31 g/L↓。心电图检查:窦性心动过缓,HR 52 次/分。B超检查:肝脏、胆囊、胰腺、脾脏和双肾未见明显异常;子宫 30 mm×25 mm×26 mm,子宫内膜厚度 2 mm;少量盆腔积液。交谈时发现患者始终站立在房间内,提醒其坐下后能勉强坐一会儿,不久又想站立。虽然意识到躯体健康出了问题,但仍然害怕体重的增长,表示只能接受再增加2 kg。非常在意自己的大腿粗细,一直在说"不能胖,不然脂肪都会长在腿上"。根据患者病史和各项检查,诊断考虑:①AN;②营养不良。

入院后,给予进食障碍相关的综合性治疗。①纠正水、电解质紊乱,给予口服补钾。②营养治疗,给予定时、定量、循序渐进增量的正餐和点心餐,保证每周体重增加1.0 kg。③心理治疗,CBT 帮助患者矫正紊乱的饮食行为和改变歪曲认知。家庭治疗中,和全家共同探索家庭在疾病产生、维持过程中的影响,从而共同帮助患者改变。精神动力性心理治疗帮助患者理解自己怎么会患该疾病,通过领悟促进其改变。④药物对症治疗,便秘、情绪不稳和注意力不集中等症状被认为是营养不良所致,故主要进行营养治疗而暂时不用精神类药物治疗。

起初,患者每次进食前后都表现焦虑,拒绝自认为是油腻的食物,认为肉都长在腿上。但经过健康教育,认识到营养不良的危害,因此逐渐能够配合完成营养治疗。经营养治疗和补钾后,血钾很快恢复正常。暴食、呕吐行为在定时、定量进食后逐渐减少。随着体重增加、营养改善,情绪较过去平稳,其他几项躯体指标亦逐渐好转。通过 CBT,患者在配合病房饮食规范、建立规律饮食行为的同时,逐步认识到是自己的非黑即白、灾难化、不良的自我暗示及选择性概括等不良认知方式导致了她的不良情绪、极端减肥行为及暴食和催吐行为,从而纠正不良认知,进一步减少进食行为问题。通过家庭治疗,全家共同探索家庭在进食障碍的产生、维持过程中的影响。患者家人逐渐开始理解她的压力、情绪和行为问题的根源在于父母的高压力、高期望,患者用不吃饭、减肥来反抗父母的"控制"。之后,家庭中每个人都进行调整、改变,尊重患者的想法,重视她的感受,通过家庭系统的改变促进患者进食问题的改善。通过精神动力性心理治疗,患者理解其过度减肥、挨饿除了与其过度追求完美有关,更深层次的是一种与其对父母无法表达的不满、攻击有关的被动攻击,从而学习逐步向父母表达自己的想法和感受,用健康的方式表达攻击而不是用与父母对抗、不吃饭的方式。

患者住院 3 个月,出院时体重 48 kg,BMI 17.2。出院后在门诊继续随访治疗。1 年后,患者体重 54 kg,月经恢复正常。

(陈　珏)

参考文献

［1］王向群,王高华. 中国进食障碍防治指南[M]. 北京:中华医学电子音像出版社,2015.

［2］白波,杨志寅. 行为医学[M]. 2 版. 北京:高等教育出版社,2018.

［3］李占江. 临床心理学[M]. 北京:人民卫生出版社,2014.

［4］陈珏. 进食障碍[M]. 北京:人民卫生出版社,2013.

［5］American Psychiatric Association. Diagnostic and statistical manual of mental disorders[M]. 5th ed. Washington D. C. : American Psychiatric Publishing, 2013.

［6］Robert E. Hales, Stuart C. Yudofsky, Glen O. Gabbard. 美国精神病学教科书[M]. 张明园,肖泽萍,译. 5 版. 北京:人民卫生出版社,2010.

［7］Treasure J. Claudino A M, Zucker N. Eating disorders [J]. Lancet,2010,375:583－593.

［8］Yager J, Powers P S. Clinical manual of eating disorders [M]. Washington D. C. : American Psychiatric Publishing,2007.

［9］Yager J, Devlin M J, Halmi K A, et al. Treatment of patients with eating disorders third edition [J]. American Journal of Psychiatry, 2006,163(7):1－54.

第十一章　躯体症状及相关障碍

本章着重阐述那些找不到躯体原因而表现出与心理因素相关的躯体症状，以及为了应对这些症状所表现出的异常观念、感受和行为，这些障碍在 *DSM -5* 中统称为躯体症状及相关障碍，主要由躯体症状障碍（somatic symptom disorder，SSD）及其他一些以躯体症状为主要表现的疾病组成。这些障碍有一个共同特征，即显著的躯体症状伴随极大的痛苦和功能损害。

第一节　概念和发展

躯体症状及相关障碍是 APA 于 2013 年 5 月发布的最新版 *DSM -5* 中的一个新的分类，在 *DSM - IV* 中，躯体症状及相关障碍被称为躯体形式障碍（somatoform disorder），是一类以持久地担心或相信各种躯体症状的优势观念为特征的神经症。患者因这些症状反复就医，各种医学检查的阴性结果和医师的解释均不能打消其疑虑，即使有时存在某种躯体障碍，也不能解释所诉症状的性质、程度，或其痛苦与优势观念，经常伴有焦虑或抑郁情绪。由于症状的发生和持续常与不愉快的生活事件、困难或冲突密切有关，常被称为躯体化（somatization）。但其成因和产生过程一直有所争议，至今也没有完全弄清其病理原因。躯体化并非独立的精神障碍，而是和疑病症、癔症和医学无法解释的症状（medically unexplained symptoms，MUS）等密切相关的一种现象。

1859 年，布里（Briquet）在巴黎的一所医院里观察了 430 例以多种躯体症状为主诉的患者，诊断为癔症，并做了详细描述。1951—1953 年，一系列重要论文均承认癔症涉及多个系统的概念。20 世纪 70 年代，有人提出 Briquet 综合征的概念，主要指累及多个系统的癔症，即指 10 个综合征中有 25 个症状。直到 1980 年，APA 修订《精神障碍诊断与统计手册》（第 3 版）（*Diagnostic and Satistical Mamual of Mental Disorders Ⅲ，DSM - Ⅲ*）时，将这一类症状归入精神疾病目录中，正式统一称其为躯体化障碍（somatization disorder），并加入其他以躯体痛苦为主的精神障碍，将其合并为一个大类，即躯体形式障碍，包括躯体化障碍、转换障碍、心因性疼痛障碍、疑病症和非典型躯体形式障碍等。此后,这一诊断分类也开始被各类其他疾病诊断手册所采用。$DSM-IV$对躯体形式障碍的诊断延续了 $DSM-III$ 的标准。在 $DSM-IV-TR$ 中,躯体形式障碍包括躯体化障碍,以及转换障碍、疑病症、躯体变形障碍等其他以躯体症状为主的精神障碍,后者中的一些曾分属于其他类别。由其发展历史可见,正是从 $DSM-III$ 开始,由美国精神病学界推广,才产生了以"躯体化"和"躯体症状"为核心的躯体形式障碍这一疾病分类。因此,DSM 的诊断标准在此类疾患的命名和分类上起主导作用。

1992 年,$ICD-10$ 亦把躯体形式障碍列为一类疾病,与 $DSM-III$ 和 $DSM-IV$ 不同,它并不包括转换障碍。我国则在《中国精神障碍分类与诊断标准》(第 2 版修订版)(*Chinese Criteria for Classification and Diagnosis of Mental Disorders*, *Second-Revised Edition*, *CCMD-2-R*)中把躯体形式障碍列入神经症一类,之后的第 3 版(*CCMD-3*)中,躯体形式障碍共包括 6 个亚型:躯体化障碍、未分化躯体形式障碍、疑病症、躯体形式自主神经紊乱、持续性躯体形式疼痛障碍和其他或待分类躯体形式障碍。

DSM 诊断标准中的躯体形式障碍大体上说有 2 个基本特征:①心理来源的躯体痛苦;②医学无法解释的症状。但是以这 2 个特征为核心的诊断标准在临床中却遇到很多问题。$DSM-IV$ 关于躯体形式障碍的诊断在实践中很难完全按照标准使用,导致在各种统计调查中,此类疾患表现出的流行率非常不一致。由于诊断中一些具体标准过于严格,很多未达严重程度的患者被诊断为"未分化"或"非特定"躯体形式障碍。由于不少医师和患者都不喜欢其诊断名称和标准,$DSM-IV$ 的临床应用性较低。针对这些问题,DSM 的最新修订版本 $DSM-5$ 用大幅修改的躯体症状及相关障碍诊断替代了先前的躯体形式障碍诊断。

将 $DSM-IV$ 中的躯体形式障碍等几个相关障碍合并为"躯体症状及相关障碍",其特征是具有非常痛苦或导致重大功能损伤的躯体症状,同时具有关于这些症状过度的和不恰当的思维、感觉和行为。与 $DSM-IV$ 不同,$DSM-5$ 的新标准认为 SSD 和医学状况并不矛盾,它也可能出现在患有心脏病、癌症等躯体疾病的患者身上,就像抑郁症会出现在很多严重疾病患者身上一样。在这种情况下,是否做出 SSD 的诊断取决于患者身体的症状多大程度上是"真实的",以及多大程度上是"过度的",而这就要对患者心理和行为的评估与其医学状况进行共同判断。

躯体症状及相关障碍的共同特征是在临床中表现躯体症状或对躯体疾病的担忧,因此,增加具有诊断效度和临床应用性的心理标准具有非常重要的作用。DSM-5 中的诊断标准(2)就描述了 SSD 的心理社会特征,这些特征主要表现在对医学状况的过度焦虑,以及在求医问药上消耗过多的时间或精力。包括对躯体症状严重度的不恰当且持续的思维,对健康状况或躯体症状持续高水平的焦虑,在症状或健康担忧上消耗过度的时间和能量。也就是说,SSD 的诊断标准除了和过去一样,都强调患者要具有躯体症状之外,还要求患者存在认知扭曲,后者可以通过临床观察或直接询问患者进行评估。

哪些心理社会特征能够作为 SSD 的诊断指标? 在 $DSM-5$ 的修订过程中,有学者提出并加以研究过的一些指标包括器质性疾病归因、健康焦虑、患者对医疗护理的使用、灾难化恐惧,以及衰弱的自我概念等。其中,对躯体形式障碍患者进行的心理研究已经证实,对症状的器质性归因在临床过程和结果中都具有预测价值,将其加入诊断标准有助于增加诊断的预测效度和临床功效。

DSM-5 中的 SSD 包括 *DSM*-Ⅳ 中的躯体化障碍、疑病症、疼痛障碍和未分化的躯体形式障碍,之所以将这些过去分开的障碍合并到一起,主要是因为它们的核心症状极为相关且多有重叠。有研究显示,躯体形式障碍标准中将症状分成多组,实际上在临床中没有必要。而躯体类精神障碍主要出现在一般医学护理系统中,过于复杂的类别和用语不利于非精神科的普通医护人员使用。因此,在 *DSM*-5 的修订中尽量进行合理的简化是始终不变的方向。

总体而言,*DSM*-5 的诊断标准更加适用于各科医师的临床实践。

第二节　诊断和分类

根据 *DSM*-5,躯体症状及相关障碍主要包括以下分类:①SSD;②疾病焦虑障碍(illness anxiety disorder,IAD);③转换障碍;④心理因素影响的其他医学状况;⑤做作性障碍;⑥其他特定躯体症状及相关障碍;⑦未特定的躯体症状及相关障碍。

一、躯体症状障碍

(一) 流行病学

SSD 的患病率尚不清楚。然而,估计 SSD 的患病率将高于 *DSM*-Ⅳ 中的躯体化障碍(<1%),但低于未分化的躯体形式障碍(约 19%)。在一般成年群体中,SSD 的患病率可能在 5%~7%。女性似乎比男性更多地报告躯体症状,因此在女性中,SSD 的患病率可能更高。

最近使用 *DSM*-5 诊断标准进行的研究有一些新的发现。冯吉伦(van Geelen)等调查发现瑞典青少年群体中 SSD 的患病率为 10.5%。维萨尔(Vishal)等研究发现医院门诊患者中有 10%~15% 患有 SSD。沙拉德·马诺尔(Sharad Manore)等对大学生做了相关调查,发现在医学生中 SSD 的患病率为 2.91%,非医学生中 SSD 的患病率为 1.94%。这可能是由于医学生整日接触疾病知识,更容易对疾病产生恐惧心理。

(二) 发病机制

对 SSD 的发病机制至今尚无明确定论,主要有以下几种假说。

1. 感觉认知方面　SSD 患者对身体内部感觉和疼痛高度敏感,对各种躯体感觉的生理敏感性可能增加个体发展成 SSD 的倾向。另外,长期暴露于压力源也可能导致个体对疼痛和疼痛相关因素的敏感性增加。

认知理论认为 SSD 是由负面、扭曲、灾难化的思维和这些思维固化形成的,包括对症状的解释和灾难化思维,对疾病和相关刺激的关注偏差,对疾病的内隐或外显的记忆偏差。

2. 情绪调节方面 斯特克尔(Stekel)在 1924 年引入"somatization"这一概念时,情绪和情绪调节就被认为与躯体症状相关。1972 年,哈佛大学精神病学家彼得·西弗尼奥斯(Peter Sifneos)博士首次提出述情障碍(alexithymia)。在希腊语中,"a"代表"缺乏","lexi"代表"言语","thymos"代表"情绪"。有学者发现,无法察觉、命名和表达感情的个体有更高的风险形成 SSD。他们不是没有情绪,而是他们不擅长表达情绪,他们表达情绪常用的方法是描述躯体症状,如心跳加速、出汗和头晕等。事实上,他们只是因为感到紧张,却难以表达。相关研究显示,述情障碍量表评估分数与躯体症状的数量和强度有显著相关性。

3. 应激理论 应激理论认为,机体对外界的心理、情感和社会压力(生活事件)有相应的承受能力,可通过应对方式、防御机制等缓解压力。然而,当生活事件超出个体能够承受的范围时,便可能会出现躯体症状,主要影响消化、神经和生殖系统。

(三) 临床特征

患者主要以 1 个或多个躯体症状为核心临床特征。SSD 患者的躯体症状可能累及任一系统或器官,其中最常见的主要有:①消化系统,胃肠道感觉异常、疼痛、打嗝、反酸、恶心和呕吐等;②心血管系统,胸闷、心悸、胸口压迫感等;③皮肤感觉系统,感觉异常、烧灼感、疼痛、痒、麻木和蚁走感等,皮肤出现斑点;④神经系统,头晕、耳鸣等;⑤泌尿生殖系统,尿频、尿急、排尿疼痛、会阴部位疼痛和下腹坠胀感等。

患者通常体验到明显的痛苦,将注意力聚焦于躯体症状。患者常常能详细描述躯体症状所带来的痛苦,却否认这些痛苦与其他因素有关。他们将自己的躯体症状过度评估为有威胁性、伤害性,或是麻烦的,把自己的健康状况说得极为糟糕。即使检查结果并没有明显异常,患者仍然害怕他们症状非常严重,可能是由于目前的医学水平不够发达而检查不出。

患者的认知特征主要表现为注意力聚焦于躯体症状,将正常的躯体感觉归因为躯体疾病(可能伴随灾难性解释),担忧疾病,害怕任何躯体活动可能损害肢体。SSD 患者普遍存在认知功能异常,至于认知功能异常和躯体症状之间的因果关系,在不同个体中存在不同的可能性。有的患者起病前即存在超价观念,也就是过于关注躯体健康,有轻微不适即赋予病理性解释。例如,家族有肝癌患者,自己肝功能轻度异常,所以右上腹不适即认为自己患了严重肝病,可能有生命危险,为此异常担忧,闷闷不乐,影响正常工作。此种案例起病前已有认知功能异常,出现躯体症状后,注意力集中于此并夸大症状严重度,为此放弃正常生活和工作。有研究发现,晚发 SSD 患者的认知功能确实明显低于正常对照组。

患者的医疗服务使用率通常较高,但仍难以减轻患者对躯体症状的担忧。SSD患者可能因为相同的症状寻求多位医师的服务,就像逛商场一样逛医院、看医师,我们称之为逛医行为(doctor-shopping)。

（四）诊断标准

根据 *DSM-5* 诊断标准如下。

（1）1个或多个躯体症状,使个体感到痛苦或导致其日常生活受到显著破坏。

（2）与躯体症状相关的过度的想法、感觉或行为,或与健康相关的过度担心,表现为下列至少1项:①与个体症状严重性不相称的和持续的想法;②有关健康或症状的持续高水平的焦虑;③投入过多的时间和精力到这些症状或健康的担心上。

（3）虽然任何一个躯体症状可能不会持续存在,但有症状的状态是持续存在的(通常超过6个月)。

（4）标注如果是主要表现为疼痛(先前的疼痛障碍):此标注适用于那些躯体症状主要为疼痛的个体。

（5）标注如果是持续性:以严重的症状、显著的损害和病期长为特征的持续病程(超过6个月)。

（6）标注目前的严重程度:①轻度,只有1项符合诊断标准(2)的症状;②中度,2项或更多符合诊断标准(2)的症状;③重度,2项或更多符合诊断标准(2)的症状,加上有多种躯体主诉(或1个非常严重的躯体症状)。

（五）鉴别诊断

1. 其他躯体疾病　存在已经确诊的躯体疾病的躯体症状,如果符合SSD的诊断标准,则不能除外后者的诊断。

2. 广泛性焦虑障碍　广泛性焦虑障碍主要以精神性焦虑如紧张、担心、害怕和提心吊胆等为主,可伴有躯体症状如心率加快、血压升高和多汗等,这主要是因为自主神经功能亢奋。SSD患者的躯体症状往往具有部位不固定、性质多变、累及多个系统或器官等特征。

3. 惊恐障碍　惊恐障碍是一种急性焦虑发作,表现为没有先兆的发作。以胸闷、心悸、大汗淋漓和濒死感为核心特征,持续数分钟后自行缓解,其可伴有躯体症状,但是具有发作性、交感兴奋的特征。而SSD患者的症状呈持续性,超过6个月,可累及多个系统或器官。

4. IAD　IAD是 *DSM-5* 提出的概念,主要是指个体过度担忧健康,但没有或只有很轻微的躯体症状。SSD患者也有过度担忧健康,但往往有明显的躯体症状。

5. 转换障碍　在转换障碍中,核心特征是由于强烈的心理应激,导致感觉或运动功能缺失(如失语、失聪、失明和运动不能等),与性格基础和人格特征密切相关。而SSD患者的躯体症状多是感觉异常,一般没有感觉和运动功能缺失。

6. 躯体变形障碍　在躯体变形障碍中,个体过度担心、沉溺于感受到的躯体特征上的改变和缺陷,如感觉自己左右面颊不对称,坚决要求整形手术,而实际上并不存在。SSD 患者并不担心躯体变了形,而是由于明显的躯体症状导致过度担心。

7. 强迫症 强迫症的核心特征是强迫思维和强迫行为,即重复发生的思维和行为,与过度担心身体健康等因素有关,与性格基础和人格特征密切相关。而 SSD 患者的重复行为往往是与躯体症状有关。

(六) 风险因素

SSD 的发生虽然尚未发现具体的原因,但是有一些因素确实会导致患者发病风险增高,主要包括以下因素。

1. 遗传因素 有研究显示,约 20% 的 SSD 患者的女性一级亲属符合 SSD 的诊断。

2. 性格因素 负性情感(神经质)的人格特征已被确定为一种独立的、与大量躯体症状有关的发病风险因素,具有躯体化、焦虑和疑病特征的个体更易罹患 SSD。

3. 环境因素 SSD 在受教育较少、社会经济地位较低、社交隔离,以及近期经历了应激性生活事件的个体中更多见。

4. 成长经历 有躯体、情感、性虐待史、创伤经历或其他儿童期逆境的个体更易罹患 SSD。

(七) 共病

SSD 常与其他精神障碍共病,尤其是与焦虑和抑郁障碍有较高的共病率。研究还显示,SSD 与人格障碍存在共病,特别是反社会型人格、边缘型人格、自恋型人格、表演型人格、回避型人格和依赖型人格。

(八) 治疗

由于病因不明、机制不明、患者对疾病的认识不足,SSD 的治疗比较困难,而且通常耗费大量的医疗资源。

1. 综合治疗策略 在询问病史时,临床医师应考虑到心理社会因素对患者的影响,如病前性格、人格、与亲密他人的依恋关系和相关生活事件等。医师需提醒患者注意情感管理,教会其合理的情绪发泄方式,并逐步帮助其意识到负性情感与躯体不适之间的关系。在定期的会谈中,当患者反复叙述躯体症状时,临床医师应逐渐改变计划,通过移情的办法给予患者情感上的支持,对其躯体不适感给予充分的认可,这样可帮助减轻患者对治疗的阻抗,便于医疗人员进一步了解患者的心理社会因素。

2. 医患关系及心理治疗 既往对 SSD 患者的研究显示,治疗关键之一在于与患者建立长期的、稳定的、支持性的和不责备的医患关系,这是因为患者在既往人生中往往缺乏稳定且对其有益的情感支持和帮助。个体、家庭及集体心理治疗均有一定效果,经集体治疗的患者,情感和躯体状况均有所恢复。而且,参加次数越多,患者自我感觉越好(这可能是因为参加次数越多,患者与治疗者的关系越稳定)。另有研究证实,CBT 对 SSD 治疗具有远期疗效。

3. 药物对症治疗 对 SSD 患者用药物治疗,就是涉及各系统症状的相应药物。例如,用消化系统药物、呼吸系统药物分别来减轻消化、呼吸系统症状。有循证数据显示,抗抑郁药物能减轻患者诉述的躯体症状,优先选择不良反应较小的抗抑郁药。临床常用的抗抑郁药物主要有以下几类:①SSRIs,主要包括氟西汀、帕罗西汀、舍曲林、氟伏沙明、西酞普兰和艾司西酞普兰;②SNRIs,主要包括文拉法辛和度洛西汀;③NaSSAs,主要有米氮平,根据患者的特点分别选用,此类药物服用方便,依从性较高,且不良反应较少。

> **案例**
>
> 　　患者,男性,60岁,全身多处疼痛6个月余。6个月前患者出现右肩部疼痛,4个月前出现左侧胸痛,休息不能减轻,并逐渐出现身体其他部位的疼痛。伴消化系统症状如恶心、食欲缺乏、便秘等。还常出现胸闷、气促症状。个人史:6个月前刚刚退休,之前任某国企高管。
>
> 　　患者开始辗转于医院的各个科室,经全面检查,都没有发现明显的病变。患者因此变得更加焦虑不安,找不到病因,越想越怕。后来,在神经内科医师的建议下,患者到心理科就诊。医师详细了解了其病史及检查结果,考虑诊断为SSD。予抗抑郁药治疗,躯体疼痛等症状得到改善。

二、疾病焦虑障碍

IAD也是 *DSM -5* 中的一个新分类。*DSM -Ⅳ* 中与它最接近的诊断分类是疑病症(hypochondriasis),是指患者坚信和(或)恐惧自己患有某种严重躯体疾病,尽管反复检查结果均为阴性,且医师给予足够的解释。在 *DSM -5* 重新定义后,具有明显的躯体症状的疑病症被归到SSD中,而那些没有躯体症状或躯体症状很轻微的疑病症,属于IAD的范畴。

(一) 流行病学

患病率的估计值是基于 *DSM -Ⅲ* 和 *DSM -Ⅳ* 诊断疑病症的估计值。在社区调查和基于人群的抽样调查中,1～2年的健康焦虑和(或)疾病信念的患病率为 1.3%～10%。在门诊患者中,年患病率在 3%～8%,性别差异不明显。

(二) 风险因素

重大生活应激和严重的但最终对个人健康产生良性效应的威胁可能引起IAD。儿童期遭受虐待或患严重疾病,可能在成年后易患IAD。

(三) 临床特点

IAD是一种对严重的未被诊断的疾病的先占观念,患者没有躯体症状或只有轻微的躯体症状。通常患者曾进行全面的医学检查,未发现严重疾病,但个人的痛苦并不主要来自身体不适主诉本身,而是来自对疑似医疗诊断的焦虑。如果出现一些躯体不适,通常是正常的生理感觉(如直立性眩晕)、良性和自限性的功能障碍(如短暂性耳鸣),或通常与疾病没有直接关系的身体不适(如打嗝)。如果确诊了某疾病,患者的焦虑和先占观念与疾病严重程度相比,显然是过度和不成比例的。

患者对疾病的关注伴随着对健康和疾病的严重焦虑。他们很容易对疾病感到恐慌,如听说有人生病或阅读健康相关的新闻报道。他们对未确诊的疾病的关注与客观事实并不相符,如即使检查结果阴性、良性病程、医疗保障完备,但患者依然惴惴不安。医师的安慰通常不会减轻症状,甚至可能加重他们的忧虑。

患者对疾病的关注在生活中占有重要地位,并影响日常活动,甚至可能导致残疾。疾病往往成为患者日常社交、谈话的永恒主题,也可能是对生活事件的一种特征性反应。患者经常反复检查(如在镜子中检查自己的喉咙)。他们过度研究他们怀疑的疾病(如在网上查阅),并不断地从家人、朋友或医师那里寻求安慰。这种无休止的忧虑常常会让其他人不舒服,可能会导致家庭内部矛盾。在某些情况下,焦虑会导致患者回避适应不良的场景(如探望生病的家庭成员)或活动(如锻炼),他们担心这些活动可能会损害他们的健康。

IAD 患者常见于非精神科,一般不会主动去精神科或心理科就诊。大多数患者会反复到各个科室就诊,并且就医经历都不能让他们满意,有些人可能太焦虑以至于不去看医师。他们经常向多名医师咨询同样的问题,并反复得到阴性的检查结果。有时,医学上的过度关注会导致矛盾加剧,引起医疗纠纷或医疗差错。患者通常对医疗服务不满意,觉得没什么效果,他们常常觉得医师没有认真对待他们。相应的,医师有时会不耐烦,或带有敌意地回应他们的这种行为,这种反应有时会导致疾病漏诊。

(四)诊断标准

(1)患有或获得某种严重疾病的先占观念。

(2)不存在躯体症状,如果存在,其强度是轻微的。如果存在其他躯体疾病或有发展为某种躯体疾病的高度风险(例如,存在明确的家族史),其先占观念显然是过度的或不成比例的。

(3)对健康状况有明显焦虑,个体容易对个人健康状况感到警觉。

(4)个体有过度的与健康有关的行为(例如,反复检查他的躯体疾病的体征)或表现出适应不良的回避(例如,回避与医师的预约和医院)。

(5)疾病的先占观念已经存在至少 6 个月,但所害怕的特定疾病在那段时间内可以变化。

(6)与疾病相关的先占观念不能用其他精神障碍来更好地解释,如 SSD、惊恐障碍、广泛性焦虑障碍、躯体变形障碍、强迫症或妄想障碍躯体型。

(7)标注是否是:①寻求服务型,经常使用医疗服务,包括就医、接受检查和医疗操作;②回避服务型,很少使用医疗服务。

（8）与文化相关的诊断问题：有些人的疾病观念与广泛持有的、受文化认可的信念相一致，此时应谨慎诊断该疾病。尽管在不同文化背景的不同国家，这种疾病的流行程度似乎是相似的，但人们对这种疾病的跨文化现象却知之甚少。

（五）鉴别诊断

1. 其他躯体疾病　首先需鉴别的是潜在的躯体疾病，包括神经或内分泌疾病、隐匿性恶性肿瘤，以及其他影响多系统的疾病。

2. 适应障碍　与健康相关的焦虑是一种对严重疾病的正常反应，并不是一种精神疾病。这样的非病理性健康焦虑显然与躯体情况相关，通常是有时限的。如果健康焦虑足够严重，可能达到适应障碍的诊断标准。然而，只有当健康焦虑达到足够的持续时间、严重程度和痛苦，IAD 可以确诊。因此，诊断需要持续的、不成比例的、与健康有关的焦虑至少 6 个月。

3. SSD　当出现明显的躯体症状是可诊断为 SSD 的。相比之下，IAD 患者的躯体症状不明显，主要是关注他们生病了这一信念。

4. 广泛性焦虑障碍　广泛性焦虑障碍的患者担心各种各样的事件、情况或活动，只有其中 1 个可能涉及健康。惊恐障碍的患者可能会担心惊恐发作反映疾病的存在。然而，尽管这些患者可能有健康焦虑，他们的焦虑通常是急性的、情境性的。IAD 患者的健康焦虑和恐惧更持久，并且可能因关注疾病引发惊恐发作。

5. 强迫症及相关障碍　IAD 患者可能存在患有某种疾病的侵入性思维，也可能有强迫行为（例如，寻求保证）。然而，在 IAD 患者中，先占观念通常专注于患有某种疾病，而在强迫症患者中，思维是非侵入性的，通常集中在担心将来得病。大多数强迫症患者除了担心感染疾病外，还有强迫思维或强迫行为。在躯体变形障碍中，担心仅限于个人的外表，患者认为自己的外表是有缺陷的。

6. 重度抑郁症　一些重度抑郁发作患者反复思考他们的健康和过度担心疾病。如果这些症状仅在重度抑郁发作期间出现，则不能单独诊断为 IAD。但是，如果过度的疾病担忧持续到重度抑郁发作缓解期，应考虑诊断为 IAD。

7. 精神障碍　IAD 患者一般没有妄想，知道担心的疾病不可能存在。他们的想法没有达到精神疾病的器官变异妄想的程度（如精神分裂症、躯体型妄想性障碍、伴有精神病性症状的重度抑郁发作等）。真正的躯体变形妄想通常比 IAD 的症状更奇怪（例如，会妄想一个器官腐烂或死了）。IAD 的疑病观念虽然与事实不符，但至少是合理的。

（六）共病

因为 IAD 是一种新的疾病分类，确切的共病尚不清楚。疑病症可共病焦虑障碍（特别是广泛性焦虑障碍、惊恐障碍、强迫症）和抑郁障碍。大约 2/3 的 IAD 患者可能至少有 1 个其他的心理障碍共病。IAD 患者可能有较高的风险罹患 SSD 和人格障碍。

（七）治疗

由于 IAD 是慢性、易复发的，所以治疗困难。

1. 心理治疗

（1）支持性心理治疗：建立良好的医患关系是心理治疗成败的关键，该病患者坚信自己患了严重的躯体疾病，反复要求医学检查，对医师关于其未患躯体疾病的解释和保证拒绝接受。因此，首先要建立良好的医患关系，耐心倾听患者的倾诉，对患者表示关心、理解和同情。从而使患者对医师产生信任，接受医师的建议，对治疗充满信心。反复地保证并没有帮助，而且可能导致患者关注的延长。对躯体感觉的误解应当给予纠正，并且鼓励其以建设性的方式应对症状。

（2）认知疗法：首先让患者意识到虽然确实存在躯体上的不适，但并不存在器质性病变，对患者的健康和生命并不存在威胁；要识别患者的负性自动想法，纠正患者的错误认知，使其重建正确的疾病概念和对待疾病的态度。

2. 药物治疗　患者往往伴有焦虑、抑郁及失眠等症状，故可适当合并应用小剂量抗焦虑药或抗抑郁药。应注意用药剂量要小于治疗焦虑症或抑郁症的量，且应在用药前向患者讲明药物可能导致的不良反应，以避免患者疑病症状加重。

（八）病程和转归

IAD 的发展和病程尚不清楚。IAD 通常被认为是一种慢性和复发性的疾病，其发病年龄在成年早期和中期。有 1/3～1/2 的 IAD 患者为一过性发作，这与较少的精神疾病、更多的医疗并发症和疾病焦虑程度较轻有关。

在基于人群的抽样调查中，健康相关焦虑随着年龄的增长而增加，但健康焦虑的程度与年龄没有相关性。在老年人中，与健康相关的焦虑往往集中于记忆力减退。这种疾病在儿童中罕见。

较重的精神病理学和社会功能损害预示着对治疗的反应不佳。IAD 对患者的生理功能和与健康相关的生活质量方面造成了实质性的损害。对健康的过度关注往往会干扰患者的人际关系，扰乱其家庭生活，损害其职业表现。

三、转换障碍

转换障碍（conversion disorder），又称功能性神经症状障碍（functional neurological symptom disorder），相当于 *ICD－10* 中的解离（转换）障碍，在 *DSM* 中用以取代旧的"癔症"术语。癔症指独立的神经症状，不能用相应的病理机制来解释，与明显的心理压力有关。其研究历史可追溯到古希腊时期，那时认为这是由子宫在体内的位置和功能异常所致。19 世纪后叶，法国神经病学家吉恩·马丁·夏科（Jean Martin Charcot）认为癔症的症状是由脑部功能障碍所致，这种障碍使患者对催眠具有易感性。后来，著名精神病学家弗洛伊德及其同事提出癔症由情感支配的观念所致，通常与性有关，它们在早些时候进入患者的无意识中，通过"阻抑"（repression）的过程被排除在意识领域之外。弗洛伊德采用"转换"（conversion）一词来表示隐藏的、未表达的情感向躯体症状转换的假定过程。

（一）流行病学

短暂的转化症状是常见的，但是这种疾病的发病率难以确定。这在一定程度上是因为大部分患者并未到精神科就诊，其中大约 5% 被转介到神经科门诊。个体的持续转换症状的发生率为每年 2/10 万～5/10 万。女性明显多于男性。

（二）风险因素

1. 气质和性格　适应不良的人格特征通常与转换障碍有关。

2. 环境　童年期有被虐待和被忽视经历的人更容易出现转换障碍。经常发生压力性生活事件也是一个风险因素。

3. 遗传和生理　患者本身存在可引起类似症状的神经疾病是一个风险因素（例如，类似癫痫发作的症状在患有癫痫的患者中更常见）。

（三）临床特征

转换障碍可发生于任何年龄段。非癫痫发作（non-epileptic attacks）多见于 20～30 岁，而运动症状的发病高峰为 30～40 岁。症状可以是暂时的，也可以是持续性的。

1. 临床症状多样　许多临床医师使用"功能性"（指异常中枢神经系统功能）或"心因性"（指假定的病因）来描述转换障碍的症状。在转换障碍中，不同类型可能有 1 个或多个症状。

（1）运动症状：包括乏力或瘫痪，异常运动如震颤、肌张力异常、步态异常，以及异常的肢体姿势等。

（2）感觉症状：包括皮肤感觉、视觉或听觉的改变、减少或缺失。

（3）意识症状：有明显受损或意识丧失的异常的全身肢体震颤发作，可能类似于癫痫大发作（也称为心因性非癫痫发作）。可能会有类似晕厥或昏迷的无反应性症状发作。

（4）其他症状：包括语音减小或失声（发音障碍、言语障碍或失语）、发音改变（构音障碍）、咽喉阻塞感（癔症球）和复视。

2. 症状不能用神经系统疾病来解释　患者的这些体诉不适缺乏神经系统的体征，但不能仅仅因为检查的结果是正常的或症状是"奇异的"而做出这个诊断，必须有临床证据显示与神经疾病不相符的明显证据。

检查中内部不一致是证明不相符的一种方法（比如：一种检查方法可引出的体征，如果换一种方法检查，则该体征不再是阳性的）。以下是一些例子。

（1）胡佛征（Hoover's sign）阳性：让患者"瘫痪侧下肢"上抬，将手放在对侧足跟部，可感觉到足跟向下的抵抗力，可左右对照试验。在床上检查时，患者的踝关节屈曲无力，在地上却能够踮起脚尖走路。

（2）震颤夹带试验（tremor entrainment test）阳性：在这个测试中，如果当个人注意力被分散时震颤变化或消失，则单侧的震颤可能是功能性的。如果要求患者用没有症状的手模仿患侧的节律性动作时，患侧的震颤消失或呈节律变化，则说明该震颤是功能性的。

（3）心因性非癫痫发作：类似癫痫或晕厥的发作，在持续闭眼到眼睛睁开的过程中，同步脑电图显示正常（尽管仅凭这项检查并不能排除所有形式的癫痫或晕厥）。

（4）视觉症状：管状视野（tubular visual field）和隧道视野（tunnel vision）。

此外，必须强调转换障碍的诊断必须基于全面的检查而不是单一的临床表现。

3. 支持诊断的伴随症状

（1）既往有多发的、相似的躯体症状。

（2）发作时伴随心理的或躯体的应激或创伤。这种应激或创伤与症状存在时间上的联系。应激或创伤对诊断很重要，如果没有发现，则不能诊断该疾病。

（3）常伴有分离症状，如人格解体（depersonalization）、不真实感（derealization）、分离性遗忘（dissociative amnesia）等，尤其在疾病发作期间。

（4）转换障碍案例中可存在继发性获益（secondary gain），如患者能从中获得金钱或推卸责任，但这并不是转换障碍的特征性症状。当有明确证据证明是伪装的症状时，应该考虑做作性障碍或诈病的诊断。

(四) 诊断标准

（1）1个或多个自主运动或感觉功能改变的症状。

（2）临床检查结果提供了其症状与公认的神经疾病或躯体疾病之间不一致的证据。

（3）其症状或缺陷不能用其他躯体疾病或精神障碍来更好地解释。

（4）其症状或缺陷引起有临床意义的痛苦，或导致社交、职业及其他重要功能方面的损害，或需要医学评估。

编码备注：转换障碍不分症状类型，ICD‐9 的编码为 300.11。ICD‐10 的编码基于症状类型。特殊症状类型：肢体乏力或瘫痪、异常运动（如震颤、肌张力障碍、肌阵挛、步态异常）、吞咽症状、言语症状（如发声困难、口齿不清）、惊厥或癫痫发作、感觉缺失、特殊感觉症状（如视觉、嗅觉、听觉障碍）和混合性症状等。

（5）标注如果是：①急性病程，症状出现少于 6 个月；②持续性，症状发生≥6 个月。特别标注如：伴心理应激因素（特定应激源）或不伴心理应激因素。

（6）与文化相关的诊断问题：在某些受文化认可的（宗教）仪式中，类似转换和分离症状的变化很常见。如果这些症状在特定的文化背景下得到充分的解释，并没有导致临床上显著的痛苦或残疾，那么就不能诊断为转换障碍。

(五) 鉴别诊断

1. 神经系统疾病　转换障碍的首发症状通常是一些神经系统症状，因此首先需进行彻底的神经系统评估，并进行随访。神经系统疾病可发现与疾病相对应的体征或阳性检查结果。然而如果症状表现为渐进性的，则可能需要重新评估。需要注意的是，转换障碍可能与神经系统疾病共存。

2. SSD　转换障碍可能与 SSD 混淆。在 SSD 中，大多数躯体症状（如疼痛、疲劳）

与病理生理学明显不相符,而在转换障碍中,这种不相符是诊断的必要条件。过度的思维、情感和行为见于 SSD,而在转化障碍中,患者往往缺乏这些表现。

3. 做作性障碍和诈病　转换障碍的症状通常不是患者刻意伪装出来的。如发现明确的伪装的证据(如检查时患者有功能障碍,但在家时功能完好),提示做作性障碍(如果患者伪装的目的是设定患者角色)或诈病(如果目标是获得金钱等利益)。

4. 分离障碍　分离症状在有转换障碍的个体中很常见,如果同时存在 2 种疾病的症状,两者都应进行诊断。

5. 躯体变形障碍　躯体变形障碍患者往往过分关注自己身体特征的缺陷,但不抱怨身体上感觉或运动功能受损的症状,而转换障碍患者通常主诉身体部分感觉或运动功能受损。

6. 抑郁障碍　转换障碍和抑郁障碍都会出现乏力等躯体症状。抑郁障碍的乏力是全身性的,不会特别针对某个肢体或身体的某个部分,而转换障碍的肢体乏力更局部、更突出。此外,抑郁障碍的患者存在抑郁的核心症状,如愉快感缺乏、情绪低落和兴趣缺乏等。

7. 惊恐障碍　情境性神经症状(如震颤和感觉异常)可见于转换障碍和惊恐发作。在惊恐发作时,神经系统症状通常是短暂的,并伴有特征性的急性心肺症状,如心慌、气促和濒死感,转换障碍通常没有这些症状。在非癫痫发作时,患者会出现意识丧失、对发作的遗忘和剧烈肢体运动,但惊恐发作没有这些症状。

(六) 共病

该病主要与焦虑障碍,尤其是惊恐障碍、抑郁症和 SSD 等共病。精神病、物质依赖和酒精滥用少见。在转换障碍患者中,人格障碍比一般人群更多见。此外,还可与神经系统疾病或其他躯体疾病共病。

(七) 治疗

1. 急性转换障碍的治疗　在初级卫生保健部门或医院急诊科遇到急性转换障碍患者时,可给予患者保证和症状改善的暗示治疗,同时应立刻努力解除诱发症状的应激状况。医师应当持同情、积极的态度,并且提供社会接纳的方式帮助他们迅速恢复正常生理功能,如安排一个简短的物理治疗过程。通过适当的评估,患者应该感到其问题是可以被理解的、常见的,并且获得良好的预后。

急性转换障碍的治疗策略是:①从患者或知情者处采集躯体和精神疾病史;②完成适当的内科和精神科检查,并且安排躯体原因的检查;③向患者保证其状况是暂时的、被充分注意到的;④避免强化症状或功能丧失;⑤为任何相关的精神或社会问题提供持续的帮助。

2. 非急性转换障碍的治疗　当症状持续超过数周时,则需要更为细致的治疗。通常的治疗措施强调去除任何强化症状和功能丧失的因素,并且鼓励正常的行为。应当向患者解释其症状和功能丧失不是由躯体疾病所致,而是运动意向转换为行动的能力出了问题;感觉问题是因为他不能够意识到感觉的信息,由心理因素诱发,而不是由感觉通路缺损所致。同时应该告诉患者,他们能够重新获得对紊乱功能的控制,必要时,物理治疗师能帮助他们。

随后,注意力应从症状转移到诱发症状的问题上。治疗者应表现出对患者的关心,但同时应鼓励患者自助。他们不应该对患者的功能丧失做不适当的妥协。例如,对不能行走的患者,应当鼓励其再次行走,而不是提供轮椅。这需要以支持和同情的态度来帮助患者自助,而不是用漠不关心或惩罚的方式。为了达到这一目标,应当有一个明确的计划,以便所有的治疗组成员对患者采取一致的行为方式。

药物对转换障碍没有直接的治疗作用。当转换障碍继发于抑郁或焦虑障碍时,治疗原发疾病通常能改善继发症状。CBT对疾病的恢复有非特异性帮助,但其特殊价值并不大。

在治疗症状的同时,尽量找到并处理患者的个人和社会问题也很重要。简短的、有针对性的心理治疗是有帮助的,但是更加深入的治疗可能导致难以控制的移情反应。对于那些没有改善的患者,应当全面查看病史,以查找是否有未发现的躯体疾病。无论症状改善与否,对所有患者都应当认真做好长期随访,以避免引起症状的器质性疾病。

(八) 预后

患者在一般临床科室或医院急诊科发生的病程时间较短的转换障碍多能够迅速恢复,然而那些病程长于1年的病例往往会持续多年。有些病情严重的转换障碍患者可能出现严重的功能残疾,其严重程度可以达到真实患病的程度。

低年龄儿童的预后好于青少年和成人。症状持续时间短、患者能接受诊断可能预示预后较好。不良的人格特征、共病身体疾病、患者可从残疾中获益可能预示治疗效果欠佳。

四、其他躯体症状及相关障碍

(一) 定义

指那些存在躯体问题的患者,其心理或行为因素影响了躯体疾病的发生、发展和康复,干扰躯体疾病的治疗(影响依从性),增加个体的患病风险,加剧症状的严重程度等,并且这些心理或行为因素不能用其他精神疾病加以解释。

该病的发病率尚不清楚,根据美国私人医疗保险的数据,该病的发病率可能高于SSD。这些心理或行为因素可对多种躯体疾病造成影响。

(二) 分类

按严重程度分类:①轻度,增加医疗风险,如高血压患者对降压治疗的依从性欠佳;②中度,加重潜在的疾病,如焦虑导致哮喘加重;③重度,导致住院或到急诊科就诊;

④极重度,导致严重的、威胁生命的风险,如忽视心脏病发作的症状。

第三节 临床访谈技巧

一、访谈准备

临床访谈可在不同的情境中进行,不管面临何种境况,均要尽力做到:使患者放松、保护患者隐私、保证访谈者自身的安全。

访谈应该不受干扰,且不能被外人听到。力求使患者舒适,不要直接面向患者而坐,保持一定的角度,也不要坐得高于患者。如果有可能,访谈者最好在访谈期间做笔记,事后补记不仅花时间,而且可能不够完全、准确。记录可在交谈开始片刻后进行,使患者觉得访谈者确实在专注聆听。如遇到非常焦虑或激越的患者,最好不要匆忙记录,可以推迟到访谈结束后再记。

虽然大部分 SSD 患者不存在危险性,但在每次进行访谈前,访谈者均应保持足够的警惕。不论何时,只要有出现暴力行为的可能性,访谈者均应确保有其他人知道访谈的时间、地点和大致持续的时间,保证在需要时能够呼救。在医院里要检查报警按钮,知道其位置,力图有人能听到你的呼救。保证患者和任何障碍不在自己和出口之间,去除视线内任何可充当武器的物品。

二、开始访谈

访谈者应以称呼患者名字的方式表示欢迎,并告知自己的姓名和身份,简要解释访谈的原因和目的。如果是应其他医师要求来与患者访谈,访谈者要向患者说明。如果患者有人陪伴,访谈者对其陪同者也要表示欢迎,并告知大致要等多长时间,以及是否也需要一起访谈。通常最好先与患者进行单独访谈,访谈者应告诉患者自己可能要做些记录,但会对这些记录保密。如果访谈是因为给其他机构提供报告,如法律报告,也要事先说明,并介绍访谈的整体结构和可能需要的时间。

访谈应以一个开放性问题开始,如“请告诉我你的问题是什么”。在提出进一步的问题之前,应该给患者几分钟时间自由谈论。当患者叙述问题的时候,访谈者应该观察患者的反应和行为,是沉默寡言还是过分赘述。

下面一些技巧能促进有效的会谈:①采取放松的姿势;②注意与患者保持适当的视线接触,而不要只顾做记录;③关注患者用任何言语或非言语表达的痛苦,而不仅仅是谈及的具体内容;④控制喋喋不休或讲话漫无边际的患者。

三、继续和完成访谈

访谈第 1 步是了解患者的问题,应将症状同症状导致的后果,以及患者更希望谈论的其他生活问题区分开来。例如,一名患者可能将躯体不适、心情沮丧和经济方面的忧虑作为当前的苦恼,这就需要访谈者去评估发现。访谈者应首先注意精神障碍的症状和真相,然后再考虑其他问题。

从一开始,访谈者就应考虑到可能的诊断,随着整个访谈的进行,有选择地提问,以确认或排除某些诊断。访谈者还应收集与治疗及预后有关的资料。因此,访谈绝非仅仅是按常规提问的过程,而是一个积极互动的过程。其注意的焦点始终针对根据已有信息建立的诊断假设,并随信息的增加,不断加以修正。如果时间有限,或者明显需要立即做出治疗决定,这种积极的策略就显得尤其必要。随着访谈者信心的增加和精神病学知识的积累,他的诊断思维将会变得更好,并能快速而自信地做出诊断和排除诊断。

通常在询问症状是如何发生和发展之前,最好先搞清楚症状的性质。如果对症状的性质还有任何的疑问,就应该要求患者描述具体实例。当对患者所有的自述症状都已有了充分的了解之后,就可以直接询问其他未提及但可能有关的症状。

访谈者接下来应结合应激事件与躯体不适之间的关系,澄清患者症状的起病形式和病程特点,这可能需要很大的耐心来追溯其确切的起病时间和恶化时间。对于患者试图应对自己的症状,也要予以注意。如果已接受治疗,只要记录治疗的措施、时间、效果及患者的依从性。

访谈者要完成上面给出的完整访谈的各个部分。如果时间紧急的话,最好是在弄清楚现病史后立即进行精神状态检查,这将有助于在采集其他病史时选择重点。当时间充裕时,通常是在访谈的最后进行精神状态检查,然后进行相关体格检查。

进行有效的精神评估的一些访谈技巧有:①让患者自由谈论;②使用开放式提问;③使用一些行为信息表示鼓励,如点头说"继续讲""告诉我更多这方面的情况"等。要使患者话题不脱离相关主题,非言语信息仍然很有用,也可以用一些有针对性的干预,如"在这个方面我更想要知道你的感受""我们可以过会儿再谈你在经济方面的担忧"。在评估中保持灵活性,包括时间和顺序,根据显现出来的有关诊断、相关线索和行动计划的各种可能性进行提问。对于非精神专科医师来说,结构式问诊可能更具有可操作性。

（一）评估 SSD 患者的 S4 问诊模式

（1）最近 1 周是否有应激（stress）,是或否。

（2）列举躯体症状（symptom）,如多于 5 个躯体症状,则为阳性。

（3）自我评价的整体健康状况:极好、很好、好、一般、差。如自我评价为一般或差,则为阳性。

（4）自我评价症状的严重程度：0（没有症状）～10（难以忍受）分，大于 5 分即为阳性。

这 4 个问题中任何一个答案是阳性，预测潜在的抑郁或焦虑障碍的可能性增加至少 2～3 倍。

（二）BATHE 问诊技术

（1）背景（background）：你的生活中发生了什么？为什么来这里看病？

（2）感受（affect）：对此你有什么感受？

（3）困扰（trouble）：在这种境况下，你觉得最困扰你的是什么？

（4）处理（handling）：你是怎么去处理这件事的？

（5）共情（empathy）：对你来说那一定很艰难吧？

四、与知情者的访谈

只要有可能，访谈者应向患者的近亲属或其他熟悉患者情况的人进一步了解病史。这一点比较重要，因为有些 SSD 患者有时并不能意识到自己症状的严重程度。对于人格特点，患者与亲属也可能会给出完全不同的解释。与患者伴侣或亲属交谈，不仅可获得有关患者情况的额外信息，还可以评估他们对患者及其疾病的态度，并使他们参与到治疗计划中来。此外，还可了解疾病对家庭造成的负担及他们的应对方式。如果患者不能准确叙述病史，亲属提供的病史材料就显得必不可少。最后，如果想了解患者幼年的情况，那么与其父母或年长同胞访谈，能够发现很多重要的信息。

与知情者的访谈可以与患者分开，也可以邀请他们参加会谈，选择哪种方式主要取决于访谈者和患者的意愿，但 2 种选择都应该得到患者的同意。在少数情况下并不需要患者许可，就可以对其父母和其他知情者进行访谈，如儿童患者、缄默或意识模糊的成年患者。在其他情况下，访谈者应向患者解释为什么希望与知情者访谈，并且强调不会把患者所提供的保密信息透露出去。如果某些信息确实要告知其亲属，则事先也应征得患者的许可。对于来自亲属的问题，也应做同样的处理。

在访谈开始时，就要解释访谈目的，消除知情者的疑虑。如果与知情者的访谈是和患者分开进行的，那么除非得到被访谈者的允许，否则不应告诉患者及亲属说了什么，甚至在知情者提供的某些事情，可能需要进一步和患者进行讨论时，也应做到这一点。

五、与患者的定期访谈

对于 SSD 患者，建议进行定期访谈，如每隔 4～6 周进行 1 次。

在访谈中，医师与患者建立治疗联盟（therapeutic alliance），共同制订治疗目标。可以向患者解释"尽管我们可能找不到症状的确切原因，但我们可以一起工作，尽可能改善功能"。要避免贴标签语言，如"你的症状都是由心理因素造成的"或"其实你的身体没有任何问题"。访谈中可进行健康宣教,让患者了解心理社会因素与躯体症状是如何相互影响的,并且让患者了解如何应对症状,而不是把所有注意力都放在躯体症状上。

六、SSD常用心理评估量表

(一) 8项躯体症状量表

8项躯体症状量表(the 8-item somatic symptoms scale,SSS-8)是一个简短的针对躯体症状严重程度的自评量表,可简化SSD的诊断,并有助于监测患者的病情变化,指导治疗(表11-1)。

表 11-1 SSS-8

在过去7d中,以下哪些症状让您感到困扰	感受到该症状的频率				
	无	很少	有时	较多	很多
胃肠不适	□0	□1	□2	□3	□4
背痛	□0	□1	□2	□3	□4
胳膊、腿或关节疼痛	□0	□1	□2	□3	□4
头痛	□0	□1	□2	□3	□4
胸痛或气短	□0	□1	□2	□3	□4
头晕	□0	□1	□2	□3	□4
感到疲劳或无精打采	□0	□1	□2	□3	□4
睡眠问题	□0	□1	□2	□3	□4
SSS-8总分					

(二) 患者健康问卷躯体症状群量表

患者健康问卷躯体症状群量表(patient health Questionnaire-15,PHQ-15)可用于筛查和评估患者的躯体症状及其严重程度(表11-2)。

表 11-2 PHQ-15

在过去1个月内您是否出现过以下症状	出现该症状的频率		
	无	很少	有时
胃痛	□0	□1	□2
背痛	□0	□1	□2
胳膊、腿或关节疼痛(膝关节、髋关节等)	□0	□1	□2
痛经或月经期间的其他问题(该题女性回答)	□0	□1	□2
头痛	□0	□1	□2
胸痛	□0	□1	□2
头晕	□0	□1	□2
一阵阵的虚弱感	□0	□1	□2
感到心脏怦怦跳动或跳得很快	□0	□1	□2

（续　表）

在过去 1 个月内您是否出现过以下症状	出现该症状的频率		
	无	很少	有时
透不过气来	☐0	☐1	☐2
性生活中有疼痛或其他问题	☐0	☐1	☐2
便秘、肠道不舒服、腹泻	☐0	☐1	☐2
恶心、排气或消化不良	☐0	☐1	☐2
感到疲劳或无精打采	☐0	☐1	☐2
睡眠有问题或烦恼	☐0	☐1	☐2
PHQ－15 总分			

（季陈凤　骆艳丽）

延伸阅读

（一）流行性癔症

转换障碍偶然可以在局部人群间传播，称为"流行"。这种传播通常发生在一个年轻女性的封闭群体中，如女子学校、护士之家或女修道院。焦虑情绪通常在受到某些威胁的社区群体中得到强化，如可能被卷入发生在邻里中的某种真实且严重的躯体疾病的流行。典型的情形是，流行开始于某个具有高度暗示性、癔症特征突出，并且是组内注意焦点的个体。这个首发病例源于对躯体疾病威胁的一般理解，或对已患病熟人的特别关注。逐渐地，其他病例相继出现。首先发生在暗示性最强的个体，随着焦虑的蔓延，病证出现在易感性较低的个体。患者的症状是多变的，但其中以头昏、眩晕最常见。文献记载过一些在校学生的癔症暴发。

（二）心因性疼痛

心因性疼痛曾经作为疾病诊断名称，之后被持续的躯体形式疼痛障碍所替代，是指患者有不能用生理过程或躯体障碍予以合理解释的、持续的、严重的疼痛。情绪冲突或心理社会问题直接导致了疼痛的发生，经过检查未发现相应主诉的躯体病变。病程常迁延，持续 6 个月以上，并使患者的社会功能受损。

临床上，主要表现为身体各个部位持久的疼痛，使患者感到痛苦，或影响其社会功能。但医学检查不能发现疼痛部位有任何器质性病变足以引起这种持久的、严重的疼痛症状。临床研究显示，心理因素或情绪冲突对这类疼痛的发生、持续、加重或缓解起重要作用。疼痛可累及躯体的各个部位，其中常见的是头痛、非典型面部疼痛、腰背部疼痛及慢性盆腔疼痛等。疼痛可位于体表，也可达深部组织或内脏器官。疼痛的性质可为钝痛、刺痛、酸痛及胀痛等。

（季陈凤　骆艳丽）

参考文献

［1］陈子晨，汪新建. 从 DSM－Ⅳ 躯体形式障碍到 DSM－5 躯体症状障碍［J］. 心理科学进展，2013,21(11):1967－1975.

［2］骆艳丽，等. 无"疾"之痛——聚焦躯体症状障碍［EB/OL］. (2017－04－06). https://v. qq. com/x/page/h0393b3gyx2. html.

［3］American Psychiatric Association. Diagnostic and statistical manual of mental disorders ［M］. 5th ed. Washington D. C. : American Psychiatric Publishing，2013.

［4］Croicu C，Chwastiak L，Katon W. Approach to the patient with multiple somatic symptoms ［J］. Med Clin North Am，2014,98(5):1079－1095.

［5］Van Geelen S M，Rydelius P A，Hagquist C. Somatic symptoms and psychological concerns in a general adolescent population: exploring the relevance of DSM－5 somatic symptom disorder ［J］. J Psychosom Res，2015,79(4):251－258.

［6］Sharad Manore. Prevalence of illness anxiety disorder (IAD) and somatic symptom disorder (SSD) among medical and non medical students ［J］. JMSCR. 2018,6(03).

第十二章　自杀预防与危机干预

自杀（suicide）是一种自我毁坏的冲动行为，是以自我结束生命为临床表现的一类问题。它主要是一种个体行为，但与心理过程、社会环境和文化影响等因素密切相关。根据不同的理论假设或原则，自杀又有不同的定义，但基本特点包括：①自杀是死亡；②自杀是故意的；③自杀是自我采取行动或针对自我的；④自杀可以是间接的或被动的。

与自杀相关的专业术语还包括：①自杀行动（suicidal act），出于想死的目的而采取的自我伤害行动，其后果是死亡，则称完全自杀，否则称为自杀企图（suicide attempt）；②自杀观念（suicidal ideation），包括自杀的想法、打算或拟采取的方法，其范围包括偶尔想死、反复想死或计划死亡；③自杀企图，任何出于想死目的而采取的自伤行动；④自杀企图中止（interrupted attempt），个体在开始自伤行动时被外部力量所中止和防范；⑤自杀企图流产（aborted attempt），个体开始自伤行动，但在未造成严重后果前中止。

自杀意念（suicide idea）是偶然体验的自杀行为动机，是个体胡思乱想或打算自杀，但没有采取实现此目的的外显行动。自杀未遂或自杀企图是采取结束生命或伤害自己身体的行为，但未导致死亡。

国际上习惯将年自杀率＞20/10万的国家称为高自杀率国家，年自杀率＜10/10万的国家称为低自杀率国家。1999年，卫生部在中国/世界卫生组织精神卫生高层研讨会上首次正式对外公布中国年自杀率为22.2/10万（1993年），提示中国的自杀问题不容忽视。但通过过去10余年的精神卫生普及工作和心理危机干预的推广等，中国的年自杀率有了非常显著的下降（2006年为10/10万）。

第一节　影响自杀的相关因素

一、一般社会与文化因素

（一）年龄
一般来说，自杀率随年龄的增长而增高，男女皆如此，尤其是女性更明显。国内有关资料表明,老年人的自杀率明显高于青年人,尤其是老年男性。在农村地区,65 岁以上老年男性的自杀率可高达 100/10 万～160/10 万。

(二) 性别

在国外,自杀常见于男性,大约为女性的 3 倍,尤其是在年轻人和老年人中差异最大。但在中国农村地区,20～24 岁年龄组的女性自杀率高达 40/10 万,明显高于男性,其原因目前尚不清楚。

(三) 社会阶层与就业

社会阶层不同,自杀率也不相同。社会底层者自杀率最高,其次为社会高阶层。自杀率最低者是介于两者的中产阶层,如技术工人。失业及某些职业如医师和农牧业工作是风险因素,大学生亦是自杀的高危人群。根据西方的有关研究显示,内科医师的自杀率是同年普通人群的 2～3 倍。如美国女性内科医师的自杀率为 41/10 万,而普通人群仅为 12/10 万。另外,从事音乐、司法、法律和保险等行业的人员自杀率较高。

(四) 婚姻状况、儿童与生活环境

自杀在单身、独居、离婚或丧偶者中常见。近年来认为,丧偶对老年人来说是一个重要的风险因子。但在一项婚姻状况和男性自杀的研究中发现,丧偶对成年人来说影响最大,而离婚对老年人的风险性最大。这种风险部分是因为独居,而独居又是与自杀密切相关的风险因子。

城市与农村的自杀率差异较大,一般认为自杀在许多国家的城市多见。但我国却比较特殊,农村地区的平均自杀率高于城市地区 3 倍左右。

(五) 季节性

抑郁症的发病率有季节差异,在冬季较高。自杀率也有季节性,不过在绝大多数国家(包括南半球),自杀率均在春季较高。国内的许多研究显示自杀率较高发生在夏秋季,可能与农村的农药使用与管理有关。

(六) 邪教

世界各地有些宗教团体(如太阳圣殿教、大卫教、天门教等)宣称世界末日来临,令教徒集体自杀。例如,1978 年在圭亚那琼斯镇,900 余人服用含氰化物饮料自杀死亡;1991年,墨西哥 31 人在教堂集体自焚;1993 年,美国得克萨斯州 81 人放火集体自杀;1997年,美国南加州 39 人服毒自杀;2000 年,乌干达 470 人集体自焚。近年来,我国的"法轮功"练习者自杀死亡数亦有近千人,国家已正式取缔该邪教组织。

二、生物学因素

有自杀家族史者自杀风险性亦增高,这一结果可以通过观察研究和遗传预测来证实。双生子研究支持遗传学解释,在单卵双生子中的自杀同病率增加。丹麦对双生子寄养的研究中发现其自杀率也增加,提示其生物源性,而非寄养双亲所致。具体是什么遗

传物质目前尚不清楚,但生物化学研究发现自杀者脑脊液中的 5 -羟色胺吲哚乙酸(5-hydroxyindole acetic acid,5 - HIAA,5-HT 的代谢产物)明显减少,表明大脑 5-HT 代谢的降低。系统保持相对恒定是受遗传控制的,即非状态依赖,更多情况下是特质的标志。已有研究表明它与自杀易感性或易感素质有关。后天的不良事件会影响遗传修饰和 5-HT 系统,如童年期的分离等严重创伤性事件可能会影响到 5-HT 功能。这种影响是长期、持久的,会增加成年后的自杀风险。

有关去甲肾上腺素与自杀行为易感素质的关系了解得远没有像 5-HT 那样清楚,它与急性应激反应关系更为密切,即是状态依赖而非特质依赖的递质(与 5-HT 不同)。同样,去甲肾上腺素系统也是受遗传控制的,并且受环境因素的影响。有研究表明,自杀患者更多地表现为去甲肾上腺素系统反应过度和高强度的应激反应。

近年来,瑞典的戴纽特·沃瑟曼(Danuta Wasserman)研究小组已经开始着手研究一个特殊基因编码的多态性,它称为 TH 酶,参与去甲肾上腺素和多巴胺的合成。样本来源为自杀企图者和精神健康者,TH 基因($TH - K3$ 出现率较高,亦称 $T8$)的特殊变异(多态性)在自杀企图人群中发现有过表达,但在非自杀样本中,有同样发现的患者往往有一定的人格缺陷。另外,具有等位基因的人往往对应激的忍受力较低,易于激惹、愤怒、敌对和易感。不过,这一结果仍是初步的,需进一步证实。

三、精神障碍、行为异常和内外科疾病

内外科疾病和精神疾病是所有自杀风险因素中最重要的,其中绝大多数研究认为抑郁症在自杀者中是最常见的精神障碍(占 60%～70%),约 10% 的抑郁症患者最终自杀死亡。然而,近年来青年人自杀的增多可能改变了原有的规律,因为绝大多数青年人在自杀前并不去就医。与自杀有关的另一些症状被精神科诊断为酒精依赖、药物滥用、人格障碍及精神分裂症。

近年来,许多研究证实,90% 以上的自杀死亡者至少患有 1 种精神障碍,并且约 50% 的自杀者死前曾看过精神科医师。有学者估计每 10 万名基层医疗门诊患者中,年自杀人数约为 165,是普通人群的 16 倍。一般来说,男性、低社会阶层、单身、离婚或丧偶,以及独自生活者自杀风险性较高。

绝大多数的研究证实,疾病初期的几年风险性最大,平均病程小于 4 年。然而,这一结论并非公认,可能存有患者样本的差异。如在一项精神分裂症的研究中发现,女性的病程更长一些。另外,在疾病发作时,急性复发的开始和康复阶段风险性最大。18% 的住院患者是在入院 1 周内发生自杀;18% 的出院患者是在出院 1 周内发生自杀;30%～50% 的精神病患者是在出院后 1～3 个月内发生自杀。绝大多数死者在自杀前 1 个月内看过精神科医师或全科医师。

四、自伤

自伤，国外亦称蓄意自伤(deliberate self-harm，DSH)，是指故意对自己身体造成伤害的行为。它不同于自杀，有时作为自杀企图或自杀未遂的表现形式之一。最常见的方式为过量服药(如镇静药、镇痛药)、过量饮酒和割腕，年轻女性多见。自伤的严重程度多种多样，严重者可以致残，甚至死亡；或者需要及时抢救、重症监护或做整形治疗等。这些患者中有相当一部分人存在明显的心理问题或潜在的精神障碍、人格障碍、情感障碍、神经症或精神分裂症等。

DSH 一般以女性多见，男女之比 1∶(2～4)，尤其是在 15～24 岁年龄组中常见。DSH 发生率在部分国家相当高，如英国年发生率为 5‰。在初级医疗保健和医院中每年约处理 17 万例 DSH。在美国，DSH 发生率是自杀死亡率的 8～10 倍，每年有 20 万～30 万人发生 DSH。因此，它是一个较严重的社会现象和心理卫生问题。一般来说，绝大多数 DSH 患者是冲动性的，病前有较明显的心理、社会事件应激，长期的人际冲突和社会适应困难，且往往是多次发生 DSH。只有极少数患者可能是由精神分裂症或抑郁症等精神疾病所致，不过他们的自伤形式大多数是 1 次，且致死性较高。国外有研究证实，约 10％的 DSH 患者或自杀企图者最终自杀死亡。

DSH 的典型表现是在青春后期发病，反复发生致死性较低的躯体自伤。自伤的形式多种多样，包括切开皮肤、割腕、咬伤、烧伤、剜眼、割耳、割舌、使皮肤溃烂，以及弄残生殖器等。在心理上亦可表现为：①反复出现突如其来的伤害自己的冲动，主观上不能控制；②有一种自身不能忍受的处境而又无能为力之感；③逐渐加重的焦虑、激动和愤怒；④由于认知过程的局限而使患者对行动的选择和处境的未来认识狭隘；⑤自伤之后有心理上得到松弛与解脱之感；⑥可伴有抑郁心境，但一般无自杀意念。

第二节 │ 自杀危险性的检查与评估

2/3～4/5 的自杀者曾对他人谈起过想死或自杀的意念，他们的表现不仅仅在 1 个人面前暴露，而且是不止 1 次和不止 1 种形式的流露。最常见的是直接将自杀观念讲出来，如"我要杀死我自己"或"我将跳河"。据报道，约 40％的自杀者曾有明确的表白。其他谈及自杀想法的方式有决定想死，认为个人或个家庭死亡是较好的解脱，以及讨论自杀的方法和死亡的预兆，如说这样的话："你会在街上发现一具男尸""这是你最后的接吻"。虽然约 1/3 的自杀者既往有 1 次或多次的自杀企图，但多为女性。自杀企图可以是近期发生的，也可能是以前发生的。自杀观念可以持续数年，或只是最近才出现。如果是长期存在的话，过去的 1 年中很可能有过自杀行为的发生。对于精神障碍患者，临床医师必须询问患者是否有自我伤害想法的存在。如果存在,则必须评估临床状态,以及其他风险因素。表12-1简列了临床提示自杀风险性的风险等级。

表12-1 自杀风险因素分级

等级	具体风险因素	防治
一级(精神疾病-医学)自杀风险因素	①严重精神疾病(抑郁症、精神分裂症、药物滥用)、共病焦虑或人格障碍、严重躯体疾病、绝望感、失眠,以及合并焦虑;②既往自杀未遂(企图);③交谈中流露出想死和(或)自杀的观念(直接或间接);④家庭成员中有自杀死亡者(生物学或社会学"遗传");⑤5-HT系统调节异常,低胆固醇,抑郁症期间地塞米松抑制试验异常	医疗保健
二级(心理-社会)风险因素	①童年期负性生活事件(分离、失去父母等);②隔离、独居(离婚、分居、丧偶等);③失业;④严重急性负性生活事件;⑤吸烟	社区领导者、教师、心理学家、宗教和民间团体,以及医疗保健
三级(人口学)自杀风险因素	①男性;②青少年和青年男性、老年人(男、女);③易感季节或周期(春季、初夏、经前期等);④少数群体(自杀者亲属、灾难受害者、双性恋和同性恋倾向者等)	目前缺乏肯定有效的措施

由于自杀在临床工作中不是很常见,因此其风险性很容易忽视。约50%的自杀者在死亡前1个月内曾看过医师。常常不是因为治疗精神疾病导致他们自我挫败行为的发生,而是因为没有认识到疾病、未治疗或治疗不积极。与曾看过自杀患者的内科医师交谈发现,他们已认识到患者的抑郁心境,但不知道如何确诊为抑郁症,结果他们没有及时治疗患者。有些人能认识到这是抑郁症,但将其看成是一种心理社会现象,未当成疾病,常用患者的境遇来解释,而不进行治疗。那些想自杀的患者大多数属于诊断范畴之列。绝大多数诊断为此类障碍的患者能很好地被治疗。因此,自杀预防的主要措施就是治疗潜在的精神障碍。

一、风险性的评估

包括两方面,一方面需要评定自杀企图者是否存在生命危险,即自杀、他杀、自伤和冲动攻击行为等发生的可能性。这一水平的评定至关重要,因为涉及生命的存在与否。另一方面需要评定自杀企图者是否已丧失原有的社会角色能力,是否与周围环境疏远或隔绝,或者是否离开原先所处的自然社会环境。一般来说,这一水平的评定可由专业人员或经过培训的咨询工作者完成。

尽管死前患者曾暴露过自杀的想法,但只有1/6的医师能意识到这一点。尽管有证据表明,如果医师询问的话,自杀企图者往往会讲出来,但医师似乎常常未问这些患者。只有极少数患者会在医师询问时否认自己会自杀。那些讲自杀的人实际上可能不会去死,重要的是要询问每个有情绪抑郁或酒精依赖的患者是否想过自杀。因为绝大多数有抑郁症和酒精依赖的患者都已经想过这一问题,许多患者在询问之后,想法会得到缓解。对于家庭成员也要询问和了解。如果患者已有详细的自杀计划或准备实施时,密切监护或收住精神科病房不失为安全措施。

必须注意,对自杀者的检查评估应该尽量在短时间内迅速做出,以便及时干预和抢救。具体来说,包括下述两方面:自杀的严重程度和相关的风险因素。表12-2简列了国外常用的一份自杀风险性评估表,分数越高,提示自杀的风险性越高。

表 12 - 2 自杀的风险性评估

指 标	具体评估事项及对应的得分
与自杀企图有关的事项	
孤立	0 身边有人伴随 1 附近有人或保持联系(如通过电话) 2 附近无人或失去联系
时间	0 有时间给予干预 1 不大可能有时间干预 2 几乎不可能有干预的时间
警惕被发现和(或)干预	0 不警惕 1 被动警惕,如回避他人,但并不阻止他人对自己的干预(一人待于房间中,但却不锁上门) 2 主动警惕,例如,锁上门
在企图自杀期间或之后有想得到帮助的行动	0 有自杀企图时能告知帮助者 1 有自杀企图时与帮助者保持联系,但并不特别告知他 2 不与帮助者联系或不告知他
预料死亡期间的最后行动	0 没有 1 不完全的准备或设想 2 制订了明确计划(如更改遗嘱,提取保险金)
自杀遗书	0 没有写遗书 1 写了遗书,但又撕毁 2 留下遗书
自我报告	
患者对致死性的陈述	0 认为他的所作所为不会对他构成生命危险 1 不能确定他的所作所为是否有生命危险 2 坚信他的所作所为将对他构成生命危险
陈述的意图	0 不想去死 1 不能肯定或者不能保证继续活着,还是去死 2 想去死
预谋	0 感情冲动的,没有预谋 1 对自杀行动考虑的时间不足 1 h 2 对自杀行动考虑的时间不足 1 d 3 对自杀行动考虑的时间大于 1 d
对自杀行为的反应	0 患者很乐意他被抢救脱险 1 患者能确定他是感到高兴,还是后悔 2 患者后悔他被抢救脱险

（续　表）

指　标	具体评估事项及对应的得分
危险性	
根据患者行为的致死性和已知有关事项来推测可能的结果	0 肯定能活着 1 不大可能会死亡 2 可能或肯定死亡
如果没有医疗处理,患者会发生死亡吗	0 不会死亡 1 不一定 2 会死亡

注:评分达到或超过 10 分提示有较高的自杀风险性

二、临床表现的评定

包括情绪、认知、行为和躯体症状等 4 个方面。

（一）情绪方面

当事人往往表现出高度的紧张、焦虑、抑郁、悲伤和恐惧,部分人甚至会出现恼怒、敌对、烦躁、失望和无助等情感。

（二）认知方面

在急性情绪创伤或自杀准备阶段,当事人的注意力往往过分集中在悲伤反应或想"一死了之,一了百了"之中,从而出现记忆和认知能力方面的"缩小"或"变窄",其判断、分辨和做决定的能力下降。部分人会有记忆力减退、注意力不集中等表现。

（三）行为方面

当事人往往会有痛苦、悲伤的表情,以及哭泣或独居一隅等"反常"行为。具体来说,当事人工作能力下降,从而不能上班和做家务;兴趣减退和社交技能丧失,从而日趋孤单、不合群、郁郁寡欢,以及对周围环境漠不关心;对前途感到悲观和失望,从而拒绝他人帮助和关心,脾气暴怒或易冲动。

（四）躯体症状方面

相当一部分当事人在危机阶段会有失眠、多梦、早醒、食欲下降、心悸、头痛和全身不适等多种躯体不适表现。部分患者还会出现血压、心电生理及脑电生理等方面的变化。

三、家庭和社区(周围环境)的评定

人是社会性的,一个人问题的产生,除了考虑其自身特有的因素之外,还要考虑其所处的周围环境,包括家庭、朋友、同事、社区整体的文化背景、教育程度、宗教、政治和经济等诸多因素。因此,家庭及有关社会支持系统的评定,有助于在干预过程中更好地调动一切可能的积极因素来帮助当事人。表12-3简列了自杀者及其家庭环境的一些特征。

表 12-3　自杀者及其家庭环境特征

自杀者特征	家庭环境特征
患者可能感到无助和害怕父母拒绝;患者可能感到缺乏关爱和无价值;患者不能适应改变和不能忍受分离;青少年期便常常有非致死性的想法和行动;自杀行为可能是一种乞求帮助	没有条理性;刻板和"死水一样";不稳定;回避冲突;家庭成员角色分解不清;家庭内部关系不平衡;过分保密;家庭成员之间沟通困难,缺乏表达;凝聚力缺乏

第三节 | 自杀预防

与自杀者沟通交流可以起到保护作用,从而预防自杀行为的产生。但这也可能是一个风险因素,增加自杀者的自责和绝望,促使自杀的发生。因此,自杀企图或完全自杀的自杀过程是中止还是继续发展取决于:①个体要求和接受帮助的能力;②他人对自杀者有关自杀交流(沟通)的认识能力和重视程度。

一般认为,讲要自杀的人并不一定会付诸行动,但这是一个未知数。因为有些人的确自杀死亡了,但事先并未表露过自杀的想法。通过交谈和使用友善的语言可以帮助自杀者消除自杀念头。让自杀者表达痛苦的经历,将痛苦化为言辞的过程是人际沟通和接触的基础。为了预防自杀者再次发生自杀行为,很重要的一点就是认真对待其每个有可能导致自杀的线索。

一、交谈可以作为缓解焦虑和混乱的一种途径

自杀沟通的内容(如想死的念头和计划如何实施)可以是一天里出现的非常强烈的冲动,也可以是持续较长时间的一般的念头。不过,通过交谈可以将自杀的想法暴露出来,并找出解决问题或冲突的变通方式,从而预防自杀。换句话说,即使帮助者提供的建议最初会被拒绝,但最终还是会被患者接受或采纳。交谈与沟通能够减轻想自杀者的混乱、焦虑和惊恐。一个敏锐的对话者并不会加重自杀者的害羞感、自责或罪恶感,而是有准备地可以提供实用性支持与帮助,如电话通知医院或提醒一些有可能在混乱状态下会忽略的事情。这些患者有可能会因为一时冲动而做出错误的决定,即面对一丁点挫折就想自杀。因此,尽可能地通过交谈给予实际支持,可拓宽自杀者狭隘的视野,改变其认知偏见。

自杀沟通的形式可以简单地分为言语自杀沟通和非言语自杀沟通,然后再进一步可分为直接自杀沟通和间接自杀沟通。

(一) 直接言语自杀沟通

在直接言语自杀沟通中,患者直接表达出有关结束自己生命的想法,或者有关绝望的感受,甚至感到只有"死路一条,一了百了"。这种方式的沟通有时会表现出矛盾或遭受关键人物的讥讽,使自杀者更难堪。

(二) 间接言语自杀沟通

间接言语自杀沟通有时是不明确的,因为表达含糊,有时很难解释。如"我不能再像以前那样了""我看不到生活中有任何亮点""或许我们不会再见了""许多人想结束自己的生命,这并不奇怪,因为社会就是这样"。因此,需要综合判断和考虑,有些比较容易明了,有些却需要意会。

(三) 直接非言语自杀沟通

如摆弄煤气开关、徘徊于楼顶或河岸边,或收集药品等。

(四) 间接非言语自杀沟通

留遗书、送纪念品、还贷,以及买保险等,可能是自杀沟通的间接非言语自杀沟通。试图与所爱之人接触、看医师、独居或与世隔绝等都可能是自杀的其他预兆表现。

二、他人的反应

(一) 周围人的同情

直接自杀沟通较容易发现,但听者往往又不太相信,怀疑是否真的会发生。自杀沟通的间接方式虽然外人较难意识到,但较亲近的家庭成员往往会看出患者的一些变化并试图理解其意思。当然,最好是能够意识到自杀者的心情和处境,及时给予同情、支持,提供必要的看护和专业帮助。

(二) 周围人的犹豫不决

有些人可能会表现出关心、焦虑和沉默,即对自杀者的态度犹豫不决,既希望与他待在一起,同时又想离开,想帮助但又想再等等看。典型的例子是,以不同的方式对自杀者表现出直接或间接的愤怒。有时实际上会表现出似是而非的相反结果,如自杀者已经表现出极度的烦躁、混乱,甚至愤怒或应对技巧缺乏,但周围人仍表现出沉默、冷漠、胆小、退缩或避开。

(三) 周围人的愤怒

如果自杀者的亲属或其他人有极度的挫折感,表现出言语或非言语的愤怒或回避,则自杀者更容易离群索居、孤独伴随愤怒,加重对自己的责备和绝望。有些自杀就是由于他人的冷漠与愤怒直接导致的。

(四) 周围人的救命行为

如果自杀者的关系网很小,则他人的反应将起决定性的影响,医务人员的反应也同样重要。亲属和其他关系密切的人对自杀者而言,有时是需要的,他们可提供支持和专业性帮助。自杀者的犹豫不决和愤怒反应是来源于其内心的冲突与矛盾,一旦他们发现自己处于极度压抑的境遇之中,就会选择这样的反应。

三、保护因素

自杀虽然危险,但也或多或少存在一些保护因素。这些将决定患者是否丧失处置生活境遇的能力,是否结果只有自杀,或仅是企图自杀,或只是想想而已。自杀观念是境遇依赖性的,而自杀行动只会发生在风险因素存在、保护因素消失之时。

保护因素来自两方面:自杀者的思想和周围人。目前,研究侧重点是能保护人们预防自杀行为发生的长期生活方式。认知可塑、问题信息的收集、发现可变通的解决途径、缩小而非夸大负性生活事件、乐观向上,以及家人的帮助等皆是保护因素。相反,责备、自罪和回避问题常与自杀风险联系在一起。

保护性生活方式是个体成长的产物。例如,在一个相对安全的环境里,个体从儿童一直持续到成年,长期得到双亲适当的呵护,满足其心理需要、价值观和行为规范等,这种安全环境的培养使个体在成人期能够建立起稳定的朋友关系、同事关系、婚姻关系,以及新的家庭等。因此,社会、文化、宗教等与家庭经历和个人生活相互作用,又形成了新的保护因素。

保护因素对建立起强而有力的防御自杀冲动系统是相当重要的。实际上,保护因素也包括了现有的各种治疗精神障碍的方法,生理环境也是精神健康的一部分。另外,平衡饮食、适当睡眠和生活规律等其他环境、心理社会因素也是关键的保护因素。

对于从事预防自杀工作的专业人员来说,需要有正确的人生观和乐于助人的动机,同时还需掌握一定的技巧与方法。另外,在公共预防策略上需考虑综合干预和多方合作,特别是政府的领导和公共卫生服务的参与。

(一) 从事自杀预防工作者的特征与治疗方法

1. 治疗者的特征　治疗者应该是开朗、直率、有礼貌的,应该具备神入、敏感和自我意识的能力。治疗者应该接受过严格的培训,应该接纳每个家庭成员,不做任何评价。

2. 治疗方法　家庭会谈是必要的,治疗者应该了解整个家庭情况,这有助于分别接触家庭成员。家庭应该以其自身的步调工作,治疗者应该使用"开放式会谈"来澄清家庭中的应激,目的是弥合患者与家人之间的冲突或分歧。在治疗中爆发冲突是不可避免的,但应该是建设性的。明确与父母的冲突不同于一般个人间的冲突,治疗应该同时给予父母指导。治疗包括住院和门诊干预,也可以与个别心理治疗合用。治疗者应该与家庭成员建立起良好的治疗性关系,应该与家庭共担风险,提供对问题的多因素解释。整合性治疗提倡用各种不同的策略和方法来治疗自杀者。

（二）自杀预防的策略

1. 医疗保健的作用与职能

（1）患者方面：①降低急性自杀的危害（住院、镇静、抗焦虑和危机干预等）；②提高精神障碍的诊断与治疗率，包括：卫生工作者、患者及其家属的教育，恰当的急性期和预防性治疗（药物治疗、心理治疗，或两者合用）等；③自杀高危人群的监护，尤其是第 1年；④危机（热线）电话服务。

（2）公众方面（公众教育与媒体）：①减少对精神疾病和自杀的偏见；②公众教育，包括精神障碍的表现、危害和治疗的可能性，自杀风险因素和高危人群等；③提供治疗的可能性。

2. 社区领导者的作用与职能   社区领导者的作用与职能主要有：①增加卫生/社会服务的经济支持；②整体上提高人民的生活水平，包括减少失业；③政策上严格、有效地限制酒精或药物的滥用；④减少自杀方法的可获得性（降低煤气/汽车尾气的毒性、枪支立法管理等）；⑤推广实施有关防治自杀的措施（支持性家庭、养育儿童、宗教团体和自助团体等）。

第四节 | 危机干预

危机干预（crisis intervention）是近 50 年来国外常用于自杀者和自杀企图者的一种有效的心理社会干预方法，即强调干预的时间紧迫性和干预的效果，尽可能在短时间内帮助患者恢复已失去平衡的心理状态，肯定他的优点（长处），确定他已采用过的有效应对技巧，寻找可能的社会支持系统，以及明确治疗目标。首先，让自杀患者认识到自杀不过是一种解决问题的方法而已，并非目的。因为绝大多数自杀企图者是在面临生活逆境不能解决时才选择自杀的，是希望"一了百了"。但如果有解决目前逆境或危机的其他方法，就可以避免自杀。因此，围绕这一改变认知的前提，可以采取：①交谈，疏泄被压抑的情感；②认识和理解危机发展的过程及与诱因的关系；③学习解决问题的技巧和应对方式；④帮助患者建立新的社交天地，尤其是人际交往。另外，注意强化患者新习得的应对技巧及问题解决技术，同时鼓励患者积极面对现实和注意社会支持系统的作用。

国外从 20 世纪 50 年代末期便开展了热线电话或危机干预服务，并成立了国际心理救援组织（亦译为益友会），许多国家和地区加入了此组织。近年来，国内香港、上海、天津、南京、北京等地也开展了这方面的热线电话咨询工作，积累了一些经验，取得一定的社会效益。如上海的心理健康热线在 1990—1999 年这 10 年间共处理各类电话咨询 6.3万余例，处理自杀企图来电者 117 例（1991—1992 年）。由于及时给予干预、帮助和支持，避免了自杀危机的发生，在自杀的社会和心理预防方面做出了一定的贡献。

一、危机的概念

每个人在其一生中经常会遇到应激或挫折，一旦这种应激或挫折自己不能解决或处理时，则会发生心理失衡，而这种失衡状态便称为危机（crisis）。所谓危机就是指个体面临突然或重大的生活逆遇（如亲人死亡、婚姻破裂或天灾人祸等），既不能回避，又无法用通常解决问题的方法来解决时所出现的心理失衡状态。换句话说，它是指个体运用通常应对应激的方式或机制仍不能处理目前所遇的外界或内部应激时所出现的一种反应。一般来说，确定危机需符合下列 3 项标准：①存在具有重大心理影响的事件；②引起急性情绪扰乱或认知、躯体和行为等方面的改变，但又均不符合任何精神病的诊断；③当事人或患者用平常解决问题的手段暂时不能应对或应对无效。

危机干预是一短程帮助的过程，是对处于困境或遭受挫折的人给予关怀和帮助的一种方式。国外有时亦称为情绪急救（emotional first-aid）。一般来说，危机包含危险和机遇 2 层含义，如果它严重威胁到一个人的生活及其家庭，往往会产生自杀或精神崩溃的可能，这种危机就是危险的；如果一个人在危机阶段及时得到适当、有效的治疗性干预或帮助，则往往不仅会防止危机的进一步发展，而且可以帮助其学会新的应对技巧，使心理平衡恢复到，甚至超过危机前的功能水平。因此，危机也可以说是一种机遇或转折点。

二、理论的发展

危机理论的发展主要来自社会精神病学、自我心理学和行为学习理论这 3 个方面。最先由林德曼（Lindemann）年提出，以后由卡普兰（Caplan）加以补充和发展。

（一）Lindemann 危机理论

林德曼强调一个人在强烈的悲痛面前，不应过度沉湎于内心的痛苦之中，而应让自己感受痛苦、发泄情感（如哭喊）、正视现实，否则容易产生适应不良性后果。一般认为这一理论适用于突然丧失亲人或家人的场合。

（二）Tyhurst 理论

泰赫斯特（Tyhurst）首先提出人在和平生活环境下的应激反应，即一个过去健康的人对严重应激（如移民、退休）的反应程度取决于人格、急性应激和社会环境三者之间的相互作用，应激反应是一种"过渡状态"（transitional state）。他将危机者经历的危机过程分为 3 个阶段。

1. 作用阶段　此时最初应激性事件对当事者的直接影响是明显的，通常表现为极度的恐惧、激动或悲伤。如果是极度的应激性刺激，当事人甚至会表现为惊呆、茫然或目瞪口呆。

2. 退却阶段　此时应激事件虽已过去,但当事者仍表现出自身固有的反应及心理防御方式,如表现为依赖或天真幼稚的行为,与其年龄、文化程度等不相适应。

3. 创伤后阶段　当事者察觉其自身的反应方式并着手关注今后的打算,但仍依赖于他们与周围的相互作用和有关的社会支持或资源。

泰赫斯特认为后两个阶段是危机处理的积极阶段,即让当事者学习新的知识和技能,学会如何应对和处理危机、逆遇。他提倡早期干预和帮助,以及强调非医学性干预。这一理论一般适用于灾难、强奸、亲人突然死亡或得悉自己身患绝症等情况。

(三) 卡普兰的情绪危机模型

卡普兰认为,个体与环境之间在一般情况下是处于一种动态平衡状态,当面临生活逆遇或不能应对问题的解决时,往往会产生紧张、焦虑、抑郁、悲观和失望等情绪问题,导致心理失衡。而这种平衡的维持与否与个体对逆遇或应激事件的认识水平、环境或社会支持,以及应对技巧这3个方面关系密切。他提出危机的发展过程可分为4个阶段。

第一阶段:创伤性应激事件使当事者情绪焦虑水平上升并影响到日常水平。因此,采取常用的应对机制来对抗焦虑所致的应激和不适,以恢复原有的心理平衡状态。

第二阶段:常用的应对机制不能解决目前所存在的问题,创伤性应激反应持续存在,生理和心理等紧张表现加重并恶化,当事者的社会适应功能明显受损或减退。

第三阶段:当事者情绪、行为和精神症状进一步加重,促使其尽可能地应用应对或解决问题的方式来力图减轻心理危机和情绪困扰,其中也包括社会支持和危机干预等。

第四阶段:是活动的危机状态,当事者由于缺乏一定的社会支持、应用了不恰当的心理防御机制等,使问题长期存在、悬而未决,当事者可出现明显的人格障碍、行为退缩、自杀或精神疾病。

卡普兰曾指出,必须帮助那些处于危机的个人和家庭,以避免发生危机或精神障碍,同时帮助他们学会总结经验、教训,以避免危机,或者至少能使其更好地应对和处理以后所出现的类似问题、疾病或逆遇。他的这一观点已得到社区精神卫生工作者的重视和认同,并付诸实践,但实质性的预防效果仍需证实。

(四) 斯万森和卡本的危机发生模型

斯万森(Swanson)和卡本(Carbon)综合各家理论学说和流派,提出了一个比较全面的危机发展模型(图 12 - 1)。

1. 危机前的平衡状态　个体应用日常的应对技巧和解决问题的技术来维持自我与环境间的稳定状态。

2. 危机的产生　其中包括面临逆遇或不能解决的问题时,当事者所出现的情绪脆弱状态和危机活动状态(active crisis state)。这一阶段一般不超过4~6周。在危机活动期,个体往往由于不能忍受极度的紧张和焦虑而发生情绪的崩溃或寻求解脱。

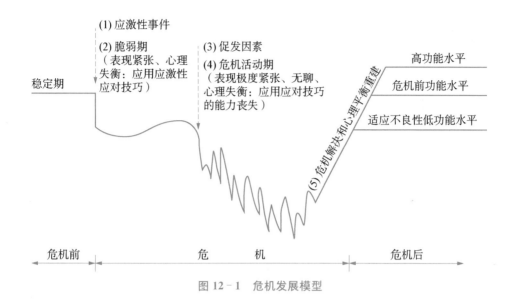

图 12-1　危机发展模型

3. 危机后平衡状态的变化　当事者在经历危机后，心理状态可能恢复到危机前水平，或高于危机前水平，或低于危机前水平。

由于危机理论涉及许多领域的理论流派，如公共卫生、精神病学、心理学、社会学，以及社会工作等。因此，危机干预的应用范围甚广。例如，从公共卫生学角度出发，对高危人群进行干预，预防或减少严重问题的发生；从社会学角度出发，帮助心理健康人群正确认识和对待情绪应激；从社会精神病学角度出发，帮助处于情绪危机中的人解决问题、渡过危机、降低或避免自杀等意外的发生。

三、危机干预的技术应用

危机干预的最低治疗目标是在心理上帮助患者解决危机，使其功能水平至少恢复到危机前水平；最高目标是提高患者的心理平衡能力，使其高于危机前的平衡状态。因此，围绕这一目标，危机干预过程中所使用的有关心理治疗技术，可根据患者的不同情况和治疗医师擅长的方面，采取相应的治疗技术，其中包括短程动力学治疗、认知疗法、行为治疗等方法。例如，焦虑、紧张、自责的处理，可以考虑用放松的方法（沉思、自我训练、放松催眠和生物反馈）、镇静或抗抑郁药物、休息和娱乐（参加社交活动、发展兴趣爱好）、行为的脱敏，以及安慰保证等技术。一般来说，危机干预主要应用下述三大类技术。

（一）沟通和建立良好关系的技术

如果不能与危机当事者建立良好的沟通和合作关系，则干预及有关处理的策略较难执行和贯彻，从而不会起到干预的最佳效果。因此，建立和保持医患双方的良好沟通和相互信任,有利于当事者恢复自信和减少对生活的绝望,保持心理稳定和有条不紊的生活,以及改善人际关系。一般来说,影响人际沟通的因素有许多,其中包括心理学、社会学、文化人类学、生态学和社会语言学等方面。因此,危机干预工作人员必须注意与当事者建立良好的沟通和合作关系。其注意点包括以下几项:①消除内外部的"噪声"(或干扰),以免影响双方诚恳沟通和表达的能力;②避免双重、矛盾的信息交流,如工作人员口头上对当事者表示关切和理解,但在态度和举止上并不给予专心的注意或体贴;③避免给予过多的保证,尤其是"夸海口",因为一个人的能力是有限的;④避免应用专业性或技术性的难懂的言语,多用通俗易懂的言语交谈;⑤具备必要的自信,利用可能的机会改善患者的自我内省、自我感知。

(二) 支持技术

主要是给予精神支持,而不是支持当事者的错误观点或行为。这类技术的应用旨在尽可能地解决目前的危机,使当事者的情绪得以稳定。可以应用暗示、保证、疏泄、环境改变和镇静药物等方法,如果有必要,可考虑短期的住院治疗。有关指导、解释、说服主要应集中在放弃自杀的观念上,而不是对自杀原因的反复评价和解释。同时,在干预过程中须注意,不应带有教育的目的,教育虽说是心理医师的任务,但应是危机解除和康复过程中的工作重点。

(三) 干预技术

亦称解决问题的技术,因为危机干预的主要目标之一是让当事者学会对付困难和挫折的一般性方法,这不但有助于渡过当前的危机,而且也有利于以后的适应。其干预的基本策略为:①主动倾听并热情关注,给予心理上支持;②提供疏泄机会,鼓励当事者将自己的内心情感表达出来;③解释危机的发展过程,使当事者理解目前的境遇、理解他人的情感、树立自信;④给予希望,保持乐观的态度和心境;⑤培养兴趣,鼓励其积极参与有关的社交活动;⑥注意社会支持系统的作用,多与家人、亲友、同事接触和联系,减少孤独和隔离。

哥德弗雷德(Goldfried)曾提出,帮助面临逆遇的当事者学会解决问题是解除危机的一个较有效的办法,尤其是帮助他们按以下步骤进行思考和行动,常能取得较好效果。①明确存在的困难和问题;②提出各种可能的解决问题的方法;③罗列并澄清各种可能方法的利弊及可行性;④选择最可取的方法(即做出决定);⑤考虑并计划具体的完成步骤或方案;⑥付诸实践并验证结果;⑦小结和评价问题解决的结果。

在这里,危机干预的工作人员的主要作用在于启发、引导、促进和鼓励,而不是提供现成的公式。进一步讲,危机干预工作人员的职能是:①帮助当事者正视危机;②帮助当事者正视可能应对和处理的方式;③帮助当事者获得新的信息和知识;④可能的话,在日常生活中提供必要帮助;⑤帮助当事者回避一些应激性境遇;⑥避免给予不恰当的保证;⑦督促当事者接受帮助和治疗。

> **案例**
>
> 　　39 岁,女性,有过多次自杀企图并伴有抑郁障碍。曾予足量的抗抑郁药物治疗,效果不明显。多次有自杀企图,提示有人格障碍,建议对其进行心理治疗。但进行心理治疗时,患者极端掩饰内心情感,根本无法同其自杀行为联系起来。6 个月后,患者因在除夕再次自杀未遂被送急诊抢救。治疗医师通过耐心倾听、解释,并努力化解其敌对情感,强调相互信任的治疗性关系。虽然患者仍保持情感的冷漠,不愿过多地解释有关自杀的原因。但最终患者倾吐了内心深处的秘密:她感到与医师的关系日益亲密,但同时又害怕对医师的依赖会日益增加,最后只能选择自杀。然后,她逐渐地诉说了自己在十几岁时曾遭遇强暴的经历。若不是医师非常耐心的情感包容与倾听,让其感到足够安全和信任,患者怎么会愿意倾吐内心深处的烦恼与痛苦呢?

四、危机干预的步骤

(一) 第一阶段:问题或危机的评估

　　工作人员或治疗医师在干预的初期,必须全面了解和评价当事者有关逆遇的诱因或事件,以及寻求心理帮助的动机,同时建立起良好的医患关系,取得对方的信任。在这一阶段,一般需要明确目前存在的主要问题是什么? 有何诱因? 什么问题必须首先解决? 然后再处理的问题是什么? 是否需要家属和同事参与? 有无严重的躯体疾病或损伤? 什么方式可以起到干预的效果? 另外,必须评价自杀或自伤的风险性。如有严重的自杀或他杀倾向时,可考虑精神科门诊,必要时住院治疗。

(二) 第二阶段:制订治疗性干预计划

　　危机的解除必须有良好的计划,这样可以避免走弯路或减少不必要意外的发生。要针对即刻的具体问题,适合当事者的功能水平和心理需要来制订干预计划,同时还要考虑当事者的文化背景、社会生活习俗,以及家庭环境等因素。简单地讲,危机干预的计划是限时、具体、实用和灵活可变的,并且有利于追踪随访。

　　在这一阶段,需要理解危机对当事者生活造成的伤害,以及对所处环境产生的影响;肯定当事者的个性品质和优点(长处);确定其所采纳的有效防御应对策略;同时调动可能的家庭成员和社会支持系统来共同帮助当事者,明确干预的目标。

(三) 第三阶段:治疗性干预

　　这是处理危机的最主要阶段。首先需要让有自杀风险的当事者避免自杀的实施,即认识到自杀不过是一种解决问题的方式而已,并非将结束生命作为目的。因为绝大多数的危机者是面临重大的生活挫折,同时缺乏应对、处理和解决问题的能力,迫不得已才选择自杀作为回避和解决问题的唯一方法。如果一旦能解决问题,或者还有其他方法可供选择,相当一部分的当事者会放弃自杀企图的。因此,围绕这一改变认知的前提,可以从下列4个方面来帮助当事者:①交谈、疏泄被压抑的情感;②正确理解和认识危机的发展过程;③学习问题解决的技巧及心理防御应对的方式;④建立新的社会交往关系和环境。

(四)第四阶段:危机的解决和随访

一般经过4~6周的危机干预,绝大多数的当事者会渡过危机,情绪症状得以缓和。此时,应及时中断干预性治疗,以减少依赖性。在结束阶段,应该注意强化新习得的应对技巧,鼓励当事者在今后面临或遭遇类似应激或挫折时,学会举一反三地应用解决问题的方式和原理来自己处理危机,自己调整心理失衡状态,提高自我的心理适应和承受能力。

归纳起来,危机干预工作人员实际上是起一根拐杖的作用,即帮助和支持那些心理失衡的遭遇者,一旦他们能学会自我解决和处理问题的技能,就应该让他们"扔掉拐杖",独立生活和面对生活。

五、心理治疗技术在自杀企图危机干预中的应用

近年来,国外发展了一些以手册化指导的心理治疗方法来处理有自杀企图的患者,并积累了一定的经验。这些围绕自杀企图干预的心理治疗方法应用无疑进一步充实了危机干预的技术,主要应用的方法包括:DBT、基于心理化的治疗(mentalization-based treatment,MBT)、侧重移情的心理治疗(transference-focused psychotherapy,TFP)、侧重图式的治疗(schema-focused therapy,SFT),以及CBT。

(一)DBT

适用对象为有自杀企图的边缘性人格障碍患者。治疗的目标主要是围绕4个方面的技巧教育,即让患者学会痛苦的忍受、情绪的调节、改进人际交往和心理克服,来应对所存在的冲动控制困难、情绪失调和人际关系不稳定,最终达到降低这类患者的自杀企图和自身风险的目的。治疗的形式可以是个别治疗,也可是小组治疗,一般每周1次,每次2~5 h。

(二)MBT

适用对象也是有自杀企图的边缘性人格障碍患者。治疗的目标是帮助其学会并提高思考自我与他人关系的能力、改进处理人际关系的技能,以及学会处理冲动行为和痛苦的应对,包括如何应对自杀的想法和行为。治疗的形式可以是个别治疗,也可以是表达治疗、集体治疗或社区访谈等。

(三)CBT

这是一类比较成熟、实用、有效的心理治疗方法,有自杀企图的患者皆可考虑使用。主要侧重挑战患者的负性想法和错误认知,减少无助和无望感。同时鼓励其增加可愉悦

的自主行为活动、提高自信,以及学会"舍得"或"放弃"的态度等,最终降低自杀的风险。治疗的形式一般为个别治疗,每周 1 次,每次 1 h 左右。

(四) SFT

适用对象为有自杀企图的人格障碍患者,也是应用相关认知技术和行为验证来挑战其有关自我的负性想法和信念。通过治疗关系来帮助患者更多地体验与他人的良好接触和相处,最终降低其自杀的风险。治疗的形式一般为每周 2 次,每次 1 h。

(五) TFP

适用于有自杀企图的人格障碍患者,主要是帮助其更好地整合自我与他人的感知,以及正性和负性的体验,从而改善患者的情感忍受与冲动控制,降低其自身的风险。治疗的形式一般为每周 2 次,每次 1 h。

根据现有的研究与实践经验,倘若上述干预方法应用恰当,是可以降低自杀风险和减少自杀行为的发生的。尤其是以患者为中心的一些干预技术,如帮助其提高情感的耐受、疏泄、心理教育、面对挫折、限制一些活动,以及学会关注情绪的主观体验等。当然,以治疗医师为中心的一些干预技术也是行之有效的,如转变对患者关心的态度、不予置评其表现、共同努力分担和理解其自杀的痛苦等,真正融入患者的现实境遇中,而不局限于移情关系。

虽然这些治疗方法的理论假设和技术并不完全相同,但在自杀企图的干预策略上仍有共同之处,即:①强调治疗框架或流程的清晰和知情同意,包括治疗会面的时间、费用、适应证和禁忌证;②关注情感、减轻心理痛苦;③意识到治疗医师的积极态度对绝望的自杀企图者尤为重要;④解释性干预技术的应用,包括澄清、面对、解释和行为分析等,进一步明确患者的相关诱发事件、想法和感受;⑤突出干预的重点是患者要有行为或思想上的改变,可以通过外部或内部的治疗协议等多种方式来强化或控制患者的目标行为。

(季建林)

延伸阅读

自 2003 年开始,每年的 9 月 10 日是世界自杀预防日。国际自杀预防协会(International Association for Suicide Prevention,IASP)和世界卫生组织会在每年的这一天举办纪念活动,旨在提高人们的认识水平,珍惜生命,减少自杀和自杀企图,消除与自杀有关的耻辱感。我国近年来也在部分地区陆续开展了这方面的工作,但仍远远不够。虽然自杀是一个敏感和沉重的话题,但我们必须面对和正视它。因为它不仅危及个体的生命,而且累及其周围的人,包括家人、亲友和同事等;它不仅是单纯的一次生命的终结,而且会影响健在人此后的漫长人生;它不仅是一个心理和(或)精神健康问题,而且是一个涉及公共卫生、社会文化、教育、经济、政策制定、社区服务和医疗保健等诸多领域的复杂问题。

2015年,世界卫生组织出版了《预防自杀:全球要务》。世界卫生组织总干事陈冯富珍博士为此作序,并提出:"自杀,一个都太多。推进预防自杀工作就是一起行动,而现在正是采取行动的时候。我呼吁各国行动起来,将自杀预防工作作为要务往前推进。"因为每年全球约有80余万人死于自杀,是15~29岁年龄组人群的第二大死亡原因。虽然任何单一因素都不足以解释一个人为什么会自杀,因为自杀行为是一个复杂的现象,是由个人、社会、心理、文化、生物和环境等多种因素相互作用而导致的。但是,自杀又是可以预防的,需要社会多个部门之间的协调与合作,包括卫生和非卫生部门,如教育、人力资源与社会保障、农业、商业、司法、法律、国防、政治和媒体等部门。自杀预防工作必须是综合性、整合性且相互促进的,因为没有任何单一的方法可以独自处理自杀这个复杂的问题。

经过过去20多年的努力,我国的自杀率已从每年的22.2/10万(1993年)下降到8.7/10万(2012年),这与政府许多利民政策和措施的落实及国内许多同行的努力工作是分不开的。例如,《青少年自杀行为干预》的出版,就是况利教授和她的团队经过多年的实践总结出来的成功经验。其围绕重点人群(大学生)的综合干预,为国内同行提供了一个很好的范例。青少年是祖国的未来,他们的心身健康发展至关重要。已经证明将易感人群作为预防性干预的优先对象是有帮助的,包括自杀死亡者悲伤的家人和朋友,也需要关心和支持。况教授及其团队卓有成效和富有创新的工作为今后自杀的预防和青少年心理健康的促进提供了宝贵经验。本书重点在大学生自杀预警与干预模式的建立、常见心理与人际困扰、与自杀相关的精神障碍,以及有效的心理社会干预方法等方面给予了通俗易懂和比较全面的介绍,不失为一本适用面广、专业指导性强和实用性好的书籍,值得推荐。

当然,自杀预防是一项复杂和艰难的系统工程,全球尚无统一和公认的有效应对策略。根据世界卫生组织《2013—2020年精神卫生综合行动计划》所提出的目标:到2020年,将自杀率降低10%。所采取的措施不仅仅是减少或控制自杀的风险因素,更重要的是调动和利用一切可能的社会资源和力量来综合干预和预防自杀、珍惜生命、关爱生命。我们需要营造一个有利的社会氛围,让寻求心理帮助不再成为禁忌和歧视,及早地识别、支持和转介需要心理帮助的人,让他们不感到孤独、无助和无望,重新树立信心和希望。

希望本书的出版和发行,能够让更多的人认识到自杀是可以预防的;自杀不仅仅是个人的悲剧,而且是家庭和社会的悲剧和痛苦。需要我们更多的人参与到预防自杀、珍惜生命的活动中来。

(季建林)

参考文献

［1］世界卫生组织. 预防自杀——一项全球要务［R］. 日内瓦：世界卫生组织，2014.

［2］白波，杨志寅. 行为医学［M］. 2 版. 北京：高等教育出版社，2018.

［3］况利. 青少年自杀行为预防［M］. 重庆：重庆出版社，2016.

［4］季建林. 自杀预防与危机干预［M］. 上海：华东师范大学出版社，2007.

［5］Jacbos D G. The Harvard Medical School Guide to suicide assessment and intervention［M］. San Francisco：Jossey-Bass Publishes，1999.

［6］Ji J，Kleinman A，Becker A E. Suicide in contemporary China：a review of China's distinctive suicide demographics in their sociocultural context［J］. Harvard Rev Psychiatry，2001，9(1)：1 - 12.

［7］Richard K. James，Burl E. Gilliland. 危机干预策略［M］. 肖水源等，译. 7 版. 北京：中国轻工业出版社，2017.

［8］Weinberg I，Ronningstam E，Goldblatt M J，et al. Strategies in treatment of suicidality：identification of common and treatment-specific interventions in empirically supported treatment manuals［J］. J Clin Psychiatry，2010，71(6)：699 - 706.

［9］World Health Organization. National suicide prevention strategies：progress，examples and indicators［R/OL］.（2018 - 11 - 30）. https://www. who. int/publications/i/item/national-suicide-prevention-strategies-progress-examples-and-indicators.

第十三章

临床心理评估

评估(assessment)是人们一种经常性的认知活动。这种活动总是按照一定的法则，采用某种方法，对所观察的事物进行质的评价(evaluation)或量的测定。人们对事物的评估，包含定性和定量两方面。无论在日常生活中，还是在市场流通、科学研究或其他领域，我们常常要评价事物的性质，测定事物的量数，综合加以评估，做出判断，然后才决策处置。心理评估(psycho-assessment)则是依据心理学的原则和方法，对所观察的心理事实或心理行为特性进行评价或测量。它对人的心理行为做定性和定量的评估，是为心理的分析和研究提供客观的资料。临床上，常用的心理定性评估方法有个案法、会谈法、观察法、调查法和作品分析法等。常用的心理定量评估包括各种心理测验和评定量表，一般统称为心理测量。本章着重介绍心理的定量评估，即由各种心理测验和评定量表所构成的心理测量。

需要指出的是，近年来，国内编制了许多心理测量的电脑软件，方便了测验评估和计算，但需考虑所应用的常模和结果分析是否可靠。

第一节 | 测量与心理测量

一、测量的一般概念

测量(measurement)是人们在评估事物过程中常用的方法。测量的目的是为了取得事物的量，便于进行评估、比较和鉴别。所以，测量实际上就是依照一定的法则，应用数学方法对事物的属性进行量化描述的过程。

测量的首要问题是测量什么，其次是如何测量。测量什么指的是测量的对象，如何测量指的是测量应用的方法。测量的对象不同，测量的方法就不一样，所用的工具也就不同。如测量长短用尺，测量轻重用戥秤，测量体温用温度计，测量血压用血压计等。无论是尺或戥秤，还是温度计或血压计，都是对事物做量化描述的工具。这样的工具统称为量表,都是能按照一定法则对事物属性做量化描述的一种连续体。由于事物属性的不同,各种量表的性质也就不相同。比如,上面这些量表,测量的是事物的物理属性或生理属性,所以属于物理的或生理的测量量表。

量表作为量化描述的工具,一般要具备 2 个基本的条件,即要有测量的参照点和等量化的单位。测量的参照点可以是自然存在的"0"点(如尺码),也可以是人为确定的某一点(如温度计的"0℃")。前者称为绝对的参照点,后者称为相对的参照点。单位是量表的一种等量划分的刻度,如长度量表上使用的尺、寸、米或厘米,权重量表上使用的斤、两、千克或克,温度量表上使用的度等,都是等量划分的刻度。每一刻度的价值完全相等,所以可对事物属性进行量化的描述。

二、心理能否测量

心理测量(psycho-measurement)测量的是心理属性,主要是用心理量表测得心理变化的量,用于评估、比较和鉴别不同个体之间心理上的差异,或者用于评估个体本身在不同时期、不同条件或不同情境下的心理反应或心理状态。心理测量应用于临床,是为了对患者的心理状态及行为表现进行心理诊断,确定由各种因素所引起的心理疾病或行为障碍的性质与程度,以便制订相应有效的临床干预。心理诊断(psycho-diagnosis)这一概念,曾由瑞士精神病学家赫尔曼·罗夏(Hermann Rorschach)首先提出。他编制的罗夏墨迹测验,被用于评估儿童的行为问题和精神病患者的心理障碍。为此,他专门编写了《心理诊断:一种以知觉为基础的诊断测验》(*Psychodiag nostics:A Diagnostic Test Based on Perception*)的专著。随着生物医学模式向现代"生物-心理-社会"医学模式的转变,心理诊断已经成为临床诊断的重要组成部分,并有其特殊的地位和价值。

人的心理现象非常复杂、变化多端、难以捉摸,直接观察十分困难。这样的现象,能不能测量呢?又如何测量呢?这是人们很关心的问题。美国心理学家桑代克认为,凡存在之物必有其量;心理测量学家麦考尔(W. A. McCall)则认为,凡有量之物皆可测量。如果说人的心理作为物质发展的产物,它和物理现象、生理现象一样,也是一种客观存在的现象,就应当可以进行测量并做量化分析,只是测量的属性和方法与物理的或生理的不同而已。实际上,我国古代就对忖度人心的尝试颇感兴趣。2 000 多年前的孟轲已知度量人心的重要性,他曾对齐宣王说:"权,然后知轻重。度,然后知长短。物皆然,心为甚。"中国早有七巧板、九链环之类的游戏方法,人们常把这些游戏看成衡量人的智慧高低的方法。

人们的心理差异是客观存在的。19 世纪末,不少学者对个别心理差异进行了研究,英国学者高尔顿(F. Galton)是其中的杰出代表。他进行了特殊心理的测量研究,以测量感官的辨别能力作为研究人的个别差异。20 世纪初,为了适应医学和教育实践的需要,法国心理学家阿尔弗雷德·比奈(Alfred Binet)编制出第 1 套智力量表,在心理测量技术上做出了划时代的贡献。因为他提出了测验样本的"常模"(norm)这一概念,将其作为解释测量结果的参照依据,这是方法学上的突破,标志现代科学心理测量的诞生。此后,各种心理量表不断编制产生。据统计,目前常用的心理量表已有上千种之多。心理量表的发展和广泛应用,说明人的心理行为是可以测量的。只不过方式上不同于物理的或其他的测量而已。

心理测量的方式主要是采用心理量表。心理量表一般是以分数或等级对人的心理行为做量化的描述,即以分数或等级的形式把人的心理属性进行量化。科学的心理量表是通过科学方法进行编制的。首先,要根据人的某种心理行为特征或心理行为障碍的"靶"症状,筛选能够反映这些特征或症状的问题和作业作为测量的刺激项目,然后按标准化的原则编制成测量的量表,进行样本的测查和统计处理,建立一定的行为样本常模。如智力测验的量表,是用于对人的智力进行测量的工具。它所形成的智商(intelligence quotient,IQ)常模,就是评估和解释人智力水平高低的重要参照依据。采用科学方法编制的各种心理量表一般都要经过各种品质的检验,证明其测量的可靠性和有效性。所以,科学的心理量表与物理的、生理的量表一样,也是具有一定客观性的测量方法。

三、心理测验的概念

讲心理测量,不能不提到心理测验(psychological test 或 psychological testing)这个概念。在通常情况下,人们常把它看成是与心理测量意义相同的。实际上,心理测验含有 2 种意思,一种是指心理测量的工具,即心理量表;还有一种是指编制或使用心理量表的程序和方法。美国心理测量学家阿纳斯塔西(A. Anastasi)对它做了这样的解释:"心理测验实际上是对行为样本客观的和标准化的测量。"这个解释主要是指的后一种意思,现已被心理学家所接受。它说明了心理测验的 3 个基本的要素:行为样本、客观性和标准化。这 3 个基本要素解释了心理测验的本质问题,即测量什么(对象问题)、如何测量(方法问题)。行为样本指的是能够表现人的某种心理特质的一组代表性的行为,比如,选择一些具有代表性的智力测题(项目),通过对被测验者的测验而引发的行为表现,就被看成是智力的行为样本。心理测验项目是否具有代表性,涉及心理量表的标准化和客观性问题。标准化就是按照统一的标准筛选项目、编制量表、实施测验、评定分数和解释测验结果,其目的是为了尽可能控制无关变量,对所有的被测验者都能保持测验程序的一致性。心理测验的客观性与行为样本的代表性和测验程序的标准化密切相关,因为行为样本的代表性和测验程序的标准化决定测验常模的客观性。客观性是衡量心理测验的根本标志。

第二节 | 心理测量的基本原理

一、心理测量的特点

人们在测量时,首先是利用量表的量化和单位一致性这2个特点。量化和单位一致性的优点在于可对事物进行定量分析,做出量的评估。在科学研究中,有了量化和单位的一致性,就能运用统计方法探寻事物的规律和事物之间的各种关系。心理测量所测的对象是人的心理属性,这是客观现象中最复杂的。人心理现象的复杂性,决定了心理属性的测量无法与其他事物属性的测量相同。因此,心理测量便有一些与其他测量不同的特点,这些特点要求从事心理测量工作者应当认真对待和谨慎处置心理测量中的各种问题。

(一) 心理测量的间接性

心理现象与物理现象不同,由于心理现象本身具有内隐性和复杂性,缺乏直观性,至今尚无法直接测量。人的智力、人格、气质和兴趣等,都不能直接通过对大脑的观察而获得,只能间接地从观察个体的具体行为表现加以推论。这种间接的观察,难以完全确定其行为的代表性和真实性。如个体对某一智力项目的反应,可回答,也可不回答。如果回答,可有几种可能:以猜测答对、靠答案的记忆、真实的智慧反应;如果不回答,也有2种可能:知而不答或不知不答。其他心理测量同样如此。心理测量一般只能观察个体对心理量表的测量项目的反应(行为),从其反应的强度、态度或倾向(分数)推测其心理的表现和变化。因此,心理测量不是直接测量,而是一种间接测量。

(二) 心理测量的相对性

最理想的量表应当有"0"为起点的参照点和有刻度相等的单位。如一把米尺,以"0"为起点,有刻度相等的单位(厘米或米),可以用它直接测量物体的长度。这种物理的测量,常显示其意义的绝对性。而心理行为的各种属性,如智力、人格和情绪等,却不能直接观察,测量这些属性的量表难以找到一个"0"的起点。例如,我们很难确定智力的"0"点在哪里,情绪的"0"点状态又是怎么样的。因此,心理测量不像人的体重、身高和心率的测量那样有绝对的量度。它采用的量表一般是以等级分数为基础的。这样的等级分数并不是等价的刻度单位,同时又没有一个相当于"0"的参照点。某一个体样本测得的分数,一般是与群体的分数做统计学的比较。心理测量实际上是一种以群体平均分数为参照点、以群体分数的标准差为单位的测量,所以心理测量取得的分数只有相对的意义。

(三) 测量的误差

任何一种测量,包括物理的测量,都不可避免地会出现误差。一般来说,只是物理方法测量所造成的误差极小,大多数可以忽略不计。心理测量的对象的变异性很大,常受多种主、客观因素的影响。这些因素难以被绝对有效地控制,极易使测量产生比较大的误差。我们不可能要求心理测量像物理测量那样有高度的精准性。关键的问题是如何正确地看待和处理心理测量的误差。我们在心理测量的过程中,除了严格按照量表实施的规则之外,还必须慎重而准确地解释测量的结果,说明测得分数的特定条件、特定时间和特定背景,分析可能出现的误差及引起误差出现的可能原因。

(四) 心理测量的客观性

心理测量与物理测量及其他测量相比,需要控制的变量很多,其客观性的难度自然也较大。心理测量的客观性主要是通过量表编制及测量实施过程的标准化程序来实现的。一种标准化的心理量表所使用的项目,应经过科学方法的严格筛选,必须是一些能够反映需要测量的人的某种行为特点的问题或任务。量表要有明确的刺激与反应方式,有确定的记录和分数处理方法。这是心理测量的客观性要求。实现心理测量客观性,还必须有通过严格专业培训的心理测量技术人员。一个符合条件的心理测量技术人员应当具有临床心理学、心理测量学和心理统计学等方面的理论基础,并能熟练掌握所用的心理量表,遵守量表实施的标准化程序,慎重而准确地解释测量的结果。这是保证心理测量客观性最基本的条件。

二、心理测量的水平

从总体来说,根据不同的事物属性和不同的测量法则,测量可大体分为 4 种水平。

(一) 分类测量

这是最低水平的测量,它只是对事物的性质进行区分。例如,把实验鼠分为雌性和雄性,以分类量表来描述雌雄属性。此水平的测量只能计量雌雄类别的次数,而没有连续性,没有参照点和单位,实际上不是严格意义上的测量。

(二) 等级测量

这是按照事物的等级顺序进行的测量,它除了区分事物的性质,还能以等级量表来排定其中的等级关系,如学生学习成绩的名次等级的测量。这种测量虽然有连续性,但缺乏等距性。

(三) 等距测量

这是具有等值单位的测量,它有等量划分的单位刻度。如温度的测量、山的高度的测量等就是典型的等距测量。温度计是典型的等距量表,它有等量刻度的单位"℃",不过它却没有一个绝对的"0"参照点,只有一个人为确定的相对参照点。

(四) 等比测量

这是最理想、准确度最高的测量。它有绝对的"0"参照点,有等量刻度的等值单位。如日常使用的长度量表和权重量表,都是典型的等比测量的量表。

那么,心理测量属于何种水平的测量呢? 按照上述 4 种测量水平的特征来看,心理测量的量表,包括智力量表、能力倾向量表、人格量表及其他各种心理量表,都只具备等级测量量表的特征。因为心理量表一般是用分数来实现量化描述的,而分数不是价值相等的等量刻度单位,它只能说明个体在相对群体中某种心理特征量化的等级顺序。不过,大多数心理测量学家认为,许多心理特征在群体中常表现为正态分布趋势。这样,我们就可以根据统计学的正态分布理论,通过标准分数的计算公式把直接测得的原始分数转化为标准分数,将心理量表处置成等距量表。尽管如此,我们应当看到,其分数的本质仍然是以等级顺序为基础的。

三、心理测量量化的一般方法

测量的基本目的是对事物或事物的属性做定量的分析。定量分析的过程也就是测量的量化过程。如前所说,大部分心理特征的群体表现是呈正态分布的,这是心理量表量化的基础。有了这个基础,我们就可以把表现某一心理特征的大量行为样本的测量资料进行整理并做量化处理。这里所说的只是心理测量量化的一般方法。

(一) 原始分

行为样本在某一量表上直接测得的分数,对样本中的个体来说并没有实际意义,在没有整理的大量行为样本中也是参差不齐、杂乱无章的。所以,这种分数除了可以按其高低排列,说明样本得分的顺序外,是不能作为可比较的有价值的数据。这种以某一量表直接测得的分数,即称为原始分(row score),它无法解释测量的结果。

(二) 原始分如何转化为标准分

1. 正态分布原理是标准分计算的基础　原始分转化为标准分,是心理测量量化处理的重要方法,其基础是统计学的正态分布原理。正态分布也可称为常态分配。它是一种表现事物频率分布的理论形式。将这种理论的图式表示,称为正态(或常态)曲线(normal curve)。其特点是,形状如"古钟",平均数向两边平衡延伸。

心理测量学家认为,如果有足够多的行为样本,其测量的分数会接近于正态分布。因此,用某种心理量表测验取得的大量行为样本的原始分,如果其频率接近于正态分布,即可以按照正态分布的原理把每个行为样本的原始分转化为标准分。

2. 标准分的计算

(1) 计算出原始分的平均数。平均数又称均数或算术均数。它是单个数相加的总和除以单个数的数目而得到的数值。平均数是事物量的集中性特征的表现,其他表现事物量的集中性特征的数还有中数和众数。平均数是推断事物量的理想参数。平均数的计算公式为:$M = \sum X / N$。M 表示平均数,$\sum$ 表示总和,X 为某一单个的数,N 为单个数的数目。如表 13-1 中 10 个样本的原始分用此公式计算出的平均分为 10.2,表示有 15 个项目测得原始分数的集中程度。

表 13 - 1   10 个样本在某一量表上测得的原始分

样　本	A	B	C	D	E	F	G	H	I	J
原始分数	8	12	11	6	15	10	5	12	9	14

（2）计算出原始分的标准差。标准差是一种离差形式。它是各单个数与平均数之差的平方和的平均数的平方根。标准差是事物量的离散性特征的表现，其他表现事物量的离散性特征的数还有平均差等。标准差是表现事物变异的理想参数，其大小可以说明事物的变异程度。标准差的计算公式为：$SD = \sqrt{\sum(X-M)^2/N}$，$SD$ 表示标准差，Σ 表示总和，X 为某一单个的数，M 为平均数，N 为单个数的数目。如根据表 13 - 1 中 10 个样本的原始分及其计算出的平均数，就能用这个公式计算出标准差为 3.09，说明 15 个项目测得的原始分数的变异程度。

（3）计算标准分。标准分是由原始分换算后可作比较的分数。这种分数在心理测量中有很重要的价值。它是以测验得到的原始分平均数为参照点和标准差为单位来表示的，计算公式为：$Z = (X-M)/SD$。公式中的 Z 表示标准分，X 为测验测得的个体行为样本的原始分，M 为测验测得的总体行为样本原始分的平均分，SD 为总体行为样本原始分的标准差。如果我们有一个分数频率接近于正态分布的行为样本，计算出总体分数的平均数和标准差，即可用这一公式将每个原始分转换成标准分。根据不同心理量表的要求，标准分可以有不同的转化形式，如 T 分数、离差智商等。

（三）百分位

百分位（percentile rank，PR），又称百分等级。这也是一种常用的心理测量的量化方法，它是指某一量数以上或以下的量数频率的百分比。如在表 13 - 1 中，10 分以上的样本频率（样本个数）为 5，而 10 分以下的样本频率（样本个数）为 4。分别计算得到的百分位就是：$PR_1 = 5/10 \times 100 = 50$；$PR_2 = 4/10 \times 100 = 40$。从这一计算结果，我们可以了解到，获得 10 分的样本在其样本群体中所处的等级位置。也就是说，在样本群体中，得分比它高的有 1/2，比它低的为 2/5。百分位的优点就在于它很容易解释。但这里必须说明的是，不要把百分位误认为是测验分数的百分比。在正态分布的状态下，量数频率的百分比与标准分的面积分布是一致的。

除此之外，心理测量还有其他的量化方法，在此不一一介绍。

四、心理量表的基本品质

一个有效的心理量表必须具备基本品质，否则不能达到临床应用的目的和要求，甚至造成错误的评估结果，误导不适当的心理干预措施。因此，无论哪种心理量表，都必须具备以下几种基本品质。

（一）项目的区分度

项目的区分度或称鉴别力（discrimination）是心理量表项目对人的某种心理特征的不同水平、不同倾向判别力的指标。例如，智力量表中，智能水平高的人得分高，智能水平低的人得分低，而且得分高低与智能水平高低成正比，得分高低按实际智能水平排成顺序，表明这样的智力量表项目具有较高的鉴别力。有较高区分度的人格量表项目，得分的差异与其所要测的某种心理特征倾向（如内外特征的倾向）的差异是十分一致的。区分度的高低是判别量表品质优劣的重要标志之一。一个区分度低的量表，不是一种理想的量表。区分度的分析一般有 2 种方法，一种是相关分析方法，即把每个项目的得分与其量表的总分进行相关分析，达到较高的正相关，表明项目的区分度较高。另一种方法是把某一项目高分组与低分组的分数的率差作为分析区分度的指数，率差比较大，表明项目的区分度较高。

（二）量表的信度

量表的信度（reliability）是指量表测量的可靠性程度。它是检验心理量表测量分数稳定性或一致性的指标。测量分数信度的高低显示一个量表品质的优劣。一个可靠的量表必须具有较高的信度。检验量表的信度，一般常用相关系数，以相关系数的大小表示量表信度的高低。根据不同的条件和要求，心理量表可有各种不同的信度检验，主要有以下几种。

1. 复测信度（test-retest reliability）　是检验心理量表测量的一致性和稳定性的指标。这种一致性或稳定性的水平表明量表测量的可靠性程度。检测的方法是用某一量表对一组对象测量，相隔一段时间（如 1 周或 2 周后），再用该量表对同一组对象做第 2 次测量，然后把 2 次测量获得的分数做相关分析。如果 2 次分数的相关系数较高，说明这一量表 2 次测量结果的一致性较高，量表的稳定性和可靠性较强。

2. 分半信度（split-half reliability）　是检验心理量表内部一致性和稳定性的指标。这种方法是把某一量表的项目按编号的奇、偶数分成 2 组，然后对所测对象的奇、偶 2 组项目获得的分数做相关分析。如果 2 组项目分数的相关系数较高，说明这一量表的内部一致性较高，也表明它的内部稳定性和可靠性较强。

3. 等值信度（equivalent reliability）　或称平行信度（parallel reliability），也是检验心理量表信度的重要指标。这种方法有 2 种方式：第 1 种方式是编制为了同一测量目的的 2 个量表（即复本），用这 2 个量表测量同一组对象，然后分析 2 个量表测得分数的相关系数，所以有时我们也称它为复本相关法；第 2 种方式是 2 个或几个心理检测者用同一量表同时测查一个对象，然后分别独立评分，最后统计分析各检测者之间评分的一致性或相关性。第 2 种方式一般用于一些他评量表或评分标准难以掌握的量表，主要是检验检测者评分的可信度。所以，这种方法常用于培训心理检测人员。

（三）量表的效度

量表的效度（validity）是指量表测量的有效性、真实性或准确性。它是心理量表能否确实测到其所要测的某种心理的特征、状态或障碍及其功能方面的指标。一个量表测得的不是所要测的东西,就无法解释其测量结果的真实意义,当然就不能说它是有效的量表。对于心理量表来说,效度是检测量表品质优劣更为重要的指标,常常要做多方面的分析。量表的效度主要有以下几种。

1. 内容效度(content validity)　是指量表所包含的项目是否充分概括了应有的内容。也就是说,被测量个体对量表项目所做的反应能否代表预想测量的心理特征。如一个人格量表所包含的项目,其内容能否代表预想测量的人格特征。内容效度的分析,目前,尚难以采用统计学方法,主要是靠专业知识和实际经验对量表的项目和结构做深入、系统、全面及严格的检查。内容效度分析一般从 3 个方面来考虑:①量表项目是否真正属于测量的领域;②量表包含的项目是否能覆盖测量领域所有方面;③量表项目的比例是否符合测量领域的结构分布。

2. 效标关联效度(criterion-related validity)　是指量表的测量结果与其他测量结果的相关程度。检测一个量表效度的高低,可以用另一个被公认有效的相同功能的量表作为效标量表,将 2 个量表测量的结果做相关分析。效标关联效度又分为同时效度和预测效度。前者为 2 个量表实施测量,将受检验量表测得的分数与效标量表测得的分数做相关分析进行验证;后者则是指受检验量表测得的结果,与后来采用的另一效标量表测得的结果做相关分析进行验证。两者的区别在于验证时间的先后和验证目的的不同。

3. 结构效度(construct validity)　也称构想效度,是指一个量表的测量结果能够证明理论假设的结构或特质的程度。如心理学的理论假设,智力主要由语词理解、数学运算、逻辑推理、空间知觉和记忆能力等因素(或特质)构成,那么根据这个理论假设构想的智力量表能否测到这些智力的因素? 能测到什么程度? 这就要对这一智力量表做结构效度的分析。结构效度的分析比较复杂,方法也很繁杂,目前可采用的统计学方法主要是相关分析和因素分析。

(四) 相关分析的应用

对于心理量表的优劣,其信度和效度的高低是十分重要的标志。常常采用相关分析对心理量表的信度和效度进行估计。相关(correlation)指的是事物之间相互关联的程度。表示这种关联程度的数值称为相关系数(correlation coefficient),一般以"r"来表示相关系数的值。相关的理论和方法,在统计学和科学研究中具有很重要的地位。

相关系数的计算主要有 2 种方式:①皮尔逊积差相关系数(Pearson's product-moment correlation coefficient, r)计算方式:$r = \sum Z_x Z_y / N$(公式中的 Z_x 和 Z_y 均为量数的标准分值,N 为次数);②斯皮尔曼等级相关系数(Spearman'rank-order correlation coefficient, ρ)计算方式:$\rho = 1 - 6 \sum D^2 / N(N^2 - 1)$(公式中 D 为 2 个量数的差数值,N 为次数)。

必须说明的是,相关只是一种统计学的概念,只能说明事物之间量的关系,并不能完全说明事物之间真正的内在联系或因果关系。

第三节 心理量表的种类及其应用

一、心理量表的种类

心理测量使用的各种工具称为心理量表。心理量表的材料一般都是经过科学方法慎重选择的,是一些能够反映人们某些心理行为特点的问题或作业,将其制作成测量的项目。这些项目采用标准化的方法加以组织编制,对行为的常模样本进行测验,测验的结果由统计学处理建立常模。常模是解释心理测量结果的主要依据。从临床应用角度来看,目前常用的心理量表,可分为两大类,一类是心理测验量表,一类是评定量表。

(一) 心理测验量表

心理测验量表是心理测量的标准化工具。现代临床常用的心理测验包括以下几种。

1. 智力测验(intelligence test) 主要用于测量人的一般智力水平。根据不同的应用目的,分为 2 种量表,一种是供流行病学调查或大面积筛查使用的简易量表,或称筛查性量表。这样的量表项目很少,简短易行,而且可采取团体方式进行测量,不需要很多时间,但不精确。另一种是供临床诊断使用的标准化量表,如斯坦福-比奈智力量表、韦克斯勒智力量表,测量的智力因素全面,结果比较准确,但项目繁多,要求以个别方式进行测量,所花时间较多。

2. 特殊能力测验(specific ability test) 主要用于测量人的某些特殊的能力倾向。人有各种特殊能力,如音乐能力、技巧运动能力和空间知觉能力等,这些都可以通过特殊能力测验量表进行测量。不同的特殊能力反映中枢神经系统不同部位的功能。因此,特殊能力测验量表可以单独,也可以组成成套的量表供临床神经心理学检测。

3. 记忆测验(memory test) 主要用于测量人的记忆能力,包括短时记忆和长时记忆。记忆测验对外伤引起的记忆损害及老年性记忆衰退的检测有很重要的价值。

4. 成就测验(achievement test) 又称成绩测验,主要用于测量人的学习效果及教育、培训目标实现的程度。量表的内容是有关知识、理解、应用、分析、综合和评价等方面的。临床上可把它应用于治疗性培训、康复训练的效果评价方面。

5. 人格测验(personality test) 是根据心理学家对人格的理解和看法编制的,用来对人的人格进行测量和评估。由于每个心理学家对人格的看法不一致,因而用于人格测量的方法也就不能统一。一般有 2 种方式:一种是问卷调查,如 MMPI;另一种是投射测验,如罗夏墨迹测验。这 2 种方式在使用中可以相互印证。

6. 神经心理学测验(neuropsychological testing)   主要是依据人的高级神经功能与行为之间的关系,采用心理学的方法和技术探测大脑功能的变化,协助诊断大脑可能的病变情况。它对神经系统疾病的早期发现有一定价值。

(二) 评定量表

评定量表是随着心理卫生事业的迅速发展而出现的心理测量方法。它主要采用等级评定的方式。在心理咨询工作中,评定量表提供的信息,可以帮助了解求询者目前的心理状态或症状特点。评定量表一般可分为 GAS 和症状评定量表。前者主要是用于对人的总体心理健康状况进行相对综合的评估;后者是根据特殊的"靶"症状而编制的,主要用于评估某些特殊症状变化的程度,如抑郁、焦虑、强迫和偏执等。

二、心理量表应用的基本准则

人的心理行为是非常复杂的,难以直接测量取得结果。心理测量不像物理测量那样采用直接测量的方式,而是采用间接方式。这样的测量获得的结果必然会受到评估的主、客观因素的影响。外界的某些无关因素,如外来的声音、房间的设施等,可能会影响测量的实施。因此,在测量实施的过程中,要尽可能消除内外环境的无关因素。为了使测量的结果客观、准确,心理量表使用者必须经过专门的技术训练,全面熟悉、掌握所使用量表的内容和方法,严格按照量表测量的程序实施操作。即使是一个非常熟练的量表使用者,在测量过程中也应注意遵守以下几项准则。

(一) 慎重选择量表

每种心理量表都有其应用的目的,都有适用的常模范围。常模是解释量表测量结果依据的主要参考数据,是在按标准化程序在常模参照团体中抽取代表性样本测得的分数的基础上建立起来的。任何心理量表的常模不可能是"全民"性的,只能代表一部分人,不同的人群有不同的常模。因此,常模的形式也很多,如年龄常模、性别常模和区域常模等。所以,在选择使用量表时,除了按照测量的目的选择适当的量表之外,必须注意量表常模的适用范围,如年龄范围、性别范围和区域范围等。同时还应当了解量表的信度和效度,要选择信度和效度高的量表。

(二) 与被测量对象建立协调关系

心理测量与物理测量不同,物理测量的对象是直接的,心理测量的对象是间接的。因此,心理测量人员与被测量对象处于一种特殊的人际关系之中。如果这种人际关系不协调,就有可能出现影响测量效果的情形,一种情形是被测量对象产生"阻抗"情绪,不予合作,甚至导致测量的流产;另一种情形是被测量对象产生"焦虑"情绪,即所谓的"测验性焦虑",影响被测量对象潜能的发挥,使其测量结果达不到应有的水平。因此,心理测量人员必须与被测量对象建立一种良好的协调关系,才能使被测量对象合作,做出接近于实际的应答反应,才能获得比较客观、准确的测量结果。

（三）控制测量实施误差

任何测量都可能出现误差。一般说来，物理测量的误差极小，大部分情况可忽略不计。然而，心理测量的实施过程，由于主观和客观的影响因素较多，稍不注意就会造成较大的误差，使测量的结果不真实。为了使测量结果准确、真实，就必须尽最大的可能控制误差。因此，在测量实施过程中，心理测量人员应严格按照量表使用的操作规则实施，同时要善于稳定被测量对象的情绪，自始至终让被测量对象发挥潜能，客观、准确地应答量表项目。

（四）准确解释测量的结果

心理测量的量表一般以分数表示测量的结果。测量分数只是反映相对价值的数，它的真实意义需要做科学的分析。因此，心理测量人员不能简单地向被测量对象及其相关人员，如家属、单位领导等报告分数，而应当说明测量结果的真正意义。如一个成人测得的 IQ 为 87，与常模（IQ 为 100）比较，肯定是偏低的。但偏低可能有不同的原因，或原来智力偏低，或大脑患病引起智力功能下降，或因某种目的而出现的伪装等。心理测量要求测量人员必须在测量过程中认真观察，把测量结果与被测量对象的行为背景联系起来加以分析，才能保证测量结果解释的准确性。

（五）遵守心理测量的道德

任何工作都有必须遵守的道德规范，心理测量更不例外。一个心理测量人员决不能利用测量的工具谋取私利，或屈服于某种压力的要求而违背测量的规则，甚至任意处置测量的结果。心理测量人员始终要保持公正的态度，应特别注意防止"月晕效应"，避免成见的影响。

（六）注意测量工具和资料的保密

为了保证心理量表测量的有效性和可靠性，量表的内容，包括测量用的器材，都应当在一定范围内保密，不可以向社会泄露，也不能随意让未经专业培训的非心理测量人员使用，以免使量表失去控制，造成滥用的现象。这是心理测量与其他测量的不同之处。心理测量的资料，包括被测量对象测得的分数结果，都属于保密的范围。因为这些资料都是个人档案，个人的隐私权应当受到保护。

三、心理测量结果的解释与报告

（一）心理测量结果的解释

对心理测量结果进行解释是心理评估中最重要的内容，也是最终的目的。

解释心理测验结果，首先要理解常模的意义。心理量表的常模是解释测量结果的依据，具有一定的客观性。因为它是以标准化程序对一定量的常模样本进行测验而建立起来的，不是一种主观的判断标准。但我们又要认识到，常模分数本身是一种统计数值，它具有相对性。依其解释测量结果时，也要注意到它的相对性特点。

常模是解释测量结果的依据,心理测量取得的分数应与常模做比较才有意义。例如,一个个体通过人格测验获得各种人格特质量表的分数,只要把这些分数与这些特质量表分数的常模进行比较,就会发现有些特质量表的分数高于常模分数,有些特质量表的分数低于常模分数,有些则可能等于或接近于常模分数。这样的分数模式说明个体测量结果所表现的心理行为特点。我们在解释测量结果时不仅知道要各量表高分、低分的意义,而且要了解各量表分数之间的关系,了解高分、低分所构成的分数模式的意义,这样才能完整而准确地解释心理测验分数与常模分数之间的关系和意义。

人的心理现象是复杂的,它有可变性的一面,也有稳定性的一面。由于心理具有可变性的特点,因此,测验的分数就不只是由它的稳定性来决定的,而且内外环境因素的变化也会影响心理测验的分数。对心理测量结果的解释,我们应当考虑个体接受测验时内外环境对他的影响,即要找出测验分数高低的真实原因。例如,2 个个体同样接受智力测验,一个是没有读过书的农民,另一个则是受过高等教育的工程技术人员,测得的 IQ 都相当低,接近于边缘水平。这 2 个结果相同,但所说明的智力意义完全不一样,解释必须针对他们不同的环境背景,赋予 IQ 的真实意义。所以,测量结果的解释,还应与个体目前状态、背景及评估的目的相联系。

这里要强调一点,心理测量的结果及解释,只能说明个体当时测得的基本情况,而对他过去和未来的评估价值是很有限的,每位心理测量人员都应当有清醒的认识。

(二) 心理测量报告

心理测量报告是一种文书,它主要是以一定的格式向测量的申请者提供关于测量结果与解释的文字说明。测量申请者的身份可能是不同的,在心理测量方面他们不是专业人员,向他们提供的心理测量报告必须明白易懂,不要过多使用专业语言,文字表达要客观而有逻辑,不能故弄玄虚。心理测量报告可以有多种形式,最基本的应包含以下内容。

(1) 测量的要求和目的是什么? 是咨询、升学、求职、择业、录用、结婚或出国,还是协助诊断、劳动或司法鉴定?

(2) 被测验者的背景情况如何? 除姓名、性别、年龄、文化、职业和婚姻等一般情况外,还应了解其目前的状况。是处于自由状态,还是住院或羁绊、拘押状态? 以往有无接受过心理测验(测验的种类、名称及主要结果)? 脑部医学检查有什么发现等。

(3) 本次测验观察到的被测验者的行为表现,包括仪态、情绪、态度、注意、语言、对测验的主动性和应变的能力等。

(4) 测验结果及分析与解释,主要说明测验结果,即测验得分的多少、高低;测验量表之间的得分差异及关系(包括高分和低分);量表分数结构(分数及剖析图模式)的解释。

(5) 最后提出报告的总结和建议,可以包含这样一些内容:①测验结果与心理行为(临床表现)之间的关系;②测验结果与临床诊断或治疗的关系;③测验结果是否能回答测验的要求和目的;④测验结果提示所发现的新问题;⑤对临床诊断、治疗或其他方面的建议。

第四节 │ 临床神经心理测验

临床神经心理学是一门新兴学科，它专门研究由脑损伤和脑器质性病变导致的各种心理行为障碍，如失语、智力减退等。临床神经心理学与临床医学，特别是与神经病学和精神病学有很密切的关系。

在临床诊断检查中，常常需要鉴定脑部疾病患者的认知和言语能力，如失语症患者的智力状况、脑外伤患者的知觉运动能力等，依靠一般的神经病学临床常规检查，不能完全达到应有的目的。而临床神经心理学可以利用各种测验，获得心理功能损伤的有关资料，为临床诊断、鉴别疾病及评估治疗效果提供有效的依据。

临床神经心理测验，其目的在于正确地预测脑器质性障碍，了解脑器质性功能障碍的性质和程度。一般的测验项目多是操作行为方面的内容，这些经过设计的标准化的测验能够对人的心理行为做定量的分析。

一、霍尔斯特德-雷坦神经心理成套测验

霍尔斯特德-雷坦神经心理成套测验（Halstead-Reitan neuropsychological battery，HRB）是霍尔斯特德（W. C. Halstead）在研究人脑与行为关系的基础上编制出来的，后来又由他的学生雷坦（Reitan）进行了修订。我国龚耀先教授主持修订，形成了中国常模。

HRB 共有 3 套，即成人式（用于 15 岁以上）、儿童式（9～14 岁）和幼儿式（5～8 岁）。现以成人式为例，介绍其主要的项目内容。

（1）侧性优势检查：通过测定利手、利足、利眼和利肩等，判别人的优势大脑半球。

（2）失语检查：由言语接受和表达能力的测验所构成的言语能力甄别测验，它包括临摹图案、读词或句、解释词义和重复主试语言等项目内容。

（3）握力测验：用握力计测量左、右手，比较利手和非利手。

（4）范畴测验：它是检查患者抽象能力的测验，共有 208 张图片，分为 7 组，要求被测验者把主要的有关刺激的图片分类，并在特殊装置的键盘上按适当的键做出应答。

（5）手指敲击测验：它检查双手手指的精细运动。要求被测验者在一种机械装置上用双手示指先后敲击，检查和比较其速度。

（6）语声知觉测验：由一些无意义的字音组成，要求被测验者从近似的 4 个字音中选出与语声相同的字音。这项测验主要检查听觉辨别能力。

（7）连线测验：有 A 和 B 2 种型式。A 型要求把不同位置上的数字 1～25 连接起来；B 型要求把不同的位置上的数字 1～13 和字母 A～L 交叉相连。这是一种检查有关

视觉、概念和视动追踪的测验。

(8)触觉操作测验:使用一种型板,由若干木块制成的几何图形和刻有相应形状的木板槽组成。测验时要求被测验者蒙住眼睛,分别用左、右手或双手同时将木块放入相应图形的木槽内,然后回忆所有木块的形状和位置。根据其完成作业的时间和回忆的成绩,评估触觉鉴别能力、运动觉、上肢协调能力、形状记忆和方位记忆能力等。这项测验是 HRB 中的主要测验。

(9)音乐节律:采用 Seashore 音韵节律测验,给 30 对相同或不相同的音韵节律做出是否相同的判断,以了解个体对音乐节拍的辨别能力。

(10)感知觉障碍检查:这是神经病学临床常用的感知觉检查方法,检查患者是否有手指认知、皮肤-书写认知不能,以及触觉、听觉和视觉的缺失等。

HRB 根据其中 5 个基本测验(范畴、触觉操作、手指敲击、音乐节律和语声知觉)的 7 个分数指标计算大脑的损害指数。计算公式为:损害指数=测验结果异常的项目数/7。然后,以这种脑损害指数来评估大脑损害的程度。除此以外,根据所有测验项目,再加上智力测验、记忆测验及人格测验的结果,进行综合分析,了解相互之间的分数关系,就可以做出偏侧和性质的分析,了解损伤是弥漫性的还是局灶性的,是稳定的还是变化的,以此进行定位的诊断。

HRB 是鉴别脑-行为障碍患者的一种较可靠的心理测验工具,测验结果有助于诊断脑病变的情况,还能确定某些病例综合征的性质和定位,更重要的是它能够评估脑与行为的关系。但是,这套测验仍存在一定的局限性,如测验所需时间太长、结果处理和分析复杂,特别是对有些患者(如上肢偏瘫者)难以适用。因此,临床广泛使用有较大的困难。

二、鲁利亚-内布拉斯加神经心理成套测验

鲁利亚-内布拉斯加神经心理成套测验(Luria-Nebraska neuropsychological battery,LNNB),原是苏联心理学家鲁利亚(A. R. Luria)在临床实践中对大量脑损伤患者进行定位、定性诊断的心理学检查技术。1975 年,美国内布拉斯加大学的高尔顿及其同事对这一技术做了修订和标准化的工作。整个测验包括 11 个量表,共有 269 个项目。每个测验项目都是针对某种特定的神经功能的。

(1)运动量表:有 51 个项目,包括左、右手的运动速度,双手运动速度及协调能力,动作的模仿,言语指导下的动作完成,口、舌的简单及系列动作,以及简单画图、作业等。

(2)节律量表:有 11 个项目,包括 2 个基本的部分,即音调辨别和节律形式判断的感知部分及变化音调组合和唱歌的表达部分。

(3)视觉量表:有 14 个项目,包括实物及实物图片的命名、模糊图片的辨认、说出图片中轮廓相互重叠的物体名称、读出或标明没有数字的钟面上的时间、辨认方向、运算三维空间木块堆积图案的空间,以及二维空间旋转配对等。

（4）触觉量表：有11个项目，包括触觉定位、轻重尖钝及运动方位的触觉判定，判别2个触觉点，触觉辨认数字、文字及物体的形状等。

（5）言语感知量表：有32个项目，包括3个部分，第1部分是基本音素的辨别能力；第2部分是简单的字、口语、口语指令的理解；第3部分是各种语法结构的理解。

（6）言语表达量表：有41个项目，包括跟读字、词组、句子、物体名称的称呼，回答常识问题，自由描述画片、故事、话题，做句子填充、造句、整理语句等。

（7）书写量表：有12个项目，包括听写词、短语和句子等。

（8）阅读量表：有12个项目，包括将词分解为字母，将字母或声音组合为词，朗读字母、词、短语或短文等。

（9）算术量表：有22个项目，包括朗读和书写单位数和多位数、简单计算、填充代数式和连续递减运算等。

（10）记忆量表：包括非言语或言语的、无干扰或有干扰的短时记忆，如图片记忆、节律记忆、手势记忆、词汇-图片记忆、词汇重复学习，以及无关词与句的记忆等。

（11）智力量表：有33个项目，包括测量智力功能各个侧面的项目，如理解、相似性、算术、词汇、物体分类、类比及反义词等。

除此之外，另外还有3个附加量表，即定性量表、左半球定测量表和右半球定测量表。这些量表的项目是从上述量表中挑选出来的。

LNNB评估的方法是根据各项测验项目操作的正确性、流畅性、时间、速度和质量等指标，采用"0、1、2"三级计分："0"为正常；"2"为异常；"1"为边缘状态。将各量表得分累加，作为该量表的粗分。得分越高，表明损伤越严重。如果将粗分换算成T分，便可了解各量表之间的关系，进行临床比较分析。

三、津医精神运动成套测验

津医精神运动成套测验（Jinyi psychomotor test battery，JPB），由天津医科大学王栋教授等编制，适用于7~14岁的青少年。

JPB包括选择反应时、划销数字、符号记入、视觉保持、数字符号、连接数字和转动插棒7个测验，每个测验量表的功能介绍如表13-2所示。

表13-2 JPB 7个测验量表的功能

测验量表	功　能
选择反应时	测验大脑皮质对信息进行加工的反应时间
划销数字	测验知觉速度、辨认的准确性及选择性注意的效果
符号记入	通过在视觉注意的同时，能正确控制手的迅速运动，测量运动协调能力
视觉保持	评估短时记忆能力

（续　表）

测验量表	功　　能
数字符号	评估视觉感知、记忆、模拟学习及手部反应能力
连接数字	测量在搜索活动中的视觉空间和运动协调的准确性
转动插棒	测量手腕的灵巧性及控制手的运动速度和准确性

JPB 的各个测验之间具有明显的相对独立性，各测验相关矩阵分析结果显小，城市样本为 0.033～0.364，农村样本为 0.009～0.397。测验的复测信度在 0.454～0.931。采用极大似然法抽取样本，城市和农村样本累积贡献率均达到 67.8%，表明有良好的因素构成。其构成因素为 4 因素模型，包括准确性、速度、手腕灵活性和即刻记忆。

JPB 采用标准分数的转化形式来评估精神运动的功能水平，其公式为：$T=50+10(X-M)/S$。其中 X 为被测验者测得的分数，M 为每个年龄组样本各项测验所得分数的平均值，S 为每个年龄组样本各项测验所得分数的标准差。以低于均数 1 个标准差为功能有"影响"，低于均数 2 个标准差为功能有"异常"。对缺碘儿童的检测表明，具有中轻度智能障碍者，57.8% 存在功能异常；智能处于障碍边缘者，25.1% 存在功能异常；随智商的增高功能异常可减少，一般智能的儿童未发现功能异常。

四、韦克斯勒记忆量表

韦克斯勒记忆量表（Wechsler memory scale，WMS）是由大卫·韦克斯勒（David Wechsler）编制的。它包括常识、定向、心智、逻辑记忆、背数、视觉再生和联想记忆 7 个分量表，常用于记忆的损伤测定。

WMS 的评估方法是将各项分量表记分综合，求出一个记忆商数（memory quotient，MQ），以 MQ 表示一个人的记忆水平。MQ 的计算方法与韦克斯勒智力量表基本相同。MQ 很低，可认为存在脑器质性疾病或脑功能障碍。

WMS 一般常用于神经科疾病、老年疾病和精神疾病的临床诊断。我国龚耀先教授对其做了修订，并增加了图片记忆、再认和触摸记忆 3 个分量表，使之成为包括 10 个分测验的记忆量表，现已应用于我国的医学临床，对疾病诊断有一定的价值。

五、临床记忆量表

临床记忆量表（clinical memory scale，CMS）是由中国科学院心理研究所许淑莲研究员主持编制的。这个量表的特点是具备有文化和无文化 2 个部分的正常值，以便应用于文盲被测验者。它主要应用于老年医学诊断及老年研究。它拥有 2 套平行量表，便于前后对照,排除学习效应。

CMS 共包括 5 个分量表,即指向记忆、联想学习、图像自由回忆、无意义图形再认和人像特点联系回忆。现简单介绍如下。

(一) 指向记忆

包括 2 组内容,每组 24 个词。其中 12 个词属于同类,即指向词;12 个为混在其中的相类似的词,即非指向词。测验时要求被测验者通过听觉记忆同类的指向词。

(二) 联想学习

由 12 对 2 个字组成的词构成的量表,其中容易的与困难的各 6 对。测验时,也是要求被测验者通过听觉记忆学习,记住每对词。

(三) 图像自由回忆

包括 2 组画有物体的图片材料,每组 15 张,所画的物体都是人们常见的、熟悉的和易于辨认的东西,如日用品、交通工具等。测验时,要求被测验者对呈现出来的这些图片能立即回忆,并在 2 min 内说出所有记得的图片内容。

(四) 无意义图形再认

包括 20 张刺激图片和 40 张再认图片(其中与刺激图片相同的 20 张,相似的混同刺激图片 20 张)。测验时,先分别呈现 20 张刺激图片,每张呈现 3 s,间隔 3 s。然后同样随机呈现 40 张再认图片,要求被测验者将与刺激图片完全相同的图片辨认出来。

(五) 人像特点联系回忆

包括 6 张黑白人像图片。测验时,测验者向被测验者按顺序呈现图片,同时告诉被测验者每张图片上人像的姓名、职业和爱好等特点,重复 2 遍,要求被测验者记住人像与特点之间的联系。然后再以另一顺序呈现这些图片,让被测验者立即说出人像的姓名、职业和爱好等特点。

CMS 的 5 个分量表都有各自的记分方法,各分量表得出的分数均为原始分。根据这些原始分换算量表分的等值表,查出各分量表的量表分,并算出总量表分。然后,按照不同的年龄组的总量表分的等值记忆商数换算表,即可查得 MQ,将其作为衡量人的记忆水平。

六、本德格式塔测验

本德格式塔测验(Bender gestalt test)是本德(I. Bender)根据格式塔心理学理论编制出来的。图案选自马克斯·韦特海默(Max Wertheimer)的心理学著作。最初本德把它发表在美国卫生协会研究专著上,后来经过考皮茨(E. M. Koppitz)等人的修订,成为临床广泛使用的测验。主要用于脑部损伤的探测。

本德编制这套测验的最初目的是试图用视觉运动的格式塔(完形)功能,检查儿童或成人的智力障碍和脑器质性损伤,有时也用于检查人格的退化、变异现象。测验时,只要求被测验者临摹逐张呈现在其面前的图案 1~8;对患者在测验过程中的态度、行为和反应都详细记录下来,作为分析时的参考。在评估测验结果时,除了分析被测验者临摹的图案形状,还要注意图案的彼此关系、空间位置、时间模式和临床背景等。这是一种基本的测验分析方法。

后来,由于许多人的修改,出现了不少变式,其中最主要的有加压法和记忆法。①加压法是由赫特(M. L. Hutt)修改的方法。赫特认为,一些只有轻度视觉运动困难的人,由于代偿功能,临摹常不能暴露破绽;如果给予时间上的限制,被测验者会感到某种压力。加压法对于一些非器质性障碍的被测验者来说,反而能提高成绩。②记忆法是由韦特海默修订的方法。它是将每张图片呈现 5 s 后移开,要求被测验者凭借记忆默画出来。默画后再把图片呈现给被测验者,让他临摹 1 次。尔后,再默画 1 次。每张图默画 3 次,临摹 2 次,一共测验 5 次。韦特海默认为,正常成人可回忆 5 个图案。如果不能达到这个指标,便要考虑脑损伤的可能性。

本德格式塔测验的记分方法有 2 类,一类是根据 26 个评分因素记分,这是赫特的记分方法,一般用于成人;另一类是 30 分记分法,这是考皮茨的记分方法,一般用于儿童。这 2 类方法都是以错误来记录分数。错误越多,得分越高,表示视觉运动功能、视觉结构的能力和整体性有障碍。

第五节 精神症状评定量表

精神症状评定量表的应用是 20 世纪 60 年代精神医学的一大进展,它促进了精神医学研究的可比性和科学性。我国在 20 世纪 80 年代中期已相应在精神医学领域中广泛应用。20 世纪 90 年代,心理问题在综合性医院日趋受到重视,精神症状评定量表开始被综合性医院作为研究各类心理问题的评定工具。

(一) 量表的分类

研究工作中最基本一条就是进行比较,"等级"是量表中最基本的概念之一。就其评定方式而言,评定量表可分为 GAS 和症状评定量表、自评量表和他评量表、观察量表和检查量表;就其内容来分,可分为诊断量表、症状量表;根据病种可分为焦虑量表、抑郁量表和躁狂量表;根据对象的年龄还可分为成人用量表、儿童用量表或老人用量表。

(二) 量表的内容

1. 名称   量表名称可以是指明量表的种类,如简明精神病(科)量表(the brief psychiatric rating scale,BPRS);也可以是既说明量表的类型又指明量表作者或编制单位,如汉密顿抑郁量表(Hamilton depression scale,HAMD)、MMPI、抑郁自评量表(self-rating depression scale,SDS)等。在研究报告中,要注明应用量表的名称。

2. 项目   每个量表均包括若干项目,每个项目代表 1 个症状。例如,SDS 中第 1 项"我觉得闷闷不乐,情绪低沉",主要引出有无抑郁症状。因此,每个量表包括的项目应该是该类疾病常见的主要和重要症状。

3. 项目定义　在量表的记分单上,每个症状项目必须有明确的定义,具体应用时不能混淆。

4. 分级　量表中的每个项目均分成若干等级,如 SDS 分为 1~4 级。分级的多少取决于自评还是他评,以及什么样的评定者。自评量表的分级不宜太多,一般是 3~5 级。

5. 评分标准　可以根据症状出现频度或症状严重度评分,有时候需要两者相结合。量表总分应能反映患者病情严重程度及其变化,单项分太多有时不能得到清晰的概念。因此,对有些项目多的量表,可采取"因子分析",即将相同症状项目归为若干大类,称为"因子"。如 90 项症状清单(symptom checklist 90, SCL - 90)项目可归纳为 10 个因子:躯体化、强迫、人际关系、焦虑、抑郁、敌对、恐怖、偏执、精神病性和其他类(睡眠障碍)。而每个因子项目又由相应项目组成。各个因子的靶症状可被用来分析症状变化,或画成曲线,构成轮廓图,以反映患者的症状特点。

(三) 量表的品质

评定量表的质量,主要是从信度与效度两方面衡量。①信度又名可靠性检验,是指量表本身的稳定性及可重复性。常用的检验方法有联合检查法和检查再检查法。联合检查法是由 2 位或更多的评定员同时检查患者,其中一人为检查者,其余为观察者。然后分别独立评分,最后比较评分结果,统计分析各检查者间评分的一致性和相关性。检查再检查法常用来检查量表的稳定性,做法是在相隔不长的时间内,由同一个评定员或 2 名评定员分别做评定,然后比较评分结果的相关情况。②效度又称真实性检验,是指量表的评定结果能否符合编制的目的,以及符合的良好程度。真实性检验有内容真实性和平行真实性 2 种,所谓内容真实性是指量表内容是否包括了常见重要症状项目,每一症状项目的定义是否合理,是否符合通行的学术观点。平行真实性有两方面的含义:一方面是指与临床判断相比,又名经验真实性;另一方面是与公认的其他同类量表判断结果相比,所应用的指标是相关系数。

(四) 量表的应用

首先应根据研究目的选择量表,宜选择可靠性及真实性均比较高的量表,也可根据用途选择常用量表。量表可用来评定患者的一般资料或评定患者的入组标准,但最多的是被用来评定治疗效果。量表应用的注意事项:①对象,各量表设计都有一定对象,除病种外,选择量表时应注意年龄大小、是否有住院或门诊等情况的限制;②评定的时间范围,症状量表多为评定、检查当时或过去一两周内的情况。评定前,评定者应注意量表表格上的指导词,以免错评症状范围。评定量表的间隔时间根据研究要求及选用量表的种类而定。自评量表一般于入组及出组时各评 1 次。如评药物疗效时,用他评症状量表,约 2 周评定 1 次。项目多的量表如 SCL - 90,一般于治疗前、后各评 1 次;③评定者,他评量表对评定者要求不一,多数要求专科医师进行评定。有些量表也可由精神科护士及其他研究人员执行,但都要求必须由经过量表评定技术培训的医务人员评定。个别量表如 GAS,应由主管医师评定。

第六节 | 常用精神症状自评量表

一、90 项症状清单

SCL-90 又名症状自评量表,有时也叫 Hopkin's 症状清单(Hopkins symptom checklist,HSCL)。现版本由德诺伽提斯编制于 1973 年。1983 年,他又编制了一个 51 项的文本,称为"简易症状问卷"(brief symptom inventory,BSI)。SCL-90 在国外应用甚广,20 世纪 80 年代引入我国,随即广泛应用,在各种自评量表中是较受欢迎的一种。

（一）项目和评定标准

该量表共 90 个项目,包含有较广泛的精神症状学内容,从感觉、情感、思维、意识、行为,直至生活习惯、人际关系和饮食睡眠等,均有涉及。它的每个项目均采取 5 级评分制：①无,自觉并无该项症状(问题)；②轻度,自觉有该项症状,但对受检者并无实际影响或影响轻微；③中度,自觉有该项症状,对受检者有一定影响；④相当重,自觉常有该项症状,对受检者有相当程度的影响；⑤严重,自觉该症状的频度和强度都十分严重,对受检者的影响严重。这里所指的"影响",包括症状所致的痛苦和烦恼,也包括症状造成的心理社会功能损害。"轻""中""重"的具体定义,则应该由受检者自己去体会,不必做硬性规定。SCL-90 没有反向评分项目。

（二）评定注意事项

在开始评定前,先由工作人员把总的评分方法和要求向受检者交代清楚。然后让他做出独立的、不受任何人影响的自我评定,并用铅笔(便于改正)填写。对于文化程度低的受检者,可由工作人员逐项念给他听,并以中性的、不带任何暗示和偏向方式地把问题本身的意思告诉他。一次评定一般约 20 min。还应注意,评定的时间范围是"现在"或者是"最近 1 周"。评定结束时,工作人员应仔细检查自评表,凡有漏评或重复评定时,均应提请受检者再考虑评定,以免影响分析的准确性。SCL-90 的适用范围颇广,但主要用于成年的抑郁障碍、焦虑障碍、强迫症、适应障碍及其他轻性精神障碍等,不适合于躁狂症和精神分裂症。

（三）统计指标

单项分：90 个项目的个别评分值；总分：90 个单项分相加之和；总均分：总分/90；阳性项目数：单项分≥2 的项目数,表示患者在多少项目中呈现"有症状"；阴性项目数：单项分=1 的项目数,即 90 个项目数－阳性项目数,表示患者"无症状"的项目有多少。阳性症状均分：阳性项目总分/阳性项目数；另一计算方法为：(总分－阴性项目数)/阳性项目数,表示患者在阳性项目,即"有症状"项目中的平均得分,反映该患者自我感觉不佳的项目的严重程度究竟介于哪个范围。

因子分:共包括 9 个因子,其因子名称及所包含项目为:①躯体化,包括 1、4、12、27、40、42、48、49、52、53、56 和 58,共 12 项,主要反映主观的身体不适感;②强迫症状,包括 3、9、10、28、38、45、46、51、55 和 65,共 10 项,反映临床上的强迫症状群;③人际关系敏感,包括 6、21、34、36、37、41、61、69 和 73,共 9 项,主要指某些个人不自在感和自卑感,尤其是在与他人相比较时更突出;④抑郁,包括 5、14、15、20、22、26、29、30、31、32、54、71 和 79,共 13 项,反映与临床上抑郁症状群相联系的广泛的概念;⑤焦虑,包括 2、17、23、33、39、57、72、78、80 和 86,共 10 项,指在临床上明显与焦虑症状相联系的精神症状及体验;⑥敌对,包括 11、24、63、67、74 和 81,共 6 项,主要从思维、情感及行为 3 个方面来反映患者的敌对表现;⑦恐怖,包括 13、25、47、50、70、75 和 82,共 7 项,它与传统的恐怖状态或广场恐怖所反映的内容基本一致;⑧偏执,包括 8、18、43、68、76 和 83,共 6 项,主要是指猜疑和关系妄想等;⑨精神病性,包括 7、16、35、62、77、84、85、87、88 和 90,共 10 项,其中有幻听、思维播散和被洞悉感等反映精神分裂样症状的项目。其余有 19、44、59、60、64、66 及 89,共 7 个项目,未能归入上述因子,它们主要反映睡眠及饮食情况。我们在有些资料分析中,将之归为"因子10"或"其他"。

(四) 常模和分界值

国内量表协作组曾对全国 13 个地区 1 388 名正常成人的 SCL - 90 进行了分析,主要结果见表 13 - 3。

表 13 - 3 1 388 名中国正常成人 SCL - 90 统计指标结果

统计指标	均分 ± 标准差	因子分	均分 ± 标准差
总分	1.29 ± 38.76	躯体化	1.37 ± 0.48
总均分	1.44 ± 0.43	强迫症状	1.62 ± 0.58
阳性项目数	24.92 ± 18.41	人际关系敏感	1.65 ± 0.51
阴性项目数	65.08 ± 18.33	抑郁	1.50 ± 0.59
阳性项目均分	2.60 ± 0.59	焦虑	1.39 ± 0.43
		敌对	1.48 ± 0.56
		恐怖	1.23 ± 0.41
		偏执	1.43 ± 0.57
		精神病性	1.29 ± 0.42

该结果中男(724 名)、女(664 名)总体并无显著差异。仅发现强迫症状和精神病性 2 个因子分男略高于女。恐怖因子分女略高于男,但差别甚微,在实际工作中性别因素可忽略不计。年龄因素的影响较性别大些,主要是除躯体化因子外,青年组(18~29 岁)各项因子分均较其他年龄组高。

作者并未提出 SCL - 90 的分界值。按上述常模结果,总分超过 160 分;或阳性项目数超过 43 项;或任一因子分超过 2 分,可考虑筛查阳性,需进一步检查。

由于该量表内容量大、反映症状丰富、较能准确评估患者自觉症状特点,故可广泛应用于精神科和心理咨询门诊,作为了解就诊者或受咨询者心理卫生问题的一种评定工具。亦可调查不同职业群体的心理卫生问题,从不同侧面反映各种职业对个体心理健康的影响。

二、流调用抑郁自评量表

流调用抑郁自评量表由美国 NIMH 拉德洛夫(Radloff)编制于 1977 年,原名为流行病学研究中心抑郁量表(center for epidemiological studies depression scale,CES - D)。CES - D 较广泛地用于流行病学调查,筛查出有抑郁症状的对象,以便进一步检查确诊。也有人用作临床检查,评定抑郁症状的严重程度。和其他抑郁自评量表相比,CES - D 更着重于个体的情绪体验,较少涉及抑郁时的躯体症状(表 13 - 4)。

表 13 - 4　CES - D 项目及引出症状

序号	量表中症状项目的内容	引出症状
1	我因一些小事而烦恼	烦恼
2	我不大想吃东西	食欲减退
3	即使家属和朋友帮助我,我仍然无法摆脱心中的苦闷	苦闷感
4*	我觉得我和一般人一样好	自卑感
5	我在做事时无法集中自己的注意力	注意障碍
6	我感到情绪低沉	情绪低沉
7	我感到做任何事都很费力	乏力
8*	我觉得前途是有希望的	绝望感
9	我觉得我的生活是失败的	失败感
10	我感到害怕	害怕
11	我的睡眠情况不好	睡眠障碍
12*	我感到高兴	无愉快感
13	我比平时说话要少	言语减少
14	我感到孤单	孤独感
15	我觉得人们对我不大好	敌意感
16*	我觉得生活很有意思	空虚感
17	我曾哭泣	哭泣
18	我感到忧愁	忧愁
19	我觉得人们不喜欢我	被憎恶感
20	我觉得无法继续我的日常工作	能力丧失

注:* 为反向评分题

（一）项目和评定标准

CES-D 共包括 20 个问题，分别调查 20 项症状。CES-D 为自评量表，按过去 1 周内出现相应情况或感觉的频度评定：不足 1 d 者为"没有或基本没有"，1～2 d 为"少有"，3～4 d 为"常有"，5～7 d 为"几乎一直有"。除下面要提到的反向评分外，均按上述顺序依次评为 3、2、1 和 0 分。第 4、8、12 和 16 题，为反向评分题（表中有※者），即评分顺序为 0、1、2、3 分。如题 4："我觉得和别人一样好"，自评为"没有这样的感觉"，应记 3 分。

（二）评定注意事项

表格由评定对象自行填写。在填表前必须让自评者把填表说明、填表方法及问题内容看明白。文盲或半文盲一般不宜作为评定对象。如有特殊需要，可由评定员念给他听，然后在表格中注明，供分析时参考。一般 5～7 min 可以完成。评定时应注意：①评定的时间范围，应强调是"现在"或"过去 1 周"，需将这一时间范围十分明确地告诉自评者；②如做疗效评定，应在开始治疗前（或开始研究前）让自评者评定 1 次，然后至少应在治疗后（或研究结束时）再自评 1 次，以便通过 CES-D 总分的变化来分析自评者症状的变化。至于时间间隔，可由研究者自行安排；③反向评分项目，要让调查对象理解反向评分题。

（三）指标和结果分析

CES-D 分析较简单，主要的统计指标是总分，即 20 个单项分的总和。总分≤15 分为无抑郁症状，16～19 分为可能有抑郁症状，≥20 分为肯定有抑郁症状。

三、抑郁自评量表

SDS 由美国杜克大学教授庄（W. K. Zung）编制于 1965 年。为美国教育卫生福利部推荐的用于精神药理学研究的量表之一。因其使用简便，应用颇广。

（一）项目和评定标准

SDS 含有 20 个项目，每个项目及其引出的症状见表 13-5。SDS 按症状出现频度评定，分为 4 个等级：没有或很少时间、少部分时间、相当多时间、绝大部分或全部时间。若为正向评分题，依次评为粗分 1、2、3 和 4 分。反向评分题（表中有※者），则评为 4、3、2 和 1 分。

表 13-5　SDS 项目及引出症状

序号	量表中症状项目的内容	引出症状
1	我觉得闷闷不乐，情绪低沉	抑郁
2※	我觉得一天中早晨最好	晨重晚轻
3	我一阵阵哭出来或觉得想哭	易哭
4	我晚上睡眠不好	睡眠障碍

（续 表）

序号	量表中症状项目的内容	引出症状
5※	我吃的跟平常一样多	食欲减退
6※	我与异性密切接触时和以往一样感到愉快	性兴趣减退
7	我发觉我的体重在下降	体重减轻
8	我有便秘的苦恼	便秘
9	我心跳比平常快	心悸
10	我无缘无故地感到疲乏	易倦
11※	我的头脑跟平常一样清楚	思考困难
12※	我觉得经常做的事并没有困难	能力减退
13	我觉得不安而平静不下来	不安
14※	我对将来抱有希望	绝望
15	我比平常容易生气激动	易激惹
16※	我觉得做出决定是容易的	决断困难
17※	我觉得自己是个有用的人,有人需要我	无用感
18※	我的生活过得很有意思	生活空虚感
19	我认为如果我死了,别人会过得好些	无价值感
20※	平常感兴趣的事我仍然感兴趣	兴趣丧失

注：※为反向评分题

(二) 评定注意事项

表格由评定对象自行填写。在自评者评定以前,一定要让他把整个量表的填写方法及每条问题的含义都弄明白,然后做出独立的、不受任何人影响的自我评定。如果评定者的文化程度太低,不能理解或看不懂 SDS 问题的内容,可由工作人员逐条念给他听,让评定者独自做出评定。一次评定可在 10 min 内填完。评定时应注意：①评定的时间范围,应强调评定的时间范围为过去 1 周；②评定结束时,工作人员应仔细检查其自评结果,应提醒自评者不要漏评某一项目,也不要在同一项目里打 2 个钩(重复评定)；③如用以评估疗效,应在开始治疗或研究前让自评者评定 1 次,然后至少应在治疗后或研究结束时让他再自评 1 次,以便通过 SDS 总分变化来分析该自评者的症状变化情况,其时间间隔可由研究者自行安排；④要让调查对象理解反向评分的题,SDS 有 10 项反向项目,如不能理解会直接影响统计结果。

(三) 统计指标和结果分析

SDS 的主要统计指标是总分,但要经过一次转换。待自评结束后,把 20 个项目中的各项分数相加,即得到总粗分,然后通过公式 $Y = INT(1.25X)$ 转换,即用粗分乘以1.25 后,取其整数部分,就得到标准总分(index score, Y)。国内量表协作组曾对我国1 340 位正常人进行 SDS 评定,其中男 705 名、女 635 名。评定结果总粗分为 33.46±8.55 分,标准分为 41.88±10.57 分,性别和年龄对 SDS 影响不大。按上述中国常模结果,SDS 总粗分的分界值为 41 分,标准分为 53 分。和国外作者一般意见的 40 分和 50 分甚为接近。

四、焦虑自评量表

焦虑自评量表(self-rating anxiety scale, SAS),由美国杜克大学教授庄于 1971 年编制。从量表构造的形式到具体评定方法,都与 SDS 十分相似,用于评定焦虑患者的主观感受。

(一) 项目和评定标准

SAS 共 20 个项目,每个项目及其引出的症状见表 13-6。SAS 的主要评定依据为项目所定义的症状出现的频度,分为 4 级:没有或很少时间、少部分时间、相当多时间、绝大部分或全部时间。正向评分题,依次评为 1、2、3 和 4 分。反向评分题(下表中有*者),则评分 4、3、2 和 1 分。

表 13-6　SAS 项目及引出症状

序号	量表中症状项目的内容	引出症状
1	我觉得比平常容易紧张和着急	焦虑
2	我无缘无故地感到害怕	害怕
3	我容易心理烦乱或觉得惊恐	惊恐
4	我觉得我可能将要发疯	发疯感
5*	我觉得一切都很好,也不会发生什么不幸	不幸预感
6	我手脚发抖打战	手足颤抖
7	我因为头痛、头颈痛和背痛而苦恼	躯体疼痛
8	我感觉容易衰弱和疲乏	乏力
9*	我觉得心平气和,并且容易安静坐着	静坐不能
10	我觉得心跳得很快	心悸
11	我因为一阵阵头晕而苦恼	头昏
12	我有晕倒发作或觉得要晕倒似的	晕厥感
13*	我呼气吸气都感到很容易	呼吸困难
14	我手脚麻木和刺痛	手足刺痛
15	我因为胃痛和消化不良而苦恼	胃痛、消化不良
16	我常常要小便	尿意频数
17*	我的手常常是干燥温暖的	多汗
18	我脸红发热	面部潮红
19*	我容易入睡,并且一夜睡得很好	睡眠障碍
20	我做噩梦	噩梦

注:*为反向评分题

(二) 评定注意事项

详见 SDS 关于评定注意事项的说明。

（三）统计指标和结果分析

SAS 的主要统计指标为总分。在自评者评定结束后，将 20 个项目的各个得分相加，即得总粗分，然后换算成标准分。换算方法同 SDS。国内量表协作组对中国 1 158 位正常人研究结果显示，正向评分题 15 项均分 1.29±0.98 分，反向评分题 5 项均分为 2.08±1.71 分，20 项总粗分均值为 29.78±10.07 分。总粗分的正常上限为 40 分，标准总分为 50 分。略高于国外的 30 分和 38 分。SAS 可作为咨询门诊中了解焦虑症的一种自评工具。

第七节 常用精神症状他评量表

有关抑郁和焦虑等他评量表将在精神医学教材中述及。

一、大体评定量表

GAS 在同类量表中应用最广泛。本文介绍的是美国 NIMH 的斯皮策（R. L. Spitzer）于 1976 年编制的版本。

（一）项目和评定标准

GAS 只有 1 个项目，即病情概况，分成 100（1～100）个等级。评定时不但要考虑各类精神症状的严重程度，还要考虑其社会功能的水平。分数越低，病情越重。1～10 分最重，指那些最危险、最严重、需要日夜监护者，或者是一切生活均需他人照顾的患者。分数越高，病情越轻。91～100 分则是指精神状态全然正常，社会适应能力极为良好，毫无人格缺陷，能应付各种困难处境者。具体评定标准如下。

（1）91～100 分：在各方面都有较高的活动能力。日常生活上的问题从未有无法处理的情况，由于其热情和正直，别人都愿与之相处，没有症状。

（2）81～90 分：在所有领域中都能良好活动，兴趣和社交好。一般而言，对生活是满意的，最多也只有暂时性的症状发生，"日常的"担忧偶尔无法处理。

（3）71～80 分：最多也只是活动能力有轻度的损害，有不同程度的"日常的"担忧及问题，有时无法处理。可有或无轻度的症状。

（4）61～70 分：有一些轻度的症状（如轻度抑郁或轻度失眠等），或者在几个活动领域中有一些困难，但是一般活动还是相当好的，有一些富有意义的人际关系，大多数未经训练的人不会认为他"有病"。

（5）51～60 分：中等程度的症状，或者一般的活动有一些困难。例如，没有什么朋友、情感平淡、抑郁心境、病态的自我怀疑、欣快心情、言语滔滔不绝，以及中等程度的反社会行为等。

（6）41～50 分：有严重症状或活动能力损害。例如，自杀先占状态或自杀姿态、严重强迫症状或表现、频繁的焦虑发作、严重的反社会行为、强迫性酗酒,以及肯定的中等程度的躁狂症状等。大多数临床医师认为,此类对象需要治疗或注意。

(7) 31~40分:在好几个领域中有严重损害。如在工作、家庭关系、判断、思考、心境(例如,抑郁的妇女回避朋友、对家属不负责任、不能料理家务)、现实检验(如幻觉或妄想)或交谈(如讲话总是含糊不清、不合逻辑或文不对题)等领域中有某些损害,或者出现自杀行为。

(8) 21~30分:几乎在所有领域中都不能正常活动(如整天卧床不起),其行为受到妄想或幻觉的相当程度的影响或严重的损害,表现于交谈(如有时前后不连贯或没有回答)或判断(如其行为极为不合适)中。

(9) 11~20分:需要某些监督管理,才能防止其自杀或伤人;不能维持起码的个人卫生(如反复的自杀行为、频繁的暴力表现、躁狂性的激动,以及把粪便丢得一塌糊涂等);或者有交谈方面的严重损害(如重度不连贯或缄默)。

(10) 1~10分:需要一段时间内持续不断地监督管理,才能防止自伤或伤人;或患者没有任何企图想要维持起码的卫生;或有严重的自杀行为,并清楚地表示非死不可。

(二) 评定及注意事项

运用GAS评定时需注意以下几个方面。①患者的情况同时符合若干等级的评定标准时,按其最严重的等级评定。如某患者有极轻度的抑郁,又有片段的妄想,按前者应评为61~70分,若按后者(现实检验)应评为31~40分,则应按后者评定。②先按病情评出其大致范围的等级,即是31~40分,还是41~50分。然后,再根据具体病情,评定在这一等级中偏重还是偏轻,给予具体评分。例如,大类是31~40分,病情在这一等级中偏重,则应评为32或33分。③GAS的评定需要有相当的临床经验,因而一般由精神科医师且是主治该患者的医师作为评定员。④评定的时间范围,首次评定时间为入组前1周,以后为每2~6周评定1次。

(三) 统计指标

GAS只有1项变量,即量表分,根据此分进行统计分析。

二、临床疗效总评量表

临床疗效总评量表(clinical global impression, CGI)是一份总体评定量表。最先由世界卫生组织设计,用于国际前列腺症状评分(international prostate symptom score, IPSS)研究,以评定临床疗效。此处介绍的是由NIMH修订的1976年版本,可适用于任何精神科治疗和研究的对象。

(一) 项目和评定标准

该量表共分3项:①病情严重程度(severity of illness, SI),8级记分法。根据患者的具体病情与同一研究中的其他同类患者比较,按无病、基本无病、极轻、轻度、中度、偏重、重度和极重,依次评为 0～7 分;②疗效总评(global improvement,GI),8 级记分法。根据被评者目前病情与入组时相比,按未评、显著进步、进步、稍进步、无变化、稍恶化、恶化和严重恶化,依次评为 0～7 分;③疗效指数(efficacy index,EI),需将治疗效果和治疗引起的不良反应等综合起来进行评定。疗效分 4 级:"显效"4 分,指症状完全或基本消失;"有效"3 分,指症状明显减轻或部分症状消失;"稍有效"2 分,指症状略有减轻;"无变化"或"恶化"1 分,是指症状毫无减轻,反而恶化。不良反应也分 4 级:"无"1 分,指没有不良反应;"轻"2 分,指略有些不良反应,但并不影响患者的功能;"中"3 分,指不良反应明显影响患者功能;"重"4 分,指发生了严重的,甚至危及患者安全的不良反应。EI＝疗效分/不良反应分。

(二) 评定注意事项

SI 需注意要根据上次评定后的情况直接评定;GI 及 EI 则要将评定时间范围内的情况与入组时相比,然后做出评定。评定时间范围一般为 2～4 周。SI 的评定在世界卫生组织设计的老版本中不分病种,不论研究对象的病情特征,只根据评定者的印象,把研究对象与一般精神病患者类比,做出判断。现介绍的版本,则根据与同类患者相比较,加以评定。

GI 是疗效总评,EI 也有疗效评定部分,但两者有 2 点区别:①GI 评定疗效时,不论效果是否为研究的治疗所产生,一概包括在内;而 EI 只评定所研究的治疗产生的疗效。②GI 中疗效分 8 级,而 EI 中仅分 4 级。两者不要混淆。不良反应的有无和轻重,对 EI 的影响极大。在评定不良反应时,只评该治疗所引起者,而且标准从严掌握。

(三) 统计标准

单项分:SI 0～7 分;GI 0～7 分;EI 0～4.0。在药理学研究中,EI＞1.0 者所研究的药物方有价值。

三、医院焦虑抑郁量表

医院焦虑抑郁量表(hospital anxiety and depression scale,HADS)由齐格蒙(Zigmond)与斯奈斯(Snaith)于 1983 年创制,主要应用于综合性医院患者的焦虑和抑郁情绪的筛查。此表被译为多种文字,在许多国家广泛应用,我国也有 2～3 个版本。HADS 共由 14 个条目组成,其中 7 个条目评定抑郁,7 个条目评定焦虑。共有 6 个反向提问条目,5 个在抑郁分量表,1 个在焦虑分量表,导致了评定方式有些不均衡。采用HADS 的主要目的是进行焦虑、抑郁的筛查,因此重要的一点是确认一个公认的临界值。各研究中所采用的临界值不尽相同。按原作者的标准,焦虑与抑郁 2 个分量表的分值划分为 0～7 分属无症状,8～10 分属症状可疑,11～21 分属肯定存在症状。巴克扎克(Barczak)用 8 分作临界值,用 *DSM-Ⅲ* 诊断作"金标准",发现其对抑郁和焦虑的灵敏度分别为 82% 和 70%,特异性分别为 94% 和 68%。但西尔弗斯通(Silverstone)发现,采用8 分作为临界值,HADS 预测 *DSM-Ⅲ-R* 抑郁症的灵敏度尚能令人满意(在综合性医院和精神科中分别为 100% 和 80%），但其特异性却只有 17% 和 29%，因此认为该量表只能用于筛查。叶维菲等翻译的大陆版本 HADS 在综合性医院进行过严格测试，采用 CCMD-2 诊断，以及以 SDS 和 SAS 为参照，发现 9 分作为焦虑或抑郁的临界值可以得到较好的敏感性与特异性。故推荐这一临界值。

HADS 显然只是一个焦虑和抑郁的筛查量表，最佳用途是供综合性医院筛查存在焦虑或抑郁症状的可疑患者，而对阳性的患者则应进行进一步的深入检查，以明确诊断并给予相应的治疗。该量表不宜作为流行病学调查或临床研究中的诊断依据。

四、焦虑症状的简易筛查量表

可采用"90 秒 4 问题询问法"快速筛查焦虑症状（表 13-7）。如果回答阳性（即回答"是"或"有"）有 2 项或以上者，则需进一步做精神检查。

表 13-7　用于快速筛查焦虑症状的问题

问　　题	阳　　性
你认为你是一个容易焦虑或紧张的人吗	是（了解是否有焦虑性人格或特质）
最近一段时间，你是否比平时更感到焦虑或忐忑不安	是（了解是否有广泛性焦虑）
是否有一些特殊场合或情景更容易使你紧张、焦虑	是（了解是否有恐惧）
你曾经有过惊恐发作吗？即突然发生的强烈不适感、心慌、眩晕、感到憋气或呼吸困难等症状	有（了解是否有惊恐）

五、抑郁症状的简易筛查量表

可通过"90 秒 4 问题询问法"来快速筛查抑郁症状（表 13-8）。如果回答皆为阳性（即回答"是"或"有"），则需要进一步做精神检查。

表 13-8　用于筛查抑郁症状的问题

问　　题	阳　　性
过去几周（或几个月）是否感到无精打采、伤感，或觉得生活的乐趣减少了	是
除了不开心之外，是否比平时更悲观或想哭	是
经常有早醒吗（事实上并不需要那么早醒来）	每月超过 1 次以上
近来是否经常想到活着没意思	"经常"或"是"

（吴文源）

延伸阅读

（一）世界卫生组织残疾评定量表第 2 版

世界卫生组织残疾评定量表第 2 版（WHO Disability Assessment Schedule 2.0，WHODAS 2.0）成人版自评量表包含 36 项，用于年龄＞18 岁的成人的失能评定。主要通过 6 个方面内容（因子）评定失能程度，包括：理解和交流、身体移动、自我照料、与他人相处、生活活动（即家庭、工作或学校活动）和社会参与。如果成人患者功能缺损，无法完成这份量表（如痴呆患者），可以请病史提供者中一位受过教育的成年人来完成这份量表的代理版本。WHODAS 2.0 成人版自评量表每项都是评估在最近 30 d 内患者在某些方面或因子的功能活动遇到的困难。

（二）世界卫生组织所提供的 WHODAS 2.0 评分说明

WHODAS 2.0 总分。对于计算总体评分有 2 种基本的观点。

1. 简单版　将每个项目得分（1 分＝无；2 分＝轻度；3 分＝中度，4 分＝重度，5 分＝极重度/不能）相加。该方法之所以简单，是因为只是将得分相加，而没有对反应类别进行记录和分析，患者的每项得分是没有加权的。此方法通常用于手写得分，在忙碌的临床环境或纸笔面试情况下可以采用。对分数进行简单相加并统计，足以描述功能缺陷的程度。

2. 复杂版　更加复杂的一种评分方法被称为"项目反应理论"（item response theory，IRT）基础评分。它考虑到 WHODAS 2.0 每个项目难度的多种等级。先将每项分别编码为"无、轻度、中度、重度和极重度"，之后使用计算机对每个项目及其严重程度进行差异加权并得到总分。相关的计算机程序可以在世界卫生组织网站获取。评分分 3 个步骤：①第 1 步，计算每个因子内项目得分的总和；②第 2 步，计算 6 个因子得分总和；③第 3 步，将总分换算成 0～100 分的分数（0 分＝无失能状况，100 分＝全部失能）。

WHODAS 2.0 为这 6 个不同的因子均制订了特定的因子评分。

（三）附加得分和 DSM-5 使用者的指导说明

在临床访谈期间，临床医师需要就量表的每个问题对患者进行确认，并将自评分数标记在临床医师专用项目中。然而，如果临床医师决定每项得分应该根据临床访谈内容及其他可得到信息，那么需将正确的分数标注在原始项目分数栏中。根据美国 6 个地区及加拿大 1 个地区进行的成人 DSM-5 现场试验结果，对于一般的失能评定，DSM-5 推荐计算和使用每个因子的均分。这种因子均分计算与 WHODAS 2.0 的项目 5 级评分计算结果类似，即允许临床医师将患者的失能程度分为无（1 分）、轻度（2 分）、中度（3 分）、重度（4 分）和极重度（5 分）这几个等级。

DSM-5 现场试验显示,该量表的可靠性较好,临床上非常实用。因子均分是因子粗分(该因子的各项目分之和)除以该因子的项目数所得分数。例如,如果理解和交流因子所有的项目都被评为中度,那么该因子均分就是 18/6,也就是中度失能。总体失能均分是总粗分(所有项目分之和)除以所有项目数(即 36)所得分数。应该鼓励患者完成 WHODAS 2.0 的所有项目,如果超过 10 项未完成(也就是 36 项中>25%的项目),则单项失能和总体失能的均分计算都可能毫无意义。不过,即使所有项目中有超过 10 项缺失,但各因子内的项目完成数>75%,那么该因子的单项失能和因子失能均分计算也是可以进行的。

(四) 使用频率

如果患者的临床症状及治疗方案保持相对稳定,则该量表可用于定期随访,以观察患者的失能程度是否随时间变化。如果患者某个领域持续得高分,提示该患者在该部分存在明显的问题,需要进一步的评定和干预。

附:

世界卫生组织残疾评定量表第 2 版
(36 项版本,自评)

指导语:此调查是针对由您身体健康原因而带来的生活困难影响。这里的健康原因包括:疾病、短期存在或长期持续的其他健康问题,如伤残、精神或情感问题,以及酒精和药物依赖问题。请您回答在最近 30 天内,与往常相比,从事以下各项活动遇到了多大困难,请在 5 个选项中选择最合适的 1 个。1=无;2=轻度;3=中度;4=重度;5=极重度/不能。

> 临床医师使用

每项得分(分)		1	2	3	4	5	项目粗分	因子粗分	因子均分
在最近的 30 天内,您在以下活动中存在多大困难									
理解和交流									
D1.1	集中做事 10 分钟	无	轻度	中度	重度	极重度/不能			
D1.2	记住做重要的事	无	轻度	中度	重度	极重度/不能			
D1.3	在日常生活中分析并找到解决问题的办法	无	轻度	中度	重度	极重度/不能		— 30	— 5
D1.4	学习新事物,如去一个新的地方	无	轻度	中度	重度	极重度/不能			
D1.5	大体上了解人们说什么	无	轻度	中度	重度	极重度/不能			
D1.6	主动并继续一次谈话	无	轻度	中度	重度	极重度/不能			
身体移动									
D2.1	长时间站立,如 30 分钟	无	轻度	中度	重度	极重度/不能			
D2.2	从座位上站起	无	轻度	中度	重度	极重度/不能			
D2.3	在家里来回走动	无	轻度	中度	重度	极重度/不能		— 25	— 5
D2.4	走出家门	无	轻度	中度	重度	极重度/不能			
D2.5	长距离行走,如 1 千米	无	轻度	中度	重度	极重度/不能			
自我照料									
D3.1	洗澡	无	轻度	中度	重度	极重度/不能			
D3.2	穿衣	无	轻度	中度	重度	极重度/不能		20	5
D3.3	进食	无	轻度	中度	重度	极重度/不能			
D3.4	自己独立生活数日	无	轻度	中度	重度	极重度/不能			

（续　表）

每项得分		1	2	3	4	5	项目粗分	因子粗分	因子均分
在最近的 30 天内,您在以下活动中存在多大困难									
与他人相处									
D4.1	与陌生人相处	无	轻度	中度	重度	极重度/不能			
D4.2	保持友谊	无	轻度	中度	重度	极重度/不能			
D4.3	与关系密切的人相处	无	轻度	中度	重度	极重度/不能		— 25	— 5
D4.4	结交新朋友	无	轻度	中度	重度	极重度/不能			
D4.5	性活动	无	轻度	中度	重度	极重度/不能			
生活活动-家庭									
D5.1	承担家庭责任	无	轻度	中度	重度	极重度/不能			
D5.2	很好地完成您最重要的家务劳动	无	轻度	中度	重度	极重度/不能			
D5.3	做完您需要做的所有家务劳动	无	轻度	中度	重度	极重度/不能		— 20	— 5
D5.4	按照需要,尽快完成家务劳动	无	轻度	中度	重度	极重度/不能			
生活活动-学习/工作,如果您有工作(有报酬、无报酬、个体经营)或是一名学生,请继续回答 D5.5～D5.8,否则跳到 D6.1									
在最近的 30 天内,由于您的健康原因,在以下活动中存在多大困难									
D5.5	您的日常工作	无	轻度	中度	重度	极重度/不能			
D5.6	很好地完成您最重要的工作任务	无	轻度	中度	重度	极重度/不能			
D5.7	完成您需要做的所有工作	无	轻度	中度	重度	极重度/不能		— 20	— 5
D5.8	按照需要尽快完成您的工作	无	轻度	中度	重度	极重度/不能			

（续　表）

每项得分		1	2	3	4	5	项目粗分	因子粗分	因子均分
在最近的 30 天内,您在以下活动中存在多大困难									
社会参与									
D6.1	您同其他人一样参加社会活动(如庆祝活动、宗教活动或其他活动)时,存在多大困难	无	轻度	中度	重度	极重度/不能			
D6.2	您周围环境的阻碍和限制,使您产生多大困难	无	轻度	中度	重度	极重度/不能			
D6.3	其他人的态度和行为对您有尊严地生活造成多大困难	无	轻度	中度	重度	极重度/不能			
D6.4	您在自己的健康或疾病结局上花费多少时间	无	轻度	中度	重度	极重度/不能	— 40		— 5
D6.5	您的健康问题对您的情绪影响有多大	无	轻度	中度	重度	极重度/不能			
D6.6	您或您的家庭在您的健康问题上的经济花费有多大	无	轻度	中度	重度	极重度/不能			
D6.7	因为您的健康问题,您的家庭遇到多大困难	无	轻度	中度	重度	极重度/不能			
D6.8	您在自己做一些休闲和放松的事情上遇到多大困难	无	轻度	中度	重度	极重度/不能			
总体失能评分(总分)								— 180	— 5

（李园园　赵介诚）

参考文献

［1］马辛,赵旭东. 医学心理学[M]. 3 版. 北京:人民卫生出版社,2015.

［2］王栋,钱明,高岩,等. 津医精神运动成套测验(JPB)的研制[J]. 中国临床心理学杂志,2000,8(1):15-18.

［3］白波,杨志寅. 行为医学[M]. 2 版. 北京:高等教育出版社,2018.

［4］李占江. 临床心理学[M]. 北京:人民卫生出版社,2014.

［5］季建林. 重视医患关系,提高沟通技能[J]. 内科理论与实践,2011,6(3):167-170.

［6］龚耀先. 心理评估[M]. 北京:高等教育出版社,2003.

［7］American Psychiatric Association. Diagnostic and statistical manual of mental disorders [M]. 5th ed. Washington D. C. : American Psychiatric Publishing,2013.

第十四章

心理治疗

心理治疗是一种给予帮助的方法,它与非正式的帮助有 2 点是根本不同的:①从事这项工作的人员必须经过专门培训,并且经有关管理机构批准或认可;②根据一定的理论假设来系统指导实践,即解释患者心理痛苦和问题产生的根源,并采取相应的方式来减轻痛苦。而非正式心理帮助虽有多种形式,如接受家人或朋友的安慰、指导和劝告等,但只是一般的支持与理解,并不需要专业的理论假设。有时这种帮助也可以来自陌生人,即只是一个很好的倾听者。另外,心理治疗也不同于内、外科治疗,它主要是采用言语或非言语沟通,而不是躯体干预(如药物或手术治疗)。

第一节 概述

一、定义

心理治疗(psychotherapies 或 psychological treatments)也可称谈话疗法(talking cure),是治疗师应用有关心理学理论及其方法来处理患者心理问题的过程,是一大类方法的总称和广义的概念。心理治疗与生理治疗(physical treatments)如药物治疗和电抽搐治疗不同,后者是通过应用药物等手段来改变患者的情绪状态和心理过程。它也不同于社会治疗(social methods),即通过社会团体的正常影响来促进人际关系态度和行为的改变。简单来说,心理治疗是一类心理学的技术和方法,旨在改善患者的心理功能,如情绪过程、行为和思维方式、人际关系、自卑和自尊、生活方式或部分人格特征等。

有关心理治疗的概念目前尚未完全统一。美国学者沃尔伯格(L. R. Wolberg)在其《心理治疗技术》专著中归纳了数十种心理治疗的概念,最后他提出心理治疗是一种"治疗"工作,由治疗师运用心理的方法来治疗与患者心理有关的问题,治疗师必须是经过训练的专家,用心与患者建立治疗性关系,以减轻其心理与精神上的症状,并求得人格上的成长与成熟。

　　美国华裔学者曾文星提出,心理治疗是应用心理学的原则与方法,采用治疗师与被治疗者的相互反应与关系,治疗患者的心理、情绪、认知与行为的有关问题。目的在于解决患者所面对的心理困难,减少焦虑、抑郁和恐慌等精神症状,改善患者的非适应行为,包括对人、对事的看法,以及人际关系,并促进其人格成熟,使患者能以较有效且适当的方式来处理心理问题及适应生活。国内学者许又新提出,心理治疗是医师(或其他专业治疗师)用符号去影响患者,以促使疾病康复或增进患者心身健康为目的的一类治疗。它包含 4 个不可缺少的要素:实施者、对象、主要手段,以及目的——促进疾病康复或增进心身健康。

　　《牛津精神病学辞典》认为:心理治疗是指"通过沟通来处理精神疾患、行为适应不良和其他情绪问题的各种形式治疗,即一名训练有素的治疗者与患者建立起工作关系,旨在减轻症状、纠正不良行为方式,以及促进健全人格的发展"。

　　综合目前常用的方法及有关定义,可以这样定义:心理治疗是一种治疗形式和特殊的人际关系过程,主要是在治疗师与患者之间,或在集体环境下的小组成员之间建立起言语或非言语的交流或沟通。其目的是帮助患者减轻情绪障碍,改变适应不良的行为方式,促进其人格成长,以及使其更加有效地应对和处理生活中的问题。

二、心理治疗的基本要素

　　心理治疗的疗效取决于许多方面,包括治疗的环境或氛围、治疗师的个人魅力与专业技能、患者的问题性质及其领悟能力等。例如,治疗环境中双方位置的安排,房间的光线、色彩与摆设,治疗会谈过程中治疗医师的目光注视、言谈举止及对问题重点与时间分配的把握等。

　　治疗性关系(therapeutic relationship)是指患者与治疗师之间所建立起来的一种特殊的人际关系,对治疗进程和疗效的取得起着举足轻重的作用。它不仅是所有心理治疗方法中所共同存在的一个重要因素,而且在临床各科、社会助人机构或咨询服务中也普遍存在。例如,倘若患者信任其治疗师,则会对治疗采取合作态度,容易取得疗效;反之,若不信任治疗师或担心所用治疗方法不安全,未完全遵嘱配合治疗,则疗效难于取得。因此,建立良好的治疗性医患关系是一切心理治疗方法和临床工作的基础。表 14-1 归纳了治疗性关系的一些基本要素。

表 14-1　与患者建立良好的治疗性关系

基本要素	具体做法
诚实坦率	友好、开放和不做评论的态度有助于获得患者的信任
通俗易懂	使用规范化语言和患者容易理解的词语(如不开心)

（续　表）

基本要素	具体做法
共情	同情、关心，不要不断地提问，但要给予同情、理解的提示，如"那一定是你最痛苦的时候"；不要埋头记笔记，要看着患者，采取"积极的倾听"
处理好患者情绪	患者出现强烈的情绪波动如哭泣时，应以支持的方式来鼓励其情绪表达，使其平静后，再婉转地询问此时的想法及促发因素，也可有适度的身体接触，如握手、抚肩等。注意必须小心处理愤怒或烦躁不安的情绪，特别是人格障碍或精神病患者
监察你自己对患者的感情	治疗中须避免过度地卷入"同情"，否则会对患者造成伤害，影响你的客观判断能力；留意因治疗中受挫折产生的烦躁或厌恶情绪，可以寻求督导；注意克服如害怕或不舒服（与严重偏执性精神病患者接触）、怕被患者操纵（与人格障碍患者接触），或者是非常悲伤（与自杀、抑郁症患者接触）等感情，因为它们会影响你对患者的决定；注意把握好交谈中患者的既往经验（如身世、经历和遭遇等）对医师产生的情绪感染和影响

一般来说，良好的治疗性关系的建立依赖于患者和治疗师两方面。对患者而言，应该具备：信任治疗师；对治疗性工作采取合作态度；对治疗的目的和方法有一定程度的了解；求治动机明确。对治疗医师而言，则应具备：尊重患者，将患者作为一个"人"来看待；同情和关心，对患者毫无偏见地接纳和承认，耐心地倾听；共情，能完全理解患者所经受的感情体验；对自己的技术和能力有充分的自信和保证；明白自己能力的局限性；有一定的伦理道德观。另外，双方相互之间治疗接触时间的长短、频率（疗程次数）、治疗场合，以及对治疗目标、方法等意见的统一与否，都对治疗性关系的建立有很大影响。

三、心理治疗的适应证与禁忌证

一般来说，心理治疗主要用于有下述障碍者：急性或慢性神经症性障碍患者；人格障碍患者；生活中遭遇危机，有急性情绪反应的患者；性功能与性心理障碍者；有行为问题，如酒中毒、药物依赖和进食障碍的患者；情绪、品行及发育障碍的儿童、青少年患者。另外，心理治疗也可作为辅助治疗用于：心理生理障碍者；对躯体疾病有心理反应（如焦虑和抑郁）的患者；非器质性精神障碍患者；精神发育迟缓者。如果从临床实用角度来看，心理治疗可用于：减轻主观症状，如焦虑、抑郁、强迫性思维与强迫动作，以及躯体化问题；改善情绪功能，如不能体验或表达情感、过分或不恰当的情绪克制；提高自我意识，如自卑、缺乏目标及缺乏自我认同；改善人际交往功能，如不能建立和保持适切的人际关系、缺乏自信、过分依赖或主动回避等。

在下述情况下，一般不主张用心理治疗：急性严重精神病发作期、严重的内源性抑郁症（有精神病性症状）、轻躁狂、器质性精神障碍、严重的反社会性人格障碍和严重消极自杀（可采用危机干预）等。

四、心理治疗发展简史

(一) 现代心理治疗的发展历史

现代心理治疗以弗洛伊德创立的精神分析治疗为起端,他提出使用自由联想来鼓励患者进行自由开放式交谈,以达到疏泄的目的,并通过释梦和移情分析等技术来发掘潜意识领域中的冲突和压抑。同时他提出了有关对人格的分层——本我、自我和超我等理论。他的经典精神分析学说主要建立在对焦虑症患者的临床研究上。1895年,弗洛伊德出版《歇斯底里的研究》一书,成为精神分析疗法兴起的起点。20世纪30年代,精神分析学者们进一步发展和修正了原先的学说,即所谓的新精神分析理论,着重强调人际关系的需要(如客体分析等),不再强调性本能作用。在抗精神病药临床应用以前(即21世纪的上半叶),精神分析治疗曾作为精神科的主要治疗方法之一。

第二次世界大战时期(1930—1940年),在英国创立了团体心理治疗,最初主要用于处理士兵的战争创伤应激,后来逐步完善形成小组心理治疗和大集体心理治疗(治疗性社区)等方式,广泛用于住院患者和门诊患者。家庭治疗是在第二次世界大战后逐步建立起来的,认为家庭和社会关系对患者的影响是非常关键的,与生物学因素同样重要。另外,由于系统论的提出,将家庭看成是一个系统,它由许多分系统(家庭成员)构成,相互间存在互为关联的影响。

行为治疗的提出是在20世纪50年代,主要是根据学习理论来治疗神经症性症状,最初是沃尔普采用交互抑制法(放松状态下接触恐怖事件)来治疗恐怖症。后来美国的斯金纳提出操作条件反射理论,即应用强化原则来改变不良行为。在20世纪六七十年代,这类方法曾广泛用于精神科临床。由于行为治疗侧重改变的是外显行为,而对许多神经症障碍患者所存在的隐匿性心理问题难以解决,特别是认知-思维方式的障碍并未被重视。因此,在20世纪70年代,出现了认知疗法,它着重通过改变患者的习得性错误认知方式来改善症状。认知疗法虽然由美国学者贝克于1976年首次提出,但早在20世纪50年代末,艾利斯所提出的RET中,就已考虑到认知因素。在20世纪80年代,许多行为治疗学者借鉴了认知理论与技术,进一步发展了传统的行为治疗。因此,目前在临床中应用更多的是CBT。

(二) 中国传统文化中心理治疗的思想和实践

中国传统文化中有不少关于异常行为的理论认识和治疗实践知识。中医学从唯物主义的形神观出发,相信先有形(身体),后有神(心理),神不能脱离形而独立存在,此为异常现象的本质。在病因论上,中医学把人体看作是由"阴""阳"2个因素构成的一个动态平衡系统。中医学也在一定程度上注意到人的先天禀赋、素质在感染疾病中的作用,如"火形之人……有气轻财少信多虑,见事明好颜,急心不寿暴死……"中医学认为消极情志活动可以致病,"故喜怒伤气,寒暑伤形"。

根据当代一些学者的归纳,中医学心理治疗的方法主要有以下几种。

1. 情志相胜的策略　中医学将喜、怒、忧、思、悲、惊、恐称为"七情",人的情绪、情感的变化,亦有利有弊。如《养性延命录》所说:"喜怒无常,过之为害。"《三因极一病证方论》则将喜、怒、忧、思、悲、恐、惊正式列为致病内因。"情志相胜"的基本精神就是有意识地采用另一种情志活动去控制或调节因某种刺激而引起的疾病,从而达到治愈疾病的目的。《素问·阴阳应象大论》与《素问·五运行大论》都指出"怒伤肝,悲胜怒""喜伤心,恐胜喜""思伤脾,怒胜思""忧伤肺,喜胜忧""恐伤肾,思胜恐"。

2. 祝由疗法　祝由疗法中含有一些心理治疗的成分,如告诉患者所患疾病的病因、病理、病情、发展、转归,以及治疗中的一些注意事项,让患者"知其病之所从生者"(《黄帝内经·灵枢·贼风》),以期改变其心理预期,增强其信心和求生意志来战胜疾病。

3. 开导之法　医师所做,不是教导,不是"灌输",而是顺着人"恶死而乐生"的本性,让患者自己去想明白道理,进而改变其生活态度。

4. 以平治惊　《黄帝内经》有"惊者平之"一条治则。经名医张从正一番阐发和应用,可视为现代行为治疗中脱敏治疗的先驱。

5. 移情易性疗法　《临证指南医案》中说:"情志之郁,由于隐性曲意不伸……盖郁证全在病者能移情易性。"移情易性,目的是分散患者对疾病的注意力,把注意力转移到其他地方;或者改变其周围环境,避开不良刺激所在,使其将某种情感转移到另外的人或事上;或者通过谈心、学习,使其改变情操。具体方法则因人、因病而异,分别采用不同的方法,如唱歌、书法、绘画等陶冶情操,从而达到治愈疾病的目的。

（三）当代中国心理治疗的发展和实践

近30余年,心理治疗在我国逐步展开临床应用。虽然早在中华人民共和国成立前,《精神分析》等心理治疗的一些著作已被我国老一辈的学者译成中文,但在临床领域中的应用几乎没有。中华人民共和国成立后,在20世纪60年代,曾有一些学者提出用"快速学习疗法"治疗神经衰弱,但受苏联的纯生物精神病学模式和当时的政治、历史背景影响较大,并未得到推广和认可。因此,在1980年以前出版的国内教科书中,几乎很少介绍西方心理治疗的方法,更多的是侧重药物治疗和其他物理疗法。自1980年以来,尤其是在20世纪90年代,随着对外学术交流的发展,国内逐步有学者比较系统地介绍了西方许多心理治疗的方法,并将其用于临床实践。20世纪80年代初期,医疗机构开始开设心理咨询门诊。同时也有许多心理治疗与心理咨询的短训班在各地举办,培养了一大批心理卫生工作者,其中比较有影响力的学习班有中-德心理治疗讲习班、中-美认知心理治疗讲习班等。在上海、北京、广州、南京、长沙和昆明等地逐步形成了国内心理治疗与心理咨询的临床培训基地。中国心理卫生协会亦先后成立了心理咨询与心理治疗、危机干预2个专业委员会,出版了一些有关这方面的专著。《医学心理学》和《精神病学》教科书及专著中亦增添了有关心理治疗的许多内容。

2002年,卫生部颁布《心理治疗师职称考核》,随后举行了正式考试,标志着医疗系统内心理治疗的专业化。近10年来,国内学术期刊发表的关于心理治疗和干预方面的文献明显增多,显示心理治疗日益受到人们的关注和重视,呈现出良好的发展态势。心理治疗的领域日益扩大,由单纯的精神专科治疗向综合医院多学科治疗发展,病种亦由单纯的精神障碍向多种疾病领域扩展。心理治疗技术的应用呈整合趋势,一般治疗技术和专门治疗技术相融合。

然而,我国目前心理治疗从业人员的专业水平良莠不齐,导致心理治疗的质量得不到保障,求助者的利益和心理健康可能受到损害。心理治疗是复杂的专业工作,需要长期、正规的院校教育和继续教育,以及持续不断的临床督导,否则也会像其他医疗技术一样,对服务对象造成严重危害。我国目前正处于心理治疗初级发展阶段,在4个方面存在着严重不足:①对工作伦理和标准流程重视不足;②对专业能力的发展重视不足;③对疗法疗效的科学研究重视不足;④对评估反馈机制重视不足。急需建立一套符合我国现实国情的心理治疗服务体系,促进行业的规范发展。

第二节　分类和理论流派

一、分类

心理治疗方法目前有许多,根据美国20世纪90年代初期的统计,有400余种心理治疗的方法应用于医疗、教育、体育和管理等诸多领域。

心理治疗是近100余年逐步发展起来的,治疗师的背景及其理论和方法众多,差异很大。不同的心理治疗方法对心理障碍的发生机制有着不同的心理学理论假设。因此,心理治疗可根据理论流派进行分类,如精神分析及精神动力性治疗、行为治疗、认知疗法、人本主义治疗,支持性心理治疗和人际性心理治疗(包括团体、婚姻和家庭治疗)等。这些是最常用的分类方法。

近年来,在精神科临床工作中,常根据治疗的目的或实用性将心理治疗分为:一般性心理治疗(可用于临床各科实践)、短期或长期的支持性心理治疗(所有临床医务人员和精神科医师均可采用),以及特殊心理治疗方法(由专业培训过的治疗人员进行,如认知、行为治疗,家庭、婚姻治疗等)。另一种分类则是以参与治疗对象的多少来划分的,即个别心理治疗(1名治疗医师与1名患者)、伴侣和婚姻治疗(夫妻双方)、家庭治疗(患者及家庭成员参与),以及团体治疗(由1组患者参加)。表14-2归纳了根据理论流派和治疗目的所划分的常用心理治疗方法。

表 14-2　临床常用心理治疗方法及分类

理论流派	治疗目的
精神分析或精神动力性治疗	减轻逆遇与维系正常的心理功能(一般心理治疗和支持性心理治疗、催眠)
行为治疗	帮助再适应(心理咨询、问题解决、危机干预)
认知疗法	功能恢复(行为治疗、认知疗法、短程精神动力学治疗、IPT、家庭治疗、团体治疗、生物反馈)
人本主义治疗(来访者中心疗法)	人格重塑(精神分析、长程精神动力性治疗、艺术疗法)

二、心理治疗的理论流派

自 20 世纪初至今,心理治疗每个理论流派的形成和发展都是当时特定的社会文化背景、社会进步和文化传统的产物,每次社会哲学思潮都会促生和兴起一种新的心理治疗理论流派。纵观 100 余年的心理治疗理论流派的兴衰,大浪淘沙,至今仍然持续焕发生命力,还在不断发展,对临床实践有重要影响的理论流派如下。

(一) 精神分析和精神动力性治疗

精神分析疗法是第 1 个完整的心理治疗体系。其后许多新的治疗流派都是在其基础上建立起来的或对精神分析疗法的继承、发展或批判。精神分析第 1 次把传统心理学所忽视的潜意识现象作为自己的研究对象,并做了系统探讨,促使人们重视、开掘和清理早期生活淤积的或被压抑的成分。经典的精神分析理论强调童年期的创伤经历,尤其是潜意识领域的内心冲突及性本能的作用对成年期异常行为或精神症状的影响,通过释梦和内省等技术使患者领悟,从而改变自我。后来发展起来的精神动力学理论则着重强调童年期患者与双亲情感关系上的分离、创伤和丧失等经历对成年期精神异常的重要影响,虽然摒弃了性本能主宰一切的假说,但仍注重潜意识的重要作用。在过去的半个多世纪中,持这一理论的学者曾占西方精神科医师的主流。这可能与精神疾患的复杂性及缺乏有效的、公认的治疗方法等因素有关。

(二) 行为治疗

行为主义以实证主义和实用主义为哲学背景,认为意识是无法证明的,主张放弃意识而以行为为研究对象,用客观的实验方法进行严格的科学研究。其主要理论观点是人类的一切都是学习的结果,适应不良性行为(如焦虑、恐怖和人格障碍等)是由错误的学习、不适当的条件联系或学习能力缺陷所导致,可以通过再学习和训练使这些异常行为减少或消失。基本的理论包括巴甫洛夫的经典条件反射学说、斯金纳的操作条件反射学说(工具性学习)和米勒的内脏反应学习,根据学习理论所创立的行为治疗和生物反馈方法已在临床实践中取得显著效果,可操作性强。

(三) 来访者中心疗法

人本主义理论认为,心理学研究应关心人的价值和尊严,应以研究个性的积极面(或心理健康)代替研究个性的消极面(或心理疾病),要相信来访者有能力了解自己的问题,了解努力的方向,而且也完全有能力做出合理选择并改变自己。这些理论观点应用于心理治疗实践中,经罗杰斯的总结归纳形成了来访者中心疗法。来访者中心疗法重新确立了心理治疗中治疗师与来访者的关系,凸显了人的价值、尊严、需要和理解等要素对心理治疗、来访者和疗效的独特意义,奠定了现代主流心理治疗的基本理念。

(四) 认知疗法

其主要观点是不恰当的思维方式或认知偏见导致患者产生行为、情绪及人际适应等方面的障碍。如抑郁症患者存在消极地看待自我和对前途的悲观、绝望等认知错误,可以通过改变或矫正其不良认知而达到改善症状和提高社会适应能力的目的。这是近 40 多年来对精神病学和心理学领域产生重大影响的理论之一,据此而创立的 CBT 已在国外成为目前心理治疗领域备受关注的有效干预技术。

三、源于东方的心理治疗方法

在西方心理治疗各个学派、体系不断涌现和发展的同时,富有东方文化特色的心理治疗方法也同时发展着。尤其是近 10 年来,东方心理治疗思想和方法被西方充分吸收和整合,发展出众多新的治疗流派。

(一) 森田治疗

日本精神科医师森田正马(Morita Shoma)于 1920 年创立了森田疗法,以自己对神经症的亲身体验、对神经症患者的临床观察和治疗,以及对老庄、孔孟、佛家禅学等东方文化的造诣为基础,提出了自己独特的见解,创立了一套富有浓厚东方哲学色彩的心理治疗方法。其遵循"顺其自然,为所当为"的基本治疗原则,让患者接受痛苦和症状,带着症状积极生活。

(二) 正念疗法

"正念"(mindfulness)最初来自佛教的八正道,是佛教的一种修行方式。它强调有意识、不带评判地觉察当下,是佛教禅修主要的方法之一。西方的心理学家和医学家将正念的概念和方法从佛教中提炼出来,剥离其宗教成分,发展出了多种以正念为基础的心理疗法。正念疗法是对以正念为核心的各种心理疗法的统称。目前较为成熟的正念疗法包括正念减压疗法(mindfulness-based stress reduction)、正念认知疗法(mindfulness-based cognitive therapy)、辩证行为疗法(dialectical behavioral therapy)和接纳与承诺疗法(acceptance and commitment therapy)。正念疗法被广泛应用于治疗和缓解焦虑、抑郁、强迫和冲动等情绪问题,在人格障碍、成瘾、饮食障碍、人际沟通和冲动控制等方面的治疗中也有大量应用。其疗效获得了从神经科学到临床心理方面的大量科学实证支持。

第三节 | 精神动力性心理治疗

一、概念

精神动力性心理治疗,或称动力取向心理治疗,是一种以精神分析理论为基础的心理治疗。它是以动力性的观点看待心理现象,试图找到导致异常心理活动及行为的原因及影响因素,并给予干预的一系列心理治疗方法的总称。有 2 个基本的假设:①心理决定论:它假设个体头脑中发生的任何事情、个体所想和所做的每件事情都有特定的原因,根本不存在奇迹、自由意志,甚至偶然事件,它们都受到先前发生的其他心理过程的影响;②无意识论:绝大部分的心理过程是我们意识不到的,需要通过特定的方法去发掘。精神动力性心理治疗的理论基础依据包括弗洛伊德提出的经典精神分析理论,以及后人在此基础上发展而来的客体关系理论、自体心理学理论和依恋理论等。

二、理论发展

(一) 经典精神分析理论

1. 精神结构的地形学说　弗洛伊德对精神结构的地形学说来源于他早年对癔症患者的治疗和研究,他发现患者的症状是想法或事件的记忆被压抑进入潜意识的结果。例如,一位女士出现了"恐水"的症状,无法喝下任何水。通过催眠唤起了这位女士的记忆:原来她曾看见她的女佣用她的水杯给猫喝水。鉴于这位女士的身份和教养,她没能当场指出并斥责这位女佣,却把这段记忆伴随着强烈的恶心的感觉压抑进潜意识。通过在治疗中谈论自己恶心的感觉和对女仆的愤怒,"恐水"的症状也自然消失。这个宣泄方法即将无意识的致病记忆带回到意识当中。根据这些发现,弗洛伊德提出了他的地质学模型,即人的精神活动可分为意识-前意识-潜意识。

2. 人格结构理论　在精神结构的地形学说之后,弗洛伊德又提出人格的结构理论,引入了自我、本我和超我的概念来描述人格的 3 个功能结构。其中,本我是人格中最原始的、与生俱来的部分,是心理能量的基本源泉,它是无意识、无理性的。本我奉行快乐原则,要求无条件的即刻满足。本我与外界不能直接接触,而是通过自我来实现愿望。自我是在与现实环境的反复磨合中,由本我分化发展出来的一部分,它的运作遵循现实的原则,是理性的、务实的,力争既回避痛苦,又获得满足。超我,又称为理想化自我,它是人格中代表道德和准则的那部分,其作用就是按照社会道德标准监督自我的行动。本我代表原始欲望及攻击驱力,与自我和超我的准则存在冲突。这些冲突会引发强烈的焦虑,而这时,自我就要采用防御机制来缓和这些冲突。

3. 防御机制理论　防御机制是自我的一项重要功能,但也往往是引发症状的原因。例如,之前提到的压抑,它通过将冲突性的记忆、想法及与之相伴的情感体验强行压抑进潜意识,从而避免意识层面难以忍受的焦虑。虽然引发防御的冲突看似解决了,但被压抑的认知和情感内容仍旧活跃着,并通过在潜意识中的转换,以另外的形式(症状)表达。防御机制有很多种,其共同点都是在潜意识层面操作,避免的同时也限制了问题在意识层面的呈现和解决。个体惯用的防御机制是其人格特点的重要组成部分,而分析防御机制,以更为成熟、适应性的防御机制替代不成熟的、适应不良的防御机制也是精神分析治疗的任务之一。

4. 内驱力理论　经典精神分析理论的另一个重要议题是内驱力,它被认为是心理活动的能量,是一种先天决定的心理成分。当它发生作用时就产生一种兴奋状态,产生某种需要的感觉或紧张的状态。这种兴奋和紧张推动着个体的活动,从而消除兴奋和紧张,达到满足。弗洛伊德将人类本能的内驱力分为性驱力和攻击驱力,在所有本能现象中,无论是正常的,还是病理的,这2种内驱力都参与其中或融合在一起。

5. 人格发展理论　根据在人格发展过程中的性驱力投注对象的变化,弗洛伊德将人格的发展分为以下几个阶段:口唇期(0～1.5岁)、肛门期(1.5～2岁)、生殖器(3～5岁)、潜伏期(5～12岁)和生殖期(12～20岁),每个时期都有其特定的性驱力投注对象、核心冲突及发展任务。如果没有解决好冲突,性驱力的投注将会固着,人格的发展也会停滞在那个阶段。

(二) 客体关系理论

梅兰妮·克莱因(Melanie Klein)通常被视为是客体关系运动的奠基人。客体关系理论是经由她对儿童的精神分析工作,依靠对无意识幻想的推断而发展出来的。此理论探讨的是婴儿与早年重要客体(一般是母亲)的关系如何影响个体的精神结构及个体是如何成长起来的。她将人格发展的重心从经典精神分析的俄狄浦斯情结转移到从出生到3岁的俄狄浦斯前期的冲突之上。

经典的精神分析也谈到客体,指的是对个体心理发展影响最为重要的人。而在客体关系理论中,客体可以是任何自我投注驱力的对象。客体可以是照料婴儿的重要他人;也可以是他人的某个部分,如妈妈的乳房;还可以是某样物品,如婴儿常用的抱枕或娃娃等。这些都是外部客体。而外部客体及自体对与这些客体关系的体验可以经由内射形成表征,构建内在的自体-客体关系。客体关系理论强调婴儿早年的客体关系对之后客体关系及人格发展的影响,其关于客体关系间的冲突、原始防御机制及人格发展的位面理论(偏执分裂位-抑郁位)是对经典精神分析理论的重要补充。

(三) 自体心理学理论

自体心理学的起源,来自海因茨·柯胡特(Heinz Kohut)研究那些接受他精神分析治疗、受自恋问题困扰的门诊患者。这些患者身上呈现出的一种深在的空乏和忧郁感受,使用经典精神分析的理论和技术似乎无法解决这些自恋患者的问题。

自体心理学主张三极自体的结构,以及正常自体是镜映、理想化和孪生需求的平衡。这里的自体不是作为一个概念或心理表征,而是作为一个囊括整个心理结构的"主导"性建构,即具有时空连续性的内在体验。相对于自体的另一个重要概念是自体客体,是一种自体和客体没有界限的主观体验性状态。它对于自体来说,不是分离和独立的,而是被自体运用的一个工具,通过镜映、理想化和模仿,最后被自体内化,成为自体的延伸和其中一部分。自体客体移情就是把客体体验为自体的扩展或延续。如果早年的自体发展中,镜映性、理想化及孪生移情的需求未被满足,自体的构建便会出现缺陷。在治疗性的环境中,通过治疗师贴近性的共情和解释,帮助患者修通各种自体客体移情,则能帮助患者构建出健康的自体感。

(四) 依恋理论

依恋理论首先由英国精神病学家约翰·鲍尔比(John Bowlby)提出。该观点认为依恋是生命系统的一部分,虽然它在整个生命过程中都存在,但在儿童早期最明显,儿童只有把父母作为安全基地才能有效地探索其周围环境。

该理论根据儿童在陌生情境下面对母亲离开的反应,将人的依恋分为两大类:安全型依恋和不安全型依恋,而不安全型依恋又被分为回避型、反抗型和破裂型。

依恋理论对我们理解"是什么在驱动人类"做出了重要的贡献——对安全的追寻也是一个基本的驱动因素。在病态心理学方面,依恋理论关注的是实质的疏于照管、抛弃及其他的早期创伤,以及对这些创伤的心理反应。有大量证据显示,不安全的依恋关系是日后发生精神障碍的易感因子,而依恋安全感则是一个能够避免在成年期发生精神病理的保护性因子。

三、主要技术组成

(一) 自由联想

自由联想是获取患者无意识资料最常用的方式,患者被要求随意联想,并报告头脑中出现的任何内容。即便这些内容患者觉得是无关的、荒谬的、无意义的。患者在大多数时间都会自由地联想,会报告梦和生活中其他事情,或过去的生活史。治疗师多数时间会保持静默,并不打断患者的自由联想。只有在必要时才会要求患者就某些主题展开联想。

(二) 分析移情

移情是指将源自童年早期对重要人物的反应和感受,移至另一个人身上。在心理治疗中,治疗师往往成为患者移情的对象,这是一种无意识的强迫性重复。在这一过程中,治疗师扮演起患者早年生命中重要人物的角色,并成为患者情感生活的重心。而患者早年的重要感受及无意识冲突也在与治疗师的互动中再度呈现,通过移情呈现的材料是独一无二的。通过对移情的分析,治疗师可以帮助患者获得在与重要客体关系中的无意识冲突及相关情感的深刻理解。

(三) 分析阻抗

阻抗是指在患者内部对抗分析性治疗的过程和力量,阻抗可以贯穿整个治疗的始终。阻抗呈现了患者在过去生活中所运用的策略,避免不想要的内容进入意识并引发改变。治疗师的任务是解释患者如何阻抗、阻抗什么和为什么这么做。阻抗的直接原因总是避免焦虑、内疚和羞愧等痛苦的感觉。在这些动机背后会发现触发这些感觉的本能冲动,最终对阻抗的分析能帮助患者意识到其试图回避对创伤的恐惧。

(四) 发展治疗联盟

治疗联盟是患者同治疗师之间为了共同的目标所达成的共同努力的工作协议。它表现为患者愿意执行治疗的各种程序及运用自己的能力来分析所出现的痛苦。这种联盟是在患者理性的自我和分析师分析的自我间形成的,治疗师的治疗态度及治疗设置都对工作联盟的形成发挥了重要的作用。

(五) 设置

设置指的是治疗的框架,包含治疗双方必须遵守的行为和伦理准则、治疗中的态度,以及与治疗有关的各种安排和规定,包括治疗时间、频率和收费方式等。

治疗师必须遵守的行为和伦理准则可参考经典的医学或心理学专业从业人员伦理学原则,包括治疗师不得利用治疗关系为自己谋取利益;对患者的个人信息及治疗经过应给予保密;应充分尊重患者的尊严和选择权等。

动力性治疗的态度原则是:①节制原则,治疗师要避免满足患者的愿望,只有这样,这些愿望才能够被分析;②匿名原则,治疗师要对患者保持"不透明",避免在治疗中展示自己的情绪或关于自己个人或家庭的信息;③中立原则,指对患者的行为、想法、期望和感受采取一种不妄加评断的态度。

通过设置,我们建立了一个稳定的背景,使我们可以观察到患者对待我们的态度和治疗设置的任何细小的改变,这是设置的"诊断"功能。通过保持设置稳定,治疗师帮助患者获得安全感,这是治疗设置的"包容"功能。此外,设置也让精神动力性治疗获得了一种仪式感,并区别于其他任何形式的治疗活动。这种仪式感能够帮助患者更好地进入患者的角色,并配合治疗师的工作。

四、一般治疗过程

(一) 精神动力评估

一般来说,完整的评估需要 1～4 次访谈。评估的过程要求治疗师明确以下几个方面的内容。

1. 历史资料　包括患者现在的主要问题、过往史、发展史、家族史及文化或宗教背景等。

2. 精神状态检查　包括定向感与知觉、认知、情感和意志行为等方面的检查。

3. 精神动力学诊断　主要包括：①精神障碍诊断；②自我的特性，包括自我的优势及弱点、防御机制及冲突与超我的关系；③客体关系的质量，如家庭关系、移情作用-反移情作用的模式、对其内在客体关系的推论；④自体的特性，如自尊及自体凝聚性、自体延续性、自体界限、心智与身体的关系；⑤依恋模式。

通过对这些内容的了解，治疗师可以明晰几个问题：①患者是否具备从精神动力性治疗中获益的条件；②患者是否存在一些不适宜进行精神动力性治疗的情况，如严重的抑郁症、双相情感障碍、处于活动期的精神分裂症，以及自我控制能力差，存在严重自杀、自伤、伤人风险；③患者更适合支持性的治疗还是表达探索性的治疗；④患者的困难与自我、客体关系、自体及依恋模式特点的关系。

（二）治疗过程

在治疗开始的阶段，应将精神动力性治疗的目的和过程教给患者，让患者知道治疗师在治疗过程中可能采取的方法和态度，以及治疗将如何进行；告知患者在治疗过程中需要怎么做，如放松地自由联想，表达任何的想法、情绪和感受，记录并提供梦的材料，与治疗师合作，建立治疗联盟，共同面对阻抗等。

随着对患者呈现的自由联想、梦、移情及阻抗等材料的分析性工作的开展，治疗师与患者的治疗关系不断深入。治疗师根据不同流派的理论，通过共情、澄清、面质和解释等手段，帮助患者对自身的核心冲突、惯用防御机制、客体关系、自体特性、依恋类型，以及这些因素与患者的病证之间的关系进行不断深入的探索。患者内省的能力不断增强，并最终能够修通人格发展中存在的阻碍或缺陷。

（三）结束治疗

理论上，当患者人格中引起病证或痛苦的那部分被理解并得到修正之后，那些曾经导致患者出现困难的问题已经被排除，如果患者和治疗师都同意，就可以结束治疗了。

那么如何判断结束阶段的到来呢？实际上，患者经过成功的治疗而进入结束阶段时，将体验到心理障碍明显解除，这种变化无论对于患者，还是治疗师，都是很显著的。治疗师会注意到患者能深刻理解自己的移情，对自己的心理活动有了深入的了解，并开始用自我探索的方式去解决问题。理想的状况下，患者会自己提出结束治疗，当然也可以由治疗师向患者提出。

在结束阶段，治疗师和患者还需要完成几项工作，包括：①回顾治疗经过；②体验分离时的失落感，在此阶段患者的病情有可能会反复，治疗师可以借此帮助患者更深入地理解移情并获得修通；③提高自我探索的技巧；④治疗师还需要向患者解释治疗的局限性——治疗不可能一劳永逸地解决所有的问题，以帮助患者现实地面对未来。

五、常用的精神动力性治疗的方法

(一) 表达性-支持性治疗

表达性治疗是指以分析防御机制和探索移情为目标的治疗方式,适宜自我功能相对较好,能忍受强烈的痛苦并保持探索自己动机的患者。支持性心理治疗的目标是压抑无意识冲突和加强防御机制,适用于长期的自我强度不足或功能缺陷的患者,以及原本健康的人在面临严重人生危机时产生了退行的情形。在多数精神动力性治疗中,表达性和支持性的方法同时存在,两者占何种比重需视患者的特点而定。

(二) 长程治疗-短程焦点治疗

长程治疗一般指传统的精神分析治疗,持续时间可达数年之久,每周会谈 4～5 次,每次 45～50 min。长程治疗的目标并非解决某一特定的问题,而是比较全面地探索患者的人格成长。长期密集治疗的设置,有助于患者进行深度的退行,以便呈现发展早期出现的问题。

短程焦点治疗一般提倡每周 1 次的治疗性会谈,一般持续 10～20 次,每次时长也为 45～50 min。治疗侧重某一问题的改变,并不强调做广泛的人格分析。

(三) 其他

1. 个体治疗　精神动力性个体治疗是治疗师与患者一对一的治疗关系,具体的治疗方式前已述及。

2. 团体治疗　精神动力性团体治疗即将精神动力的治疗原则应用于团体。团体成员在入组前也应该接受精神动力性评估,以确定是否适合该治疗。大部分的团体治疗都是每周 1 次,少数则是每周 2 次。在团体中,移情、反移情、阻抗的呈现和修通更多地借助于团体不同成员间的互动。治疗师的任务是保护团队的设置,观察、引导这样的互动,只在必要时给予解释。此外,团体联盟,即团队成员在治疗目标上积极合作的关系,也是团体治疗中的一个重要议题。

3. 家庭或夫妻治疗　精神动力性家庭或夫妻治疗所应用的技巧衍生于对客体关系理论的了解,整体目标在于帮助家族成员把经由投射性认同而外化的冲突,再度重新内化。治疗师需要帮助家庭成员去检验并处理他们在其他成员身上投射的部分,从而对彼此的关系获得一种更加真实的新的理解。为达成此目标,治疗师通常每周或隔周 1 次,与家庭成员有一次 50 min 的会面。

4. 住院治疗　精神动力性住院治疗适用于比较严重的精神疾病患者,即将精神动力性治疗的原则应用于治疗团队及与患者的互动中。在住院状态下,患者会通过与治疗团队成员的无意识互动重演其内在的客体关系。一方面,患者对不同的团队成员会产生不同的移情反应。另一方面,治疗团队的成员经由投射性认同的过程,扮演了患者不同的内在客体,并体验患者对早年重要客体或该客体对患者的感受,即不同的团队成员可能有不同的反移情。通过定期讨论,医护团队可以将患者的移情及医护团队成员的反移情现象整合,以获得对患者的全面理解。而治疗团队理解、包容,以及经由消化后的一致的治疗态度将有益于患者的康复。

第四节 | 认知行为治疗

一、概述

行为治疗是继精神分析治疗之后,于 20 世纪 50 年代创立的基于行为主义理论和实验心理学成果的心理治疗方法。行为治疗认为适应性行为与非适应性行为都是通过学习获得的,通过再学习可以学习到新的行为,也可以消除非适应性行为。因此,行为治疗是以学习理论和实验证据确立的有关原则和方法,改变非适应性行为的心理疗法。

认知疗法是 20 世纪 50 年代继精神分析和行为治疗之后发展起来的一套治疗体系。认知疗法强调人的思维过程及其与情绪、行为的交互作用,认为人的各种心理障碍都源于不合理的信念、错误的认知,因而可以通过改善不合理的认知,达到治疗心理障碍的目的。认知与人的大脑信息加工过程相关。认知疗法中的认知偏重于人在信息加工过程中的想法、信念、态度、思维方式及认知评价。不同的认知疗法采用了不同术语描述人的认知。例如,贝克提出了自动思维、功能失调性假设(中间信念)及图式(核心信念),艾利斯提出非理性信念。这些术语在本质上相同,均把歪曲的认知作为各种心理问题及情绪困扰产生的主要原因。认知疗法认为个体对某个事件的认知决定了其行为、情绪及生理反应。因此,认知疗法是根据认知过程影响情感和行为的理论假设,改变个体歪曲认知的心理疗法。

行为治疗与认知疗法在理论及技术上相互结合,促成了 CBT 的确立。CBT 是以学习理论、认知理论为基础,在实证研究支持下,通过认知和行为理论及技术方法来改变个体歪曲认知和非适应性行为的一类心理疗法的总称。它是以目前问题为取向的、短程的、结构式的治疗方法。CBT 既不是单纯意义的行为治疗,也不是纯粹的认知疗法,而是在整合的认知行为理论指导下的心理治疗。

(一) 历史发展

行为治疗的产生与行为主义的兴起有关。1913 年,华生发表了一篇文章,题为"行为主义者眼中的心理学",对精神分析学说提出了挑战,并认为行为是由环境决定的。他提出的理论的目标就是"对行为进行预测与控制"。但这一行为主义的理论当时并没有应用于临床工作。直到 20 世纪 50 年代初,美国心理学家斯金纳和林斯利(Lindsley)等开始将行为治疗中的操作条件反射的学习原理应用到医院的患者身上,并首次提出"行为治疗"的术语。行为治疗的理论与技术方法的发展均离不开实验。行为治疗早期的基本理论与技术来源于动物实验。如巴甫洛夫的经典条件反射原理就是对犬进行实验所获得的。虽然巴甫洛夫本人不是心理学家,但其发现的经典条件反射原理被大量应用于行为治疗的实践。斯金纳也做了大量的动物实验,并从中总结出操作性条件反射的原理。沃尔普通过对猫的实验,发现了系统脱敏及交互抑制原理,并发展出了系统脱敏疗法。后来,班杜拉的社会学习理论突破了传统行为主义理论的观点。他通过对儿童的实验,发现人的很多行为是通过模仿学习获得的。这使人不需要事事都亲身经历,仅凭观察及模仿就可以学习到新的行为。经典条件反射原理、操作条件反射原理及社会学习原理是学习理论最基本的原理。从 20 世纪 60 年代起,学习理论逐步被广泛应用于临床和教育领域。

认知疗法的发展,主要源于贝克与艾利斯各自独立的工作。贝克的工作基于对抑郁症患者的治疗,最初他希望通过一系列实验找到精神分析的支持证据,但结果使其开始寻求对抑郁症的其他解释。他发现个体的自动化思维及其对自己、世界及未来的看法(图式),影响着个体的情绪反应和行为,因此发展出一种帮助患者识别并改变其自动化思维和图式的治疗方法。艾利斯则通过自身的经历及临床工作发现,患者自己的非理性信念导致了他们的问题,从而发展出鼓励患者识别非理性信念并改变这些信念的理性疗法,后来改称为 RET。20 世纪 90 年代后期,又改称为理性情绪行为疗法。名称的更改反映了这一疗法对认知、情绪与行为的看法,也体现了行为作用在该疗法中的提升。贝克与艾利斯都认为他们建立的治疗方法属于 CBT,并自称 CBT 治疗师。CBT 既强调要改变个体的认知,又强调要改变个体的行为,是这 2 类心理疗法的有机结合。CBT 自 20 世纪 80 年代以来得到蓬勃发展,目前已经成为精神障碍的心理治疗方法中循证依据最强的疗法。

(二) 适应证与禁忌证

CBT 适用范围十分广泛,既可用于家庭中对子女行为习惯的培养、婚恋问题和学校教育等干预,也可以应用于对各种精神障碍的治疗。贝克认为,认知疗法的基本方法几乎适用于所有的精神障碍。其中应用最多的是抑郁障碍和焦虑障碍,对其他如疼痛障碍、睡眠障碍、进食障碍、性功能障碍和人格障碍等的治疗也有很好的疗效。目前,在精神分裂症的辅助治疗中也获得了积极的成果。

CBT 的禁忌证主要指无法与患者建立治疗关系的情况。例如,精神病性障碍急性期伴有严重的兴奋、冲动及思维紊乱等情况;因严重的意识障碍、认知损害和情绪紊乱等症状,不能配合心理治疗的情况;伴严重躯体疾病,无法配合心理治疗;同时,如果患者不愿意接受 CBT 或难以理解 CBT 的基本概念和方法,也不适宜进行 CBT 治疗。

二、基本理论

认知、情绪与行为是 CBT 的 3 个核心概念。认知是指人对事物或情境的态度、看法、评价及信念等,情绪是人的内心体验过程,行为是人的外在表现。CBT 认为人的认知活动会产生情感(或情绪),并影响着人的行为;行为也会影响人的认知活动或情绪反应;人的认知、行为改变后人的情绪也会改变,情绪改变后认知与行为也会发生变化。认知的中介作用是 CBT 这一基本模型的核心。这一模型认为认知可以被监测和改变,认知是可知、可评价的。认知改变将会导致预期的行为变化。

(一) 主要分类

CBT 主要分为应对技能治疗、认知重建治疗和问题解决治疗。应对技能治疗主要处理患者的外部问题,强调整套技能的发展,从而帮助患者更好地应对一系列压力情境。应对能力的提高和负性事件的影响减少(如焦虑表现减少)是治疗成功的标志。认知重建治疗则更多地处理个体的内部问题,假设情绪困扰来源于适应不良的思维,临床干预的目标就是监测并挑战适应不良的思维模式,建立更为适应的思维模式。问题解决治疗可以看作是认知重建治疗和应对技能治疗的结合,强调一般策略的发展,重视患者和治疗师在制订治疗计划时的积极协作。

(二) 特点

CBT 的主要特点有:①时限性,通常在治疗开始就预先设定了治疗期限,CBT 手册建议为 12~16 次;②针对特定问题,与 CBT 时限性有关;③强调患者的自我控制,CBT 从某种意义上认为患者既是不幸的缔造者,也是有能力控制自己的思维与行为的;④具有教育性质,很多 CBT 治疗师会把治疗模型教给患者,或将其采用的干预原理解释给患者听,这种治疗师与患者之间的教育式互动既是不同 CBT 的共同点,也是其区别于其他心理治疗流派的特点;⑤强调患者成为自己的治疗师,患者在治疗中不仅能够克服已存在的问题,还学会与治疗相关的概念和技巧。治疗师会花费一定的时间帮助患者做一些练习,并学会一些治疗方法,这样在治疗结束后,患者能够应用学会的概念和技巧去维持疗效,预防复发。

(三) 认知疗法的理论

与认知疗法有关的理论主要包括艾利斯的理性情绪理论、贝克的认知理论,以及迈肯鲍姆的认知行为矫正理论。

1. 理性情绪理论　20 世纪 50 年代末,美国心理学家艾利斯提出了 RET。艾利斯认为,在人们情绪产生的过程中有 3 个重要的因素:①诱发情绪发生的事件(activating events);②对该事件所持的信念、态度和解释(beliefs);③由此引发的情绪和行为结果(consequences)。人们通常会认为,是发生的事件导致了情绪的产生,而忽略了个体对事件的信念、态度与解释才是情绪产生的根源,即非理性信念才是情绪和行为问题的症结。所谓非理性信念是指那些不以客观事实为依据，主观臆想的、偏激的或不合理的，使个体长期陷入情绪困境的信念。该理论认为，这些非理性信念一方面是个体后天（儿童时期）从重要他人那边学习而来的，另一方面也源自个体自创的非理性教条。但是，人们生而同时具有理性的、正确思考的潜能，所以个体也有能力控制自己的情绪。根据情绪3个要素的英文首字母，理性情绪理论又简称为ABC理论。之后又进一步发展，增加了D和E 2个部分，将治疗中有关因素归纳成ABCDE。D(disputing)指对非理性信念的辩驳；E(effective)指理性信念替代非理性信念后的效果（如形成新的情绪和行为结果）。

2. 认知理论　贝克于20世纪70年代创立的贝克认知疗法是目前主流的认知疗法。贝克认知疗法根据认知过程影响情感和行为的理论假设提出其基本治疗理念。该疗法认为，当个体的认知过程出现偏差，就会出现不良的情绪和不适应的行为，如果要改变个体不良的情绪和行为，就必须修正功能失调的认知。因此，认知疗法的关注点不仅仅是适应不良的情绪和行为，更重要的是对产生不良情绪和行为背后的认知。治疗的目标就是找出错误的认知，加以纠正，从而改善适应不良的情绪和行为。贝克的认知理论中有以下几个重要概念。

（1）"自动思维"：也称自动想法，由一个情境或事件直接引发，不由自主地出现在脑海中，貌似真实有道理，但这些想法可能是歪曲的，与其负性情感或功能失调性行为有关。

（2）"中间信念"：由规则、态度和假设组成。不如自动思维容易发觉和矫正，但比核心信念更有延展性。态度体现了个体对事物的评价和理解；规则是人们给自己规定的、赖以生存的法则。规则经常隐藏起来，不为人知，主要用"必须……"或"应该……"的方式来表达；假设与规则紧密相连，由规则推论而出，通常用"如果……那么……"的方式表述。

（3）"核心信念"：也称"图式"，比中间信念隐藏得更深，反映了自我和他人之间的深层心理模型。这些信念是关于对自己、他人，以及对世界的看法，是整体的、牢固的、全面概括的。患者选择性聚焦于标志他们脆弱性的那些特定图式，并针对这些图式采取多种类型的回避或补偿策略。

3. 认知行为矫正理论　麦钦鲍姆认为，要改善情绪，需要纠正不良认知，实现认知重组。在认知重组中，对自我陈述的纠正是重要的内容。所谓自我陈述是指一个人对自己的陈述。麦钦鲍姆认为，自我陈述影响着个体的行为。来访者必须敏感地意识到自己是如何想、如何感受，以及如何行动的，并意识到自己对他人造成的影响。这些都是行为改变的先决条件。在治疗过程中，治疗师需要帮助来访者发现消极的自我陈述，并加以纠正，从而改变对问题的适应方式。

（四）行为治疗的理论

行为治疗的基本理论源于行为主义的学习原理，主要有经典条件反射理论、操作性条件反射理论与社会学习理论。

1. 经典条件反射　经典条件反射是某一中性环境刺激反复与非条件刺激相结合，最终成为条件刺激，引起了原本只有非条件刺激才能引起的行为反应的强化过程。经典条件反射包含了强化、泛化和消退这 3 种基本规律。

（1）强化：是指刺激增加了个体某种行为反应的过程。例如，经常去医院打针的儿童会对医师的恐惧增加。

（2）泛化：是指某些与条件刺激相似的刺激也可引起条件反射的效果。例如，经常去医院打针的儿童不仅对医师产生恐惧，而且对穿白衣服的人也产生了恐惧。

（3）消退：是指非条件刺激长期不与条件刺激结合，已经建立的条件反射消失的现象。例如，巴甫洛夫的实验中，若食物与铃声长期不结合，那么铃声引起犬唾液分泌的条件反射便会逐渐消退。

2. 操作性条件反射　当某行为反应出现时，总能获得某种刺激结果（获得奖励或厌恶性刺激消除），则个体逐渐会表现出更多该行为反应的现象，称为操作性条件反射。操作性条件反射包含了正强化、负强化、消退和惩罚这 4 种基本规律。

（1）正强化：行为结果导致积极刺激增加，从而使该行为增强的过程称之为正强化。一位因上课积极发言总被老师表扬的学生会变现出更多上课积极发言的行为。

（2）负强化：行为结果导致消极刺激减少，从而使该行为增强的过程称之为负强化。一位总是被老师批评的学生因上课积极发言而使得老师对自己的批评减少，那么该学生也会表现出更多上课积极发言的行为。

（3）消退：行为结果导致积极刺激减少，从而使该行为减弱的过程称之为消退。一位曾经因上课积极发言而被老师表扬的学生，可能会因后来老师不再对其积极发言的行为给予表扬，而减少上课积极发言的行为。经典条件反射也存在消退，但其强调的是刺激减少导致反射行为减弱，而此处的消退强调的是行为结果后的刺激减少导致行为减弱。

（4）惩罚：行为结果导致消极刺激增加，从而使该行为减弱的过程称之为惩罚。一位因上课迟到总被老师批评的学生，会减少上课迟到的行为。

3. 社会学习理论　社会学习理论认为，个体通过对具体模型或榜样的行为活动的观察和模仿，可以学会一种新的行为。这种观察学习或模仿学习是一种替代性强化，而经典条件反射与操作性条件反射则属于自我强化。

三、治疗流程

CBT 是限定时间的治疗，在治疗开始就要与患者商谈可行的治疗次数。CBT 次数通常为 12～16 次，最短者可以 6 次，长者可达 24 次，完全取决于 CBT 治疗问题的难易程度。每次治疗时间 50 min 左右。不论 CBT 次数多少，一般要持续 3 个月以上。对于难治性问题如精神分裂症、人格障碍等，至少要持续 6 个月，否则疗效难以维持。治疗次数明确后,治疗频度的安排也很重要。治疗开始时频度较高,如每周1~2次,治疗中期可适当延长治疗间隔,如2周1次,临近治疗结束时,可每月1次。

CBT是结构化的心理治疗,主要体现在治疗的整体流程和会谈上。CBT的整体流程按照任务性质包括治疗关系的建立与巩固、评估、案例概念化、设定治疗目标、制订治疗计划,以及治疗计划的实施、反馈与调整。按照治疗过程分为治疗初期、中期和后期3个阶段,每个阶段都有该阶段的主要任务安排。在会谈上,涉及议程设置和会谈结构。议程设置是针对治疗目标和计划确定每次会谈的主题,制订每次会谈的具体目标和使用的具体方法。每次治疗设定的治疗目标可测量,设置的内容要在一次治疗中能够完成,并取得一定的效果。会谈结构中除初次会谈结构不同外,其余治疗会谈结构基本相同。包括回顾上次会谈以来的情况及心境检查;建立与上次会谈的联系;上次家庭作业检查与评估;设置本次会谈的议程;讨论本次会谈的议程;布置新的家庭作业;总结与反馈。

CBT治疗的形式多以个别形式出现,也可以小组的形式进行,同时也有基于认知行为的家庭治疗和夫妻治疗。

四、常用的治疗技术

CBT的治疗技术由其自身特定,大致分为一般技术、认知技术和行为技术。

(一) 一般技术

一般技术包括心理治疗所共有的一些技术,如建立治疗关系、资料收集与评估、案例概念化、治疗目标设定、日程设置、治疗计划、心理教育、治疗反馈、治疗结束和家庭作业等技术。在CBT中,相对具有自身特点的一般技术有以下几个方面。

1. 心理教育与正常化 为CBT常用的技术,除了对患者进行疾病本身教育外,还要进行CBT的教育,通过对素质应激理论的教育进行患者症状或疾病的正常化,以消除患者的病耻感。心理健康教育的方法有:组织小课、在治疗中记录练习内容、使用治疗笔记、推荐阅读材料及使用计算机辅助CBT程序等。

2. 案例概念化 是通过横向和纵向相结合的方法对患者的疾病的发生、发展和转归变化进行理解。横向分析又称微观分析,理解患者当前症状(认知、情绪、生理和行为)之间的关系。纵向分析又称宏观分析,从毕生发展的观点,探讨患者出现目前症状的核心信念和中间假设。杰奎琳 B. 珀森斯(Jacqueline. B. Persons)提出个案概念化的4个要素:①建立问题清单,包括主要的症状与问题;②确认产生这些障碍或问题的机制;③确认当前激活问题的诱发因素;④考察当前问题在患者早期经历中的起源。个案概念化完成之后,治疗师要制订出治疗计划,对治疗目标进行明确。个案概念化是一个不断演进的过程,必须对个案的进展状况进行不断评估,并调整治疗计划,以更好地适应患者的状况。

3. 家庭作业 又称行动计划,是CBT的重要特征之一。通过家庭作业使治疗室内的治疗得以延伸到治疗室外,是2次治疗间的桥梁或纽带,也是治疗效果的评估手段和巩固治疗的重要方法。家庭作业的主要内容包括阅读材料、情绪日记、行为实验、思维日记、行为活动计划表和暴露练习等。每次治疗结束需要布置家庭作业。家庭作业布置时要结合治疗目标,依据一个理论假设进行设计,详细介绍家庭作业的步骤和预期的结果。在治疗室内进行必要的练习,让患者反馈成功的概率,并与患者达成一致。家庭作业布置后,在每次治疗开始前要检查家庭作业完成情况。因为家庭作业完成的质量与CBT的效果密切相关。

(二) 认知技术

认知技术是CBT的核心技术,又称认知矫正或重组技术。主要用于识别和矫正认知歪曲(包括自动思维、中间假设和核心信念)。常用的认知技术如下。

1. 苏格拉底式提问　是识别和修饰认知歪曲最常用的基本技术。通过探究式、阐述式和引导式等提问方式来识别患者的认知歪曲,再用提问的形式来验证这些认知歪曲的合理性和可信度,从而动摇患者的歪曲认知。苏格拉底式提问运用得当的话,常可以帮助患者发现其核心信念中的矛盾之处,体会到图式对情绪和行为的影响,从而开始转变。

2. 引导性发现　是识别自动思维和核心信念最常用的技术。以下是处理自动思维时使用引导性发现的一些技巧:引发情绪的询问路线,像悲伤、焦虑或愤怒等情绪,对患者而言均是比较重要的主题的标志;明确情境,针对一个定义清楚的或难忘的情境去对自动思维进行探寻,效果较好,特定情境有助于引出重要的自动思维;关注近期而不是很久以前的事件;单路线单一主体询问;逐步深入;依靠案例概念化信息引导。

3. 思维记录表　通常以3栏或5栏作业表的形式呈现,内容包括情境、自动思维、情绪、合理反应和结果。3栏表常用来记录事件、情绪和想法,用以发现患者可能出现的自动思维,而5栏表则是在3栏表基础上增加了替代性想法和情绪的再评估,用以矫正患者的认知歪曲。记录思维日记的过程将患者的注意力引向重要认知,加强练习识别自动思维的系统性方法,激发对思维模式正确性的质询感。查看自动思维的记录,常常使患者自发想要修改或矫正适应不良的认知。通常,建议患者通过规律的家庭作业,完成思维日记的记录,并把这些记录带到治疗中去。

4. 检验证据　是矫正认知完全的常用技术,是对歪曲认知的成本-效益、优势-劣势或支持-反对证据的分析。如列出支持和反对自动思维或其他认知真实性的证据,评估这些证据,然后改变这些认知,使其与新发现的证据一致,让患者发现自己歪曲认知的不合理性,促发患者改变的动机。考察图式与考察自动思维的证据类似,但由于非适应性的核心信念长期存在,而且实际的负性结果、批评、不良的人际关系和创伤等因素会增加其强度,因此患者可能会展出大量证据来证实这些信念的正确性。此时,治疗师要帮助他们重新解释负性生活事件,找出尽可能多的与其信念相反的证据,努力矫正其行为,使患者在将来获得更多的成功。

5. 行为实验 通过对患者歪曲认知的理论分析,设计出切实可行的行为实验计划。通过行为实验的结果来验证患者歪曲认知的不合理性,从而动摇患者的歪曲认知。也是 CBT 常用的认知歪曲矫正技术之一。

6. 认知和行为的演练 识别出自动思维或核心信念,并经过苏格拉底式提问等技术激发患者的改变动机,制订一份尝试新的或矫正的自动思维或图式的计划,然后实施。在治疗室对这个计划进行演练,制订对可能有点困难的策略,并写下修改后的计划。通过家庭作业,患者在真实环境里练习新的想法或核心信念和适应性行为。在帮助患者矫正中间信念和图式的过程中,要牢记"练习、练习、再练习"的策略。应用应对卡片可以帮助患者提高认知演练的效果。

(三) 行为技术

行为技术是 CBT 中行为干预的核心技术,主要包括在行为学习理论指导下的焦虑、恐惧情绪和回避行为的暴露技术、放松训练和针对行为迟滞或减少的行为激活技术。

1. 暴露技术 是指让患者暴露于使其产生紧张、害怕情绪的情境中,减少回避行为,常用于恐惧症的治疗。根据暴露场景的不同,暴露技术可分为 2 种。一种是现场暴露,是指患者暴露于诱发焦虑的实际情境中。另一种是想象暴露,是指患者暴露于想象中的恐惧情境中。根据暴露方式的不同,暴露技术又可以分为系统脱敏疗法与满灌疗法。在暴露实施前,首先要将暴露治疗的原理和操作程序清晰地解释给患者听。患者关心的所有问题都应该拿出来讨论,并反复探讨暴露治疗的利弊,最终取得患者的同意。然后制订暴露情境等级表,让患者描述并记录能引发他们焦虑的所有刺激线索(症状清单),教患者学会用 0(无焦虑)~100(患者曾有过的最严重的焦虑)描述每项刺激线索引发的焦虑程度。这些分值被称为"主观痛苦单位"(subjective units of distress,SUDs)。让患者根据被激发的焦虑程度对每项刺激线索用 SUDs 进行评分。将这些刺激线索列出条目清单,按照 SUDs 从小到大排列成"暴露情境等级表"。

(1) 系统脱敏疗法:系统脱敏疗法基于交互抑制的原理。交互抑制是指如果引发不良反应的刺激又诱发出一个正常的反应,那么原来的不良反应就会被抑制。在系统脱敏疗法中,交互抑制具体表现为一个可引起焦虑的刺激,由于暴露在处于全身松弛状态下的患者面前,逐渐会失去诱发患者焦虑的作用。

系统脱敏治疗的程序如下:首先列出引起焦虑的情境,并按照引起焦虑的程度由弱到强排序,选出大约 10 个情境,设计出焦虑等级表。同时,患者学会放松训练。在上述 2 个任务完成后,患者逐步按上述等级次序从轻到重进行脱敏训练。让患者想象或接触等级表上的每个情景并尽量自我放松,完成对接触每个情景所致焦虑的去条件化。当患者经过反复训练,对某一情景不再出现焦虑,或者焦虑程度大大降低时,可进入高一等级情景,直至顺利通过所有情景。对每一情景的训练一般需要反复进行多次,直至患者面对该情景不再焦虑为止。系统脱敏疗法主要用于治疗恐惧症、PTSD 等。

(2) 冲击疗法或满灌疗法:冲击疗法或满灌疗法是指治疗师让患者一开始就进入焦

虑等级表中最高的情境,并一直停留在该情境当中,直至焦虑消失为止。患者面对暴露
场景的刺激,通常会表现出极度恐惧和焦虑。但即使没有放松的过程,只要持久地让患
者暴露于情境之中,焦虑的反应就会逐渐减轻并消失。这种暴露方法一旦成功,患者的
焦虑就会迅速减轻。满灌疗法可以很有成效地治疗单纯恐惧,如飞行恐惧、对特定动物
的恐惧,也可以用来治疗一些与焦虑有关的障碍,如 PTSD、广场恐惧等。但这一疗法产
生的明显的焦虑可能使患者很不舒服,因此一些患者不愿意接受这种治疗方式。严重心
脑血管病患者、癫痫患者、心理素质过于脆弱的患者和妊娠期的妇女都不宜接受该疗法。

2. 行为激活   利用强化原理增加患者在某方面获得奖赏行为的频率,或让患者集
中于其他活动而减少其抑郁性思维反刍等惩罚行为的频率。行为激活具体分为 4 个步
骤:监测当前活动、建立奖赏活动清单、制订活动计划和安排和完成这些活动安排。通过
监测当前活动,让患者看到自己改变的潜力。让患者评估每项活动中患者感受到的愉快
感(pleasure,P 值)和掌控感(master,M 值)。患者每天记录日常活动计划的完成情况
及每项活动的 P 值和 M 值(0~10 分),将患者可能采用的有奖赏性活动列成奖赏活动
清单。清单中应包括:患者通常喜欢做的活动、患者过去喜欢做的活动、患者曾经想去尝
试但从来没有做过的活动。然后制订奖赏活动计划,让患者每天从活动清单中选择并安
排时间进行一些活动。患者可以采用 0~10 分的评分去预测他们都能够从活动中体验
到的愉快感和掌控感。使用周活动安排工作表计划和安排患者在下一周每小时的活动,
患者按照活动安排工作表去做这些计划好的活动,记录下他们对参与活动的实际掌控感
和愉快感。可以反复使用患者的周活动安排工作表来完成每天的活动计划。通过按计
划行事,患者的自信和愉快感就会增加,从而逐渐增加患者活动。

3. 放松技术   这一技术中和了焦虑的生理反应。应当以那些干扰患者最严重的症
状(如心悸、出汗、失眠等)为目标,患者通过学习并掌握放松技术来更好地控制自己的身
体反应。放松技术主要包括呼吸放松、渐进性肌肉放松和想象放松 3 种形式。呼吸放松
主要通过深慢的腹式呼吸来减少过度换气,缓解因呼吸困难而引发的焦虑。渐进性肌肉
放松能减轻骨骼肌的紧张,通过循序渐进地放松一组一组肌肉群,最终达到全身放松的
目的。想象放松需要患者选择一个放松的画面或回忆,再现该画面,并应用多种感官处
理场景。虽然这一方法也可以减轻焦虑症状,但没有暴露或认知重建等技术那么有效。

五、发展趋势

随着传统的 CBT 的迅猛发展,近来又涌现出很多新型的 CBT。正念认知疗法、正
念减压、接纳与承诺疗法和辩证行为疗法一起被称为 CBT 的第 3 个浪潮,这些方法都与
东方佛学密切相关。越来越多的证据显示,源于西方的 CBT 越来越趋于与东方哲学融
合。因此,将 CBT 与中国传统文化相结合将是未来发展的重要任务。

第五节 | 家庭与婚姻治疗

一、定义

家庭治疗是以"家庭"为治疗对象的一种心理治疗方法,是将标签患者所存在的问题或症状从个体转向关系的一种思考和实践的方式,而不是过分关注个体的内在心理构造和心理状态。为了处理和消除所存在的症状,包括家庭和更大的机构在内的系统必须有所改变。家庭治疗不着重于对家庭成员个人的内在心理构造与状态的分析,而将焦点放在家庭成员的互动与关系上。它从家庭系统角度去解释个人的行为与问题,认为个人的改变依赖于家庭整体的改变。因此,家庭治疗属于广义的集体心理治疗的范畴。

婚姻治疗源于家庭治疗,又称夫妻治疗,是以夫妻关系及婚姻问题为主要焦点而进行的治疗。它的基本观点是从多层次的角度了解婚姻,以"人际关系"为主要着眼点,采用系统的观念。

二、发展历史

家庭治疗开始于第二次世界大战之后的美国。当时,参战士兵的回家使大量的家庭突然团聚,由此带来了一系列社会、人际关系、文化和环境问题。困惑中的人们希望专家来帮助他们有效处理家庭中出现的问题。于是,一批临床心理学家、精神病社会工作者、婚姻顾问和牧师咨询师等,与那些二战期间以精神病学家为主的专业人士一起,将心理治疗的问题范围扩大到婚姻家庭问题及不需要住院处理的情感问题。因而,家庭关系与互动就进入了治疗师的视野中。家庭与婚姻治疗的发展大致可以分为 3 个时期:治疗的探索期;治疗发展的黄金期;后现代家庭治疗发展期。

(一) 治疗的探索期

20 世纪五六十年代是家庭治疗的探索期,这一时期家庭治疗发展最主要的特点是将之前的关于家庭的研究逐步运用于临床实践,通过家庭观察而获得的理论与方法开始逐步走向融合。当时,在美国,格雷戈里·贝特森(Gregory Bateson)、利兹(T. Lidz)、鲍恩(M. Bowen)和莱曼·温(Lyman Wynne)所领导的 3 支独立的研究队伍都得出了相同的结论:家庭作用与精神分裂症的发展有着非常紧密的联系。1957 年,APA 召开家庭治疗会议,全美的家庭治疗与研究者首次产生联结,家庭治疗运动在全美范围内显露出来。1961 年,唐·杰克逊(Don Jackson)与内森·阿克曼(Nathan Ackerman)共同创办了《家庭过程》杂志,标志着家庭治疗真正全面地发展起来。

(二)治疗发展的黄金期

20 世纪 60 年代中期至 20 世纪 80 年代是家庭治疗发展的黄金期,这一时期也是家庭治疗各主要流派的发展与成熟期。出现了帕洛·阿尔托(Palo Alto)小组、纽庆的结构式家庭治疗和策略式家庭治疗 3 个主要的经典流派。除了这些经典流派,同一时期还出现了鲍恩家庭系统治疗、精神分析家庭治疗、认知行为家庭治疗等。这一时期家庭治疗的重要发展也发生在美国之外的地方:①英国的罗宾·斯凯纳(Robin Skynner)在伦敦家庭治疗研究所开展心理动力家庭治疗,约翰·豪厄尔斯(John Howells)发展出一套系统性的家庭诊断方法,作为治疗干预计划的必要步骤;②德国的赫尔姆·斯蒂尔林(Helm Stierlin)将精神动力学和系统观进行整合,发展出了系统式家庭治疗;③意大利的马拉·塞尔维尼·帕拉佐莉(Mara Selvini Palazzoli)在米兰成立了家庭学习研究会,创建了影响深远的家庭治疗米兰学派。此外,家庭治疗也在专业上日益受到尊重,成为大多数精神病学和心理学会议公认的主题,并很快渗透到成人精神分裂症、心身症状、成瘾、抑郁、焦虑、婚姻压力和性功能障碍等许多领域,成为心理治疗领域的"第四势力"。

(三)后现代发展期

20 世纪 80 年代后,随着后现代主义思潮——建构主义、女性主义和多元文化主义等的兴起,开始强调心理现象的建构性和心理学知识的相对性,并将这一取向贯彻到家庭治疗领域。后现代主义对家庭治疗的质疑和挑战,对家庭治疗产生了深远的影响,促使其产生了许多新的变化。在这些新变化的基础上,20 世纪 80 年代后,产生了后现代社会建构主义家庭治疗。其 4 种典型例证是:聚焦于问题解决的短期治疗,代表人物是史蒂夫·德·沙泽尔(Steve de Shazer);问题解决取向的治疗,代表人物是沃汉伦(O'Hanlon)和米歇尔·威纳-戴维斯(Michele Weiner-Davis);合作取向治疗,代表人物是古勒施恩(Goolishian)、安德森;反省团队,代表人物是安德森。此外,在后结构主义与结构主义基础上产生了叙事治疗,其代表人物是澳大利亚的怀特。

三、理论基础

(一)精神分析理论

家庭治疗对精神分析理论既有继承和发扬,也有批判和摒弃。精神分析理论对家庭治疗的贡献主要体现在 4 个方面。①精神分析关注童年创伤,从关系层面看症状成为家庭治疗最重要的理论基石。②精神分析有防御机制理论,防御机制对于个体的功能在于让个体免受焦虑、痛苦。相对应地,家庭治疗会探索症状在家庭中的功能和意义。例如,减少父母冲突、挽救父母婚姻等。③精神分析的人格结构理论及性心理发展理论,对提出家庭结构理论及家庭生命周期理论有重要影响。相较于精神分析理论,家庭治疗强调此时此地,并着眼于家庭系统。④精神分析的客体关系理论,成为客体关系、夫妻治疗的基本理论。

(二) 系统论和控制论

系统论和控制论既为家庭治疗的"此时此地"提供了理论构架,也为家庭治疗与精神分析的分道扬镳指明了系统和关系取向的方向。这一理论有 3 个核心观点。①总体大于部分之和。家庭是一个组织起来的整体,家庭不仅是个人的相加,而是一个关系网络。如果要理解个体的行为,只访谈他一个人而忽略他的家庭是不可理解的。②操作行为受其作用结果的反馈性调节。③造成差异的差异就是信息。从家庭的角度来看,系统论强调家庭的结构和等级(如系统和子系统),而控制论阐述了家庭内在的规则、自我调整和控制等。

(三) 依恋理论

依恋理论的出现,成为描述最深层次亲密关系互动的有力工具。依恋是指个体与 1 个或多个重要人物的内在的情绪联系。它的稳定性和影响力会贯穿整个童年。依恋关系分为安全型、回避型和矛盾或抵抗型。温是最早使用依恋理论的家庭治疗师,他认为在关系发展中首要的是依恋。依恋理论关注人类亲密关系,依恋关系中的 3 种类型(对关系的机制的阐释)与家庭关系中的适应良好、疏离和缠结(对家庭关系的功能和状态的描述)有异曲同工之处。

(四) 建构主义

凯利(G. A. Kelly)认为,我们通过自己对环境的独特建构来赋予世界意义、阐释和组织事件、对未来做出预测,并且在这些建构的基础上做出行动。家庭治疗中的重构(reframing)技术便带有浓厚的建构主义色彩。重构又称为改释、再标签(relabeling),指的是家庭成员对问题的想法或观点的一种改变或调整。建构主义对家庭治疗的直接影响便是叙事家庭治疗,治疗目标由探索历史的真实转移到与来访者一起构建"真理"。

建构主义对家庭治疗的影响主要表现在:①没有人能拥有真理的一角,所有真理都是社会建构的结果,治疗师有必要帮助来访者理解他们信念的来源;②治疗应该是协作式的,在双方分享意见而且相互尊重对方的观点的情形下,通过对话,新的现实便得以显现。

四、主要流派

(一) 鲍恩家庭系统治疗

鲍恩发展了一个体系庞大的理论——"家庭系统理论",该理论是围绕个体性与连带性这两股相抗衡的力量展开的。其中心思想是,在个人能分化出成熟且健全的人格前,个体对家庭的那种悬而未决的情感依附必须加以解决,而不能只是被动地接受或反抗性地抗拒。鲍恩的理论中有 8 个核心概念:自我分化、三角关系、核心家庭情绪、家庭投射过程、情感截断、多代传递过程、同胞的出生顺序和社会性退化。自我分化是鲍恩理论的基石,包括精神上的分化和人际间的分化。前者指能将感情和思考区分开,后者指人际关系中能将自己的感受和想法与他人的感受和想法相区分。他的理论贡献和治疗能力体现了精神分析概念和系统论思想之间的结合。

这一流派认为,当家庭夫妻之间有无法解决的冲突时,倾向于拉进第三方形成3人互动,从而保持家庭的稳定性。被拉进的第三方常常是家庭里分化程度最低的孩子,这就是"三角化"。当孩子被卷进父母的冲突中,其心理压力增大,变得不堪重负,进而产生心理疾病,成为夫妻不良关系的牺牲品。鲍恩认为要了解一个家庭,至少要分析3代。一个人希望有成熟而独特的人格,则必须澄清他与家庭之间情感的纠葛。多数孩子从家庭中传承了与父母相同的分化程度。这一传承不仅限于核心家庭,而且还应归于多代间的传递,遵循"类基因模式",患者的问题是几个世代间的累积成果。

(二) 结构式家庭治疗

米纽庆创立的结构式家庭治疗是家庭治疗领域内最具影响力的一个流派。结构式家庭治疗中最核心的概念是:家庭结构、亚系统和边界。家庭结构是在家庭中持续起作用的、对系统进行调控的、家庭成员之间的互动模式。家庭由不同的亚系统组成,亚系统或次系统是指以一定方式建立起来的角色与功能单位,按代际、性别、兴趣和功能等的不同划分成不同的亚系统。个体与个体之间、亚系统与亚系统之间相互依赖、相互影响,但各自有各自的边界。家庭中个体、亚系统之间的边界,是一种规定着家庭内部人与人之间关系的看不见的屏障。边界掌控着家庭成员彼此间接触的性质和频率,过度僵化的边界导致关系疏离,而过度模糊不清的边界使得其他人可以任意入侵,导致关系缠结。功能良好的家庭通常需要有清晰的边界。

这一流派的主要论点是,个人问题、症状的产生或维持往往是因为家庭结构出现问题,如边界融合或僵化、权力架构颠倒、身份与责任分工不明等。家庭总是偏好原有的互动模式,当现有的结构形态不能有效地应对家庭面临的问题、压力或变化时,就会产生危机。治疗师要消除症状,必须先探讨家庭结构,挑战那些僵化、重复出现的互动模式,然后"解冻"这些模式,创造出家庭结构重组的机会。

(三) 策略式家庭治疗

策略式家庭治疗衍生于贝特森的沟通理论,发展出3个不同模式:心智研究所(Mental Research Institute,MRI)短程治疗(brief therapy)、哈利(Haley)和马丹(Madan)的策略治疗(strategic therapy)及米兰系统模式(Milan systemic model)。该理论认为个体的症状源于整个家庭系统的功能不良,问题就是真实的问题,必须由治疗师提出一系列策略来加以解决。治疗师只需用指导者和权威的姿态下达指令,要求家庭执行新的互动关系,问题就会改变。在这里,治疗师掌控全局并对家庭的改变负有全部责任。这种家庭治疗建立于沟通理论之上,在20世纪80年代以后又重新成为主流。他们认为,只要改变现在不良的沟通方式就能解决问题,不重视对过去的了解、收集信息和洞察当事人的潜意识。解决了现在,就解决了过去,因为现在的问题是系统功能不良的一种隐喻。现在的问题或症状表现为某种沟通方式,目的是为了控制其他家庭成员。所以,治疗师的任务就是针对当事人的人际关系制订出明确的计划,设计出一整套干预措施,针对问题安排具体的治疗策略。

(四) 系统式家庭治疗

系统式家庭治疗,即米兰系统式家庭治疗。该模式认为在家庭系统中每个成员都有自己特定的认识模式,叫内在构想(inner construction)。只有将"问题"重新"情境化",才可能让家庭看到新的意义的可能性。治疗只是作为一种"扰动"(perturbation),治疗师仅仅是"游戏的破坏者",而不是指导者或命令者。家庭治疗通过改变游戏规则或信念系统,使家庭自己生发出新的观念或做法,来改变原来病态的反馈环路。

治疗要点为"假设-循环-中立"。①假设:从了解家庭时所获的信息中得出,它既是对家庭进行探索的出发点,也是指向新信息的路标。②循环:是治疗师的一种能力,能够从连续的特定提问中,利用得到的反馈来引导自己,通过向家庭成员提问来了解和传达信息。循环提问指的是治疗师请每个家庭成员表达对另外 2 个家庭成员之间关系的看法。这种方法常常使会谈的阻力减少,又在家中引起各种不寻常的反应。③中立:指在家庭治疗时,治疗师要用一种超然的态度保持不偏不倚。不要偏袒任何一方,不评价好坏,不强迫改变,不深挖过去。提问、交谈的过程,同时也是向家庭引入新的观点、导入新的观念、引发思考和改变的过程。

(五) 体验式家庭治疗

体验式家庭治疗发端于心理学中的人本主义思潮,受表达性治疗的启发,强调选择、自由、自我决定、成长和实践。它是一种治疗师与家庭成员之间真实的互动历程,强调此时此地的互动,而非探索过去的经验。在体验式家庭治疗的流派中,出现了 2 位巨匠:卡尔·惠特克(Carl Whitaker)和弗吉尼亚·萨提亚(Virginia Satir)。惠特克倡导了一种自由的、直觉的方法,目的是打破伪装、解放自我,使每个家庭成员回归真我。萨提尔相信一种健康的家庭生活包括开放和共同分享感情、感受和爱。体验式家庭治疗建立于这样的前提:家庭问题的产生原因和影响结果是情感的压力。如果家庭成员最初能了解他们真实的感受——恐惧和焦虑、希望和愿望,那么在家庭尝试一些积极的改变会更成功。因此,体验式家庭治疗从内部入手,帮助个人表达他们真诚的情感,缔造更加真实的家庭纽带。

(六) 精神分析家庭治疗

20 世纪 80 年代中期,家庭治疗师对心理动力学的兴趣有一个复归,主要是客体关系理论和自我心理学。精神分析治疗的关键目的是帮助人们理解他们的基本动机,通过用健康的方式表达这些愿望来解决冲突。弗洛伊德的理论强调性驱力和攻击性冲动,自我心理学聚焦于被欣赏的渴望,客体关系治疗师专心于对安全依恋关系的需要。但是他们有一个共同的信念,如果家庭中的个体理解并开始解决他们自己的冲突,就可以帮助配偶和家庭成员更好地相处。精神分析家庭治疗师较少关注团体及其交往模式,更多的是关注个体及其感受。以探索这些感受为目的的精神分析理论帮助临床医师理解人们挣扎背后的基本问题。

(七) 焦点解决短期治疗和问题解决取向的短期家庭治疗

焦点解决短期治疗(solution-focused brief therapy，SFBT)是指以寻找解决问题的方法为核心的短程心理治疗技术，是 20 世纪 80 年代初期由沙泽尔和妻子伯格(I. K. Berg)等创立的。SFBT 是 MRI 短程治疗直接承袭者，但 MRI 短程治疗专注于问题，SFBT 则完全专注于解决。其观念是人们因为试图完全摆脱问题，而常常沉迷于问题，他们经常忽略有时就在他们眼皮底下的解决办法。SFBT 强调如何解决问题，而非发现问题原因，从没有效果的方式转向能够奏效的方式，以正向的、朝向未来的、朝向目标的积极态度促使改变的发生。

问题解决取向的短期家庭治疗(solution-oriented brief family therapy)是 SFBT 的分支，代表人物是沃汉伦和威纳-戴维斯。该疗法强调来访者保持开放的重要性，治疗被看作是短期联合的任务，来访者与治疗师都提供专业的知识。来访者是他们自己情感及感知的专家，且提供有关信息使治疗师能建构一个可行的问题定义，形成问题解决框架。而治疗师，要尽量不给家庭强加某种具体的、"正确的"生活方式，他们是创造一种问题解决取向的合作性对话的专家。这种对话受 2 个主要原则所引导，即接纳(来访者正在被倾听、被认可、被尊重)与可能性(保持改变与问题解决的可能性)。相较于 SFBT，该治疗认可来访者情绪，主张政治、历史与性别对当前问题的影响。

(八) 合作对话治疗

这种系统治疗是后现代的一种社会建构主义治疗方法，以后现代哲学为基础，强调语言与沟通的重要性。合作对话治疗尤其关注人们之间产生的意义。治疗师与来访者成为会谈的伙伴，通过共同创造包含新的可能性的故事，来共同进行一个旨在消融问题的质询。这个疗法没有提出特别的技术，只是提供探寻新选择时的观点或平等的态度。该治疗植根于这一理念，即我们所有的知识都是以社会对话为基础的。采取这种语言观点的家庭治疗，常常涉及交谈与对话细节。其中，所有参与者一起探讨问题，共同发展新的观点，引导新的自我叙述、新的意义，采取以消融问题(而非解决问题)为目标的方式重新呈现事实。通过语言创造出来的问题，随着棘手的想法或感受产生新的意义(新的共同创造的故事)，这些问题借这一过程而消融了(不再是问题)。随着其他理解方式的出现，自我承受力也更增强，从而导致原来一直令人焦虑的看法或体验等问题都不再出现。

(九) 叙事疗法

叙事疗法是一种后现代的心理治疗方法，由澳大利亚临床心理学家怀特创立。叙事疗法产生于后结构主义与解构主义的基础上，后结构主义摒弃了以下观点，即所有现象都有其深层结构，结构的复杂性可以分解为各种元素。叙事疗法建立在 2 个有组织的隐喻的基础上：个人叙说和社会建构。其基本假设是：人不是问题，问题才是问题；每个人都是自己问题的专家。叙事疗法师通过叙说故事、外化、改写、见证和回溯等技术帮助来访者变得更有力量，得到更多的自我成长。叙事疗法对家庭更为尊重，且与家庭采取合作的态度。但叙事疗法拒绝了系统式思维，反对疾病模式，而将视角放在家庭所植根的文化假说。这一点使其工作带有明显的历史、政治和文化色彩，并且有意弱化家庭动力和冲突。

五、适应证与禁忌证

适应证广泛，以下情况可以考虑首选家庭治疗：①家庭成员有冲突，经过其他治疗无效；②"症状"在某人身上，但反映出来的却是家庭系统的问题；③在个别治疗中不能处理的个人冲突；④家庭对于患病成员的忽视或过分焦虑；⑤家庭对个体治疗起到了阻碍作用；⑥家庭成员必须参与某个患者的治疗；⑦个别心理治疗没有达到预期在家庭中应有的效果；⑧家庭中某人与他人交往有问题；⑨家庭中有一个反复发作、慢性化的精神疾病患者。

婚姻治疗的常见问题：①不健全的婚姻动机；②夫妻本身的相处与关系问题；③婚姻发展阶段的适应问题；④性生活的适应问题；⑤婚外情问题；⑥分居和离婚问题；⑦再婚问题；⑧跨民族和（或）跨文化的婚姻问题。

家庭和婚姻治疗的禁忌证是相对的，在具有重性精神病发作、偏执性人格障碍、性虐待等问题的患者的治疗中不考虑首选家庭治疗。

六、实施方法

（一）治疗设置

在家庭治疗室开展，邀请患者家庭成员一起参与治疗。每次会谈需要 60～90 min，每周 1 次，以后可逐步延长至 2 周、1 个月或数月 1 次。1 个疗程一般在 6～10 次。

（二）治疗流程

1. 初始访谈 治疗师邀请家庭成员来治疗室，通过会谈来了解家庭的构成情况、家庭的特点、家庭成员间的相互交流和沟通方式、人与人之间的关系，以及家庭中与疾病相关的重要生活事件等。注意要让每个家人都参与谈话，畅所欲言，并仔细观察各种非语言表达的内容。初始访谈需了解的内容主要包括家庭结构、交流情况、家庭气氛和调整改变的可能性等。

2. 家庭评估——四步模式 四步模式是米纽庆提出的评估模式，它好比是治疗师探索家庭的一张地图，目的在于明确个人问题是否与家庭系统有关。如有关系，则进入治疗性会谈，通常需要 1～4 次。由治疗师与家庭一起，去发现新的、有用的理解他们两难困境的方式；探索他们自己治疗自己的资源；发掘是什么在阻碍家庭达到目标；加入家庭成员，并让他们明了，如何从现在所处的位置抵达他们想要达到的目标。四步模式的最后，治疗师会和家庭共同制订治疗目标。具体步骤如下。

（1）拓展呈现的主诉，将个人问题转向家庭关系。

（2）着重探索维持问题的互动模式。

（3）结构化地重点探索过去，探索重要家庭成员的过去对现在的影响。

（4）探索相关的改变方式，重新定义问题，并且寻找新的办法。

3. 治疗性会谈　治疗师每隔一段时间，与家庭成员一起会谈，朝向共同制订的治疗目标工作。会谈时，要努力营造一种融洽的对话气氛，让所有家庭成员都感到被尊重，使其能积极、自然地表达自己的态度与感受。治疗师要注意："问题"在保持家庭平衡上具有不可忽视的作用。在进行治疗性会谈时，还要掌握一些技巧，如把握谈话的方向、不纠缠于症状或缺陷、着眼于现在与未来，以及着眼于解决当前的问题。每次治疗性会谈结束时，会给家庭成员布置家庭作业，在下次治疗开始时讨论家庭作业。

4. 结束治疗　通过一系列的家庭会谈和相应的治疗性作业，如果家庭已经建立起合适的结构；成员间的交流已趋明晰而直接；发展了新的、有效的解决问题的技术；代际间的等级结构、家庭内的凝聚力、成员中独立自主的能力得到了完善和发展；原来维持症状的平衡已被打破，并且建立了新的平衡，就可以考虑结束家庭治疗。

第六节 | 团体治疗

团体治疗（group therapy），也称集体治疗或小组治疗，是指 2 个以上同质或异质患者在团体情境中共同进行的心理治疗。

一、概述

不同理论指导下的团体治疗对问题的形成有不同的理解和解释，其干预形式和方法也各有差异。但所有的团体治疗均强调团体内的人际交互作用，通过团体动力进行个体间的互动，从而发挥治疗作用。促使个体在团体中进行观察、学习和体验；帮助个体认识自我、分析自我、反省自我、探索自我和接纳自我；调整和改善人际关系，学习新的态度与行为方式，进而发展出良好的适应能力。

主要从以下几个方面来介绍团体治疗的主要特点。①目的：减轻症状，改善人际关系，改变家庭、夫妻间特殊的心理动力学问题。②病例选择标准：根据小组类型的不同，可有不同的选择。小组成员要有同源性，即针对相同的某一症状或障碍。团体治疗对青少年或人格障碍患者可能特别有效。如果需要纠正某些症状的话，家庭和夫妻双方亦可参与。③禁忌证：有肯定的自杀危险的，对家庭成员或夫妻有暴力行为的。④治疗类型：指导-支持性团体心理治疗、精神动力学-人际团体心理治疗、家庭治疗和婚姻治疗等。⑤疗程：数周至数年，限时或不限时。

二、团体治疗的设置和发展阶段

团体治疗一般要求 1～2 名治疗师，一人为团体主要带领者，另一人为协同带领者。不同性质和形式的团体治疗，其成员从 3～50 人不等。总的治疗次数根据治疗目标而定，活动频率为每周 1～2 次，每次 1.5～2.5 h 不等。按照团体成员是否固定可分为封闭性团体和开放性团体。封闭性团体往往是限时的、短程的，至多 10～20 次，而开放性团体通常是不限时的、长程的。

不同理论指导下的团体有不同的治疗过程，但是一般都包括以下几个阶段。

（一）准备阶段

主要完成以下工作：①成员筛选；②选择合适的治疗地点；③确定有关治疗结构的一系列具体决定，如团体的名称和大小、团体的周期、新成员的加入、治疗频率及每次治疗访谈的时间等事项。

（二）形成阶段

主要完成以下工作：①团体成员相互认识；②团体规则和契约的制订；③团体目标的明确。团体的主要任务是建立信任的关系，营造安全的氛围，让团体成员获得安全感。

（三）过渡阶段

主要任务是从表面的团体沟通转向深入的治疗工作：①治疗师通过团体互动帮助团体成员处理他们的焦虑、抗拒、担忧和矛盾，以减少防御；②进一步发展相互理解、信任、真诚、支持和开放的团体氛围，提高团体的凝聚力和参与度；③鼓励成员探索个人的态度、感受、价值与行为，逐渐开放自我，发展出治疗性的团体行为模式。

（四）工作阶段

主要是探讨问题、症状及疾病，利用团体有效解决自己的问题，促进积极改变。治疗师通过一定的团体活动、成员间的分享和讨论、各种技术和团体动力的运用，对相应的问题进行探讨，寻求有效的解决方案，鼓励患者朝着团体目标和个人目标做出有益的改变。

（五）结束阶段

团体结束期主要的任务有：①回顾团体治疗的过程，让团体成员总结自己在团体中的收获与改变；②评估治疗的效果，并鼓励成员将团体中得到的收获和改变运用到现实生活中去。

三、团体治疗的治疗性因素

团体心理治疗的治疗性改变是一个非常复杂的过程，是伴随着团体成员各种体验复杂的相互作用而产生的。

（一）欧文·亚隆的团体治疗性因素

欧文·亚隆（Irvin Yalom）对团体治疗的治疗性因素进行了总结，认为团体治疗有如下 11 个疗效因子。疗效因子是互相依赖的，代表着改变过程的不同部分：认知的改变、行为的改变、情绪的感受能力和改变的前提等，且这些疗效因子在不同的团体中其重要性和作用各不相同，团体成员也会因为不同的疗效因子而获益。

1. 希望重塑（instillation of hope）　希望的重塑和维持对心理治疗至关重要，它能够让患者坚持治疗，而且患者对治疗的信心本身就具有治疗效果。团体治疗要尽力增加患者对治疗的信心。

2. 普遍性（universality）　患者在治疗之前，常常以为他们是唯一的不幸者，只有他们有着某种恐怖的、不被人接受的问题、想法、冲动和幻想。团体治疗可以帮助患者观察到其他人也有相似的行为和问题，而且内心需要保守的秘密非常相似。在了解这一点之后，团体成员会有如释重负的感觉。

3. 传递信息（imparting information）　在团体治疗中，治疗师会采取多种形式帮助患者了解与己相关的疾病信息、改变病理性思维、提供理论框架，以及解释疾病的过程等。另外，在团体中也可以通过其他已经成功解决某个问题的成员处获得很多直接的忠告。

4. 利他主义（altruism）　在团体治疗过程中，团体成员互相提供支持、保证、建议和领悟，共同分享类似的困惑。通常团体成员比较容易接受来自其他成员的建议，而较难接受团体治疗师的建议。团体成员不仅从接受帮助中获益，也从给予的行为本身中获益。

5. 原生家庭的矫正性重现（the corrective recapitulation of primary family group）　团体治疗在许多方面都类似于家庭：有权威或父母的角色、同辈或兄弟姐妹角色、深刻的人际关系、强烈的情感，以及深厚的亲密感和敌对的、竞争的情感。早期，家庭中的冲突会在团体中复现，这些复现的冲突的矫正性体验对于成员来说至关重要。

6. 提高社交技巧（development of socializing techniques）　在团体治疗中会提供直接或间接的社交技巧，经过较长时间团体治疗的成员会得到高度成熟的社交技巧：学会如何有效地回应他人；知道解决冲突的办法；较少进行主观评价，且更善于准确地体验和表达共情。

7. 行为模仿（imitative behavior）　在团体治疗中，团体成员通过模仿治疗师或者其他成员来处理问题是很常见的现象。行为模仿本身具有治疗效果，通过模仿获益是很常见的，且在团体治疗早期阶段比后期更为明显。

8. 人际学习（interpersonal learning）　人际学习是团体治疗中独有的过程，是一个广泛而复杂的疗效因子，在团体治疗中至关重要。首先，人际关系在治疗过程中非常重要，如对于人际关系扭曲的观念会引起心理障碍，而治疗过程是人际关系的适应性矫正。团体如同社会缩影，在团体中对适应不良的人际行为予以确认并纠正，可以帮助团体成员发展真实社交生活中的适应性行为。

9. 团体凝聚力(group cohesiveness)　团体凝聚力是指团体对其成员的吸引力，具体而言是指成员在团体中感觉到温暖、安全、有归属感，他们重视团体，并感觉到自身的价值被其他成员无条件地接纳与支持。

10. 宣泄(catharsis)　情绪宣泄作为人际互动的一部分，在治疗过程中占有重要地位，但是单有情绪宣泄并不够，伴随认知上的学习或和其他的疗效因子在一起才能发挥最大作用。

11. 存在意识因子(existential factors)　存在意识因子包含了这样几个议题：责任、基本的孤独、命运的偶然性、生存的反复无常，以及生与死的自然规律。这一因子在团体治疗中被很多团体成员列为重要的影响因子。

(二) 柏林格姆、麦肯齐和施特劳斯的团体模式

柏林格姆(Buelingame)、麦肯齐(Mackenzie)和斯特劳斯(Strauss)构建了另一个不同的团体模式框架。除了与欧文·亚隆治疗性因素相类似的团体过程因素，还纳入其他 3 个因素：团体背景构成、患者的个人特质与领导者的影响(图 14 - 1)。

团体背景构成包括：①改变理论，即治疗具体的理论和技术；②结构因素及团体治疗的设置，包括会谈时长和次数、会谈频率、团队规

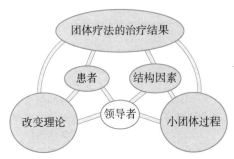

图 14 - 1　团体模式示意图

模、治疗环境、治疗师的数量，以及是否存在领导层级关系等。

患者的个人特质包括：患者具体的心理障碍、个人特质和人际特质。例如，个体对其他成员的共情能力及基本社会技能等各种因素都会对治疗模式产生影响。

领导者因素是其他治疗因素的核心，团体带领者所采取的人际互动方式，以及温暖、开放、共情的水平都能预测团体的凝聚力和疗效。这些与个体治疗中的治疗联盟一样重要。

四、几种常用的团体治疗

20 世纪 40 年代以来，国外发展了许多类别的团体治疗，它们的特点为：以各自的心理学理论为指南，采用特殊的心理治疗技术，治疗师需要进行专门的训练，治疗对象的主要问题是人际关系问题。团体治疗的种类很多，方法上有"心理剧""家庭和伴侣治疗""会心团体"等形式。从理论上可以分为支持性团体治疗、活动性团体治疗、问题导向团体治疗和动力取向的团体治疗。目前，影响力较为广泛的当属动力性团体治疗和GCBT。随着心理治疗理论的发展，团体心理治疗也得到了广泛的应用与发展，正念疗

法中正念认知疗法、辩证行为疗法和 IPT 等也常常是以团体形式开展的。

团体治疗应用非常广泛,已有研究表明团体治疗在抑郁症、焦虑症、强迫症和精神分裂症患者社会功能的改善,进食障碍、慢性疼痛等的治疗上有显著疗效,而且能促进人们应对危机事件的能力,改善癌症患者的情绪,减轻其心理痛苦,提高生活质量,对物质依赖者康复期的心理健康也有明显的改善作用。

(一) 一般团体心理治疗

一般团体心理治疗在我国应用最广,主要作为综合治疗方案中的一种辅助治疗。治疗由有临床医师主持,应用普通常识性的心理学知识进行解释。治疗对象主要是恢复期的住院患者,在门诊则主要为神经症患者。表 14 - 3 简列了团体治疗中治疗医师的主要工作。一般 10~15 人为 1 组,每周 1~2 次,每次 1 h 左右,疗程为 4~8 次。

表 14 - 3　团体治疗中治疗医师的基本工作

步　骤	具 体 工 作
决定确立一个治疗小组	明确小组的规模和形式;确立小组治疗的次数、时间和疗程;明确是封闭式还是开放式治疗小组;选择治疗合作者参与小组治疗工作;制订有关小组心理治疗的规章制度,以及是否采用其他心理治疗方法
治疗小组开始工作	明确适当的治疗目标;选择能够参与小组治疗工作的患者;准备患者接受小组或集体治疗
集体治疗环境的形成与维持	营造集体氛围和文化氛围,帮助患者学会认识和处理常见的日常生活问题(如人际关系的破裂、组内成员间的冲突等)

治疗目的: ①帮助自知力的恢复,使患者认识自己的疾病及其性质、症状和内容,以及疾病和症状产生的有关因素;②解决共同的心理问题,例如,因患病而造成的不安全感、自卑感和绝望感等;③配合治疗,巩固疗效,防止复发。

(二) 团体认知行为治疗

CBT 是一种基于认知行为模型、聚焦于当前问题、短程的结构式心理治疗方法。在各类心理治疗的理论流派中,CBT 因其科学有效、结构化、可操作性强及远期效果好而逐渐被广泛应用,也是最具成本-效益的心理治疗方法。GCBT 是指在团体情境下利用CBT 特定的认知技术和行为技术,结合团体的疗效因子,引导团体成员产生认知、情绪和行为方面的改变,进而达到治疗效果。

(三) 动力性团体治疗

动力性团体治疗也称团体精神分析,是由传统的精神分析治疗发展而来的,即将精神动力的治疗原则应用于团体,团体成员在入组前也应该接受精神动力性评估,以确定是否适合该治疗。动力性团体心理治疗是一种非结构性的治疗。在其过程中,治疗师一般不预设主题,移情、反移情、阻抗的呈现和修通更多的是借助团体不同成员间的互动。治疗师的任务是保护团体的设置,观察、引导这样的互动,只在必要时给予解释。此外,团体联盟,即团体成员在治疗目标上积极合作的关系也是团体治疗中一个重要议题。

(四) 心理剧

严格而言,心理剧是一种团体治疗的技术,而不是一类独立的疗法,它常常被各类团体治疗法所采用。心理剧的"脚本",通常为集体中某一成员或其家庭的生活;它的"剧情"主要反映患者或其家庭中的当前人际关系。心理剧的演出,常能激发起"当事人"的强烈感情,而观众们也从中看到自己的"影子"。在演出以前,让"演员"们尽量放松,以便更好地在演出中"深入角色"。演出后,组织讨论,让每个成员谈出自己的想法和感受。在许多类型的心理治疗中常用的"角色互换法"(role reversal),可以视作一种简单心理剧的变种。让患者和集体中的某个成员一起重演患者遇到的某个事件。在重演时,该成员扮演患者,而患者则扮演自己的对手。这种技术,使患者能更客观地观察自己的行为和反应,设身处地地体会"对手"的思想和感受,因而能更好地理解他人对自己的看法。

第七节　心理治疗的发展趋势和疗效评价

近半个世纪以来,无论是心理治疗的理论还是治疗技术方面都取得了很大的进展。在理论方面,越来越多的研究支持这样一种观点:任何一种单一的理论(情绪的、认知的、生理的或行为的)都不足以解释心理障碍的原因和心理治疗生效的机制。同样,能够改变患者某一方面功能的治疗方法,也能改变其他方面的功能。因此,对某些心理治疗做了相应的修正,以指导治疗实践。例如,认知和 RET 最初的理论基础是建立在认知(对事件的解释)影响个人的情绪上,先有认知,后有情绪反应,认知和情绪是同一系统的 2 个成分。现在研究表明情绪反应可以发生在认知前,情绪和认知是 2 个相互影响的独立的系统,所以通过单纯改变认知来治疗情绪的效力是有限的。另外,格林伯格(Greenberg)和杰里米 D. 沙弗安(Jeremy D. Safran)从信息加工角度的研究提示:情绪体验是知觉运动反应、情感图式记忆和事件意义的概念性解释等心理过程的整合,许多心理问题是整合过程失调所致,治疗目标应是调整不同水平的整合失调。在治疗技术方面,新的治疗技术不断问世。据不完全统计,目前的心理治疗方法已达 400 多种。而这些新的治疗技术具有更强的理论基础和实验研究支持,多数是短程、整合的治疗,如CBT 和认知分析治疗。在应用方面,心理治疗应用领域越来越广,最初仅限于精神科患者中的应用,现已扩展到各个领域的各种心理障碍、人际关系问题、婚姻家庭等一般性心理卫生问题的处理。在疗效研究方面,不再单纯地考查心理治疗是否有效,而是更深入地研究改变的过程、疗效的影响因素和机制、治疗方法对疾病和症状特异性问题。在方法学方面,随机对照组研究已被广泛接受,量-效关系研究已被引入心理治疗领域。治疗效果评价更趋客观化和数量化,二次分析技术、临床显著性分析方法和序列分析技术得以发展和应用。

一、心理治疗的发展趋势

近年,心理治疗实践中的主要发展趋势为:理论和技术整合化、方法标准化、治疗短程化和疗效评价客观化。

(一)理论和技术的整合化

早在 20 世纪 30 年代,心理治疗整合的思想就开始萌芽。直到 20 世纪 80 年代,心理治疗整合趋势发展迅速,从理论角度被一些严谨的学者支持,在实践中被部分心理治疗家接受。有关心理治疗整合的论文和专著逐年增多。整合方法的特点是对整合不同理论和技术的各种方法持开放态度,达到这一目标有常见的 3 条途径:①技术的折中主义,注重从各种方法中选择不同的技术,是技术的收集;②综合的折中主义,即理论整合,它是将 2 个或 2 个以上的理论体系结合成一个理论框架,积极心理治疗就是一个代表;③非理论的折中主义,不倾向于某一理论,而是根据来访者的症状,采取相应的方法和技术。

CBT 是心理治疗整合的典范,贝克、艾利斯、麦钦鲍姆等人既反对行为主义的 S-R 模式,也不完全接受心理动力学的观点。他们特别注意人的思想和理念,认识到人的外在表现实际上是深层认知结构的反映。这种认知结构的形成与过去的经历有关,沙弗安和同事把这种认知结构区分为按层次排列的外周结构和核心结构,其中核心结构类似于心理动力学模式中的基本动力学。他们用功能分析、领悟和理解解决一般的心理问题。在实践中,认知行为治疗家通过辩论、教育、摆事实和实践检验等技术,产生矫正性情绪体验,而不探查患者内在生活的动力学。CBT 引起了许多心理咨询师和来访者的兴趣,被广泛应用,可能是因为其方法简单、易懂、实用,并强调行动。这些技术和策略可以应用于不同的来访者和他们的问题,为心理治疗师提供了巨大的资源。

(二)治疗短程化

近年来,简短治疗因其省时省力、具有成本-效益的优点,在国外迅速崛起,并成为心理治疗的发展趋势之一。简短治疗是相对于传统的没有时间期限的、长期的治疗而言的,是指以尽可能少的会谈次数(期限一般小于 3 个月,会谈次数一般不超过 20 次),对来访者的问题进行有效处理,并促成其积极的改变。一方面,由于现代社会生活节奏加快,人们压力普遍较大,来访者对心理咨询的需求量不断增加,有限的咨询工作者要面对更多的来访者,势必就要缩短时间。另一方面,随着社会的迅速变迁,经济、时效的心理咨询已为一般咨询员与来访者所共同期待。再加上在很多地方,心理咨询已被纳入医疗保险制度,使咨询次数及长短成了一个敏感话题。正是在这样的专业需求与社会背景的影响之下,短程治疗便应运而生。短程治疗作为一种系统的治疗方法是有计划性的,不是单纯的疗程缩短,而是有理论依据的,同时伴有治疗目标的改变。

因多数行为治疗和认知疗法本身就是短程的,短程治疗对传统的精神分析是一个大的挑战。目前认为精神动力学短程治疗有 5 个基本特征：①及时干预；②治疗师的活动水平相对较高；③明确、有限的治疗目标；④清晰明确焦点的确认和保持；⑤与患者共同商定治疗时限。

(三) 治疗方法标准化

从某种意义上说，心理治疗是一种艺术，而不是一种科学的治疗方法。同一学派的不同治疗者即使使用同一种方法治疗同一疾病，在实施的具体细节上却有很大差别。在不同学派之间，用同一方法治疗不同疾病时的差别就更大。问题在于各种治疗方法缺乏标准化的操作程序，只有理论和技术的介绍，至于对某个患者如何使用这些技术却各有各的理解。因此，各治疗方法的创建者用自己的方法治疗各种疾病，似乎都有效果，而别人用他的方法治疗患者则可能完全无效。似乎治疗效果的来源是治疗者本身，而不是治疗方法。

针对上述情况，近年在治疗效果评价研究中有一种趋势——要求治疗方法标准化。在研究中选用的治疗方法必须有详细操作指导手册，使参加研究的治疗师有章可循，尽可能减少个人经验对治疗效果的影响。对比较复杂的治疗方法，参加研究的治疗师尚须接受统一的技术培训和指导，以确保各治疗者真正掌握该项治疗技术。同样，对培训者而言，必须要有一套正式考查受培训者临床技能的标准。只有这样，不同的研究结果才具有可比性，研究结果才能被重复，研究发现对临床实践才有指导价值。治疗方法标准化的另一优点是有利于培训年轻的心理治疗者及促进治疗技术的推广应用。

(四) 重视心理危机干预与积极心理品质的培养

传统的心理治疗主要着重人类消极的一面，当代心理治疗拓宽了研究应用的领域，不仅重视心理危机干预，也着重培养积极的心理品质。危机干预理论在发生重大灾难时也提供心理社会服务，如 1989 年的旧金山地震、1980 年美国东南部发生的飓风和 1995 年的神户地震等，心理危机干预研究日趋完善。危机干预主要应用于 3 个方面：①个人危机的处理，主要是面向儿童、妇女等弱势群体，以及对艾滋病等恶性疾病带来的身心伤害的处理；②自杀预防，随着现代生活节奏的加快，压力越来越大，现代人的耐挫力也越来越差，自杀事件的预防成为一项迫在眉睫的任务；③重大灾难危机的国家心理卫生干预服务，重大灾难发生时，原有解决问题的手段和支持系统无法应付，从而产生涉及广大人群的心理危机。联合国和世界卫生组织非常重视这一问题，于 1999 年出版培训手册。"9·11"恐怖袭击后，美国加强了重大危机及灾难的心理卫生服务。2003 年的非典、2008 年的汶川地震、2010 年的玉树地震及甘肃舟曲的泥石流事件，以及 2019 冠状病毒病事件，引发了人们对于灾难心理危机干预的全面高度关注，在我国各地先后建立起心理危机与干预中心。

在心理预防的研究中，研究者们发现，对抵御心理疾患起缓冲作用的是人类的力量：勇气、乐观、人际技能、信仰、希望、忠诚和坚忍等。21 世纪初，美国心理学界掀起了一场声势浩大的"积极"运动,《美国心理学家》杂志于 2000 年、2001 年连续发表了 2 期关于积极心理学的专刊。同时,《人本主义心理学杂志》也随后推出了一个积极心理学的专辑。这 3 期专刊使积极心理学由美国走向了世界,积极心理学也因此成了世界性的运动。美国心理学史家舒尔茨(Schultz)认为积极心理学和进化心理学是当代心理学的最新进展。随着积极心理学成为世界性的潮流,积极认知、情绪、人格等品质的培养在心理咨询和治疗领域也受到了广泛重视。例如,在抑郁症的治疗方面形成了 2 项可操作的研究结果。①积极情绪与 CBT 的结合。具体做法包括:给予不良反应事件新的积极评价、赋予普通生活事件积极的意义、追求并努力实现较为现实的目标等。弗雷德里克森于 2000 年研究发现,指导来访者发现日常生活中的积极意义可以促进积极情绪的产生,有效减轻抑郁症状,提高主观幸福感。②PPT 干预技术。具体做法包括自我评估、明确自己的 5 个突出优点、写一份关于自己一生的满意成果的总结,以及向最要感谢的人表达自己的谢意等。塞利格曼(Seligman)于 2006 年的研究发现,PPT 干预技术可以显著地缓解抑郁水平,甚至比常规的抑郁治疗手段(心理治疗和药物治疗)有更高的缓解率。在焦虑症的治疗方面,主要与放松疗法相结合。弗雷德里克森于 1998 年研究发现放松疗法可诱发"满意"情绪,这可加速实验条件下的恐惧和焦虑的恢复。由此可见,在心理干预和治疗中,培养、诱发和维持积极心理,继而改善来访者的心理健康状况,是一种重要的发展趋势。

二、心理治疗的疗效评价

心理治疗的疗效评估长期以来一直是学术争论分歧较大的问题之一。怀疑论者认为,心理治疗方法对心理障碍患者没有特别的帮助,即使是"治愈"或"有效"的患者,绝大多数是自然康复或通过一般性的帮助和支持也会好转的,并不是心理治疗的效果。如恩迪科特(Endicott)研究了一组不接受任何治疗的患者,6 个月后随访,自然改善率为 40%,5~6 年后的自然改善率为 65%,明显高于接受心理治疗的患者。艾森克曾复习 7 万余例心理治疗患者的疗效,发现不能证实弗洛伊德学派或其他学派的心理治疗对神经症患者的康复有效,约 2/3 的患者用或不用心理治疗皆能改善。

虽然上述怀疑论者的观点可能失之偏颇,但如何恰当、公正地评价心理治疗的疗效问题却是必须面对的事实。本节将就心理治疗的疗效、疗效评价的标准、影响疗效的因素及方法学问题做一讨论,使读者能对心理治疗的疗效有一个较系统的认识。

(一)心理治疗的一般疗效

相对而言,对心理治疗的疗效研究较对其他临床治疗方法(如药物治疗、手术治疗)的评估困难。一方面,心理治疗是一个总称,其治疗的技术在不断地增多。如 20 世纪 60 年代初期有 60 多种心理治疗方法;20 世纪 70 年代中期超过 130 种;20 世纪 80 年代初有 250 种之多;而到了 20 世纪 80 年代中期已达 400 余种。另一方面,心理治疗用于处理的临床问题亦不断扩大。以 *DSM* 为例，疾病诊断在不断增加。毫无疑问，临床问题的增加、治疗技术的发展等都对心理治疗的疗效评价研究带来了难度。

　　一般来说，心理治疗的疗效评估必须围绕治疗的目标。心理治疗的基本目标为症状减轻或缓解，其次为行为或态度的转变，最高目标则是人格的重塑或改变。换句话说，选择不同的治疗目标来比较不同治疗方法的疗效是不妥当的。因此，评估心理治疗的疗效应该包括：①初期效果，主要为症状的减轻，如焦虑、抑郁、恐惧、紧张、愤怒和疼痛等心理或生理症状的缓解；②中期效果，主要为行为表现的改善，如对配偶态度的改变（比较温和、体贴），对工作或学习逐渐感兴趣，或对老师、长辈表现尊重等；③后期效果，主要为性格表现上的改变，人格变得比较成熟，能够比较有效地应用合适的方法处理和应对挫折和困难。如改变了待人的处世态度、对人生的基本看法，以及对自我的认识和了解。

　　综合国内外许多研究报道，目前比较一致的看法为：在症状改善方面，精神分析治疗患者的平均改善率为 44%（39%～67%），折中式心理治疗患者的平均改善率为 64%（41%～77%），而非正式治疗患者的平均改善率<30%（0～30%）。行为治疗对焦虑障碍的疗效为 80%～90%，认知疗法对抑郁障碍的疗效为 70%～80%，IPT 对抑郁障碍的疗效为 60%～80%，婚姻/家庭治疗对有关婚姻、家庭问题干预的疗效为 60%～70%，短程心理治疗（主要为动力学心理治疗）的疗效为 60%～80%，危机干预或电话心理咨询的有效率或满意率为 57%～75%。表 14-4 比较了心理治疗与心理咨询、一般性支持或帮助之间的疗效，从中不难发现，有经验的心理治疗者所取得的疗效明显高于一般性支持或咨询者的效果。疗效取得的难易程度亦与治疗的目标有关，症状改善最易取得，行为改变次之，而人格的改变则较难。

表 14-4　心理治疗效果的估计

疗效	自发改善（%）	一般性帮助（%）		心理咨询（%）		心理治疗（%）	
		有效帮助	无效帮助	有效咨询	无效咨询	有效治疗	无效治疗
症状减轻或缓解	60	70	30	80	30	80～90	30
行为改变	40	50	20	60～70	20	70～80	20
人格重塑或改变	10	15	5	20	5	40*	5

注：＊为如治疗者未接受过技术培训，这一比例可能仅为 20%

（二）疗效评估的指标

　　选择何种指标或标准来判断心理治疗的疗效对研究结果有很大影响。如一位有情绪障碍的患者可能有多方面的问题（如焦虑、抑郁、婚姻问题和人际关系冲突等），经过治疗，症状明显减轻，工作能力也有所提高，但婚姻问题和人际适应困难仍存在。这样就很难用单一的标准来简单地判别患者是"痊愈""显进""进步"或"没有变化"。因此，在心理治疗的疗效评估方面，如何选择恰当的判断指标、合适的检查工具，以及收集哪些方面的资料来源等,对疗效的判断或评价相当重要。如瓦斯科(Waskow)等人为美国 NIMH 研究者提供的有关心理治疗结果评价的核心材料包括:①患者的自我评估(如 SCL‐90、MMPI);②治疗者的评估(靶症状);③独立评定者(第三者)的评估(患者精神状态检查);④其他(如 Katz 适应量表、个人适应情况等)。归纳起来,可以从下述几方面来考虑。

1. 有关患者方面的指标   症状表现的改变(如紧张、焦虑和抑郁等);人际关系、家庭关系、工作情况、教育水平和社会适应等方面的改变;生理(躯体)健康方面的改变(如生化、生理或免疫学指标的改变);饮食习惯、性活动、睡眠、休闲、娱乐活动,以及生活方式等方面的改变;酒、烟、镇静药、安定剂和其他药物的使用情况;经济状况和医疗保健费用支出等方面的改变。

2. 疗效评估的工具或技术

(1)自我评估:由患者自己根据主观感觉或体验的变化进行评估,其中包括对治疗的满意度、症状量表(如 SCL‐90、SDS、SAS)、人格测验(如 MMPI、EPQ、16‐PF)、自尊和自信心的评估等。另外,在行为治疗和认知疗法中,还可采用有关自我监察(self-monitoring)、认知态度问卷等方式进行治疗前后的比较。

(2)他人评估:由患者本人或心理治疗师来评估治疗的效果往往有较大的主观性成分。因此,由其他人员(第三者)来对有关指标进行评价,或许更能客观地反映心理治疗的疗效。如由患者的家人或亲戚提供有关改变的资料;经过培训的工作人员(护士、医学生)应用有关量表对患者的症状、行为表现、社会适应和工作能力等进行评估。有关他人评定的量表包括社会适应量表、HAMA、HAMD、标准化会谈和行为评分等。

(3)实验室检查:传统认为心理治疗的疗效变化主要反映在功能、主观体验和行为表现方式上,不会有生理学等方面的改变。但随着行为治疗和认知疗法等新心理治疗技术的发展,已发现患者的生理学指标也会有所改变,如血压、心率、皮肤电、肌电和睡眠脑电等。因此,应用心电图、脑电图等仪器,血液生化、免疫指标,以及大脑神经递质等检测技术来检查患者治疗前后的生理变化,也是有价值的疗效评估指标。

(三)影响疗效的有关因素

在心理治疗的实施过程和最终的结果分析阶段,有许多因素会影响患者疗效的取得,其中包括患者样本的选择、治疗医师的个性品质、不同的心理治疗技术,以及社会环境、文化因素和统计分析方法等。

1. 治疗师的个性品质   心理治疗中最重要的影响因素之一是治疗师的个性品质和所掌握的治疗技巧。表14‐4 中已显示有无治疗技术的治疗师在疗效的取得上有显著差别。惠特霍恩(Whitehorn)和贝茨(Betz)提出,心理治疗师的人格特点对疗效有较大影响。有效的治疗师往往是将患者看成一个"人",而不是一个"问题";强调患病不是患者的责任,应该避免患者在治疗过程中出现的自责、悲观态度;治疗中多采取自然的方式接近患者,建立互相间的信任关系。而无效的治疗师往往表现过于悲观,计较患者的错误和缺点,治疗中俨然是一位"严师",且持被动和消极的态度。杜亚士(Truax)和卡库夫(Carkhuff)提出具备下述 3 项人格特征的治疗者能取得较好的心理治疗效果:①积极地关心患者;②准确地共情;③共鸣(congruence)。杜亚士和米切尔(Mitchell)经过近 10 年的研究和资料收集,已证实此 3 项特征普遍存在于不同疾病诊断和不同心理治疗方法的临床应用之中。

2. 患者的个人因素　患者的文化程度、个性特征、对治疗的信任和期望水平,以及疾病的严重程度等对心理治疗的结果亦有很大影响。在治疗过程中必须重视患者心理上的失败动机、内心冲突、情绪焦虑、心理防卫机制应用能力的下降、继发性获益和对治疗师产生依赖等对治疗效果的负面影响。在分析性心理治疗中,往往还必须考虑患者的移情和阻抗等问题的影响。

3. 治疗的技术　由于现今心理治疗的方法和技术远远超出 50 年以前屈指可数的几种方式,而且处理的临床问题也相当广泛。因此,"在何种情况下,由谁来用何种治疗方法或技术治疗此患者可能最有效"这一简单的问题摆在了心理治疗师面前。确定患者治疗的靶问题、选择恰当的治疗技术和制订阶段性治疗目标,对心理治疗效果的取得和患者对治疗的满意度的提高相当关键。如放松和暴露技术对焦虑、恐惧患者来说是重要的,而反应预防结合暴露技术则是对强迫障碍患者进行行为治疗的关键技术。倘若对强迫障碍患者选择放松或系统脱敏技术,则疗效较差。若仅据此便认为行为治疗对强迫障碍无效,那么肯定是偏颇的。因此,心理治疗技术的有效、灵活运用亦是疗效取得的重要因素。近 10 多年来,国外出现的心理治疗的整合趋势,就是强调针对患者的各种特殊问题选择相应有效的治疗方法或技术,摒除传统的心理治疗流派的门户之见。这样不仅扩大了心理治疗的应用范围,而且也提高了治疗效果、节省了治疗费用,并缩短了疗程。

(四) 疗效研究中的方法学问题

心理治疗疗效的研究争论之所以长期存在,最主要的原因之一是研究的方法学问题。早期的心理治疗大多为个案研究,疗程长达数年,缺乏临床对照和统计学处理等,使其疗效难以得到科学认证。20 世纪 60 年代以来,随着行为治疗等临床实验对照研究的出现,心理治疗的临床对照研究和有严谨科研设计的报道亦逐步增多。而史密斯(Smith)和莱特(Light)在 1971 年提出荟萃分析方法(Meta-analysis),这一创新性的研究方法使心理治疗的研究进入了一个新的阶段。他们采用这一方法对近 400 篇独立的研究结果进行了分析。其报告指出,平均效果的研究表明治疗组的效果优于控制组,荟萃分析的研究还进一步发现各种心理治疗方法的疗效相似。

目前,国际上对心理治疗的研究,过去重点关注的问题是心理治疗是否真的有效,而现在关注的重点变成了考察治疗有效的原因及某种治疗方法对于某类特殊的问题或患者是否有效。从研究方法上看,美国的《治疗工作指南》(*A Guide to Treatments that Work*)提出了研究治疗效果的 6 种方法:类型 I 是设计最严谨的研究类型,研究中有对比组、随机分配、双盲评定,有清楚的剔除法和进入标准、好的诊断方法、被试的组成和清晰的统计方法等,这类研究就是所谓的符合"金标准"的研究。类型Ⅱ主要是干预性的临床试验,但缺乏某些Ⅰ型研究的特点。类型Ⅲ是仅有方法学的思考,研究中没有严格的控制,是开放式的研究,具有某种观察的主观倾向,其所得到的结果只适用于为进一步的研究提供方向。类型Ⅳ是对第2手资料进行的评论性研究。类型Ⅴ是指没有第2手资料的评论性研究。类型Ⅵ的研究包括案例研究、论述文和议论文等。而在所有这些类型的研究中,最受推荐的是随机对照试验(randomized controlled trial,RCT)研究,即所谓类型Ⅰ研究。此外,统计方法,如荟萃分析方法及结构方程模型等统计方法的发展,也为心理治疗研究的发展提供了有力的工具。

近年来,国际上心理治疗的研究热点问题包括:①发展和验证心理治疗模型和方法的有效性,即循证治疗的研究,这类研究多采用RCT设计,以相同标准同时在多部门联合开展相关研究,如Giesen-Bloo等的研究;②心理治疗与认知神经科学结合的临床治疗研究(combine with neurobiology techniques),如对某些障碍进行CBT前后的脑功能磁共振成像变化及与症状的关系的研究;③质性研究与量化研究结合,如对心理咨询及治疗的过程-效果研究;④将西方的心理治疗理论和方法与东方的哲学思想和方法相结合的研究,如目前美国及欧洲方兴未艾的正念疗法的研究等。

总之,心理治疗的临床疗效目前看来是肯定的,不仅可以缓解症状、缩短患者的康复过程,而且可以帮助患者提高适应能力和心理应对能力,预防复发。当然,对于患者人格问题的纠正或心理治疗的科研设计等方法学问题,仍是评价心理治疗疗效较棘手的难题,有待今后工作的进一步探索。

(彭毅华　陈　珏　邵春红　古　练　刘文娟)

延伸阅读

患者,男,35岁,未婚,情绪低落、酗酒半年。对自己感到失望,不知道如何与别人交朋友,尤其害怕接近女性,很害怕别人评判自己不是一个真正的男人。感到孤单、害怕的时候,会喝很多酒,让自己感觉好一些。常常为浪费生命、失败、让人失望而感到内疚。其父母经常说他什么都做不好,永远比不上哥哥姐姐。患者曾经想过自杀,但是觉得没有人会在乎,非常希望彻底改变自己的生活,但不知道从哪儿开始、如何做。经医师门诊评估,诊断为"抑郁症",建议药物治疗的同时进行心理治疗。

表14-5是从治疗目标、主要建构、治疗技术3个维度,呈现不同理论流派的治疗师在对此案例进行心理治疗的差异。

表 14 - 5　不同理论流派心理治疗师对案例关注点的比较

理论流派	心理治疗师的关注点
精神分析	关注重点是患者在目前的关系中重复童年早期。特别关注患者怎样将对父母的体验带到与治疗师的关系中来，因为了解移情是通向内省的道路。治疗师对患者的梦、治疗时表现的阻抗，以及了解潜意识过程的其他线索感兴趣。治疗师的主要目的是帮助患者认识到被埋藏的记忆和经验，因为这些对患者目前依然存在影响
行为治疗	首先对患者的行为进行彻底评估。让患者监督他所做的事，这样可以建立基线数据，以评估发生的改变。接下来与患者一起建立具体的目标，并借鉴各种认知和行为技术来帮助患者达到目标。使用的技术有角色扮演、行为示范、自信心训练、家庭作业和放松训练等。强调让患者把在治疗中学到的应对技能运用到日常生活中去
认知疗法	关注重点是患者的内心对话和思维过程是怎样影响行为的。治疗师采取主动和指导性的治疗风格。治疗以当前的问题为中心，有次数限制，治疗内容结构化。治疗将集中于患者的思维内容和过程，找出患者不合理的信念，并进行重建。通过苏格拉底式提问，帮助患者找到错误思维，学会改变扭曲思维的方式，代之以更有效的自我对话和信念。使用各种认知、情感和行为技术来达到治疗目标
来访者中心疗法	相信患者可以找到治疗的方向，治疗师避免对治疗进行计划和建构。关注重点是要真实，接受患者的感受和思维，表现出治疗师对来访者无条件的积极尊重。虽然在治疗开始阶段，患者较少能认识到自己的情感，但是随着治疗师无条件和非评判地完全接受，患者会对自己的情感越来越清晰。如果治疗师能够创造出一个开放、信任、关心、理解和接受的氛围，那么患者就可以利用这一关系进步和成长

（刘文娟）

参考文献

［1］马辛,赵旭东. 医学心理学[M]. 3 版. 北京:人民卫生出版社,2015.

［2］苏珊·约翰逊. 婚姻治疗的九个步骤[M]. 刘婷等,译. 上海:华东师范大学出版社,2010.

［3］李占江. 临床心理学[M]. 北京:人民卫生出版社,2014.

［4］陈祉妍,刘正奎,祝卓宏,等. 我国心理咨询与心理治疗发展现状、问题与对策[J]. 中国科学院院刊,2016,31(11):1198 - 1207.

［5］季建林. 医学心理学[M]. 4 版. 上海:复旦大学出版社,2005.

［6］赵芳. 家庭治疗的发展:回顾与展望[J]. 南京师大学报(社会科学版),2010,(3):93 - 98.

［7］聂衍刚,蒋洁. 当代心理咨询与心理治疗的特点与发展趋势[J]. 广州大学学报(社会科学版),2011,10(8):21 - 25.

［8］Deborah L, Cabaniss. 心理动力学个案概念化[M]. 孙铃,译. 北京:中国轻工业出版社,2015.

［9］Gabbard G. O. Gabbard's treatments of psychiatric disorders [M]. 5th ed. Washington D. C.:American Psychiatric Publishing,2014.

［10］Glen O. Gabbard. 动力取向精神医学——临床应用与实务[M]. 李宇宙,译. 北京:中国轻工业出版社,2016.

［11］Irene Goldenberg, Herbert Goldenberg. 家庭治疗概论[M]. 李正云,译. 西安:陕西师范大学出版社,2005.

第十五章　医学心理咨询

　　心理咨询在国内日趋受到重视。在国外，心理咨询大多由临床心理学家承担，主要是帮助人们解决各种社会与心理应激问题，提高其适应能力。如帮助他人做决定（是否人工流产或离婚）、帮助他人去适应（大学新生或患了不治之症的患者），以及帮助患者改变不健康的行为方式（如戒烟、戒酒）等，也可作为精神障碍的辅助治疗。必须指出，在国外，心理咨询不等同于心理治疗，是非专业治疗人员所应用的一般指导方法，而精神科医师更多的是应用专业心理治疗技术而非咨询。在国内，尚没有形成专业心理治疗大气候。因此，目前心理咨询师、精神科医师进行心理咨询和心理治疗的情况并存。

　　过去认为心理咨询或心理指导是西方社会的专利和时髦，离我们的生活很遥远。随着我国的改革开放，越来越多的中国人已认识、熟悉和需要它了。许多地方已相继开展了多种心理咨询或指导服务，如门诊咨询、电话咨询和讲座普及等。有关新闻媒介（如报纸、电视和电台等）也相继报道，并做了大量宣传。除了传统媒体宣传外，很多专业机构和团体也利用新媒体平台进行科普宣传。更多的人感到心理咨询或心理指导也是现代生活的需要之一。那么，为什么心理咨询会如此快地接近了我们的生活呢？

　　丰衣足食，是人们生活之基本需要。随着社会的进步和发展、生活水平的提高、物质需求的得到满足，以及医疗保健条件的改善，越来越多的人开始认识到精神或心理需求在生活中的重要性。例如，城市现代化的发展，在大都市中工作、生活节奏的加快，以及职业竞争、环境变化、人际冲突、生活压力和感情风波等，无不给人们带来心理上或精神上的冲击和挑战。传统的生活准则如"无病就是健康""任凭风浪起，稳坐钓鱼船"已经难以适应现代社会发展的步伐。因此，需要我们（生活在现代社会中的人们）学会用新的方法或生活技巧来适应社会的发展，尤其是认识自我、调整和提高自身的心理适应与承受能力，去面对现实和未来。心理咨询无疑是一种重要的帮助手段，它可以给那些面临生活挫折、精神困扰、心理失衡或"不幸"的人们提供心理上的支持、帮助和理解，起到"拐杖"的作用，支撑他们度过心理的痛苦和彷徨阶段。通过心理咨询，他们能更好地面对和适应生活，充分发挥自己的潜能，在经历生活、情感或工作的挫折中学会"吃一堑，长一智",而不是从此"一蹶不振"或"怨天尤人"地回避人生。

广义上来讲,心理咨询是一个帮助、指导和教育的过程,应用有关的心理、社会、文化、医学和历史等多方面的知识给求询者以帮助和支持。提供指导的人员可以是心理学家,也可以是教育工作者、医务人员和社会工作者等,在国外,还可以是自愿的义务工作者。虽然咨询工作者可以分属各行各业,但是他们都必须经过一定的专业咨询理论和技术的培训。因为心理咨询还需要特定的技巧,有着独有的规律性。为什么这样说呢?众所周知,心理咨询的形式主要是交谈,言语的沟通是构成咨询者与求询者之间的桥梁。倘若未能掌握较好的言语与交谈咨询技术,很可能会"话不投机半句多"。如果是有经验的咨询者,则可能会使求询者感到"与君一席谈,胜读十年书"。因此,心理咨询是一项很重要、很高尚、很神圣的工作。正是因为重要,心理咨询更需要咨询工作者有诚实、助人之心,应用广博的人文、社会学知识和心理卫生知识深入浅出地给予求询者有效、实用的指导和教育,同时结合使用心理治疗或咨询的特殊干预技术帮助求询者克服某些特殊的心理问题或障碍。

由于诸多的历史原因,心理咨询与心理治疗在我国的开展和临床应用只是30多年来的事。目前,在国内许多地区已开展了多个领域和多种方式的心理咨询,如人才的选拔,职业咨询,大、中、小学校的学生心理咨询,恋爱、婚姻与家庭咨询,综合医院与专科医院的医学心理咨询等。在20世纪90年代,卫生部在三级医院达标评审中曾将是否有医学心理咨询服务作为重要指标之一,《全国精神卫生工作规划(2015—2020年)》提出到"健全省、市、县三级精神卫生专业机构,服务人口多且地市级机构覆盖不到的县(市、区)可根据需要建设精神卫生专业机构,其他县(市、区)至少在1所符合条件的综合性医院设立精神科。高等院校普遍设立心理咨询与心理危机干预中心(室)并配备专职教师,中小学设立心理辅导室并配备专职或兼职教师"。中国心理学会于1999年成立临床与咨询心理学专业委员会,于2014年成立临床心理学注册工作委员会。这些从多个侧面反映了心理咨询在现代医疗保健中的地位。

第一节 概述

一、定义

咨询、心理咨询及医学心理咨询虽然都是通过"咨询"这一共同的过程,达到助人的目标,但是三者的内涵是有所不同的。

(一) 咨询

咨询(counseling)是指商谈、征求意见、寻求别人帮助。里斯曼(Riesman)将之定义为："咨询乃是通过人际关系而达到的一种帮助过程、教育过程和增长过程。"即通过咨询给来访者以帮助、教育，使他们获得益处。这个过程往往需要进行多次咨询，每次咨询需持续一定时间，最终才能达到咨询的目标。咨询的内容可以涉及各个行业，如金融、就业、求学、法律和婚姻等问题，而不限于心理问题。提供咨询服务的工作者也是各个行业的专业人员。

(二) 心理咨询

心理咨询（psychological counseling）是心理学的一个分支，国外称之为"咨询心理学"（counseling psychology），应用非常广泛，发展相当迅速。参加心理咨询的心理学家，一般要有哲学博士或教育学学士学位，受过咨询心理学的专门训练。心理咨询的主要工作对象是正常人，着重处理的是人们的正常需要和问题。咨询专家通过与来访者交谈、讨论，帮助他们找出已经存在于来访者的内在积极因素，并促进其发展。对于需要改善环境者，也是在分析现有条件的基础上提供改进意见，并非人格重建。根据《美国哲学百科全书》中的定义，心理咨询是：①主要着眼于正常人；②对人的一生提供有效的帮助；③强调个人的力量与价值；④强调认知因素，尤其是在理性选择和决定中的作用；⑤研究个人在制订目标、计划及扮演社会角色方面的个性差异；⑥充分考虑情景、环境因素，强调人对环境资源的利用，以及必要时改变环境。当然，心理咨询又可根据其不同的服务群体，分为学校心理咨询、家庭心理咨询。另外，根据咨询的主要内容又可分为人际心理咨询、法律心理咨询、教育心理咨询和医学心理咨询等。

(三) 医学心理咨询

医学心理咨询（psychological counseling in medicine）是心理咨询中的一个重要分支，但它和普通心理咨询不同，有其自身的重点和任务。它的主要对象是患者或寻求医学帮助和指导的人们。它着重处理的是医学领域内的心理学问题，也运用心理治疗或医学治疗（如药物），帮助患者恢复身心健康。因此，医学心理咨询和整个医学的目标一致，是医学实践中的重要组成部分之一，是贯彻"生物-心理-社会"医学模式的临床实践。参加医学心理咨询的人员应该既具备相当的医学知识和技能（国内目前要求在医疗机构执业须首先具备医师资格），又具备一定的心理学、社会学知识。这样的人才能胜任医学心理咨询，真正达到帮助患者恢复身心健康的目的。

这里所说的"患者"，是从整体健康方面而言的，他可能存在对躯体疾病的心理反应，也可能存在心理生理疾病，还有可能有抑郁症、焦虑症和强迫症等心理障碍。总之，不同于过去生物医学上仅指身体器官有病变的人。求助的患者应当是自己认识到存在的问题和困难，有求助的动机，能与医师讨论，理解医师的指导和建议，在实践中通过学习找到解决问题的途径。如处于幻觉、妄想状态中的精神病性障碍患者通常不能认识自己的病态，因此，他们不是医学心理咨询的合适对象，应该寻求精神科专科诊治。此外，如果个体没有求助的愿望，拒绝谈自己的心理问题，与咨询医师不能建立真诚坦白、相互信赖的关系，那么很难取得良好的咨询效果。

所以,医学心理咨询是通过医学会谈和讨论(必要时进行心理测验),查明患者心理障碍的性质和可能的原因,给予劝告、建议、教育、支持和各种形式帮助的过程,包括运用简短的心理治疗和医药治疗(即综合干预)。

医学心理咨询根据医学各科又可再分为许多细目,如内科、外科、儿科和肿瘤等心理咨询。其中精神病学是以研究病理心理为主要内容的学科,同医学心理学有密切的关系。精神疾病咨询是医学心理咨询的一个重要部分,但不应把医学心理咨询与精神疾病咨询等同。医学心理咨询面向内、外各科,虽然它借用了精神病学的若干病理心理术语,有时也需要应用某些精神药物(原则上为精神科医师承担),但其对象毕竟有很多差别。

二、意义

随着医学事业的发展、人民生活水平的提高,人们不仅希望身体健康,还要求心理健康、社会适应良好。医学心理咨询适应"生物-心理-社会"医学模式的要求,符合医学和社会发展的需求。因此,医学心理咨询工作的开展也是一个地区医学事业发展水平高低的标志。医学心理咨询的意义有以下几个方面。

(1) 许多人的患病感觉或不舒服的症状由心理社会因素引起。理解和消除这些病感或症状,单靠生物医学方法不行,必须通过医学心理咨询澄清病感的性质,采取适当的心理社会调整措施。俗话所说的"心病还须心药医",就是一个恰当的说明。

(2) 患各种躯体疾病的人,往往有各种心理反应。例如,癌症患者因预后不佳常情绪抑郁;冠心病患者怕突发心肌梗死而常有焦虑反应。这类心理反应如不消除,不但增加了临床复杂性,不利于诊断和治疗,而且还可能促使病情恶化或导致意外危险发生。

(3) 医学心理咨询对心理生理疾病也有积极作用。这类疾病虽然是躯体疾病,但其发病常有心理社会应激和生理心理易感素质。如冠心病患者中,很多人原先具有 A 型行为模式。在心理社会应激作用下,有过多的儿茶酚胺分泌,形成了对冠心病的易感倾向。幸而这种 A 型行为模式是可以检测,也可以通过医学心理咨询的指导和训练得以转变,以利于冠心病的预防和治疗。

(4) 医学心理咨询加强了普通医学、心理学、社会学和精神病学之间的学科联系,有利于各学科在医疗及科研工作中互相渗透、互相补充,既促进医学研究的发展,也有利于行为科学本身的发展。

第二节　咨询的工作模式

一、咨询方式

根据咨询发生的场所和途径,可分为门诊咨询、医院内咨询、信件咨询、专栏咨询、电话咨询和访问咨询等。医学心理咨询以门诊咨询为主。

(一) 门诊咨询

综合性医院医学心理门诊咨询应定期开诊,每周 1 次或几次。为了有充分的时间会谈,使咨询更有成效,每次门诊人数应有一定限额。如来访者过多,可采取预约登记、限额挂号等办法。由于心理问题的特殊性,咨询的医务人员应对来访者所谈问题保密,但是咨询记录必须完整、真实。

(二) 医院内咨询或会诊

内、外科或其他科住院患者出现心理问题,如伴发抑郁或焦虑症状,可以请院内医学心理咨询。也可在综合性医院内建立由医学心理咨询医师、精神科医师、心理学工作者和其他医师组成的"联络咨询组",一起研究、处理患者的心理问题。

(三) 信件咨询与专栏咨询

在报纸、期刊上开设专栏,在要求咨询的来信中选择有典型意义、适合刊登的心理问题加以答复,这对于普及心理卫生知识有积极作用。有些来信也可给予个别答复。对于需要进一步深入了解、澄清才能解决的心理问题,建议到门诊就诊。

(四) 电话咨询

国外为了处理自杀危机或其他心理危机,设有热线电话。医师对来访者给予劝告或建议,约定时间去门诊复查,以协助来访者渡过危机。我国情况与他们不同,遇到这类情况常将患者送到精神科做急症处理。不过,国内许多地方都开设了热线电话咨询服务,取得了较好的社会反响,如上海心理援助热线(原称上海心理健康咨询热线)从 1990 年起通过电话咨询提供专业心理援助。

(五) 访问咨询

指咨询医师到学校、工厂做现场观察与调查,找出问题,提供不同职业群体心理卫生的建议。对于需要系统干预者,则建议其去门诊就诊。

(六) 网上咨询

随着互联网的发展,网上医疗平台也随之兴起,其中也涉及医学心理咨询。需要注意的是有关医学心理问题的咨询同样需要遵守国家的相关法律法规和政策。

二、咨询范围

综合性医院医学心理咨询的对象主要是患者及其亲属,包括那些正在恢复或已经康复的患者,以及有心理问题要求医学帮助指导的人们。综合性医院医学心理咨询主要处理具有以下各类问题患者或来访者:①焦虑障碍(包括各种恐惧症和强迫症);②抑郁障碍;③睡眠障碍,主要是失眠症、过度嗜睡障碍、睡行症、夜惊症和 RLS 等;④慢性疼痛,但无器质性基础或过度关注疼痛;⑤严重的躯体症状,即便存在一定的病理基础,患者对躯体症状的过度关注和情绪变化已严重影响其社会功能;⑥应激障碍,包括 PTSD;⑦进食障碍,如 AN、BN 等;⑧性心理障碍,如性欲减退、阳痿、早泄及性变态;⑨儿童青少年的学习障碍、ADHD(以往也称多动症)、冲动控制障碍和品行障碍等;⑩躯体疾病伴发的心理反应。

综合性医院医学心理咨询的范围通常不包括有幻觉、妄想和严重行为紊乱的精神病患者,因为综合性医院不具备处理这类患者的条件。这类患者需要精神科的专门处理。当然,在医学心理咨询时可能会发现尚处于早期或幻觉妄想尚不明显的精神病患者,这时应建议他由家属陪同去精神科就诊。

三、医学心理咨询的人员要求

我国医学心理学发展较迟,根据医学心理咨询的任务和要求,该工作可由临床医师、精神科医师、临床心理学家(或称临床心理师)等担任,配备心理学工作者和有经验的护士,组成咨询小组。根据 2011 年卫生部发布的《医疗机构临床心理科门诊基本标准(试行)》的要求,临床心理科至少要由以下人员组成:2 名精神卫生专业执业医师(其中具有精神病学专业中级以上专业技术职务任职资格的医师至少 1 名)、1 名具有一定精神医学知识和精神科护理工作经验的初级以上注册护士、1 名具有心理测量学及相关知识的技师。

鉴于来访者情况多种多样、涉及范围较广,所提问题复杂繁多,病情与环境因素夹杂在一起,症状与思想问题互相混淆,所以具体咨询实非易事。临床医师也须经过适当的医学心理学训练,才能担任这项工作。

《中国心理学会临床与咨询心理学专业机构和专业人员注册标准》(第二版)中对临床心理学和咨询心理学专业机构和专业人员进行如下定义,并提出了相关的注册条件和要求。

临床心理学与咨询心理学专业机构是指以心理咨询或心理治疗专业服务为核心工作,达到本标准关于专业机构的有关注册条件要求,并在中国心理学会有效注册登记的机构。这些机构可以是隶属于各级各类政府机构、学校、医疗机构和企事业单位的非独立法人机构,也可以是合法成立的、具有独立法人资格的公司、非营利性机构、私人诊所或工作室(包括个人、联合或合作执业机构)。这些机构的营业范围或工作范围须明确包括心理咨询或心理治疗。

助理心理师(assistant psychologist)是指学习过临床或咨询心理学的基本专业知识、接受过基本的心理治疗与咨询专业技能培训和实践督导,正在从事心理咨询和心理治疗工作,且达到本标准关于助理心理师的有关注册条件,并在中国心理学会有效注册登记的专业人员,包括助理临床心理师(assistant clinical psychologist)和助理咨询心理师(assistant counseling psychologist)。

心理师(psychologist)是指系统学习过临床或咨询心理学的专业知识、接受过系统的心理治疗与咨询专业技能培训和实践督导,正在从事心理咨询和心理治疗工作,且达到本标准关于心理师的有关注册条件,并在中国心理学会有效注册登记的专业人员,包括临床心理师(clinical psychologist)和咨询心理师(counseling psychologist)。

督导师(supervisor)是指正在从事临床与咨询心理学相关教学、培训和督导等心理师培养工作,且达到本标准关于督导师的有关注册条件,并在中国心理学会有效注册等级的资深心理师。

关于心理咨询师修养和特征的基本要求,著名心理咨询学家杰勒德·伊根(Gerard Egan)曾归纳为如下15个特质。

(1) 积极面对自我的成长,包括身体、智能、社会、情绪和精神层面的。

(2) 注意身体健康,以便有旺盛的精力来生活和工作。

(3) 智能良好,同时不断主动地阅读、学习来提高自己,使自己能更有效地帮助他人。

(4) 有良好的常识和社会生活能力,同时有能力应对广泛的需要。

(5) 关注来访者整体,注意聆听对方说话,也能从来访者的角度来了解对方。

(6) 尊重来访者,不批评,并相信来访者有潜在的动力和资源能够帮助自己有效地生活。

(7) 真挚诚恳,如有需要,他能和来访者做个人分享。

(8) 表达是具体、间接的。

(9) 协助来访者将自己的经验、感受和行为做整合。

(10) 只要对来访者有利,他就会关心、奉献。

(11) 他知道仅有自我认识是不够的,所以会协助来访者做行为方面的改变。

(12) 注重实效,明白整个心理咨询过程是为了使来访者建设性地改变行为。

(13) 拥有自己的心理咨询的模式和风格,能够灵活运用及随机应变。

(14) 乐意与人相处,不害怕进入别人生活的深层,与他们共同去面对生活中的困扰。不过,他并不是靠帮助人来满足或解决自己的需要,而是很珍惜和尊重自己有帮助人的权利。

（15）不会逃避自己生活中的问题，相反，会去探讨、认识自己，做一个不断发展的人。他了解受人帮助是怎么一回事，明白在这个过程中若不能为别人提供帮助，就如同害人，因此工作十分谨慎。

成功的心理咨询师的素质也可归纳为善待他人的品格、善待自己的品格及助人为乐这 3 个最基本的方面。

第三节 | 咨询的工作程序

一般来说，医学心理咨询门诊的程序包括：挂号、初诊者填写医学心理咨询专用记录册所需的一般信息（有些门诊使用普通门诊就诊记录册，则在咨询开始后获取这些信息）。咨询开始时，先由来访者陈述要求咨询的主要问题。医师要注意把问题性质弄清楚，进行必要的躯体与心理检查。必要时进行 SCL－90 等量表评定，做出初步诊断。医师或咨询小组确定处理原则，如还需要补充其他材料，嘱咐来访者进一步提供材料。如果诊断明确、问题简单，则可提出咨询意见。问题比较复杂，需要进行系统性心理治疗者，则宜分阶段进行。首次门诊应解释治疗的原理和要求，帮助来访者建立信心，消除疑虑，并预约定期门诊。每次门诊咨询结束，布置家庭作业。院内咨询的程序与一般会诊相仿，如需连续多次咨询，则由咨询医师安排时间定期会见患者，进行检查或心理治疗。图 15－1 列出了医学心理咨询的简要过程。

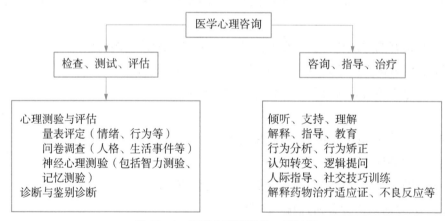

图 15－1　医学心理咨询的一般过程

一、过程

心理咨询是一个帮助人适应和发展的过程，咨询师在整个咨询过程中应以敏锐的感受和洞察力深入了解对方。同时还需要对他们尊重、接纳和关注,使他们的潜能达到完美的发展。个别直接心理咨询的基本过程可以分为 4 个阶段:准备阶段、探讨反应阶段、行动阶段和发展阶段。

(一) 准备阶段

第一阶段是咨询师和来访者建立良好关系的开端。关注和聆听是咨询师在这个阶段的重要工作。除了对来访者的表情、姿势、神态、举止和动作等身体外表方面进行关注之外,也需要关注他们的心理状态,如情绪、语言和思维等。同时还需要十分留意地去聆听来访者的言语表达,包括语音、语调和用词等。鼓励他们用语言和非语言的方式来表达他们的心声,表达他们所关心的事物和切实的愿望。

(二) 探讨反应阶段

在咨询的第二阶段,咨询师应该着重做好两方面的工作:一方面是探讨来访者的反应方式,即在仔细聆听的基础上与来访者探讨他们所持的反应方式和合理的反应方式;另一方面是帮助来访者了解自我,使他们对自己的问题有全面的了解和认识,并能确切地表述和阐明自己切实存在的问题和困难。咨询师在这个阶段中所采用的技术不仅是对来访者身心方面的关注,还需要与他们澄清和确认客观存在的矛盾和困扰。此阶段的工作目标是:①使来访者充分敞开自己、表达自己,毫无顾虑地倾诉自己的心事和所关心的周围的事情,并能放松坦然地宣泄自己的感情;②启发来访者进行反思,引导他们反思当前面临的实际情况,反思现实生活的意义和感受,同时也要反思引起心理困扰的直接和间接原因;③帮助来访者了解自己,使他们确切地了解自己的困难、感受和目标。如果在此阶段能找到来访者的问题症结,那么就能较顺利地进入第三阶段。

(三) 行动转变阶段

行动转变阶段是咨询中最重要的阶段,因为来访者正是在此阶段开始转变自己,获得适应和发展。咨询师应该把求得这种改变和发展作为此阶段的工作目标。咨询师可以从以下几方面着手,帮助来访者具体地实施转变:①了解和意识自己的价值观;②改变和矫正功能失调的信念;③设定自己的短期目标和长期目标;④分析和评价现实环境中存在的阻力和动力;⑤决定如何付诸行动;⑥选择能够达到目标的行之有效的途径和方法,并制订行动步骤;⑦激励来访者,从有决心到有实际的行动;⑧通过进度评估,肯定已付出的努力和取得的成绩,检查是否有新的阻力和困难,争取社会各方的支持,适当修正努力的方法和进程。

来访者在这个阶段中也相应地做出努力,包括开放自己、明确目标、选择方法、确定步骤、采取行动、反省评估和继续努力等。

在一般情况下,当第三阶段的会谈结束时,应该完成常规的心理咨询工作。如果来访者对自己成长发展有很高的期望,主动要求咨询师继续指导,力求深度发展,则咨询工作就需要进入发展阶段。

（四）发展阶段

发展阶段的目标是使来访者做较大幅度的改变,求得全面的发展和成长。因此,咨询师的工作重心应放在对来访者进一步评估进度、督导和鼓励支持上。所用的技术是关注聆听、探讨反应和评估激励等。

二、原则

医学心理咨询要取得好的效果,医师必须遵守以下几项原则,并在会谈中努力贯彻该原则。

（一）耐心倾听,鼓励疏泄

从事医学心理咨询的医师必须满腔热忱、乐于助人,同情地、理解地倾听患者诉说,不要任意打断患者谈话。这种倾诉常能减轻患者的不良情绪,有一定的治疗意义。但是,很多患者对于这类倾诉存在种种疑虑,他们怕被人看不起,怕被当成精神病患者,怕被医师责怪。因此,对他们要加以鼓励,告诉他们医师正准备给予帮助。倾吐内心不快,既有助于医师了解他们的情况,也可减轻自己的精神负担。

（二）积极支持,建立信心

一旦患者倾诉了大量的痛苦体验,医师应表示同情和理解。同时反复说明,心理障碍通过适当步骤是会好转的。对于患者的各种误解和担心,包括有无精神病、会不会死、会不会变痴呆等,应鼓励其诉说,并给予耐心的、有说服力的解释,必要时给予强有力的保证,使患者理解问题实质,看到希望,树立信心。

（三）解释得当,应对审慎

咨询医师在问题性质未弄清之前,决不要轻易回答问题。医师应根据科学知识,善于引导患者自己寻求答案。解释要有理、恰当,切忌发表模棱两可、没有根据的咨询意见。不要简单、草率地敷衍患者,也不要单纯地、干巴巴地说教。一时难以解答时,可要求患者进一步提供材料,或进行心理测验,预约下次再诊。

（四）尊重患者,严守秘密

心理咨询常涉及患者的个人隐私、人际关系、夫妻感情和社会问题,很多人不希望为其他人知晓。对来访者所谈的个人隐私,应严守秘密,不得随便谈论。非咨询人员不得参与会谈。如处理不当,也可构成法律问题。

（五）解决问题

寻求咨询的目的是得到帮助和解决问题,因此,在咨询中帮助患者学会解决或处理问题的方法是非常必要的。其基本步骤为:①了解和澄清问题的性质,并列出所有的问题;②让患者挑选其中的一个问题先着手解决(即学会分清主次);③帮助患者考虑各种解决问题的可能方法,并列出各种可能的方案,最好是写下来,然后选择其中最可能实施和成功的方案;④根据第③步的选择,付诸行动去实施或执行;⑤评价实施的结果。如果患者问题解决,再选择下一个要解决的问题,仍按上述步骤进行。如果问题并未解决,则咨询医师应该帮助患者共同回顾上述的每个环节,寻找可能的症结所在,并改正之,这样可以提高解决问题的成功率。一般来说,在咨询过程中应鼓励患者独立地提出问题和解决问题,使其学会应对、处理问题的策略和解决问题的技巧;学会"举一反三",将其应用于日后的生活和工作之中。这种形式的问题解决方法每次约 30 min,整个疗程为 4～8 次。

三、需注意的几个问题

(一) 坚持"生物-心理-社会"的医学模式

医学心理咨询门诊中,来访者的情况多种多样,要求咨询的问题也很复杂。医师务必对他们要求咨询的问题从生理、心理和社会等几个方面追溯原因,然后才能把问题的性质澄清,提出的处理措施才能大致准确。例如,患者要求咨询的是数月来的失眠问题,希望用安眠药帮助改善失眠,实际上她存在情绪不良。然而由于某种原因(例如,她认为医师无法帮助她解决情绪不良的问题),患者不主动提及情绪问题。如果不全面了解患者情况,就会忽略她的抑郁症的诊断。又如,患者主诉头痛,而他的真正问题却是夫妻关系紧张,头痛只是一种症状。更有来访者可能有复杂的社会背景,他们提出某些申诉要求咨询,其真正的意图却是借用医学诊断试图来回避他们的困难,乃至罪责。在这种情况下,医师应保持敏锐的洞察力,必要时应向有关方面反映。

(二) 防止漏诊器质性疾病

有些器质性疾病刚开始的症状可能与心理障碍类似。如甲状腺功能亢进患者变得烦躁,早期认知功能下降的患者感到做事没有兴趣、开心不起来等。因此,医学心理咨询时,一定要重视体检及必要的辅助检查,如心电图、胸片、脑电图、头颅影像学检查和甲状腺功能化验等,排除器质性疾病。有的患者既往有心理障碍,经过治疗后好转。当他再次出现与以往相似的症状时,可能会直接到医学心理咨询门诊就诊。对这样的患者,与对首次就诊的患者一样,同样需要鉴别并排除器质性疾病。也有的患者既有器质性疾病,同时又存在心理障碍。例如,患者有冠状动脉性心脏病,但同时又有广场恐怖、惊恐发作。这时,应当建议他同时治疗这 2 类疾病。

当有些患者的症状不符合医学上典型的表现时,更要重视鉴别诊断。例如,抑郁症初次发生常常在 20～30 岁的青壮年。如果一位老年人因为情绪不开心来诊,以往没有类似情绪问题,就需要高度警惕器质性疾病的可能。又如,一位中年女性在焦虑障碍治疗后焦虑情绪缓解,睡眠规律也恢复,但乏力感并没有完全消失,再次检查发现存在贫血。因此,即使患者初次就诊时已经进行必要的实验室检查,在治疗过程中如果情况发生变化,或病情演变不符合一般规律,必要时要重复进行体检与辅助检查。在诊治过程中,我们要自始至终坚持生理、心理和社会的综合诊断原则。

（三）重视运用心理治疗技术

医学心理咨询门诊重视"生物-心理-社会"医学模式的诊断原则,同时在治疗方面也要从上述3个维度综合考虑。必须给来访者有诉说心理问题的机会,对于心理障碍应采用各种有效、简短的心理治疗,如支持性心理治疗、行为治疗和认知疗法等。有些患者的心理问题经过简单的解释和保证就能好转,这种简易的支持性心理治疗法完全可在门诊应用。行为治疗也可在门诊指导患者应用,有时可把家属视为"协同治疗者",这对焦虑障碍、强迫障碍等患者有相当的疗效。如果医师不重视运用心理治疗,忽视心理因素和社会因素对患者的影响,一味开药,许多患者的"心病"仍然不能消除。

（四）保守来访者所谈的秘密

医学心理咨询门诊中,来访者诉说个人的创痛、隐私,医师除了客观、共情地倾听,也有恪守秘密的义务。个人隐私常与强烈的情感体验有联系,来访者谈了内心深处的秘密以后,情感得到疏泄,心理问题往往可好转。不过,如果医师不承担保密义务,任意泄露访谈内容,就会引起患者失望、不满,乃至增加精神负担。可见医学心理咨询工作并不适宜在人群聚集的公园里和大街上开展。不过,保密原则在某些情况下可能不适用,如涉及法律问题、患者自杀或伤害他人的危险性很高时。

（五）把握精神药物应用原则

医学心理咨询门诊的重点虽然是处理心理障碍、强调心理治疗,但并不排斥药物治疗,尤其是应用精神药物。这是因为有些患者虽有心理障碍,但不适合做心理治疗,而精神药物对其心理障碍却有肯定效果。例如,儿童的ADHD可用自我指导训练疗法等行为治疗方法和药物治疗。前者要求专人指导,适用于学校环境中;后者简便有效,家长和患儿乐意接受。又如,对焦虑障碍的患者可采用抗焦虑药治疗,安全有效。如果患者在接受行为治疗,则要注意尽量避免使用抗精神病药、镇静催眠药。因为这些药物会影响学习过程,使行为疗法的效果不巩固,有可能造成在服药的情况下有效,停药时症状反复的结果。一般而言,设有医学心理咨询门诊的综合医院中需要配备的常用药物有抗焦虑药、抗抑郁药及少量抗精神病药。

（六）转诊问题

对于有幻觉、妄想,以及严重的认知和行为障碍的患者来说,综合性医院缺乏相应的处理条件。应劝这些患者在家属陪同下去精神卫生中心或精神病医疗机构求诊或咨询。上述精神障碍患者由于妄想或思维混乱,无法提供客观真实的病史资料,情绪往往表现为敌对、不合作,也无法按照咨询医师的意见去执行。因此,介绍这样的患者到综合性医院医学心理咨询门诊来咨询,显然是不适当的。尽管如此,有时仍可发现某些精神病早期患者前来要求咨询。他们的行为尚无混乱,对医师的指导尚能理解,可有限制地给予少量抗精神病药,并嘱家属陪同其去精神病医疗机构诊治。如果经过详细问诊,判断患者有器质性疾病可能,应建议患者去有关专科就诊。

第四节 | 咨询的会谈技巧

咨询的基本技术与一般心理治疗技术大致相同,但特别强调咨询工作人员的会谈技巧,如态度(attitude)、基本的会谈方式(basic way of talking)、集中注意(concentration)、指导(directing)与解释(explanation)等。为方便记忆,将取其英文单词第 1 个字母缩写,亦称会谈技巧 ABCDE。

一、态度

会谈是医师与来访者相互作用的过程,医师态度真诚、温暖至关重要。来访者希望能够在一个安全、保密的氛围中表达自己内心的想法和感受。对他们而言,信任医师并不是一件理所当然的事。因此,医师有责任向他们传递这样的信号,即医师是可信任的,会谈环境是安全的。如果医师对来访者漠不关心,对其痛苦申诉反应迟钝,甚至表现出轻视、敷衍、厌烦、傲慢或粗暴的态度。那么势必加剧来访者的不安和防卫心理,其问题就难以解决。

会谈时,首先应给患者亲切的称呼,对年长者尤须如此。语气要温和、诚恳。敏锐觉察和判断来访者的情感反应,即便不赞同某些情感,也不采用否定、粗暴的判断方式,以免伤害其自尊。会谈时力戒"你不应该这样想""你这种恐惧是不必要的"等表述,更不能用粗暴、训斥的方式。其次,会谈时医师应抱着尊重事实的态度,不能怀有成见,全神贯注倾听来访者,决不妄加评论。应努力集中于了解事实真相,力求尽可能准确地理解来访者的内心世界。再次,对于来访者的冒犯、敌意、不信任的言语,医师应采取宽容的态度。因为来访者的这种心理状态有很多原因,其态度行为不一定只是针对医师,往往反映了人际、个性问题或其他心理问题。医师对此不要简单地拒绝、批评或训斥,可以在适当的时机与来访者讨论其行为。

二、基本会谈方式

倾听和提问是最基本的会谈方式。灵活运用这 2 种方式,并结合鼓励、复述、释义和反射等,是有效咨询的基础。这里简要介绍如何合适地提问和倾听。

(一) 提问

为了理解来访者的内心活动,咨询中要常常提问。提问不仅能使医师了解问题的实质、问题发生的先后次序,也能帮助来访者开阔思路,发现解决问题的可能方法。

在咨询的各个阶段,提问的目的和作用有所不同。会谈开始时,通常采用开放式的问题。开放式问题是指不能以"是"或"否"来简单回答的问题,如"今天来这里主要是什么情况呢""希望我怎么帮助你呢"等。在会谈进行中,希望了解更多的情况时,也要用开放式提问,如"能具体说说你刚才提到的……问题吗"。当对某一具体问题查询时,或会谈临近结束,需要补充了解某些细节时,可采用封闭式提问,如"当时有头痛吗""感到紧张吗"等。

提问时要用通俗易懂的言语。避免使用医学或心理学术语。例如,来访者有明显的心情低落表现,医师为了排除双相障碍,需要了解有没有躁狂或轻躁狂发作的表现。这时,切忌问"你有过躁狂吗"。可以这样询问:"有没有过一段时间特别开心,话特别多,超出一般心情好的状态?"然后可以进一步了解有没有躁狂和(或)轻躁狂的其他表现来明确诊断。如果来访者使用医学或心理学术语,也要请他解释,以辨明他使用这些术语的真实含义。例如,一位老年来访者称:"我大概得了精神病了,最近总是有幻觉。"原来,他在半夜醒来时,多次把沙发上的衣裤误以为是有人躺着,开灯后才知道自己判断错了。因此,这位来访者出现的是错觉。又如,一位来访者告诉医师:"我有肾功能不全,你给我的药量要小一些。"医师仔细询问后了解,原来这位来访者常常受腰酸背痛等困扰,中医告诉她"你有肾虚的问题"。她的肾功能检查的客观指标均在正常范围,肾功能并没有受损。

提问时不带评判含义,不要用隐含"坏、不应该、愚蠢"等信号的问题。如果医师对一位高中生说"你这么大了,为什么不做一点家务呢"。那么,即便医师的本意是想了解这位学生活动明显减少的原因,这样的提问只会让对方产生自我防卫,因为学生感受到的是指责和批评。提问时尽量使用中性问题,避免暗示。

每次只提 1 个问题。如果同时提出很多问题,来访者可能不知道从哪个问题着手,常常会遗漏回答,反而影响会谈进程。有些来访者焦虑明显,注意力容易不集中,多个问题只会加重其紧张感。对已经问过的问题,不要再问。重复提问往往会使来访者误以为之前的回答错了,于是改变回答内容,导致回答不真实。也可能会引起其不满,认为医师心不在焉,对自己之前的回答没在意。

经过培训和经验积累,医师学会从积极面提问,通过不同角度的提问,或可让来访者认识到自己原先的认知偏见,或可使其看到解决问题的新策略。例如,一位大学生觉得"所有的同学都觉得我怪,他们都不理我"。医师的反应是"你们班有同学跟你讲话吗"。这位大学生马上回答:"宿舍里的几个同学都很好的,他们都很关心我。"这位来访者起先存在以偏概全的认知曲解,在回答上述问题后,他意识到自己的问题所在。又如,一位职员因为情绪明显低落无法胜任工作,请假在家休息。她向医师倾诉:"我父母不断批评我懒,说我好好的工作不做,我的心情怎么好得起来。"原来她不想让年迈的父母担心,就没有把自己得了抑郁症的情况告知父母。医师提问:"你觉得如果父母知道你得了抑郁症,他们会有怎么样的反应呢?"患者回答:"我妈批评得相对少些,她如果知道了我的病,肯定能理解。主要是我爸,他脾气急,又是非常认真的人,觉得拿着工资休假是不应该的。

我怕跟他说不清。"医师问:"如果请妈妈跟他解释你的病情,你觉得可行吗?"在之后的访谈中,患者反馈:父母了解她的病情后已经改变讲话态度和方式了。

在心理治疗中,一些常用的提问方法,如家庭治疗中的循环提问、奇迹性提问等,也可以在医学心理咨询中灵活运用。

(二) 倾听

心理医师要善于倾听,积极关注来访者,理解其心理问题。良好的倾听和设身处地地理解不仅能增强来访者的信任,而且能鼓励其疏泄,使其得到充分的情绪释放。

通过言语交流与非言语信号(体态、动作等),可以表达积极的关注和倾听。如会谈时医师上身前倾,与患者自然的目光接触、点头示意等都可表达关注。要注意不要长时间凝视,以免引起误解。在会谈过程中,医师除了点头示意,可以重复来访者的个别词语,或"嗯""这样"等反应,让来访者感受到医师在积极关注,鼓励其继续表述。为了澄清来访者所谈及的某些问题,理解其情感反应,有时需要通过提问、言语复述、情感反射和归纳等言语交流达到有效倾听的目的,精准的投入也反映了倾听的有效性。

积极倾听关于来访者倾诉的内容,不限于其明确表达的意思,还要敏锐察觉其语音、语调等变化的意义。如果来访者的声音突然变得轻微,提示他对想表达的内容犹豫不决,可能他要说非常重要的信息,但担心医师不理解,不认同;或者有精神病性症状者担心有外界力量窃听。

除了倾听来访者的言语信号外,也要关注其非言语信号。有些来访者进入诊室后就把座位移向医师,坐下时身体前倾,表明其急切希望通过沟通交流解决自己的困扰。而有些则把座椅往后移动,远离医师,提示来访者并不是自己想来就诊,可能是迫于家人的压力。访谈过程中,有时来访者会沉默、低头不语,可能在思考或正体验强烈的情感过程。这时不要急于提问,可用其他言语填补沉默间隙。过早打断患者的内在思考及情感过程是不可取的。如果来访者哭泣,可以适当地给予行为反馈,如递上纸巾。有时来访者暂时停顿,注视医师,可能是在等待医师的反馈。

善于倾听的医师在会谈中能做到如下 3 点:①一致性,即努力保持自身言语与非言语信息的一致;②敏感性,敏锐地察觉和理解来访者的非言语信息;③同步性,根据会谈需要及时对来访者传递的信息进行非言语表达。

(三) 集中注意

集中注意既是建立良好医患关系的基础,又是有效会谈的前提。会谈过程中,医师的注意力要集中于当前的内容,有效的倾听、适当的提问等都是注意力集中的体现。要重视非言语交流的运用,并留意来访者如何调整个人的空间和位置、何时做重要的自我暴露等。此外,还要注意尽可能不受电话等外界干扰,会谈过程尽量只做简要记录,病历书写可以安排在访谈结束前。切忌因埋头写病历而使来访者感到不受医师重视。

(四) 指导

经过提问、倾听等会谈过程,澄清来访者的问题后,医师需要就如何解决问题进行指导。如受焦虑困扰者,可通过渐进性肌肉放松训练调整其情绪。对于亲子关系紧张的家庭,尝试指导其在家庭中采用新的相互作用模式。长期心境恶劣、对自我要求高但成就感不足者,可将大目标分解为数个小目标。这样,实现小目标相对容易,也可以提高成就感。有时对待人际问题,可尝试换个角度看问题。

当然,这些指导的前提是来访者愿意为了解决问题而改变。他能意识到改变的主体是自身,明白医学心理咨询的目的不是由医师代替其解决问题。来访者领悟能力会有差异,有时简单的指导就能取得很好效果,有时则需要多次咨询,耐心指导,来访者才会有所改变。

对需要药物治疗的患者,也要指导用药的方法。既要预先告知可能的不良反应,又要指导应对这些不良反应的方法。这样才能提高治疗依从性,取得良好的疗效。

(五) 解释

来访者通常对自己的问题感到困惑,需要医师对其痛苦做出解释。解释要符合来访者的心理特点,在其信任医师并准备接受新的解释时进行。最好从接近其认知框架的地方开始,逐渐向远离其认知框架处解释,直至其认知发生显著改变。解释时采用来访者熟悉的言语,以共同商讨的口气进行,并在解释后注意了解来访者是否接受了这些解释。在合适的时机,医师可以引导来访者自己做出新的解释。

解释应有利于来访者对问题性质的理解(如是心理问题还是躯体疾病);有利于增强其解决问题的希望和信心;有利于揭示其自身的积极因素,从而转变对问题的消极态度。必须注意避免消极、主观武断和强加于人的解释,也要防止模棱两可的解释,因为这类解释会引起来访者的疑虑,反而增加其精神负担。

| 第五节 | 咨询过程的调节

一次医学心理咨询的时间通常为 15 min,时间有限,而来访者的问题复杂多样。有些人能简练描述自己的问题,理解"解铃还需系铃人";也有人不知从何谈起,认为只要医师努力就能解决自己常年的困扰。因此,学习对整个会谈过程的调节,才能有效利用15 min 的会谈时间。

(一) 如何开始会谈

会谈的首要任务是弄清要求咨询的问题,包括问题的性质、影响和形成原因。有些来访者由于种种原因采取迂回曲折的方式来说明求诊原因。如要求对头痛、失眠咨询,但真正的问题是工作困难或夫妻不和。要求检查有无脑部疾病,理由是记性不佳,其真实原因却是情绪抑郁。此时,医师要记住:①全神贯注,倾听诉说,切不可心不在焉,也要避免外来干扰,不全神贯注地会谈,会遗漏重要信息,来访者感觉也不好;②以开放式问题开始会谈,如果一开始就用封闭式问题,就会使会谈陷入被动、呆板状态,而封闭许多重要信息,来访者感到没有机会用自己的言语说明问题。当问题范围已清楚,为了进一步澄清问题时,可以用封闭式问题追踪。不过,在会谈过程中,仍主张多运用开放式问题。

(二) 继续会谈的要点

尽可能鼓励和促进会谈,要使来访者感到医师对他所谈的内容感兴趣。采用切合来访者身份的开放式问题提问和反馈,如点头、轻声应答和目光接触等都是对来访者谈话的一种促进。

对躯体性诉述,应着重用开放式提问,有利于探索症状的心理社会原因,弄清躯体性诉述是疾病引起,还是心理原因引起的。也有利于避免暗示性。整个会谈应从开放式逐渐趋向于封闭式。封闭式不宜使用过早,主要用于澄清问题、控制会谈方向及避免来访者讲许多无关的内容。

此外,会谈应集中于现在的问题,而不是过去的问题。当然与现在问题形成有关的过去事件也属于会谈范围。但如果在往事的会谈上停留过久,就会妨碍现在问题的解决。

(三) 提高会谈能力

心理咨询要求医师在会谈时,对来访者表达的心理痛苦或危机的言语线索有高度的敏感性。这种敏感性来自对心理障碍的熟悉程度和心理咨询的经验。如来访者诉说不敢去看电影,因为一到影院时就感到害怕,便要逃出来,就应询问有无惊恐发作,如发作时的胸闷、心慌、濒死感或过度换气等现象。

医师要提高对来访者心理问题的非言语性暗示的敏感性。来访者的心理障碍可能通过其动作、行为、表情和姿态等显示出来。如抑郁障碍可表现为精神运动性迟缓、语调低沉、面容不愉快和进食减少等;书写遗嘱可能提示有自杀危机。

医师要有对付多语者的能力。因为言语过多的来访者常提供过多的无关或枝节材料,对诊断治疗无益,反而浪费许多时间。通常医师总能等到适当间隙,用提问来控制会谈。此时医师既要坚定,又要有礼貌,避免引起患者的不快。

咨询医师要掌握心理检查资料的能力。这种能力同样需要反复训练,绝非一朝一夕之功。要善于从错综复杂的心理社会背景中找出有重要意义的材料,要善于去粗取精、去伪存真,对含糊不清的地方要注意澄清。

第六节 | 咨询的伦理学问题

伦理是指处理人们相互关系时应当遵守的道德准则和规范。伦理学问题是心理咨询工作中非常重要的一环。制定专业伦理标准旨在规范从业者行为,防止寻求专业服务者受到伤害,促进心理咨询行业健康发展。

1953 年，APA 正式定稿《心理学工作者的伦理学标准》(*Ethical Standards of Psychologists*)。主要包括 6 部分内容：①伦理学标准与公共责任；②职业关系的伦理学标准；③与来访者关系的伦理学标准；④科学研究的伦理学标准；⑤专业写作与出版的伦理学标准；⑥教学的伦理学标准。最新修正案《心理学工作者的伦理学原则和行为规范》(*Ethical Principles of Psychologists and Code of Conduct*)于 2016 年 8 月在 APA 理事会上通过，并于 2017 年 1 月正式生效。我国心理咨询和心理治疗起步较晚。2001 年，国家劳动部和社会保障部出台《心理咨询师国家职业标准》，规定只有获得"中华人民共和国职业资格证书"者方可从事相关心理咨询工作。2007 年 1 月，我国第 1 部专业伦理规范《中国心理学会临床与咨询心理学工作伦理守则》正式颁布，目前已应用 10 余年。2016 年 2 月开始启动修订工作，最新修订版于 2018 年 7 月 1 日正式实施。最新版主要内容包括：专业关系、知情同意、隐私权与保密性、专业胜任力和职业责任、心理测量与评估、教学培训与督导、研究与发表、远程专业工作、媒体沟通与合作，以及伦理问题处理等。

一、心理咨询的基本伦理要求

归纳起来，心理咨询从业人员应当具备相应的职业道德主要有以下 5 个方面。

（一）平等原则

平等对待每位来访者是心理咨询职业的基本道德要求。不得因来访者的性别、年龄、职业、民族、国家宗教信仰和价值观等任何方面的因素而对其有所歧视。人格平等是我国宪法和法律对公民政治权利和民事权利的基本规定。如在心理咨询过程中，心理咨询师对来访者的歧视较为严重，可能会变成人格侵权。这种情况下，道德问题就会转变为法律问题。

（二）保密原则

心理咨询过程具有保密性，心理咨询师有责任保护来访者的隐私权。心理咨询师要向来访者说明心理咨询工作的保密原则，以及应用这一原则的限度。心理咨询工作中的相关信息，包括个案记录、测验资料、信件或其他资料均属专业信息，应在严格保密的原则下专项保存。只有在得到来访者书面同意的情况下才能对咨询过程进行录音、录像或演示。一旦发现来访者有危害自身和他人的情况，必须采取必要的措施，防止意外发生。

（三）告知原则

心理咨询关系建立之前，必须让来访者了解心理咨询的工作性质、特点，这一工作可能出现的局限性，以及来访者自身的权利和义务。心理咨询师帮助来访者分析问题的原因并提出解决的方案，但想要发挥积极有效的作用，还取决于咨询者自身的努力及多种社会因素的影响。过分地依赖心理咨询，或将心理咨询的结果绝对化，将会引发不利后果。对于通过网络或电话进行咨询者,需告知来访者网络安全的局限性及应采取的合理的预防措施。此外,心理咨询师在工作中要正确介绍自己的职业经历,实事求是。

(四) 中立原则

心理咨询师和来访者之间不得产生和建立咨询以外的任何关系。应尽量避免双重关系。尽量不与熟人、同事和亲戚建立咨询关系,更不得利用来访者对咨询师的信任牟取私利,尤其不得对异性有非礼的言行。利用咨询师的工作牟取私利或与异性来访者发生不正当关系,不但会丧失心理咨询应有的客观性和中立性,影响心理咨询的结果,使求助目的无法实现,而且会构成侵权。

(五) 职业责任

心理咨询师要热爱本职工作,坚定为社会奉献的信念,不断更新知识技能,认真对待每次教学、培训和督导,恰当使用心理测量和评估工具,并进行客观、准确地解释,确保职业责任的有效完成。当咨询师意识到自己的能力不能满足来访者的需求,或与来访者有明显的价值观冲突时,需及时转诊。

二、心理咨询的相关法律问题

心理咨询师向来访者提供心理咨询服务,收取一定的费用,双方法律关系即建立。在实践中,心理咨询的法律关系是通过协议来进行保障和约束的,协议是心理咨询师与来访者之间建立关系的根基。心理咨询与治疗协议的制订与履行,旨在保护双方当事人的权益。一方面,来访者可以依协议了解与明确自身权利,免遭不必要的纠纷。另一方面,作为专业工作者,心理咨询师可通过协议保证工作的顺利开展,最大限度地防止自身遭受某些来访者的骚扰。

我国关于心理咨询行业的法律问题,仍是在不断探索的过程中。2013 年 5 月 1 日,《中华人民共和国精神卫生法》正式实施,其中涉及心理咨询行业的条目有以下几条。①第二十三条:心理咨询人员应当提高业务素质,遵守执业规范,为社会公众提供专业化的心理咨询服务。心理咨询人员不得从事心理治疗或者精神障碍的诊断、治疗。心理咨询人员发现接受咨询的人员可能患有精神障碍的,应当建议其到符合本法规定的医疗机构就诊。心理咨询人员应当尊重接受咨询人员的隐私,并为其保守秘密。②第七十六条:心理咨询人员、专门从事心理治疗的人员在心理咨询、心理治疗活动中造成他人人身、财产或其他损害的,依法承担民事责任。更具体的心理咨询相关法律问题目前主要参照我国《劳动法》《民法通则》《未成年人保护法》《妇女权益保障法》《消费者权益保护法》《现行婚姻法》《治安条例》等相关法律条文。

(张红霞　李园园)

延伸阅读

　　共情性理解是促进领悟的又一个重要方法。心理治疗的现代研究表明，共情是非常关键的治疗因素。医师设身处地理解或共情，把患者所表达的情感加以提炼，使之更加明朗。反馈给患者之后，一方面，患者会出现被理解的积极体验，产生希望和信心。另一方面，又加强了患者对自身问题的审视，增进了自我了解。除了"情感反射"之外，复述患者说过的重要短语或将会谈内容加以概括、归纳，再回输给患者，也是共情性理解的一种手段。共情有深浅之分，为了促进领悟，我们需要准确地共情，并且要将准确性尽可能地提高。这种高水平的准确共情，常常不是从书本上可以学到的，必须在实践中反复练习获得。例如，患者（坐立不安）说："我的女友总说我把事情做坏了。哎！我也不知道怎么办才好。"

　　一位共情的医师可能说："你开始对自己产生怀疑了，因为在她看来，你从未把事情做好。"力求更准确的共情，则应更进一步。如说："你开始对自己有怀疑了，因为在你的女友看来，你从未把事情做好。而且我也听出了一种不安的信息，好像是希望她不要离开你，对吗？"这样，就将患者潜在的想法和情感揭示出来了，从而能更深入地了解患者的内心世界。

（李园园）

参考文献

［1］中国心理卫生协会,中国心理学会,中国社会心理学会. 关于开展心理咨询与心理治疗活动的共识声明［EB/OL］. (2018 - 02 - 14)［2018 - 09 - 09］. https://wenku. baidu. com/view/f4ae0b 398f9951e79b89680203d8ce2f0166657d. html.

［2］许又新. 心理咨询与治疗原理及实践［M］. 北京:北京大学医学出版社,2007.

［3］沃尔夫冈·林登,保罗·L. 休伊特. 临床心理学［M］. 王建平,尉玮,译. 北京:中国人民大学出版社,2013.

［4］季建林. 心理咨询和心理治疗的伦理学问题［M］. 上海:复旦大学出版社,2006.

［5］季建林. 饮水思源:上海心理咨询与心理治疗的发展(1978—2000)［J］. 心理学通讯,2018,1(2):156 - 160.

［6］徐俊冕. 心理疾病治疗——理论与实践［M］. 北京:人民卫生出版社,2012.

［7］徐俊冕. 医学心理咨询方法［M］. 上海:上海医科大学出版社,1995.

［8］Gabbard G O. Gabbard's treatments of psychiatric disorders ［M］. 5th ed. Washington D. C.：American Psychiatric Publishing，2014.

图书在版编目(CIP)数据

医学心理学/季建林主编. —上海：复旦大学出版社，2020.7
复旦大学上海医学院人文医学核心课程系列教材/桂永浩总主编
ISBN 978-7-309-14971-5

Ⅰ.①医…　Ⅱ.①季…　Ⅲ.①医学心理学-医学院校-教材　Ⅳ.①R395.1

中国版本图书馆 CIP 数据核字(2020)第 053380 号

医学心理学
季建林　主编
出 品 人/严　峰
责任编辑/王　瀛　金雯芳

复旦大学出版社有限公司出版发行
上海市国权路 579 号　邮编：200433
网址：fupnet@ fudanpress.com　http://www.fudanpress.com
门市零售：86-21-65102580　团体订购：86-21-65104505
外埠邮购：86-21-65642846　出版部电话：86-21-65642845
上海丽佳制版印刷有限公司

开本 787×1092　1/16　印张 24.75　字数 513 千
2020 年 7 月第 1 版第 1 次印刷

ISBN 978-7-309-14971-5/R · 1808
定价：80.00 元